国家职业教育护理专业教学资源库配套教材

高等职业教育新形态一体化教材

护理药理学

（第3版）

主编　徐　红　秦志华　范业宏

中国教育出版传媒集团

高等教育出版社·北京

内容简介

本书为国家职业教育护理专业教学资源库配套教材。

本书根据高职教育特点和护理岗位需求,借鉴近年来护理教学改革成果,注重将课程思政、职业素养融入教材。全书共44章,系统地介绍了药物的作用、临床应用、不良反应、药物相互作用和用药护理措施。全书图文结合,内容简练,主次分明。每章前设有学习目标、临床案例作为引导,章末以小结、思考与练习结束。正文中配以二维码链接资源库和示范课程的数字化资源,便于学习者自主学习。通过本课程的学习,使学生具备正确评价、执行处方和医嘱的能力,对药物治疗有效监护和对药物不良反应进行有效判断和处理的能力,以及对病人进行合理用药指导的能力。

本书配套建设有一体化的数字资源,包括PPT、视频、微课、图片、案例分析和在线测试题等,可通过扫描页面上的二维码学习,在提升学习便利性的同时,也为学习者提供更多自主学习的空间。此外,本书还配套有在线开放课程,可登录“智慧职教”网站,在国家职业教育护理专业教学资源库课程中心选择“用药护理”参加在线学习;教师也可利用“职教云”一键导入该课程,开展线上线下混合式教学(具体步骤详见“智慧职教”服务指南)。

本书可供高等职业院校护理、助产专业教学使用。

图书在版编目(CIP)数据

护理药理学/ 徐红,秦志华,范业宏主编.--3版
.--北京:高等教育出版社,2023.3
    ISBN 978-7-04-059359-4

    Ⅰ.①护…　Ⅱ.①徐…②秦…③范…　Ⅲ.①护理学
－药理学　Ⅳ.①R96

    中国版本图书馆CIP数据核字(2022)第160341号

HULI YAOLIXUE

策划编辑　夏　宇　　　责任编辑　夏　宇　　　封面设计　马天驰　　　版式设计　张　杰
责任绘图　杨伟露　　　责任校对　刘娟娟　　　责任印制　高　峰

出版发行	高等教育出版社	网　　址	http://www.hep.edu.cn
社　　址	北京市西城区德外大街4号		http://www.hep.com.cn
邮政编码	100120	网上订购	http://www.hepmall.com.cn
印　　刷	北京市密东印刷有限公司		http://www.hepmall.com
开　　本	787mm×1092mm　1/16		http://www.hepmall.cn
印　　张	28.5	版　　次	2013年3月第1版
字　　数	600千字		2023年3月第3版
购书热线	010-58581118	印　　次	2023年3月第1次印刷
咨询电话	400-810-0598	定　　价	69.00元

本书如有缺页、倒页、脱页等质量问题,请到所购图书销售部门联系调换
版权所有　侵权必究
物 料 号　59359-00

护理药理学（第3版）编写人员

主　编　徐　红　秦志华　范业宏

副主编　陈　群　许卫锋　郝凤成

编　者　（按姓氏笔画为序）

刘新平（南京江北医院）

许卫锋（河南护理职业学院）

李　琴（湖北三峡职业技术学院）

李天民（运城护理职业学院）

张　成（泰山护理职业学院）

陈振华（重庆护理职业学院）

陈　群（宁波卫生职业技术学院）

范业宏（黑龙江护理高等专科学校）

赵　健（济南护理职业学院）

郝　洁（北京卫生职业学院）

郝凤成（邹城市人民医院）

柳　弯（湖北职业技术学院）

秦志华（天津医学高等专科学校）

徐　红（滨州职业学院）

徐真真（滨州职业学院）

曾　慧（长沙卫生职业学院）

"智慧职教"服务指南

"智慧职教"（www.icve.com.cn）是由高等教育出版社建设和运营的职业教育数字教学资源共建共享平台和在线课程教学服务平台，与教材配套课程相关的部分包括资源库平台、职教云平台和 App 等。用户通过平台注册，登录即可使用该平台。

● **资源库平台：为学习者提供本教材配套课程及资源的浏览服务。**

登录"智慧职教"平台，在首页搜索框中搜索"用药护理"，找到对应作者主持的课程，加入课程参加学习，即可浏览课程资源。

● **职教云平台：帮助任课教师对本教材配套课程进行引用、修改，再发布为个性化课程（SPOC）。**

1. 登录职教云平台，在首页单击"新增课程"按钮，根据提示设置要构建的个性化课程的基本信息。

2. 进入课程编辑页面设置教学班级后，在"教学管理"的"教学设计"中"导入"教材配套课程，可根据教学需要进行修改，再发布为个性化课程。

● **App：帮助任课教师和学生基于新构建的个性化课程开展线上线下混合式、智能化教与学。**

1. 在应用市场搜索"智慧职教 icve" App，下载安装。

2. 登录 App，任课教师指导学生加入个性化课程，并利用 App 提供的各类功能，开展课前、课中、课后的教学互动，构建智慧课堂。

"智慧职教"使用帮助及常见问题解答请访问 help.icve.com.cn。

国家职业教育护理专业教学资源库在线开放课程

职业教育数字化学习中心

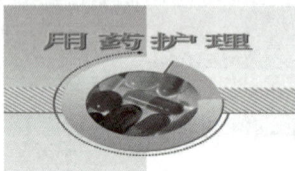

用药护理

所属项目: 护理　项目来源: 国家项目

所属分类: 医药卫生大类 > 护理 > 护理类

课程性质: 专业基础课　　学时: **68**

用药护理是以药理学理论为基础，以合理用药为目的，阐明护理人员在用药过程中必需的基本知识和基本技能的一门学科。本课程系统地介绍了药物的理化性质、作用、临床应用，着重阐述了药物的不良反应、禁忌证、药物相互作用及用药护理等内容。本课程对应新版高等职业教育护理专业教学标准里的护理药理学。

🕙 2017/11/28　　👥 9061

| 继续学习 | 课程收藏 | 课程分享 |

教学大纲　　**课程简介**　　课程评价

用药护理是以药理学理论为基础，以合理用药为目的，阐明护理人员在用药过程中必需的基本知识和基本技能的一门学科。本课程系统地介绍了药物的理化性质、作用、临床应用，着重阐述了药物的不良反应、禁忌证、药物相互作用及用药护理等内容。本课程对应新版高等职业教育护理专业教学标准里的护理药理学。

主讲教师

徐红
教授

滨州职业学院

徐红，女，1965年1月生，1987年毕业于泰山医学院，获医学学士学位；后就读于潍坊医学院，获医学硕士学位。现任滨州职业学院护理学院院长，药理学教授，滨州市有突出贡献的专业技术人员，省级精品课程主持人，省级特色专业负责人，省级教学团队带头人，省级教学成果二等奖主持人、学院名师。任教二十多年来，始终爱岗敬业、教书育人，认真钻研教材，探索和改进教学方法，认真备课，在课堂教学中坚持以学生为

第三版前言

随着社会经济的发展,人民对健康需求的增加及护理模式的转变和"健康中国"战略的全面实施,对护理人才的数量、质量和结构也提出了更高的要求,也促进了护理教育的改革。

国家职业教育护理专业教学资源库配套教材《护理药理学》是在全国高职高专医药类专业教学资源建设专家委员会领导下统一组织编写的。我们根据高等职业教育类型特点和护理岗位需求,坚持不忘立德树人初心,牢记为党育人、为国育才使命,坚持正确的政治方向和价值取向,将课程思政和职业素养融入教材;借鉴了近年来护理教学"三教"改革成果,对课程定位和课程目标进行了再调研和再论证,秉承《用药护理》前两版编写成功经验的基础上,组建了新一届编写团队,并根据新版高等职业教育专业教学标准,将教材名称变更为《护理药理学》,对教学内容和教材编写形式进行了改革和创新。

在编写过程中,紧紧围绕"高素质技术技能人才"的培养目标,坚持"学生易学、教师易教"和"终身学习、能力本位、岗位需要、教学需要、社会需要"的教材编写理念;坚持三基(基本理论、基本知识、基本技能)、五性(思想性、科学性、先进性、启发性、适用性)、三特定(特定对象、特定要求、特定限制)的教材编写原则;坚持"四贴近"的教材编写规律,使教材内容更贴近护理专业人才培养目标、更贴近临床护理职业岗位需求、更贴近学生现状、更贴近护士执业资格考试要求;融入新标准、新技术、新进展,改革实训,守正创新,加强技能、劳动精神和敬业精神培养,增强教材的职业性和知识的针对性;力求在护理专业特色上下功夫,以编出专业特色、专业需求和专业水平,编写出"学生好学、教师好教、临床好用"的"三好"教材,旨在培养德智体美劳全面发展的社会主义的建设者和接班人。

为适应教育信息化的需求,我们在教材的编排和资源建设方面进行创新,力求建设成立体化、能适应线上线下混合式教学的新型教材。一是体现配套的原则:该教材为国家职业教育护理专业教学资源库配套教材,编写过程中,注重将教材内容与资源库素材相匹配,设置了资源链接,学生扫描二维码即可学习相应数字资源,使教学内容更加丰富,拓宽了学习空间;二是体现职业性和实践性原则:全书采用案例引导式教学,实训项目来自临床护理实践,使教学内容体系更符合临床护理工作需求,使教材更具有实用性、针对性;三是体现"教师主导、学生主体"原则:全书分学习目标、临床案例、正文、非正文部分(包括知识链接、资源库拓展内容)、小结、思考与练习(包括练一练)六个部分,教学做练一体,以提高教学质量和学习效果。

在编写过程中,力求体现以现代药理学理论为基础,紧密结合临床护理工作实际,强调新颖性和实用性,重点介绍药物的作用、临床应用、不良反应、药物相互作用和用药护理措施,尤其对用药护理特别加以关注,作为一个单独篇幅予以呈现,介绍护士在用药中应注意的问题,使教材更加全方位体现护理专业特色,更加贴近临床护理用药实践。大力度改革实践内容,删减验证性动物实验,创设临床护理用药实践技能训练项目,使教材更具有实用性、针对性。教材编写组吸收了两位临床专家参与编写,以体现医教融合;采用案例问题引导式教学,体现高职教育的职业化和实践化。适当增加新药物、新技术、新标准,对临床已经少用或基本不用的药物以及较为陈旧的理论予以删略或简写,对临床应用广泛且安全有效的新药酌予介绍。

本书按 68 学时编写,其中理论 48 学时,基本技能训练和临床用药护理实践训练20 学时。

本书介绍的药物剂量和用法仅供临床用药参考,不具备法律效力,特此声明。

在教材的编写工作中,得到了滨州职业学院、天津医学高等专科学校、黑龙江护理高等专科学校及各位编者所在单位的大力支持,滨州职业学院徐真真老师担任本教材的编写秘书,做了大量的细致工作,在教材出版之际,主编谨向各位支持和帮助教材编写出版的领导、专家、同仁,表示崇高的敬意和衷心的感谢!

在编写过程中,我们参考了国内外最新护理药理学及药理学教材及工具书中的有关内容,在此向各位同仁表示衷心的感谢。

尽管编者们具有多年护理专业的教学或临床护理一线工作经历,具有丰富的教科研及临床工作经验,对如何培养高素质技术技能人才有准确的理解,对本版教材充满期待,但也有不尽如人意之处,敬请全国广大师生予以批评指正。

徐　红　秦志华　范业宏
2022 年 3 月 10 日

目　录

VI

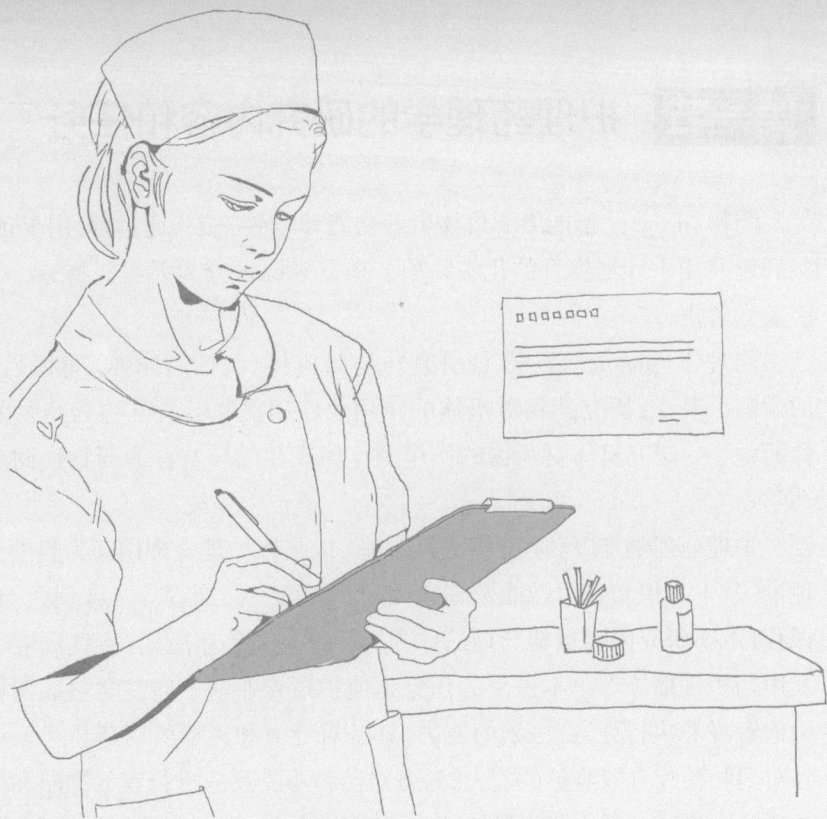

第一章 绪 论

学习目标

1. 知识目标：掌握药物、药理学等相关概念，熟悉护士在临床用药中的职责，了解护理药理学课程的学习方法。

2. 能力目标：能说出药理学研究任务、内容及意义，能针对药物和病人的实际情况，为病人合理正确使用药物提供指导。

3. 素质目标：树立安全合理用药意识，培养科学严谨的工作态度。

第一节　护理药理学的研究内容和任务

药物(drug)是指能影响机体生理功能和/或细胞代谢过程,用于预防、治疗、诊断疾病以及用于计划生育的化学物质。根据来源可分为天然药物、人工合成药物和基因工程药物。

药理学(pharmacology)是研究药物与机体(包括病原体)间相互作用及其规律的学科。其中,研究药物对机体的作用及作用机制的科学称为药物效应动力学(简称药效学);研究机体对药物的作用及作用规律的科学称为药物代谢动力学(简称药动学)。

护理药理学是以药理学理论为基础,以临床护理合理用药为目的,阐述药物基本理论、基本知识和基本技能及临床用药护理的一门课程。本课程是护理专业的核心课程,主要研究内容包括药物的体内过程、作用、临床应用、不良反应、药物相互作用及用药护理措施等。本课程的任务是使护理专业学生通过学习该课程,能够具备正确地解释和执行处方、医嘱的能力,具备对处方和医嘱所用药物正确评价的能力,具备对药物治疗有效监护的能力,具备对药物不良反应进行有效判断和处理的能力,具备对病人进行合理用药指导的能力,确保药物发挥最佳疗效,防止和减少不良反应的发生。

第二节　护士在临床用药中的职责

护士处在临床治疗的第一线,既是药物治疗的实施者,也是用药前后的监护者,护士在临床药物治疗中的地位举足轻重。因此,掌握护理药理学的基本理论、基本知识和基本技能,可使药物治疗获得最佳效果,对提高护理质量和医疗质量都具有重要的意义。

一、用药前的职责

1. 按照护理程序对病人进行护理评估,了解病人的现状、病史和用药史,尤其要了解病人的药物过敏反应史。
2. 了解病人的身体状况,尤其要了解病人有无药物禁忌证。
3. 了解病人辅助检查有关的结果,尤其是肝功能、肾功能、心功能、心电图检查、血常规及有无电解质紊乱等。
4. 检查药物制剂的外观质量、批号、有效期和/或失效期,确保无伪劣、过期变质药物被使用。

5. 掌握药物的作用、临床应用、不良反应、用法用量、药物相互作用、禁忌证和用药护理措施等。理解医生的用药目的,根据病人的诊断和病情审查医嘱,注意用药是否正确,用法、用量是否恰当。若对医嘱有疑义,应及时与医生沟通。

二、用药中的职责

1. 在摆药、配药、发药及用药过程中,必须严格执行"三查""七对""一注意""六准确"的原则。

知识链接

"三查""七对""一注意""六准确"

"三查"是指护士在用药时,要做到操作前检查、操作中检查、操作后检查;"七对"是指在用药时,要做到对床号、对姓名、对药名、对药物剂量、对药物浓度、对用药方法、对用药时间,避免发生用药差错和事故;"一注意"是指注意观察用药后的疗效和不良反应;"六准确",即药名、给药对象、给药途径、药物剂量、药物浓度、给药方法准确无误。

2. 加强与病人的心理沟通,缓解用药时的焦虑情绪,增强病人战胜疾病的信心。应视情向病人说明和解释用药后可能出现的不适反应,使病人在心理和生理上有所准备。

3. 注意观察药物的疗效和不良反应并做好记录;应主动询问和检查病人用药后有无不适反应,以便能及时发现和处理,避免药源性疾病的发生。

4. 正确指导病人用药。强调必须严格执行医嘱,不可擅自调整用药方案,使病人能够合理用药、安全用药;不少药物疗效与给药时间密切相关,护士应了解如何科学地安排用药时间;饮食也会影响药物疗效,故用药期间应注意向病人介绍饮食注意事项,指导病人正确地配合治疗,以提高疗效,减少不良反应的发生。

三、用药后的职责

1. 密切观察病人用药后的病情变化,观察药物的疗效。
2. 根据药物出现的不良反应,给出护理诊断,采取相应的护理措施。
3. 做好病区药品的领取、保管、使用等管理工作,要增强责任心,严格按照有关规定执行。

第三节 药理学发展简史

从远古时代起，人类在生活和生产实践中积累了丰富的药物方面的知识和防病治病的经验，其中有不少流传至今，例如饮酒止痛、大黄导泻等，但对药物治疗疾病还缺乏科学的认识。药理学的建立和发展与现代科学技术的发展密切相关，大致分为传统本草学阶段、近代药理学阶段和现代药理学三个阶段。

一、传统本草学阶段

古代的药物学著作称为本草学，我国最早的药物学著作是《神农本草经》，大约著书于公元1世纪前后，共收载药物365种，这也是世界最早的药物学著作之一。至唐代，标明专门本草的著作有20余种，其中《新修本草》记载药物884种，是我国乃至世界上第一部由政府颁发的药物法典性书籍，即药典。16世纪末，明代医药学家李时珍所著的《本草纲目》是一部闻名世界的药物学巨著，该书已被译成日、法、朝、德、英、俄、拉丁7种文本，成为世界性经典药物学文献。

二、近代药理学阶段

化学和生理学的迅速发展为药理学的发展奠定了科学基础。19世纪初，实验药理学的创立标志着近代药理学阶段的开始。首先，化学的发展把植物药从古老的、成分复杂的粗制剂发展为化学纯品，如德国药剂师薛端纳（F. Serturner）首先于1800年从罂粟中分离提纯吗啡。其次，生理学的发展促进了药理学的发展，19世纪，生理学家建立了许多实验生理学的方法，并用来观察植物药和合成药对生理功能的影响。1819年，法国生理学家马让迪（F. Magendie）用青蛙实验确定了士的宁的作用部位在脊髓；1878年，英国生理学家兰利（J. N. Langley）提出了药物作用的受体（receptor）概念，为现代受体学说奠定了基础。这些工作为药理学创造了实验方法，并将其系统地用于药物筛选。此后，如催眠药、解热镇痛药和局部麻醉药等大量被应用于临床。在这期间，德国药理学家布克海姆（R. Buchheim）建立了第一个药理实验室，使药理学真正成为一门独立的学科。

三、现代药理学阶段

现代药理学阶段大约从20世纪初开始。1909年，德国免疫学家埃尔利希（P. Ehrlich）发现砷凡纳明可以治疗梅毒，开创了应用化学药物治疗传染病的新纪元。1940年，英国学者弗洛里（H. W. Florey）在弗莱明（A. Fleming）（1928）研究的基础上提取了青霉素,使化学治疗进入抗生素时代。20世纪中叶,自然科学技术的蓬勃发展为新药研究与开发提供了理论、技术和方法,使药理学的研究从原来的系统、器官水平发展到细胞、亚细胞及分子水平,对药物作用机制的研究也逐步深入。近几十年来,随着其他学科的发展,现代药理学的发展更加迅速,现已形成许多各具特色的分支学科,以及与其他学科相互渗透而形成的边缘交叉学科,如分子药理学、临床药理学、精神药理学、免疫药理学、量子药理学等。药理学已由过去的传统经典药理学逐步发展成为与基础医学和临床医学等多学科密切相关的综合学科。特别是分子药理学的发展,不仅更深入地阐明了许多药物的作用机制,更准确地指导药物合成及基因工程药物的研制,而且进一步促进了遗传药理学、神经药理学、时辰药理学等学科的发展。

四、我国对世界药学的贡献

新中国成立以来,我国大力加强新药研究开发以及药物生产技术工艺的创新,在新药研制及发掘祖国医药宝库等方面取得了举世瞩目的成就。

1958年,我国科学家研制的首创药物二巯丁二钠,用于金属和类金属中毒的解救,疗效好、毒性低,至今仍在临床广泛应用。1965年,我国科学家人工合成了结晶牛胰岛素,这是世界上第一次人工合成多肽类生物活性物质,引起世界轰动。1972年我国科学家从中药青蒿中分离提取出抗疟原虫有效单体成分——青蒿素。临床应用证明,青蒿素杀灭疟原虫的有效率达100%,此后又研制出青蒿素衍生物双氢青蒿素,两药分别于1986年和1992年获得国家一类新药证书,不但满足了国内需求,而且出口到世界多个国家,拯救了全球数百万疟疾病人的生命。2015年我国青蒿素的第一发明人,中国中医研究院屠呦呦研究员获得诺贝尔生理学或医学奖。

此外,许多国产药物的生产技术、生产工艺等已达到国际领先水平,药品质量得到国际认可,从而满足了国际市场的需求。还有一大批中成药制剂,如连花清瘟颗粒、复方丹参滴丸、速效救心丸等数百个品种,在临床广泛应用,并且出口到世界120多个国家和地区。我国新药研究开发的诸多重大成果以及祖国传统医药研究开发的卓越成就,为世界药学做出了巨大的贡献,享誉全球。

知识链接

屠呦呦2015年获得诺贝尔生理学或医学奖

屠呦呦,女,中国中医科学院终身研究员、首席研究员,中国中医科学院青蒿素研究中心主任,博士生导师。1971年,她首先从药用植物黄花蒿中发现抗疟有效物质,1972年,分离提取出有效成分青蒿素,进一步研究又开发出双氢青蒿素,为抗疟药青蒿素的第一发明人。青蒿素和双氢青蒿素挽救了全球特别是发展中国家数百万疟疾病人的生命。屠呦呦及其团队因研制青蒿素获得多项国内外重要奖励。1978年她领导的卫生部中医研究院中药研究所"523"研究组受到全国科学大会表彰,1979年

"抗疟新药青蒿素"获得国家发明奖二等奖。2011年屠呦呦因"发现了青蒿素,一种治疗疟疾的药物,在全球特别是发展中国家挽救了数百万人的生命",获美国拉斯克医学奖。2015年10月,屠呦呦获得诺贝尔生理学或医学奖,成为我国第一位获得诺贝尔生理学或医学奖的科学家。2017年1月,屠呦呦获得2016年度国家最高科学技术奖。

近年来,屠呦呦研究团队在开展青蒿素功效的拓展研究方面,获得了新进展。

小结

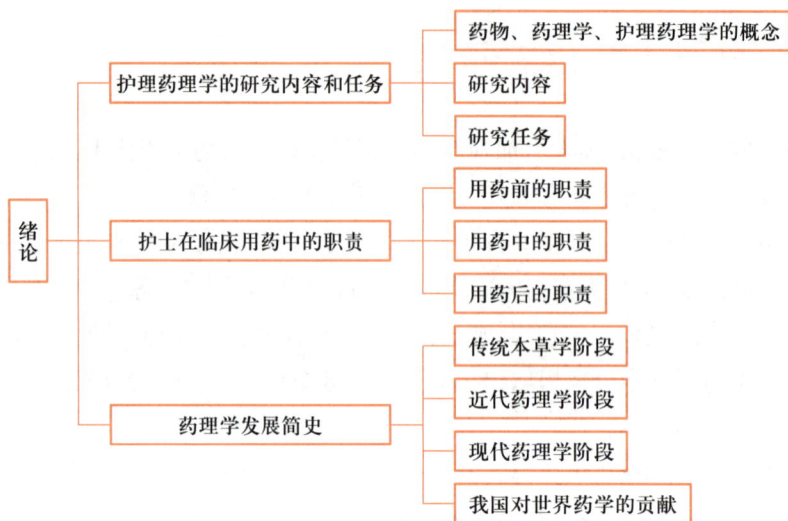

绪论
- 护理药理学的研究内容和任务
  - 药物、药理学、护理药理学的概念
  - 研究内容
  - 研究任务
- 护士在临床用药中的职责
  - 用药前的职责
  - 用药中的职责
  - 用药后的职责
- 药理学发展简史
  - 传统本草学阶段
  - 近代药理学阶段
  - 现代药理学阶段
  - 我国对世界药学的贡献

思考与练习

1. 护士在临床用药中的职责有哪些?
2. 护理药理学的主要研究内容和任务有哪些?

(徐　红)

练一练

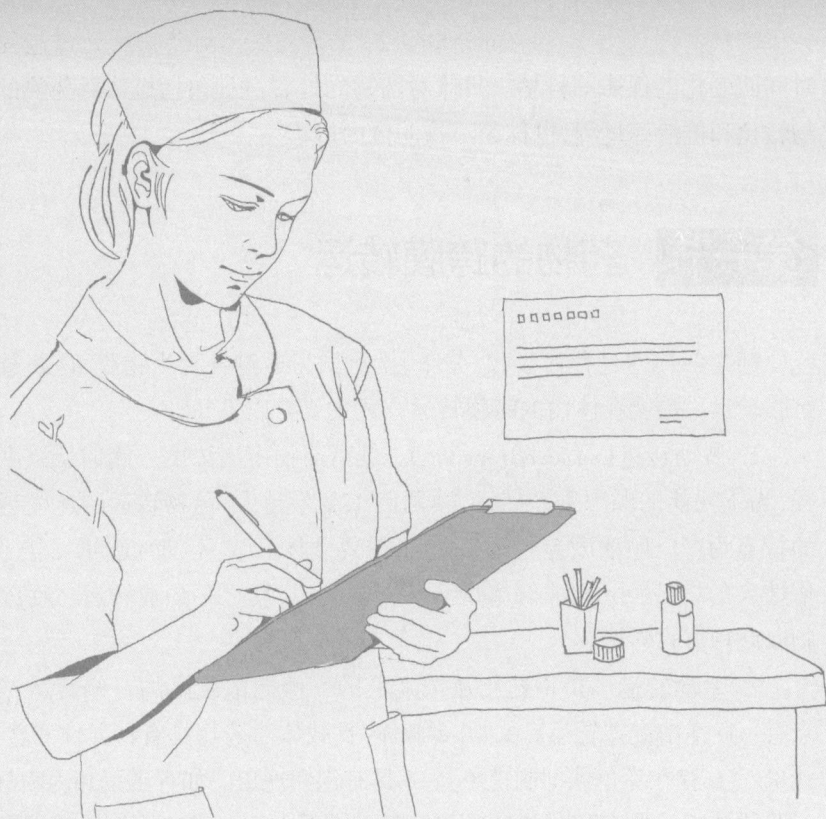

第二章　药物代谢动力学

学习目标

1. 知识目标：掌握药物的基本作用及不良反应。
2. 能力目标：具备观察病人药物不良反应的能力，能够熟练进行用药护理。
3. 素质目标：树立安全合理用药的意识；培养学生认真严谨的学习态度和社会责任感。

药物代谢动力学（pharmacokinetic）是研究机体对药物的处置过程及血药浓度随时间而变化的规律的科学。机体对药物的处置过程包括机体对药物的吸收、分布、生物转化和排泄等过程，也称为药物的体内过程。

第一节 药物的跨膜转运

药物的体内过程如吸收、分布、排泄均需通过各种生物膜，这一过程称为药物的跨膜转运。药物在体内的跨膜转运方式主要有以下几种。

1. 被动转运（passive transport） 是指药物由高浓度一侧向低浓度一侧的扩散过程，为不耗能的顺浓度差转运，膜两侧浓度差越大，药物转运的速度越快。被动转运的特点为：① 顺浓度差转运。② 不需要载体。③ 不消耗能量。④ 分子量小的、脂溶性大的、极性小的、非解离型药物易被转运，反之不易被转运。临床应用的多数药物以此种方式转运。

2. 主动转运 是指药物从浓度低的一侧向浓度高的一侧转运。主动转运的特点有：① 逆浓度差转运。② 需要载体，且载体对药物具有特异性和选择性。③ 消耗能量。④ 存在竞争性抑制现象。⑤ 具有饱和现象。如青霉素和丙磺舒均由肾小管同一载体转运排泄，两药同时应用时，因丙磺舒占据大量载体而使青霉素的主动转运被竞争性抑制，使排泄减少，血药浓度维持时间延长，从而增强了青霉素的抗感染效果。

3. 其他转运方式 除上述转运方式外，体内的药物转运还可通过易化扩散、胞吞、胞饮等方式进行。

第二节 药物的体内过程

药物的体内过程包括吸收、分布、生物转化和排泄四个环节。

一、吸收

吸收（absorption）是指药物自给药部位进入血液循环的过程。药物吸收的快慢和多少，直接影响药物呈现作用的快慢和强弱。影响药物吸收的因素很多，主要有以下几个方面。

1. 给药途径 注射和静脉滴注时药物直接进入血液循环外，其他给药途径均存在吸收过程。药物的吸收速度和程度受给药途径的影响。一般情况下，不同途径给药吸收速度由快到慢依次为：吸入 > 肌内注射 > 皮下注射 > 舌下及直肠给药 > 口服 > 黏膜给药 > 皮肤给药。吸收程度以吸入、肌内注射、皮下注射、舌下、直肠较完全，口服次之。少数脂溶性大的药物可通过皮肤吸收。

皮下或肌内注射给药是通过毛细血管壁吸收，快速而完全。口服给药主要经小肠吸收，少数弱酸性药物可在胃中部分吸收，胃肠吸收药物需通过毛细血管经肝门静脉再到体循环。某些经胃肠吸收的药物，经门静脉通过肝脏时被酶代谢灭活，使进入体循环的有效药量减少，药效减弱，这种现象称为首过消除（first pass elimination）。首过消除高的药物（如硝酸甘油）不宜口服给药，否则将不能达到预期的疗效。舌下和直肠给药可避免首过消除。直肠给药主要适用于少数刺激性强的药物（如水合氯醛）或不能口服药物的病人（如小儿、严重呕吐或昏迷病人）。

2. 药物的理化性质 药物的分子越小、脂溶性越大或极性越小，越易吸收。不溶于水又不溶于脂类的药物（如活性炭等）不易吸收，口服后只能在肠道中发挥局部作用。

3. 药物的剂型 药物可制成多种剂型，如溶液剂、糖浆剂、片剂、胶囊剂、颗粒剂、注射剂、气雾剂、栓剂等。剂型不同，给药途径不同，药物吸收速度也不同，如片剂的崩解、胶囊剂的溶解等均可影响口服给药的吸收速度；油剂和混悬剂注射液可在给药局部滞留，使药物吸收缓慢而持久。近年来，生物药剂学为临床提供了许多新的剂型。缓释制剂即是利用无药理活性的基质或包衣阻止药物迅速溶出，以达到非恒速缓慢释放的效果；控释制剂可以控制药物按零级动力学恒速或近恒速释放，以保持恒速吸收，既保证疗效的持久性，又方便使用。

4. 吸收环境 药物局部吸收面积、血液循环情况、pH 值、胃排空速度、肠蠕动速度等均可影响药物的吸收。空腹服药吸收快，餐后服药吸收较平稳。

二、分布

分布（distribution）是指药物从血液循环向组织器官转运的过程。药物在体内的分布不均匀，一般来说，药物的分布与药物作用成相关性，分布浓度高，药物在此部位的作用强，如碘及碘化物在甲状腺的浓度较高，对该部位的作用较强。但有的药物并非如此，如强心苷作用于心脏，却主要分布于骨骼肌和肝脏。影响药物分布的因素主要有以下几个方面。

1. 药物的理化性质 脂溶性药物或水溶性小分子药物易通过毛细血管壁，由血液分布到组织；水溶性大分子药物或离子型药物难以透出血管壁进入组织，如甘露醇由于分子较大，不易透出血管壁，故静脉滴注后，可提高血浆渗透压，使组织脱水。

2. 体液的 pH 值 细胞内液的 pH 值为 7.0，血液和细胞间液的 pH 值约为 7.4，由于弱酸性药物在细胞外解离多，不易进入细胞内。提高血液的 pH 值，可使弱酸性药物向细胞外转运；降低血液的 pH 值，则向细胞内转运。弱碱性药物与此相反。所以，改变血液的 pH 值，可改变药物在细胞内外的分布，对临床合理用药及药物中毒解救具有实际意义。

3. 药物与血浆蛋白结合 多数药物进入血液循环后能不同程度地与血浆蛋白呈可逆性结合，药物与血浆蛋白结合率是决定药物在体内分布的重要因素。药物与血浆蛋白结合后具有以下特点：① 结合是可逆的。② 暂时失去药理活性。③ 由于分子体积增大,不易透出血管壁,限制了其转运。④ 药物之间具有竞争蛋白结合的置换现象,如抗凝血药华法林和解热镇痛药双氯芬酸与血浆蛋白的结合率都比较高,若两药同时应用,血浆中游离型华法林将明显增多,导致抗凝血作用增强或自发性出血。故联合应用几种血浆蛋白结合率较高的药物时,护理人员应警惕可能会发生因竞争性置换而造成的药效改变,甚至中毒。

4. 药物与组织的亲和力 有些药物对某些组织有特殊的亲和力,因而在该组织的浓度较高,如抗疟药氯喹在肝中浓度比血浆浓度高约 700 倍;碘主要分布在甲状腺中。

5. 组织、器官血流量 药物分布的快慢与组织、器官血流量有关。高灌注量的心、肝、肺、肾和脑组织,药物分布速度快,药量多;而低灌注量的肌肉、皮肤、脂肪等组织,药物分布速度慢,药量少。

6. 体内特殊屏障

(1) 血脑屏障:是血-脑、血-脑脊液及脑脊液-脑三种屏障的总称,可选择性阻止多种药物由血液进入脑脊液。婴幼儿因该屏障发育不健全,不少药物容易通过该屏障而致中枢神经系统不良反应。当屏障处于病理状态时通透性增加,如脑部炎症时对青霉素的通透性增加,大量肌注可在脑脊液中达到有效治疗浓度。

(2) 胎盘屏障:是胎盘绒毛与子宫血窦间的屏障,仅对脂溶性低、解离型或大分子药物如右旋糖酐等呈现屏障作用,很多脂溶性高的药物仍可通过。故妊娠期用药应谨慎,禁用对胎儿发育有影响的药物。

(3) 血眼屏障:是血-视网膜、血-房水、血-玻璃体屏障的总称。全身给药时,药物在房水、晶状体和玻璃体等组织难以达到有效浓度,采取局部滴眼或眼周边给药如结膜下注射、球后注射及结膜囊给药等,可提高眼内药物浓度,减少全身不良反应。

三、生物转化

药物的生物转化(biotransformation)或药物的代谢(matabolism)是指药物在体内经过某些酶的作用发生的化学结构的改变。大多数药物经生物转化后药理活性减弱或消失,此为灭活;有些药物经生物转化后,其代谢产物仍然具有药理活性;有的药物需要经过生物转化后才能成为有活性的药物,此为活化;有的药物在体内不被代谢而以原形从肾排出。

1. 药物的代谢方式 体内药物的代谢是在酶的催化下进行,有氧化、还原、水解、结合四种方式,可分为两个时相。

(1) Ⅰ相反应:为氧化、还原或水解反应,通过该相反应,大部分药物失去药理活性,少数药物被活化作用增强,甚至形成毒性代谢产物。

(2) Ⅱ相反应:即结合反应,药物及代谢产物在酶的作用下,与内源性物质如葡萄糖醛酸、硫酸等结合成无活性的、极性高的代谢物从肾排泄。

2. 生物转化的酶　大多数药物的生物转化在肝中进行,部分药物在其他组织进行。体内药物代谢酶主要有两类:一类是特异性酶,其催化特定底物的代谢,如胆碱酯酶水解乙酰胆碱;另一类是非特异性酶,主要指肝脏微粒体混合功能酶系统,是促进药物转化的主要酶系统,又称为肝药酶或药酶,其特点为:① 选择性低,能对多种药物进行代谢。② 变异性较大,常因遗传、年龄、机体状态等因素的影响而产生明显的个体差异。③ 酶活性易受药物等因素的影响而出现增强或减弱现象。

3. 药酶的诱导与抑制　某些药物可使肝药酶的活性增强或减弱,因而影响该药本身及其他经肝药酶代谢药物的作用(表 2-1)。

表 2-1　常见的药酶诱导剂和酶抑制剂及其相互作用

药物种类	受影响的药物
药酶诱导剂	
苯巴比妥	苯妥英钠、甲苯磺丁脲、香豆素类、氢化可的松、地高辛、口服避孕药、氯丙嗪、氨茶碱、多西环素
水合氯醛	双香豆素
保泰松	氨基比林、可的松
卡马西平	苯妥英钠
苯妥英钠	可的松、口服避孕药、甲苯磺丁脲
灰黄霉素	华法林
利福平	华法林、口服避孕药、甲苯磺丁脲
乙醇	苯巴比妥、苯妥英钠、甲苯磺丁脲、氨茶碱、华法林
药酶抑制剂	
氯霉素	苯妥英钠、甲苯磺丁脲、香豆素类
泼尼松龙	环磷酰胺
甲硝唑	乙醇、华法林
红霉素	氨茶碱
环丙沙星、依诺沙星	氨茶碱
阿司匹林、保泰松	华法林、甲苯磺丁脲
吩噻嗪类	华法林
异烟肼、对氨水杨酸	华法林

　　(1) 药酶诱导剂:凡能增强肝药酶活性或增加肝药酶生成的药物称为肝药酶诱导剂,如巴比妥类、苯妥英钠、利福平等。若经肝药酶代谢的药物与药酶诱导剂合用时,可使代谢加快,药效减弱,剂量应适当增加。

　　(2) 药酶抑制剂:凡能减弱肝药酶活性或减少肝药酶生成的药物称为肝药酶抑制剂,如氯霉素、异烟肼等。经肝代谢的药物与药酶抑制剂合用时,代谢减慢,剂量应适当减少。对肝功能不全的病人、新生儿及早产儿肝功能尚未发育完全时,药物转化功能差,用药应调整剂量。

四、排泄

排泄(excretion)是指药物及其代谢产物自体内排出体外的过程。肾是主要排泄器官,胆道、肠道、肺、乳腺、唾液腺、汗腺及泪腺等也可排泄某些药物。

1. 肾排泄

(1) 肾排泄药物的方式:药物及其代谢物经肾排泄方式如下。① 肾小球滤过:大多数游离型药物及其代谢物均易通过肾小球滤过,但与血浆蛋白结合高的药物不易滤过,排泄较慢。② 肾小管分泌:有少数药物在近曲小管经载体主动转运泌入肾小管排泄,药物可分为弱酸性和弱碱性两大类,分别由弱酸性或弱碱性载体转运。

(2) 肾排泄药物的特点:① 肾小管重吸收:药物及其代谢物自肾小球滤过到达肾小管后,极性低、脂溶性高、非解离型的药物及其代谢物可重吸收到血液,使之排泄延缓。② 竞争抑制现象:经同一类载体转运的两个药物同时应用时,两者存在竞争抑制现象。如丙磺舒与青霉素合用时,相互竞争同一载体,丙磺舒可抑制青霉素的主动分泌,使后者血药浓度增高,排泄减慢,作用时间延长,药效增强。

(3) 影响肾排泄的因素:① 肾功能:药物经肾排泄受肾功能状态的影响,肾功能不全时,主要经肾排泄的药物排泄减慢,可致药物蓄积中毒,宜相应减少药物的剂量或延长给药间隔时间,对肾排泄较慢的药物如强心苷等尤应注意。② 尿液 pH 值:改变尿液 pH 值,可使弱酸性或弱碱性药物的排泄加速或延缓。尿液呈酸性时,弱碱性药物在肾小管中大部分解离,因而重吸收减少而排泄增多。反之,当尿液呈碱性时,弱酸性药物重吸收的少则排出的多。临床上可利用改变尿液 pH 值的方法加速药物的排泄,以治疗药物中毒,如苯巴比妥中毒可碱化尿液以促使药物排泄。

2. 胆汁排泄　有些药物及其代谢物可经胆汁主动排泄。经胆汁排泄的药物胆道内药物浓度较高,可用于治疗胆道疾病,如红霉素、四环素、利福平等治疗胆道感染。肝肠循环(hepato-enteral circulation)是指自胆汁排入十二指肠的药物,在肠中被再吸收的过程。肝肠循环可使药物作用时间延长,当胆道引流或阻断肠肝循环时可加速药物的排泄。如考来烯胺可阻断洋地黄毒苷的肝肠循环,可用于后者中毒的解救。

3. 肠道排泄　经肠道排泄的药物主要是口服后肠道中未吸收的药物,由肠黏膜分泌到肠道的药物。

4. 其他排泄途径　由于乳汁的 pH 值比血液略低,因此脂溶性强或弱碱性药物易由乳汁排泄而影响乳儿,如吗啡等,故哺乳期妇女用药应予注意。某些药物也可经唾液腺排出,且排出量与血药浓度有相关性,由于唾液标本易于采集,且无创伤性,临床上常用其代替血标本进行血药浓度监测。某些药物(如利福平等)可由汗液排泄。肺是挥发性药物的主要排泄途径,如检测呼气中的乙醇含量,以判定是否酒后驾车等。

第三节　药物代谢动力学的一些基本概念和参数

一、时量关系与时效关系

药物的体内过程是一个连续变化的动态过程,随时间的变化,体内的药量或血药浓度及药物的作用强度也会随之变化(图 2-1)。

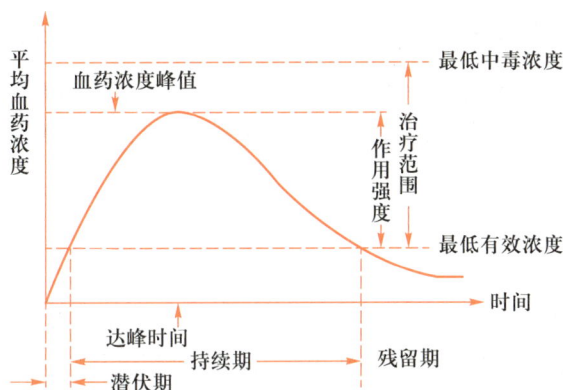

图 2-1　非静脉给药的时量(效)关系曲线

时量关系是指时间与体内药量或血药浓度的关系,也就是随时间的变化体内药量或血药浓度变化的动态过程,以时间为横坐标,体内的药量或血药浓度为纵坐标,得到的曲线为时量关系曲线。时效关系是指时间与作用强度的关系,即药物的作用强度随时间变化的动态变化过程,以时间为横坐标,药物的作用强度为纵坐标,得到的曲线为时效关系曲线。

时量(效)关系曲线可分为以下三期:

1. **潜伏期**　是指从用药后到开始出现治疗作用的时间。此期主要反映药物的吸收和分布过程。静脉注射一般无此期。

2. **持续期**　是指药物维持有效浓度的时间。此期与药物的吸收和消除速度有关。血药峰值浓度是指给药后达到的最高浓度,与药物剂量有关。达峰时间是指用药后达到最高血药浓度的时间,此时药物的吸收速度与消除速度相等。

3. **残留期**　是指药物浓度已降至最低有效浓度以下,虽无疗效,但尚未从体内完全消除的时间。

为了更好地发挥药物的疗效,防止蓄积性中毒,应测定病人的血药浓度,以便确定合理的剂量和给药间隔时间。

二、药物消除与蓄积

(一) 药物的消除

药物的消除是指药物经吸收、分布、生物转化和排泄等过程,药理活性不断衰减的过程。药物的消除方式有:

1. **恒比消除** 又称一级动力学消除,是指单位时间内药物按恒定的比例进行消除,即血药浓度高,单位时间内消除的药量多。当药物浓度降低后,药物消除也按比例下降。当机体消除功能正常,用药量又未超过机体的最大消除能力时,大多数药物的消除属这一类型。

2. **恒量消除** 又称零级动力学消除,是指单位时间内药物按恒定数量进行消除。药物消除速率与血药浓度高低无关。当机体消除功能下降或药量超过最大消除能力时,机体只能以恒定的最大速度消除药物,待血药浓度下降到较低浓度时则按恒比消除。

(二) 药物的蓄积

是指反复多次用药,药物进入体内的速度大于消除的速度,血药浓度不断升高的现象。临床用药时应有计划地使药物在体内适当蓄积,以达到和维持有效的血药浓度,如强心苷的给药方法即属如此。但当药物蓄积过多,则会引起蓄积中毒。故使用药物时应注意药物剂量、给药速度、给药间隔时间、疗程长短及肝肾功能等。

(三) 药动学的基本参数及临床意义

1. **半衰期** (half-life time,$t_{1/2}$) 一般是指血浆半衰期,即血浆药物浓度下降 50% 所需要的时间。对于符合恒比消除的药物来说,其半衰期是恒定的,不随血药浓度的高低和给药途径的变化而改变。但肝肾功能不全时,药物的半衰期可能延长,病人易发生蓄积中毒,用药时应予注意。

在临床用药中,半衰期具有重要意义:① 药物分类的依据。根据药物的半衰期将药物分为短效类、中效类和长效类。② 反映药物消除的速度,可作为拟定给药间隔时间长短的参考值。半衰期长,给药间隔时间长;反之,给药间隔时间则短。③ 可预测药物自体内基本消除的时间。停药 4~5 个半衰期,即可认为药物基本消除(表 2-2)。④ 可预测药物达到血药浓度的时间。

2. **稳态血药浓度** (steady state concentration,Css) 以半衰期为给药间隔时间,连续恒量给药后,体内药量逐渐累积,给药 4~5 次后,血药浓度基本达稳态水平,此称为稳态血药浓度或坪值。达坪值时药物吸收量和消除量基本相等(图 2-2),药物在体内不再蓄积。稳态浓度的高低取决于每次给药的剂量。如病情需要血药浓度立即达坪值时,可采取首次剂量加倍的方法,此种给药方法在一个半衰期内即能达坪值,首次剂量称为负荷剂量。

表2-2 恒比消除药物的消除和蓄积

半衰期数	一次给药		连续恒速恒量给药后
	消除药量 /%	体存药量 /%	体内蓄积药量 /%
1	50	50	50
2	75	25	75
3	87.5	12.5	87.5
4	93.8	6.2	93.8
5	96.9	3.1	96.9
6	98.4	1.6	98.4
7	99.2	0.8	99.2

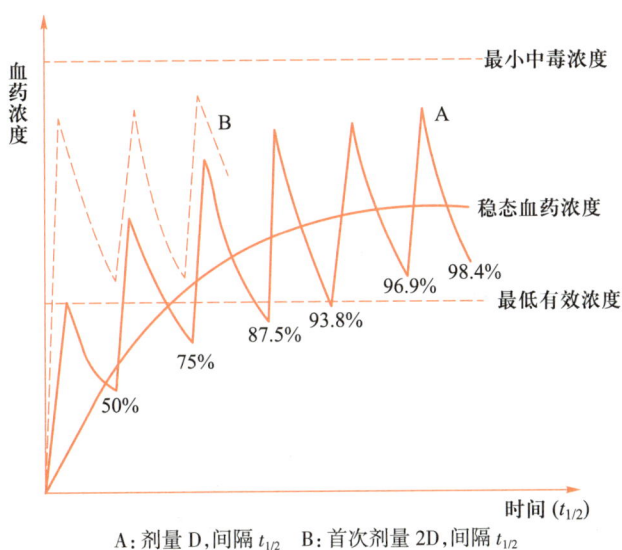

A：剂量 D，间隔 $t_{1/2}$　　B：首次剂量 2D，间隔 $t_{1/2}$

图2-2　按半衰期给药的血药浓度变化

3. **生物利用度**（bioavailability）　是指血管外给药时，药物制剂实际吸收进入血液循环的药量占所给总药量的百分率，用 F 表示：

$$F = A/D \times 100\%$$

A 为进入血液循环的药量；D 为实际给药总量。生物利用度是评价药物制剂质量和药物生物等效的重要指标，也是选择给药途径的重要依据。影响生物利用度的因素包括人体的生物因素和药物的制剂因素。护理人员临床用药时，不应随意更换药物剂型，并应采用同一药厂同一批号的药品，以保持所用药物生物利用度的一致性。

4. **表观分布容积**（apparent volume of distribution，V_d）　是指药物在吸收达到平衡或稳态时应占有的体液容积，这是理论上或计算所得的数值，并非药物在体内真正占有的体液容积。计算公式为：

$$表观分布容积（V_d）= \frac{体内总药量（A）\,mg}{血浆药浓度（C）\,mg/L}$$

从 V_d 的数值可了解药物在体内的分布情况。如 V_d=5 L 左右时,相当于血浆的容量,表示药物主要分布于血浆;如 V_d=10~20 L,相当于细胞外液的容量,表示药物分布于细胞外液;如 V_d=40 L,相当于细胞内、外液容量,表示药物分布于全身体液;如 V_d=100~200 L,则表示药物可能在特定组织器官中蓄积,即体内有"贮库",如对肌肉或脂肪组织有较高的亲和力的药物。根据 V_d 还可推算体内药物总量或者要求达到某一血浆有效、血药浓度、达到某血药浓度所需药物剂量,以及排泄速度。V_d 小的药物排泄快,V_d 越大,药物排泄越慢。

5. 清除率(clearance,CL) 是指单位时间内多少容积血浆中的药物被清除,通常指总清除率。CL 与消除速率常数及表观分布容积成正比,公式:$CL=k \cdot V_d$。

多数药物是通过肝生物转化和肾排泄从体内清除,因此 CL 主要反映肝肾的功能,不受血药浓度的影响。肝肾功能不全的病人,应适当调整剂量或延长给药间隔时间,以免过量蓄积中毒。

小结

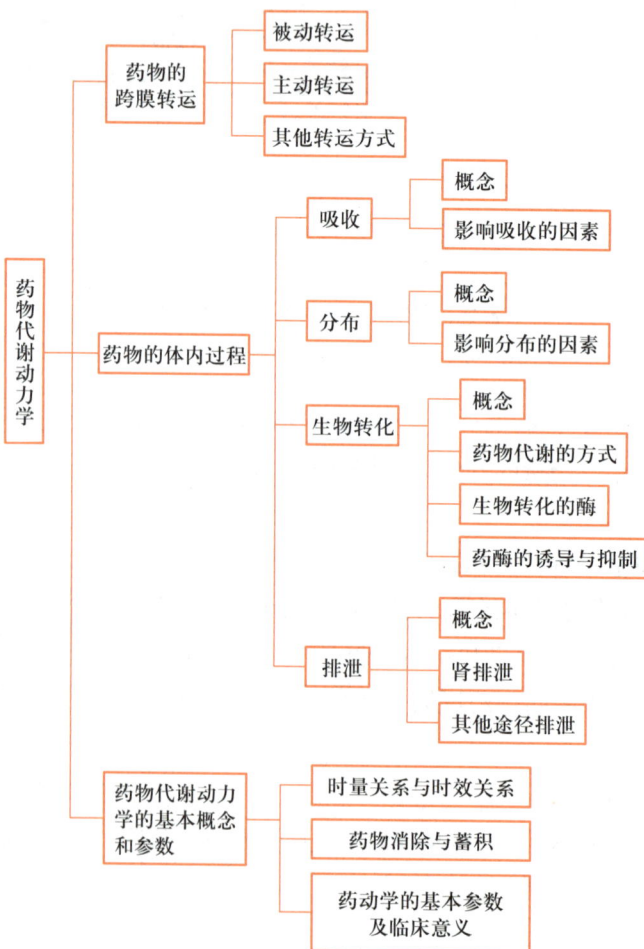

1. 简述药物半衰期、稳态血药浓度、生物利用度在临床护理用药中的意义。

2. 药物体内过程的特点对制订和实施合理的给药方案的临床意义是什么？

（徐　红）

练一练

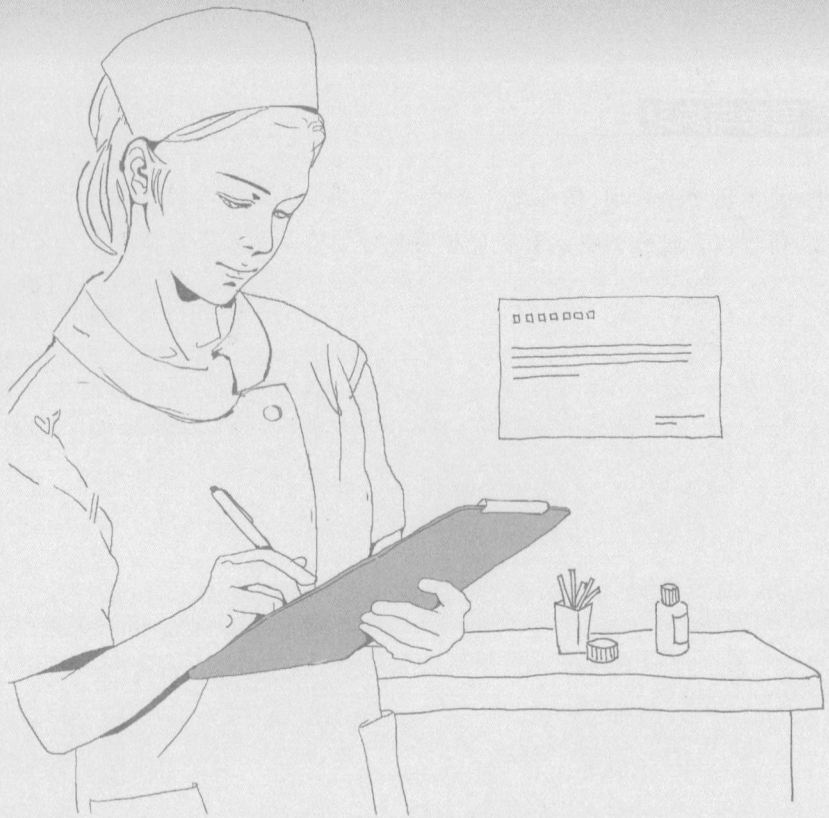

第三章 药物效应动力学

学习目标

1. 知识目标：掌握药物的体内过程；熟悉影响药物作用的因素；了解药物代谢动力学参数。

2. 能力目标：充分考虑到各种影响因素，制定出合理的用药方案，在病人获得最佳疗效的同时减少不良反应。

3. 素质目标：树立爱伤意识，培养科学严谨的工作态度。

药物效应动力学（pharmacodynamics）是研究药物对机体作用规律及其机制的科学。

第一节 药物作用

药物作用（drug action）是指药物与机体大分子间的初始反应；药理效应（pharmacological effect）是指在药物与机体大分子相互作用引起机体生理、生化功能或形态发生的变化，是药物作用的结果。如肾上腺素对血管的初始作用是激动 α 肾上腺素受体，而药理效应是引起血管收缩、血压升高。药物作用和药理效应常互相通用。

一、药物的基本作用

药物的基本作用是指药物对机体原有功能活动的影响，包括兴奋作用和抑制作用。

1. 兴奋作用（excitation action）　是指药物使原有功能活动增强的作用，如去甲肾上腺素使血压升高、呋塞米使尿量增多。

2. 抑制作用（inhibition action）　是指药物使原有功能活动减弱的作用，如普萘洛尔使心率减慢、地西泮产生催眠作用。

在一定条件下，药物的兴奋和抑制作用可相互转化，如中枢神经兴奋过度时，可出现惊厥，长时间的惊厥又会转为衰竭性抑制，甚至死亡。有些药物的兴奋和抑制作用并不是单一出现的，同一药物作用于不同器官可以产生不同的作用，如肾上腺素对心脏呈现兴奋作用，而对支气管平滑肌则呈现抑制作用。

二、药物作用的主要类型

1. 局部作用和吸收作用　局部作用（local action）是指药物未被吸收进入血液循环之前，在用药局部所产生的作用，如碘伏的皮肤消毒作用。吸收作用（absorption action）是指药物被吸收进入血液循环后，随血流分布到身体组织、器官所呈现的作用，如阿司匹林的解热镇痛作用。

2. 直接作用和间接作用　直接作用（direct action）是指药物与组织或器官直接接触后产生的作用；间接作用（indirect action）是指由直接作用引发的其他作用。如强心苷能选择性作用于心肌，使心肌收缩力增强，增加衰竭心脏的心排出量，此作用为强心苷的直接作用；在增强心肌收缩力、增加心排出量的同时，可反射性兴奋迷走神经，使心率减慢，该作用为强心苷的间接作用。

3. 选择作用　多数药物在一定剂量下，只对机体某些组织或器官产生明显的作用,而对其他组织或器官的作用不明显或无作用,这种作用称为药物的选择作用(selectivity),这种特性称为药物的选择性。药物的选择作用是临床选择用药的基础,大多数药物都有各自的选择作用,在临床选择用药时,尽可能地选用那些选择性高的药物。药物的选择性是相对的,当剂量增大时,其作用范围也扩大,如尼克刹米在治疗量时可选择性兴奋延髓呼吸中枢,剂量过大时,可广泛兴奋中枢神经系统,甚至引起惊厥。所以,临床用药时,既要考虑药物的选择作用,还应考虑用药剂量。

三、药物作用的两重性

药物的作用具有两重性,既可呈现对机体有利的一面,称为治疗作用;又可呈现对机体不利的一面,称为不良反应。

1. 治疗作用 凡符合用药目的,能产生诊断、预防和治疗疾病效果的作用称为治疗作用(therapeutic effect)。治疗作用可分为:

(1) 对因治疗(etiological treatment):是指用药目的在于消除原发致病因子,彻底治愈疾病,如使用抗菌药杀灭体内致病菌。

(2) 对症治疗(symptomatic treatment):是指用药目的在于改善疾病的临床症状,如使用阿托品治疗胃肠绞痛。

一般情况下,对因治疗比对症治疗更为重要,应首先选择对因治疗。但是对于一些严重危及生命的症状如高热、休克、惊厥等,应积极采取对症治疗,以防病情恶化,为对因治疗争得时间,降低病死率。有些对症治疗还可延缓病程进展,预防并发症的发生,降低远期病死率,如抗高血压药的降压作用等。祖国医学提倡,急则治标,缓则治本,标本兼治,这些仍为临床用药所遵循的原则。

(3) 补充治疗(supplement therapy)或替代治疗(substitution therapy):是指用药目的在于补充机体缺乏的物质,如铁剂治疗缺铁性贫血。

2. 不良反应 凡不符合用药目的,对机体不利甚至有害的反应称为不良反应(adverse reaction)。多数不良反应是药物固有的效应,一般是可以预知的,有的可以避免或减少;但少数较严重的不良反应较难恢复,称为药源性疾病(drug-induced disease)。

知识链接

20 世纪发生在全世界的重大药害事件

世界卫生组织(WHO)于 20 世纪 70 年代指出,全球死亡病人中有 1/3 并不是死于自然疾病本身,而是死于不合理用药。从此,药害的严重性与普遍性开始公开于全世界人民的面前。仅从 1922—1979 年,国外报道的重大药害事件就有 20 起左右,累计死亡万余人,伤残数万人。

1. 20 世纪 50 年代,美国使用默利尔公司生产的三苯乙醇降脂,引起病人皮肤干燥、脱皮、脱发、乳房增大、阳痿和白内障 1 000 余例。

2. 20 世纪 60 年代初,德国、加拿大、日本、英国、澳大利亚等国家发生了震惊世界的"反应停事件",导致 12 000 余例出生婴儿"海豹肢畸形"。

3. 20 世纪 60 年代末 70 年代初,日本应用氯碘羟喹治疗阿米巴痢疾,致 7 865 人发生了急性脊髓视神经病,严重者失明。

4. 20 世纪 70 年代,美国使用己烯雌酚治疗先兆流产,导致出生后女婴在少女期发生阴道腺癌 300 余例。

(1) 副反应(side reaction):是指药物在治疗量时与治疗作用同时出现的、与用药目的无关的反应。其特点如下:① 一般是危害不大、可恢复的功能性变化;② 副反应与治疗作用可随用药目的的不同而转变,如阿托品用于麻醉前给药时,其抑制腺体分泌的作用为治疗作用,松弛胃肠平滑肌引起腹气胀则为副反应;当阿托品用于治疗胃肠绞痛时,松弛胃肠道平滑肌的作用为治疗作用,抑制腺体分泌引起口干则成为副反应。③ 是药物固有的作用,是可以预知的,因此在用药护理中,对一些不适症状较明显的副反应,应及时向病人解释,避免发生不必要的恐慌,也可以采取相应措施预防。

(2) 毒性反应(toxic reaction):是指药物用量过大、用药时间过长或机体对药物敏感性过高时产生的对机体有明显损害的反应。用药后立即出现的毒性反应称为急性毒性反应;长期用药,因药物蓄积而缓慢出现的毒性反应称为亚急性或慢性毒性反应。常见的毒性反应有胃肠道反应、中枢神经系统反应是可以预知的。在用药护理中,护士要认真观察,及时发现,尽量避免毒性反应的发生。

致癌(carcinogenesis)、致畸(teratogenesis)、致突变(mutagenecity)作用合称"三致"反应,属于慢性毒性反应。

毒性反应

知识链接

反应停事件

沙利度胺最早由德国格仑南苏制药厂开发,1957 年首次被用作处方药。该药可控制妇女妊娠期精神紧张,防止孕妇恶心且有安眠作用,因此此药又被称为"反应停"。因疗效显著,不良反应少,20 世纪 60 年代前后,欧美至少 15 个国家广泛地应用该药治疗妇女妊娠反应。随之而来的是,许多出生的婴儿都是短肢畸形,形同海豹,被称为"海豹肢畸形",最终被证实是孕妇服用"反应停"所导致的。于是该药被禁用。然而,受其影响的婴儿已多达 1.2 万名。历史上称这一严重的药害事件为反应停事件。

过敏反应

(3) 变态反应(allergy):是指机体对某些抗原初次应答后,再次接受相同抗原刺激时,发生的一种以机体生理功能紊乱或组织细胞损伤为主的特异性免疫应答,又称超敏反应。变态反应的发生与剂量无关,不易预知,但过敏体质者易发生,结构相似的

药物可发生交叉过敏反应。变态反应常表现为皮疹、药物热、血管神经性水肿、哮喘等，严重者可发生过敏性休克，如抢救不及时，可致死亡，如青霉素等。对易致过敏反应的药物或过敏体质者，护士用药前要详细询问有无药物过敏史，并按规定做皮肤过敏试验，过敏试验阳性者应禁用。

（4）继发反应（secondary reaction）：是指药物治疗所产生的不良后果，又称为治疗矛盾。如长期使用广谱抗生素，可使敏感菌群受到抑制，而一些不敏感菌（如真菌等）乘机生长繁殖，产生新的感染，称为二重感染。

（5）后遗效应（residual effect）：是指停药后血药浓度已降至最低有效浓度以下时残存的药理效应。如应用巴比妥类镇静催眠药时，导致次晨乏力、头晕、困倦等宿醉现象。

（6）特异质反应（idiosyncratic reaction）：是指少数先天性遗传异常的病人，对某些药物产生的特定反应。如先天性葡萄糖 –6– 磷酸脱氢酶（G–6–PD）缺乏者，服用伯氨喹后引起的溶血反应。

（7）停药反应（withdrawal reaction）：是指长期用药后，突然停药使原有疾病加剧或复发的现象，如长期应用普萘洛尔降压，突然停药后出现的血压升高现象。

（8）药物依赖性（drug dependence）：是指长期用药后，病人对药物产生主观和客观上需要连续用药的现象。药物依赖性又分为精神依赖性和躯体依赖性：① 精神依赖性（psychic dependence）又称为心理依赖性、习惯性，是指病人对药物产生精神上的依赖，停药会造成主观上的不适感，渴望再次用药，但无客观指征。易产生精神依赖性的药物被称为"精神药品"，如地西泮等。② 生理依赖性（physical dependence）又称躯体依赖性或成瘾性，是指反复用药后，使病人对药物产生适应状态，一旦停药就会出现戒断症状，表现为烦躁不安、流泪、出汗、疼痛、恶心、呕吐、惊厥等，甚至危及生命。易产生生理依赖性的药物被称为麻醉药品，如吗啡等。生理依赖者为求得继续用药，可不择手段，甚至丧失道德人格。对此，我国于 1987 年颁布实施《麻醉药品管理办法》，对麻醉药品的保管和使用等均有严格的规定，凡接触"麻醉药品"的医、护、药工作者，均需严格遵守。

知识链接

药品不良反应报告和监测管理办法

为规范药品不良反应报告和监测，及时、有效地控制药品风险，保障公众用药安全，依据《中华人民共和国药品管理法》等有关法律法规，我国制定了《药品不良反应报告和监测管理办法》，自 2011 年 7 月 1 日起施行。

管理办法规定：国家实行药品不良反应报告制度。药品生产企业（包括进口药品的境外制药厂商）、药品经营企业、医疗机构应当按照规定报告所发现的药品不良反应。国家药品监督管理局主管全国药品不良反应报告和监测工作，地方各级药品监督管理部门主管本行政区域内的药品不良反应报告和监测工作。各级卫生行政部

第二节　药物剂量－效应关系

药物的剂量－效应关系是指在一定范围内,药物剂量或血药浓度与效应之间的规律性变化,简称量效关系。通过量效关系的研究,可定量分析和阐明药物剂量与效应之间的规律,有助于了解药物作用的性质,并为临床用药提供参考。

一、药物的剂量与效应

剂量,即用药的分量。剂量的大小决定血药浓度的高低,血药浓度又决定药理效应。因此,药物剂量决定药理效应强弱,在一定剂量范围内,剂量越大,效应也随之增强。

根据剂量与效应的关系(图 3-1),可将剂量分为:① 无效量(ineffective dose):即药物剂量过小,在体内达不到有效浓度,不能产生明显药理效应的剂量。② 最小有效量(minimum effective dose):即刚能引起药理效应的剂量,又称为阈剂量。③ 有效量(effective dose):即介于最小有效量和极量之间的量,又称治疗量(therapeutic dose)。在治疗量中,大于最小有效量而小于极量、疗效显著而安全的剂量,为临床常用量。④ 极量(maximal dose):即能引起最大效应而不至于中毒的剂量,又称最大治疗量。极量是国家药典明确规定允许使用的最大剂量,即安全剂量的极限,超过极量有中毒的危险。除非特殊需要时,一般不采用极量。⑤ 最小中毒量(minimum toxic dose)和中毒量:药物引起毒性反应的最小剂量为最小中毒量。介于最小中毒量和最小致死量之间的剂量为中毒量。一般将最小有效量与最小中毒量之间的剂量范围称为安全范围(margin of safety)(治疗作用宽度),此范围越大该药越安全。⑥ 最小致死量(minimum lethal dose)和致死量:药物引起死亡的最小剂量为最小致死量,用量大于最小致死量即为致死量。

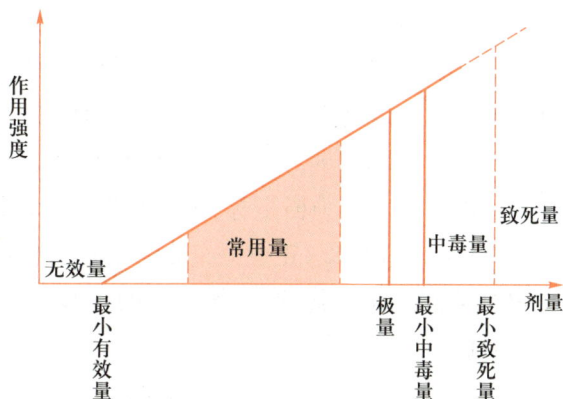

图 3-1　药物剂量与效应关系

23

第三章　药物效应动力学

二、量效曲线

以药理效应的强度为纵坐标,以药物剂量或血药浓度为横坐标,绘制的曲线称为量效曲线。根据观察指标的不同,可将量效关系分为两种。

1. **量反应量效曲线** 药理效应的强弱呈连续增减的变化,可用具体的数量或最大效应的百分率表示者,称为量反应,如心率快慢、血压升降等。以药物的剂量或血药浓度为横坐标,以效应强度为纵坐标,可获得直方双曲线;如将对数剂量或对数浓度为横坐标,以效应强度为纵坐标,则曲线呈典型的对称S形(图3-2)。

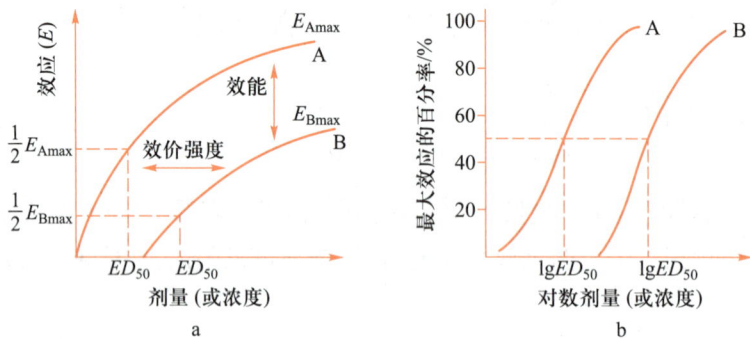

图3-2 量反应量效曲线

2. **质反应量效曲线** 药理效应是以阴性或阳性(如有效或无效、生存或死亡、惊厥或不惊厥等)表示的量效关系称为质反应型量效关系。结果以反应的阳性百分率和阴性百分率的方式作为统计量,如死亡与存活、惊厥与不惊厥若以对数剂量为横坐标,阳性率为纵坐标,则为对称的钟型曲线(正态分布曲线);当纵坐标为累加阳性率时,其曲线为对称的S形曲线(图3-3)。

3. **量效曲线的意义** 量效曲线在药理学上有重要意义,根据量效曲线可以得出如下几个概念:

(1) 效能(efficacy)和效价强度(potency):效能是指药物所能产生的最大效应。效能反映药物内在活性的大小。高效能药物所产生的最大效应是低效能药物无论多大剂量也无法产生的。效价强度是指能引起等效反应的剂量。药效性质相同的两个药物的效价强度进行比较称为效价比。效价强度与效能之间无相关性,两者反映药物的不同性质。在药效学评价中具有重要的意义。如利尿药以每日排钠量为效应指标进行比较,氢氯噻嗪的效价强度大于呋塞米,但呋塞米的

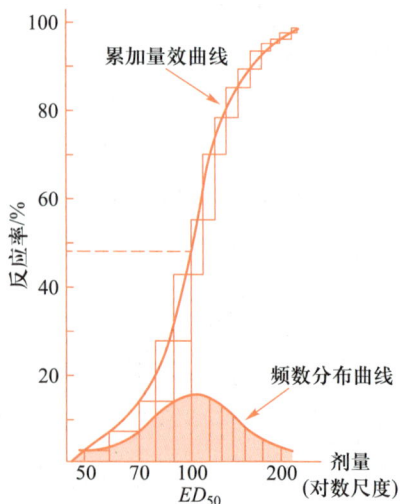

图3-3 质反应量效曲线

效能远远大于氢氯噻嗪(图 3-4)。在临床治疗时,药物的效能与效价强度可作为选择药物和确定药物剂量的依据。

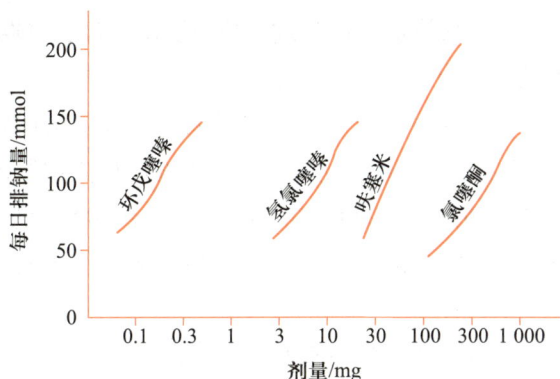

图 3-4 几种利尿药的效价强度和效能比较

(2) 半数有效量(median effective dose, ED_{50}):在量反应中,是指能引起 50% 最大反应强度的药物剂量;在质反应中,是指引起 50% 实验动物出现阳性反应的药物剂量。半数有效量常以效应指标命名,如果效应指标为死亡,则称为半数致死量(median lethal dose, LD_{50})。量效曲线在 50% 效应处的斜率最大,故常用半数有效量(ED_{50})计算药物的效价强度。

(3) 治疗指数(therapeutic index, TI):是指药物的半数致死量(LD_{50})与半数有效量(ED_{50})的比值。治疗指数可用来评价药物的安全性,治疗指数大的药物较治疗指数小的药物安全性大。有时 TI 不能完全反映药物安全性的大小,有时可适当参考 1% 致死量(LD_1)和 99% 有效量(ED_{99})的比值或 5% 致死量(LD_5)和 95% 有效量(ED_{95})之间的距离来衡量药物的安全性。

第三节 药物的作用机制

药物作用机制(mechanism of drug action)是阐明药物为什么起作用、如何起作用及作用部位等问题的有关理论。其研究有助于理解药物的治疗作用和不良反应的本质,从而为提高药物疗效和避免或减少不良反应、合理用药、安全用药提供理论依据。药物的种类繁多,化学结构和理化性质各异,因此其作用机制多种多样。

1. 改变理化性质 有的药物通过改变细胞周围环境的理化性质而发挥作用,如使用抗酸药治疗消化道溃疡,静脉注射甘露醇消除脑水肿。

2. 影响酶的活性 有些药物通过增强或抑制体内某些酶的活性而发挥作用,如新斯的明可抑制胆碱酯酶活性而产生拟胆碱作用,奥美拉唑通过抑制胃黏膜 H^+-K^+-ATP 酶而抑制胃酸的分泌。

3. 参与或干扰机体的代谢过程　有些药物如激素、维生素、铁剂等，其本身就是机体生化过程所必需的物质，应用后可参与机体的代谢过程而防治相应的缺乏症，如应用胰岛素治疗糖尿病。有些药物由于其化学结构与机体的代谢物质相似，可掺入代谢过程，但不能产生正常代谢物质的生理效应，从而干扰机体的某些生化代谢过程而产生药理作用，如甲氨蝶呤可干扰叶酸代谢而呈现抗癌作用。

4. 影响递质的释放或激素的分泌　有的药物通过改变机体生理递质的释放或激素的分泌而发挥作用，如麻黄碱通过促进交感神经释放去甲肾上腺素递质而产生平喘作用；大剂量碘通过抑制甲状腺激素的释放，可用于甲状腺危象。

5. 影响细胞膜离子通道　细胞膜具有选择性地转运物质的功能。有的药物能影响细胞膜对 Na^+、K^+、Ca^{2+}、CL^- 等离子的转运功能而发挥作用，如维拉帕米阻滞心肌细胞膜钙通道，抑制钙内流而产生抗心律失常作用。

6. 影响免疫功能　有些药物可影响机体免疫功能，如糖皮质激素能抑制机体的免疫功能，可用于器官移植时的排斥反应。

7. 非特异性作用　有些药物并无特异性作用机制，如消毒防腐药对蛋白质的变性作用，因此只能用于体外杀菌或防腐，不能内用。

8. 作用于受体　分子生物学研究发现，许多药物是通过与受体结合而呈现作用。

（1）受体与配体　受体是细胞的一类特殊蛋白质，能识别、结合特异性配体并产生特定效应的大分子物质。能与受体特异性结合的物质称为配体，如神经递质、激素、自体活性物质和化学结构与之相似的药物等。配体与受体结合形成复合物而引起生物效应。

（2）药物与受体结合　药物能否与受体结合，可否发生生物效应，取决于药物与受体的亲和力和内在活性。亲和力是指药物与受体结合的能力，内在活性是指药物与受体结合后产生药理效应的能力。药物与受体的结合具有特异性，是可逆的，且具有饱和性和竞争抑制现象。根据药物与受体结合后呈现作用的不同，将与受体结合的药物分为以下三类：

受体激动药：又称受体兴奋药，是指药物与受体有较强的亲和力，并有较强的内在活性，可兴奋受体产生明显效应。如 β 受体激动药异丙肾上腺素，可激动 β 受体而呈现兴奋心脏和扩张支气管的作用。

受体拮抗药：又称受体阻断药，是指药物与受体亲和力很强，但没有内在活性，药物与受体结合后，不能引起效应，但能阻碍受体激动药与受体的结合，呈现对抗激动药的作用。如 β 受体阻断药普萘洛尔，可与肾上腺素竞争与 β 受体结合，呈现对抗肾上腺素的作用，使心率减慢、支气管收缩等。

受体部分激动药：是指药物与受体虽具有亲和力，但只有较弱的内在活性，单独应用时能产生较弱的效应，而与激动药合用时，则呈现出较弱的对抗激动药的作用，即削弱激动药的效应，所以受体部分激动药具有激动药和拮抗药的双重特性。如喷他佐辛与吗啡合用时，可减弱吗啡的镇痛作用，单独应用时有较弱的镇痛作用。

受体的调节

在生理、病理、药物等因素的影响下,受体的数量、分布、亲和力和效应力会有所变化,称为受体的调节。受体的调节是实现机体内环境稳定的重要因素。包括:① 向上调节:连续应用受体拮抗药,常可引起受体数目增多、亲和力增加或效应力增强,称为向上调节。向上调节的受体对受体激动药特别敏感,药物效应增强,称为受体敏化。向上调节与突然停药出现"反跳现象"有关。如高血压病人长期应用 β 受体阻断药普萘洛尔,可使 β 受体数目增多,若突然停药,病人对递质去甲肾上腺素产生强烈反应,可引起血压升高、心动过速、心律失常,甚至猝死。故临床应用时不能突然停药。② 向下调节:连续使用受体激动药,常可引起受体数目减少、亲和力降低或效应减弱,称为向下调节。向下调节的受体对再次使用受体激动药反应非常迟钝,药物效应减弱,此现象称为受体脱敏。向下调节是机体对药物产生耐受性的重要原因之一。如支气管哮喘病人长期使用 β_2 受体激动药,可引起支气管平滑肌上的 β_2 受体数目减少,进而对 β_2 受体激动药产生耐受性。当病人哮喘再次发作时,使用以前有效的 β_2 受体激动药也不能缓解。

小结

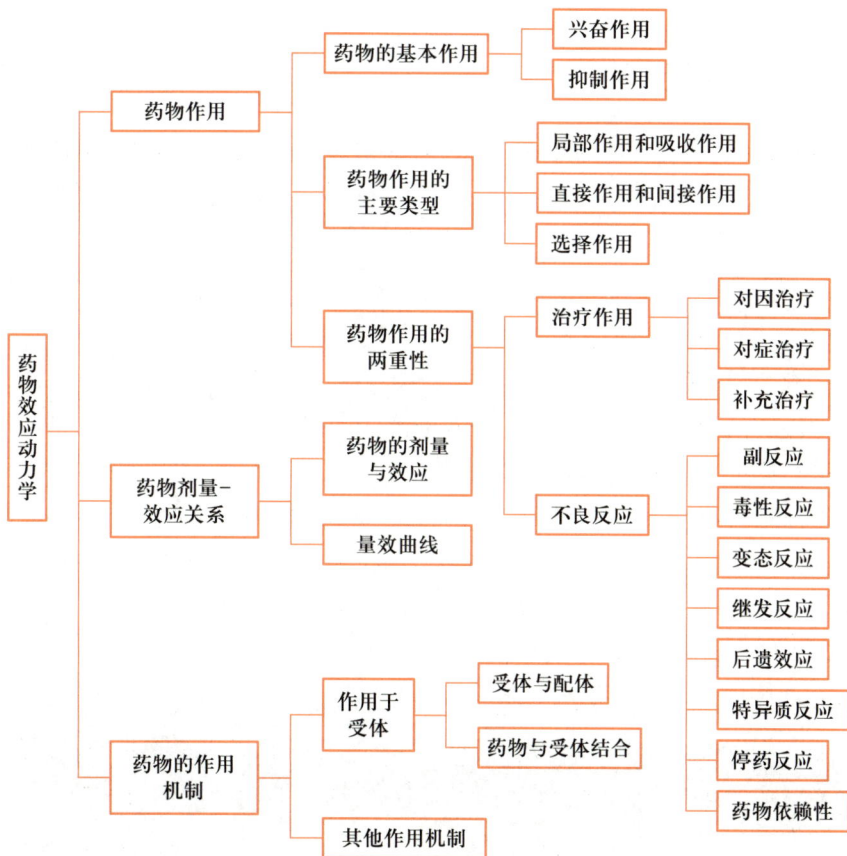

思考与练习

1. 根据药物与受体结合后呈现的效应不同,药物可分为哪几类? 请举例说明。

2. 药物的两重性是指什么? 举例说明药物的常见不良反应。

3. 药物的副反应和治疗作用是药物固有的效应,举例说明两者之间是可以相互转化的。

（郝凤成）

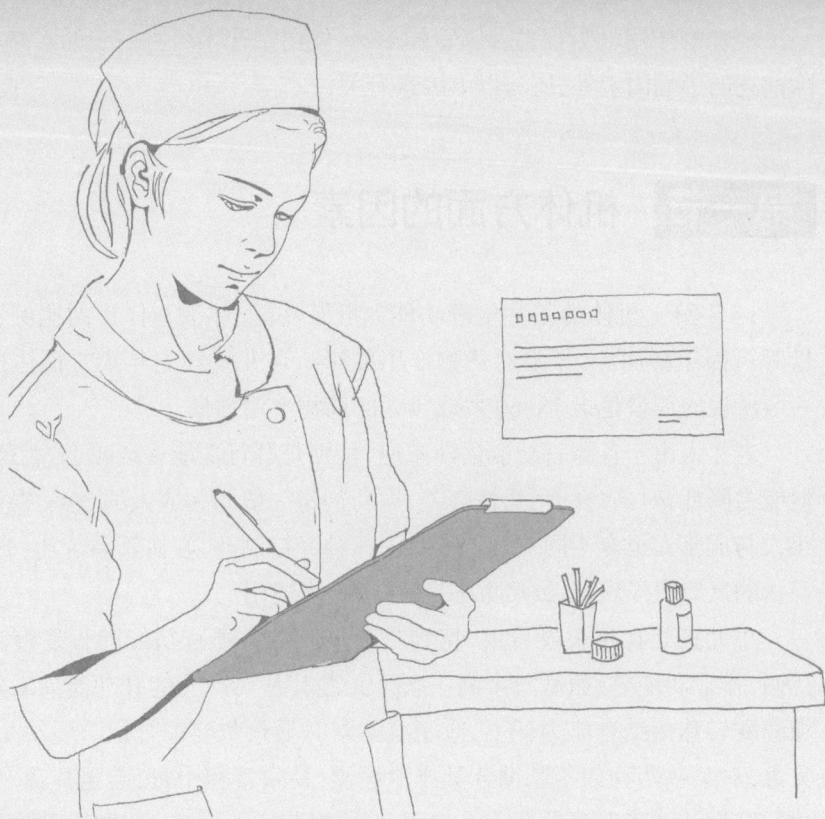

第四章 影响药物作用的因素

学习目标

1. 知识目标：掌握影响药物作用的因素；熟悉配伍禁忌、协同作用、拮抗作用、高敏性、耐受性的概念及临床意义。

2. 能力目标：能充分利用所学的知识进行健康教育，正确指导病人合理用药、安全用药。

3. 素质目标：培养爱伤意识和人文关怀的职业素养。

药物的作用可受到多种因素的影响,使药物作用可有一定的甚至是明显的差异,除前述的影响因素外,还与以下因素有关。

第一节 机体方面的因素

1. **年龄** 机体的某些生理功能如肝肾功能、体液与体重的比例、血浆蛋白结合量等可因年龄而异,年龄对药物作用的影响在儿童和老年人方面体现得尤为突出。一般所说的剂量是指18~60岁成年人的药物平均剂量。

老年人由于各器官功能逐渐减退,特别是肝肾功能逐渐减退,对药物的代谢和排泄能力降低,对药物的耐受性较差,用药剂量一般约为成人的3/4。在敏感性方面,老年人与成年人也有不同。老年人对中枢神经抑制药、心血管系统药、非甾体抗炎药等药物的反应很强烈,易致严重不良反应,应当慎用。

小儿正处在生长发育期,特别是婴幼儿的各器官功能尚未发育完全,对药物的代谢、排泄功能差,而敏感度高。新生儿尤其是早产儿的肝功能尚未发育成熟,葡萄糖醛酸转移酶结合能力低下,应用氯霉素时易致灰婴综合征。婴幼儿肾功能发育不完善,对某些药物如氨基糖苷类排泄缓慢,易致蓄积中毒,甚至耳聋。两岁以下幼儿血-脑脊液屏障发育尚未完善,对中枢抑制药特别敏感,如应用吗啡时较成年人更易引起呼吸抑制。小儿体液量与体重之比大于成人,水盐代谢率也较成人快。因此,小儿对影响水盐代谢和酸碱平衡的药物特别敏感,如使用解热镇痛药易致脱水,而利尿药易致水盐代谢紊乱。因此,小儿用药量应减少,通常按成人剂量依体重或体表面积折算用量。

2. **性别** 尽管性别对药物敏感性的差异并不显著,但女性一般体重轻于男性,又具有月经、妊娠、哺乳等生理特点,用药时也应注意。如妇女在妊娠期和月经期,对作用强烈的泻药、利尿药或抗凝血药敏感,易引起早产、流产、月经过多等。妊娠期和哺乳期妇女用药,可能会对胎儿和乳儿产生不良影响,严重时可致畸胎或使乳儿中毒。有些药物给临产妇应用,可能由于其半衰期长,而对新生儿产生影响,故临产妇应慎用或少用药物。

3. **病理因素** 病理状态可改变机体对药物的敏感性,影响药物效应。如阿司匹林可使发热病人的体温下降,而对正常体温无影响;胰岛功能完全丧失的病人,应用磺酰脲类药物无降血糖作用;病人在中枢神经系统抑制的病理状态下,能耐受较大剂量的中枢兴奋药而不惊厥。

病理因素也能引起药动学的改变。如肝肾功能不全时,药物的清除率降低,药物的半衰期延长,血药浓度增高,效应增强以及产生严重的不良反应;一些慢性病引起的低蛋白血症,会使奎尼丁、地高辛、苯妥英钠等药物与血浆蛋白的结合率降低,致游离型药物增多,作用增强甚至引起毒副反应。此外,一些药物可诱发或加重疾病,如糖皮质激素可诱发或加重溃疡病和糖尿病等。因此,在病理状态下进行用药护理时,应高度重视并密切观察。

4. 心理因素 药物的效应在一定程度上受病人的情绪、病人对药物的信赖程度和医护人员的言语、表情、态度、暗示及工作经验等因素影响。研究表明，安慰剂对于头痛、高血压、神经官能症等能获得 30%~50% 甚至更高比率的"疗效"，显然这种"疗效"是心理因素起作用的结果。因此，护理人员在用药护理工作中，要注意分析病人的用药心态，并用自己良好的语言、态度和行为去开展心理护理工作。

病人对药物治疗信心不足，惧怕用药后产生的严重不良反应等，均会影响病人的情绪，甚至丧失治疗的信心。这就要求护理人员运用自己掌握的药物知识，耐心细致地向病人及其家属宣教所用药物的治疗效果、不良反应及其防治措施，尤其是一些有特殊反应的药物，应讲清其利弊，解除病人的心理顾虑，正确地对待用药反应，提高病人用药的依从性，使病人乐观地接受药物治疗。

5. 遗传因素 遗传因素可影响药物的药动学和药效学，使药物作用表现因人而异。如不同人群由于体内肝乙酰化转移酶的差异，可分为快乙酰化型和慢乙酰化型，在应用异烟肼时，不同人群代谢速率会出现明显的差异，为获得相同疗效，须调整用药剂量。药效学影响是由受体部位异常、组织细胞代谢障碍等因素引起，如华法林耐受者，由于肝内维生素 K 环氧化还原酶的受体与华法林亲和力降低，使药效下降。

有些病人首次用药，就对药物反应非常敏感，低于治疗量的用量即可出现显著的疗效，甚至毒性反应，称为高敏性（hypersensitivity）；反之，有些个体对药物的敏感性低，需使用高于常用量的较大剂量才能出现药物效应，称为耐受性（tolerance）。这种病人因个体而异的药物效应属于个体差异（individual difference）。

6. 饮食 饮食和药物之间存在着相互作用，表现为影响药物的吸收和消除、药物与饮食的配伍禁忌等。因此，护理人员有责任向病人及其家属讲明用药期间饮食方面的注意事项，指导病人选择合适的饮食，以提高疗效，避免不必要的后果。

(1) 饮食对药物吸收的影响：如酸性食物可增加铁的溶解度，使 Fe^{3+} 还原为 Fe^{2+}，促进吸收；高脂饮食可促进脂溶性维生素 A、维生素 D、维生素 E 的吸收，增加药效。而含钙、磷较多的食物、饮茶等却影响铁的吸收；婴幼儿补充钙剂时不宜同食含有大量草酸的菠菜等食品，以免形成不易溶解的草酸钙而影响钙剂的吸收。

(2) 饮食对尿液 pH 值的影响：尿液 pH 值常受饮食的影响。鱼、肉、蛋等属酸性食品，而菠菜、豆类、水果、牛奶等属碱性食品。通常，四环素、氨苄西林等在酸性尿液中抗菌能力强，而金黄色葡萄球菌、铜绿假单胞菌在酸性尿液中生长受到抑制，用药时宜多食酸性食品。红霉素、氯霉素、头孢菌素类、氨基糖苷类、磺胺类等在碱性尿液中抗菌力强，用药时宜多食碱性食品。

(3) 饮食与药物的相互作用：乳酶生不宜用热水冲服，以免杀灭乳酸杆菌而降低药效。服用泻药、解热药和磺胺类等药物后应多饮水，以补充机体丢失的水分或减轻对肾功能的毒性。含蛋白的药物制剂忌与茶同服，防止鞣酸和蛋白质发生作用失去药效。服用降压药、排钠利尿药时应限制高钠饮食。应用中枢抑制药期间禁饮酒，因其可增强对中枢的抑制作用。

1. **药物的化学结构** 一般来说,化学结构相似的药物其作用相似,如苯二氮䓬类药物均具有镇静、催眠、抗焦虑作用。但有些药物化学结构相似但其作用相反,如维生素 K 华法林化学结构相似,其分别具有促凝血和抗凝血作用。

2. **药物的剂型** 一种药物的不同剂型,其生物利用度往往不同,使血药浓度出现较大的差异,影响药物的疗效。一般而言,注射剂比口服剂型吸收快;口服给药时,溶液剂吸收最快,散剂次之,片剂和胶囊剂较慢。吸收快的剂型,血药浓度达峰时较快,故起效快,吸收慢的剂型,因其潜伏期长,故起效慢,维持时间长。

3. **给药途径** 给药途径也可影响药物的吸收、药物出现作用快慢和维持时间的长短。有的药物给药途径不同,其药物作用性质也可不同,如硫酸镁口服可产生导泻和利胆作用,肌内注射呈现降压和抗惊厥作用;利多卡因局部给药可产生局部麻醉作用,而其静脉注射给药则可产生抗心律失常作用。

4. **给药时间和次数** 给药的时间不同有时也可影响药物疗效,临床用药时,根据具体药物特点、病情需要以及人体周期规律而定。如催眠药应在睡前服;助消化药需在饭前或饭时服用;驱肠虫药宜空腹或半空腹服用;有的药物如利福平等,因食物影响其吸收也应空腹服用;对胃肠道有刺激性的药物宜饭后服等;胰岛素在餐前给药更能发挥药物的疗效。

人体的生理功能活动表现为昼夜节律性变化,机体在昼夜 24 h 内的不同时间,对某些药物的敏感性不同。按照生物周期节律性变化,设计临床给药方案以顺应人体生物节律变化,能更好地发挥药物疗效,减少不良反应。如肾上腺糖皮质激素的分泌高峰在上午 8 时左右,然后逐渐降低,零时达低谷,临床需长期应用糖皮质激素类药物治疗时,可依据此节律在上午 8 时一次顿服,既能达到治疗效果,又可减轻对肾上腺皮质的负反馈抑制作用。

给药次数决定给药时间间隔的长短,对于维持稳定有效的血药浓度特别重要。尤其是化学药物治疗中的抗生素和抗肿瘤药,若血药浓度经常波动在有效和无效之间,常可影响疗效发挥,甚至导致病原体或肿瘤细胞产生耐药性。一般给药次数应根据病情需要以及血浆半衰期而定。但有些药物例外,如青霉素半衰期仅 30 min 左右,但由于抗菌后效应长,可采用一日 2 次给药。

5. **联合用药及药物的相互作用** 两种或多种药物合用或先后序贯应用称为联合用药或配伍用药。联合用药的目的是提高疗效、减少不良反应或防止耐受性的发生。但不合理的多药联用也常导致药物间不良的相互作用而降低疗效,加重不良反应,甚至产生药源性疾病。因此,在多药联用时,应注意可能发生的药物不良相互作用。

两种或多种药物合用或先后序贯使用而引起药物作用和效应的变化称为药物的

相互作用(drug interaction)。药物的相互作用可使药效加强,也可使药效降低或不良反应加重。因此,在用药护理中要加以注意。

(1) 配伍禁忌:药物在体外配伍时发生的物理、化学变化而降低疗效,甚至产生毒性而影响药物的使用,此为配伍禁忌。注射剂在混合使用或大量稀释时易产生化学或物理改变。因此,静脉滴注时应特别注意配伍禁忌,避免发生严重后果。

(2) 药效学方面的相互作用:联合用药时,表现为药物效应增强,称为协同作用(synergism);表现为药物效应减弱称为拮抗作用(antagonism)。如吗啡与阿托品合用治疗胆绞痛,前者具有镇痛作用,后者可解除胆道痉挛,两药合用可使疗效增强,为协同作用。沙丁胺醇的扩张支气管作用可被普萘洛尔所拮抗,若两药合用,可使前者的作用减弱。非甾体抗炎药与华法林合用,有增加出血的可能。

(3) 药动学方面的相互作用:联合用药时,一种药物影响另一种药物的吸收、分布、生物转化和排泄,而使另一种药物的作用或效应发生变化。如青霉素与丙磺舒合用,后者可使前者排泄减慢而使前者作用增强。苯巴比妥能诱导肝药酶,当其与保泰松合用时,可使保泰松代谢加快,药效降低。

小结

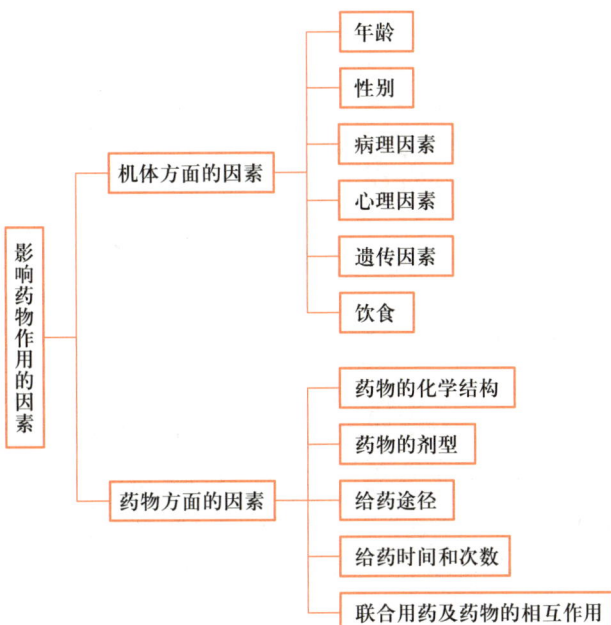

影响药物作用的因素
- 机体方面的因素
  - 年龄
  - 性别
  - 病理因素
  - 心理因素
  - 遗传因素
  - 饮食
- 药物方面的因素
  - 药物的化学结构
  - 药物的剂型
  - 给药途径
  - 给药时间和次数
  - 联合用药及药物的相互作用

思考与练习

1. 综述影响药物作用的因素。
2. 给药途径对药物作用有何影响?常用给药途径的护理要点有哪些?

(郝凤成)

练一练

第四章 影响药物作用的因素

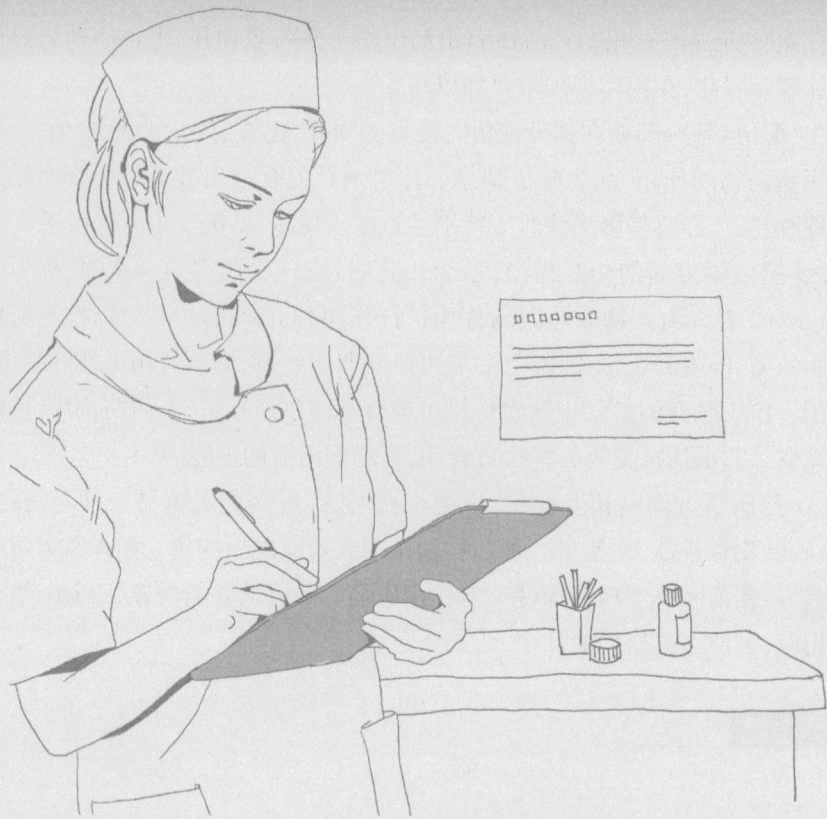

第五章　传出神经系统药理概论

学习目标

1. 知识目标:掌握传出神经系统受体的分布及效应;熟悉传出神经系统药物分类;了解传出神经系统药物作用机制。

2. 能力目标:能利用所学知识开展用药咨询服务,并能正确指导病人合理用药。

3. 素质目标:树立安全合理使用传出神经系统类药物的意识。

传出神经是将中枢神经系统的冲动传至效应器以支配效应器官功能活动的外周神经。作用于传出神经系统的药物是通过直接或间接影响神经递质的化学传递而调控效应器官功能活动。因此，熟悉传出神经的解剖学和生理学知识，对于学习传出神经系统药物具有重要的意义。

第一节 传出神经的分类及化学传递

一、传出神经按解剖学分类

1. **自主神经**（autonomic nerve） 可分为交感和副交感神经，主要支配心脏、腺体、眼、平滑肌等效应器。自主神经由中枢发出后，先经神经节交换神经元，再到达所支配的效应器，因此自主神经可分为节前纤维和节后纤维。

2. **运动神经**（motor nerve） 运动神经由中枢发出后，中途不交换神经元，直接到达所支配的骨骼肌（图 5-1）。

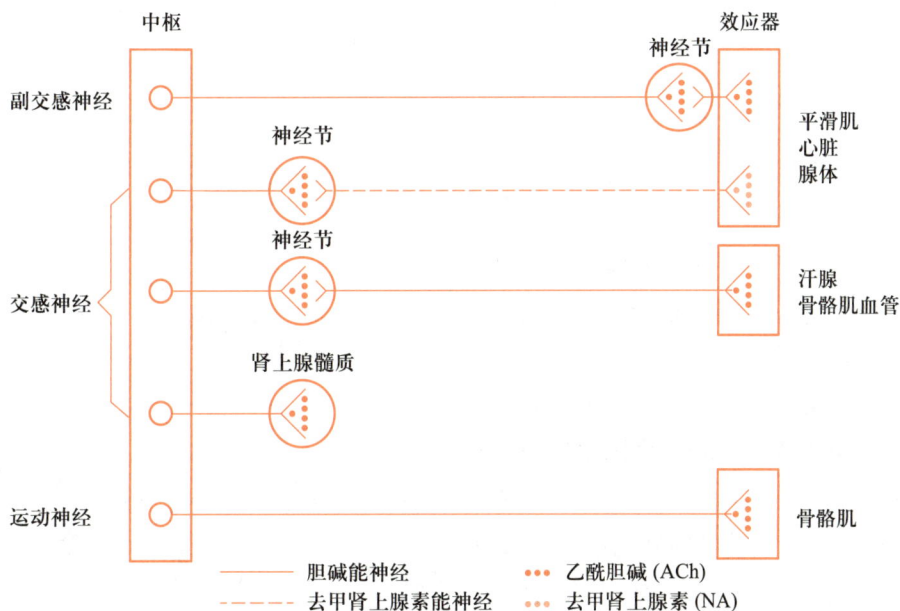

图 5-1 传出神经的递质和分类

二、传出神经按递质分类

传出神经按其兴奋时所释放的递质不同，可分为胆碱能神经（cholinergic nerve）和去甲肾上腺素能神经（noradrenergic nerve）。

1. 胆碱能神经　兴奋时末梢释放的递质为乙酰胆碱。包括：① 交感神经和副交感神经的节前纤维；② 副交感神经的节后纤维；③ 极少数交感神经节后纤维（支配汗腺的神经和骨骼肌的舒血管神经）；④ 运动神经。

2. 去甲肾上腺素能神经　兴奋时末梢释放递质为去甲肾上腺素，绝大部分交感神经节后纤维属于此类。

此外，在心脏、脑、肾等部位尚有多巴胺能神经，兴奋时神经末梢释放多巴胺（dopamine，DA）。

三、传出神经的化学传递

神经冲动在神经末梢与次一级神经元或效应器之间的传递通过递质来完成。当神经冲动到达神经末梢时，突触前膜处的囊泡释放出的传递信息的化学物质，称为递质。递质通过激动突触后膜上相应的受体，影响次一级神经元或效应器的功能活动，这一过程称为化学传递。传出神经末梢释放的递质主要有乙酰胆碱（acetylcholine，ACh）和去甲肾上腺素（noradrenaline，NA）两种。

第二节　传出神经递质

一、乙酰胆碱

1. 合成　在胆碱能神经末梢内，胆碱和乙酰辅酶 A 在胆碱乙酰化酶的作用下合成 ACh。

2. 贮存　合成的 ACh 进入囊泡，并与 ATP 和囊泡蛋白共同储存于囊泡内。

3. 释放　当神经冲动到达神经末梢时，突触前膜去极化，Ca^{2+} 内流，囊泡膜与突触前膜融合并形成裂孔，将 ACh 排出，经突触间隙，与突触后膜的受体结合，产生效应。

4. 代谢　释放出的 ACh 在数毫秒内即被突触间隙中的胆碱酯酶水解为胆碱和乙酸。部分胆碱被突触前膜再摄取，供再合成之用（图 5-2）。

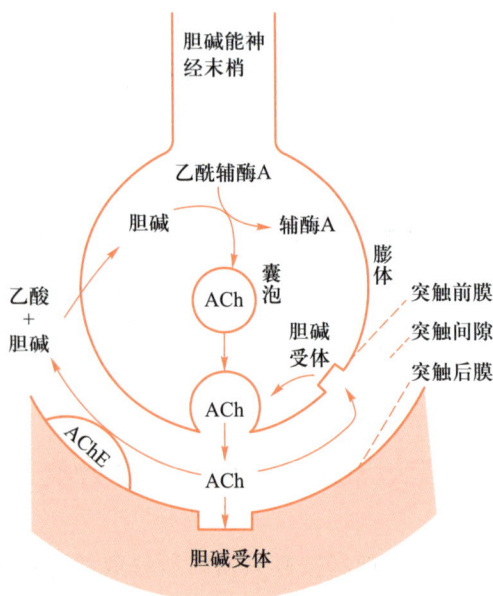

图 5-2　乙酰胆碱的体内过程

二、去甲肾上腺素

1. **合成** 在去甲肾上腺素能神经末梢内,酪氨酸在酪氨酸羟化酶的作用下生成多巴(dopa),多巴在多巴脱羧酶的作用下生成多巴胺,后者进入囊泡中,经多巴胺 β- 羟化酶催化生成 NA。在 NA 的生物合成过程中,酪氨酸羟化酶是限速酶。当细胞质中 DA 和游离的 NA 增加时,对此酶有负反馈作用。

2. **贮存** 合成的 NA 与 ATP 及嗜铬颗粒蛋白结合,贮存于囊泡中。

3. **释放** 当神经冲动到达神经末梢时,以胞裂外排的方式将 NA 释放至突触间隙。

4. **消除** 释放到突出间隙的 NA,75%~95% 被突触前膜重摄取,这是 NA 消除的主要方式,进入神经末梢的 NA 大部分进一步转运进入囊泡中贮存,以供再次释放用。少部分未进入囊泡的 NA 可被细胞质中线粒体膜上的单胺氧化酶(MAO)破坏。此外,还有小部分 NA 释放后从突触间隙扩散至血液中,最后被肝、肾等组织中的儿茶酚胺氧位甲基转移酶(COMT)和 MAO 所破坏(图 5-3)。

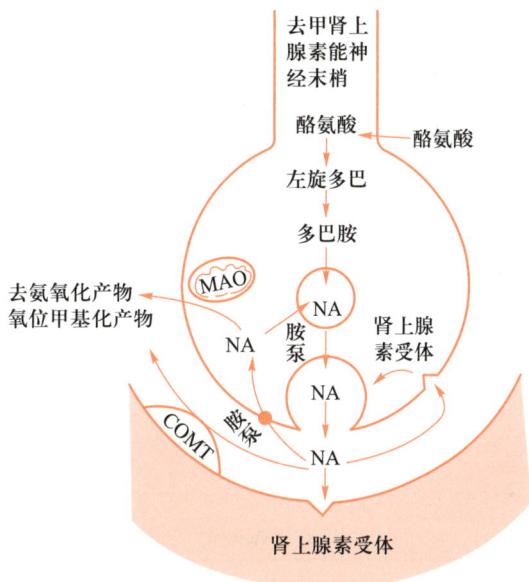

图 5-3 去甲肾上腺素的体内过程

第三节 传出神经系统受体和效应

传出神经系统的受体根据能与之选择性结合的递质来命名。能与乙酰胆碱结合的受体称为胆碱受体;能与去甲肾上腺素或肾上腺素结合的受体称为肾上腺素受体。

一、胆碱受体

1. **毒蕈碱型胆碱受体** 能选择性地与毒蕈碱结合的受体称为毒蕈碱型胆碱受体,简称 M 受体。M 受体又可分为 M_1、M_2 和 M_3 等受体,主要分布在副交感神经等细胞膜上,当其被激动时,可引起心脏抑制(心肌收缩力减弱、心率减慢、传导减慢、心排出量减少、耗氧量降低)、血管扩张、支气管及胃肠道平滑肌收缩、腺体分泌增加、瞳孔缩小等效应。M 受体被激动后的效应称为 M 样作用。

2. 烟碱型胆碱受体　能选择性地与烟碱结合的受体为烟碱型胆碱受体,简称 N 受体。N 受体可分为 N_N 受体及 N_M 受体两种亚型(表 5-1)。N_N 受体主要分布在自主神经节上,当其被激动时,可引起神经节兴奋;N_M 受体主要分布在骨骼肌,当其被激动时,表现为骨骼肌收缩。N_N 受体及 N_M 受体被激动后的效应统称为 N 样作用。

表 5-1　传出神经系统受体的分布与效应

分类	分布	效应
胆碱受体		
M_1	胃黏膜、神经节、中枢	胃酸分泌增加
M_2	心脏、内脏平滑肌、瞳孔括约肌、血管	心脏抑制、内脏平滑肌收缩、缩瞳、血管扩张
M_3	外分泌腺、平滑肌、脑、自主神经节	汗腺分泌增加,膀胱、胃肠括约肌舒张
N_N	自主神经节、肾上腺髓质	神经节兴奋、分泌肾上腺素
N_M	骨骼肌	骨骼肌收缩
肾上腺素受体		
α_1	血管平滑肌及瞳孔开大肌	血管收缩
α_2	突触前膜	NA 释放减少
β_1	心脏、肾小球旁系细胞、脂肪	心脏兴奋、肾素分泌、脂肪分解
β_2	支气管平滑肌、骨骼肌血管、冠脉血管、肝糖原、肌糖原、突触前膜	支气管扩张、血管扩张、糖原分解、去甲肾上腺素释放增加
多巴胺受体		
D_1	肾、肠系膜血管	血管扩张

二、肾上腺素受体

肾上腺素受体可分为 α 肾上腺素受体和 β 肾上腺素受体。

1. α 肾上腺素受体　α 肾上腺素受体简称 α 受体,一般可分为 α_1 受体及 α_2 受体两个亚型(表 5-1)。当 α_1 受体激动时,可引起皮肤、黏膜、内脏血管收缩;α_2 受体激动时,可反馈性抑制去甲肾上腺素自神经末梢的释放。α 受体被激动后的效应统称为 α 型作用。

2. β 肾上腺素受体　β 肾上腺素受体简称 β 受体,可分为 β_1、β_2 两个亚型(表 5-1)。β 受体主要分布在交感神经节后纤维所支配的效应器上,如心脏、支气管平滑肌、骨骼肌血管及冠状动脉上。当 β_1 受体激动时,主要表现为心脏兴奋(心肌收缩力增强、心率加快、传导加快、心排出量增加、心耗氧量增加);当 β_2 受体激动时,主要表现为气管平滑肌松弛、骨骼肌血管和冠状血管扩张、糖原分解等。β 受体被激动后的效应统称为 β 型作用。

此外,多巴胺激动多巴胺受体(D_1 受体)作用主要表现为肾、肠系膜血管及冠脉血管扩张,激动 D_2 受体主要与个体的感知、情感、行为和运动有关。

多巴胺受体及效应

能选择性地与多巴胺结合的受体称为多巴胺受体(简称 DA 受体或 D 受体)。D 受体至少存在 4 种亚型,除存在于中枢外,外周亚型有 D_1 和 D_2 受体。D_1 受体主要存在于肾、肠系膜血管,此部位受体激动时,可引起肾、肠系膜血管扩张;D_2 受体主要分布在去甲肾上腺素能神经末梢和胃肠平滑肌等处,此部位受体激动时,可引起 NA 分泌减少、胃肠平滑肌舒张。

第四节 传出神经系统药物的作用方式和分类

一、传出神经系统药物的作用方式

1. 直接与受体结合　作用于传出神经系统的大多数药物能直接与受体结合,药物与胆碱受体结合,激动或阻断胆碱受体,表现为拟胆碱作用或抗胆碱作用,分别称为拟胆碱药或抗胆碱药;药物与肾上腺素受体结合,激动或阻断肾上腺素受体,表现为拟肾上腺素作用或抗肾上腺素作用,分别称为拟肾上腺素药或抗肾上腺素药。

2. 影响神经递质　某些药物不直接作用于受体,但可影响递质的合成、贮存、释放、水解等某一环节。如麻黄碱可促进去甲肾上腺素的释放而产生拟肾上腺素作用,利血平可抑制神经末梢囊泡对去甲肾上腺素的摄取而产生抗肾上腺素作用,新斯的明通过抑制胆碱酯酶活性而产生拟胆碱作用。

二、传出神经系统药物的分类

根据传出神经系统药物作用方式及对受体选择性的不同,分类见表 5-2。

表 5-2　传出神经系统药物分类

拟似药	拮抗药
胆碱受体激动药	胆碱受体阻断药
M、N 受体激动药(乙酰胆碱)	M、N 受体阻断药(阿托品)
M 受体激动药(毛果芸香碱)	M_1 受体阻断药(哌仑西平)
N 受体激动药(烟碱)	N_N 受体阻断药(美卡拉明)
	N_M 受体阻断药(琥珀胆碱)
胆碱酯酶抑制药(新斯的明、有机磷酸酯类)	胆碱酯酶复活药(氯解磷定)

拟似药	拮抗药
肾上腺素受体激动药	肾上腺素受体阻断药
α、β 受体激动药(肾上腺素)	α、β 受体阻断药(拉贝洛尔)
α_1、α_2 受体激动药(去甲肾上腺素)	α 受体阻断药(酚妥拉明)
α_1 受体激动药(去氧肾上腺素)	α_1 受体阻断药(哌唑嗪)
α_2 受体激动药(可乐定)	α_2 受体阻断药(育亨宾)
β_1、β_2 受体激动药(异丙肾上腺素)	β 受体阻断药(普萘洛尔)
β_2 受体激动药(沙丁胺醇)	β_1 受体阻断药(阿替洛尔)

小结

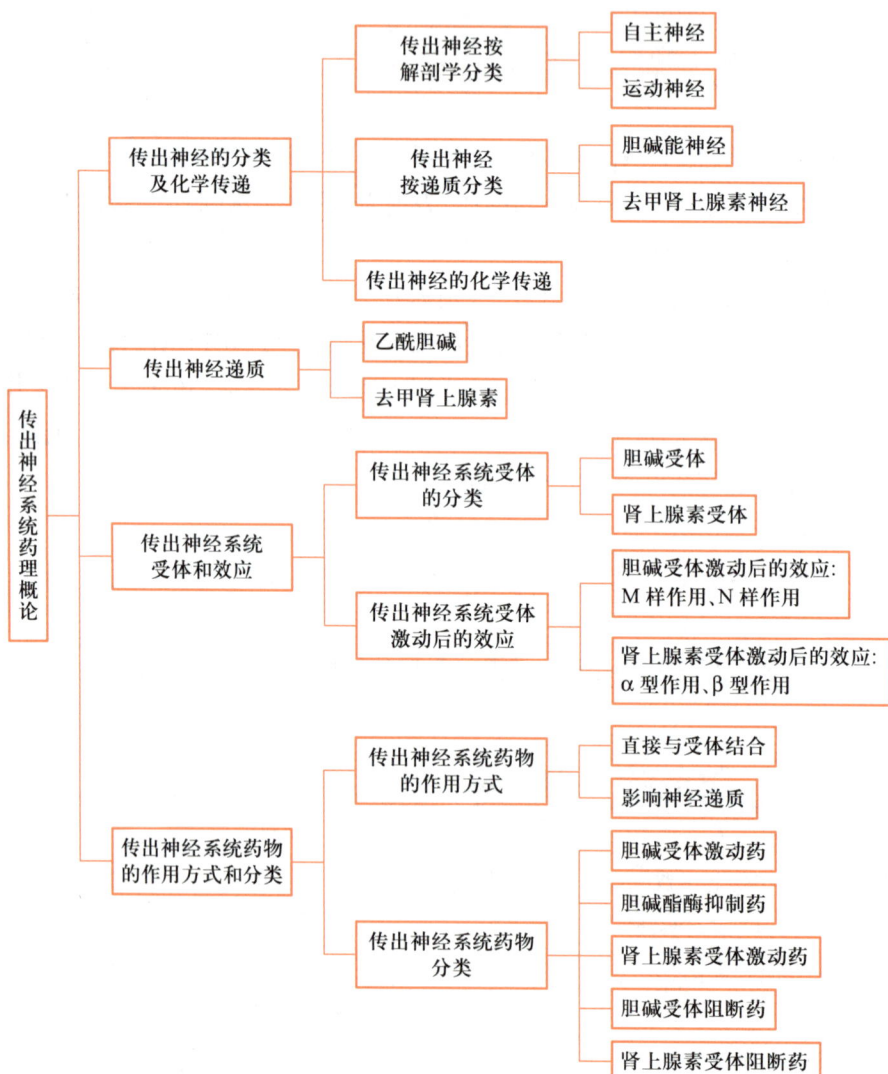

1. 心脏分布有哪些传出神经系统受体？各有什么作用？
2. 血管分布有哪些传出神经系统受体？各有什么作用？

（张　成）

练一练

41

第五章　传出神经系统药理概论

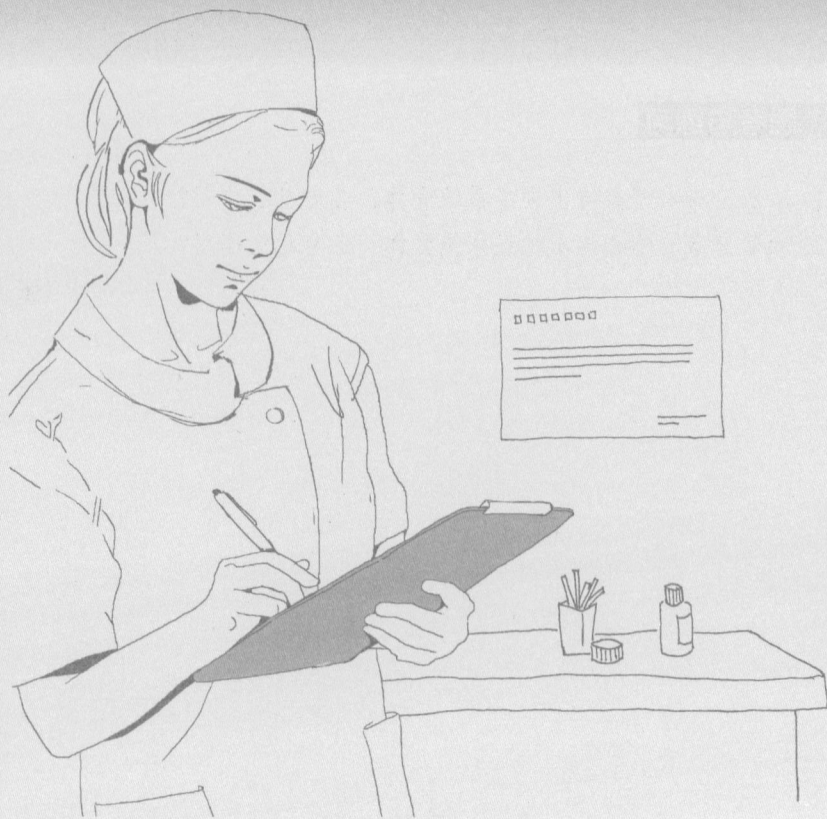

第六章　胆碱受体激动药和胆碱酯酶抑制药

学习目标

1. 知识目标:掌握毛果芸香碱、新斯的明的作用、临床应用和不良反应;熟悉其他胆碱受体激动药和胆碱酯酶抑制药的特点。

2. 能力目标:学会观察病人服用本类药物的疗效与不良反应,能够熟练进行用药护理。能利用所学知识开展用药咨询服务,并能正确指导病人合理用药。

3. 素质目标:树立安全合理使用拟胆碱药物的意识。

病人,女性,42 岁。因工作繁忙经常熬夜,眼睑水肿,眼结膜充血,伴有头痛、眼胀,视力下降,视物模糊不清。检查示眼压明显升高(40 mmHg)、视野缩小、视神经萎缩。医师诊断为:青光眼。

请思考:

1. 病人视力下降的主要原因是什么?
2. 你认为可选用本章哪些药物进行治疗?其降低眼压的机制是什么?
3. 应用时需注意什么?

第一节 胆碱受体激动药

胆碱受体激动药能直接激动胆碱受体,胆碱酯酶抑制药能抑制胆碱酯酶的活性,使乙酰胆碱水解减少,间接激动胆碱受体,两者合称为拟胆碱药。

胆碱受体激动药是一类与胆碱受体结合并激动胆碱受体,产生与乙酰胆碱相似作用的药物。根据对胆碱受体选择性的不同,可分为 M、N 受体激动药,M 受体激动药和 N 受体激动药三类。

一、M、N 胆碱受体激动药

乙 酰 胆 碱

乙酰胆碱(acetylcholine,ACh)作为胆碱能神经释放的神经递质,对 M、N 受体无选择性,可同时产生 M 样和 N 样作用。由于选择性低,不良反应较多,无临床应用价值,但其作为内源性神经递质,对于维持机体器官的正常功能具有重要意义。

卡 巴 胆 碱

卡巴胆碱(carbachol)对 M、N 受体激动作用与乙酰胆碱相似,选择性低,作用时间较长,不良反应较多,目前主要用于治疗青光眼。

二、M 胆碱受体激动药

毛果芸香碱

毛果芸香碱(pilocarpine,匹罗卡品)是从毛果芸香属植物中提取的生物碱,也可人工合成,其水溶液稳定,但遇光易变质,应避光保存。

毛果芸香碱

第六章 胆碱受体激动药和胆碱酯酶抑制药

【作用】 毛果芸香碱能选择性激动 M 受体,产生 M 样作用,特别是对眼睛和腺体的作用最为明显。

1. 对眼睛的作用 其滴眼后可使瞳孔缩小、眼压下降和调节痉挛。

(1)缩瞳:毛果芸香碱能直接激动瞳孔括约肌上的 M 受体,使瞳孔括约肌收缩,瞳孔缩小,作用可维持数小时至一天。

(2)降低眼压:由于瞳孔括约肌收缩,虹膜向中心方向收缩,根部变薄,前房角间隙扩大,房水易于通过小梁网及巩膜静脉窦进入血液循环,降低眼压。

(3)调节痉挛:毛果芸香碱激动睫状肌上的 M 受体,睫状肌向瞳孔中心方向收缩,造成悬韧带松弛,晶状体由于自身弹性而变凸,屈光度增加,视近物清楚,视远物模糊,这种作用称为调节痉挛(图 6-1)。

2. 促进腺体分泌 毛果芸香碱注射给药后,可使腺体分泌增加,作用以汗腺和唾液腺最为明显。

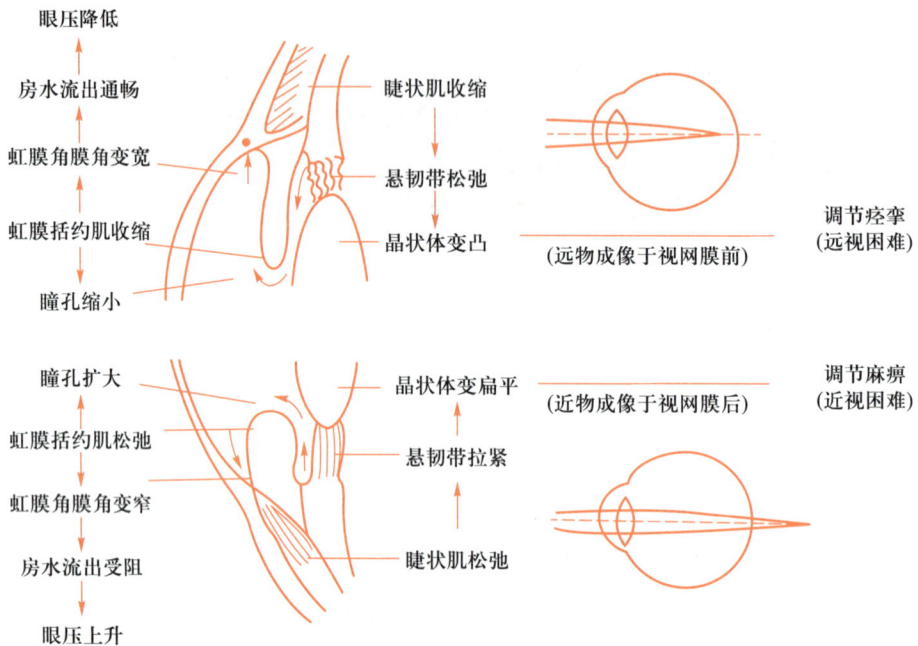

图 6-1 M 受体激动药(↑)和 M 受体阻断药(↓)对眼的作用

【临床应用】

1. 青光眼 毛果芸香碱通过缩瞳作用,使前房角间隙扩大,改善房水循环,降低闭角型青光眼病人眼压,疗效较佳;通过缩瞳牵拉巩膜静脉窦周围小血管,并通过收缩睫状肌使小梁网结构发生改变,利于房水回流,对开角型青光眼也有一定的疗效。

2. 虹膜炎 与扩瞳药交替应用,使虹膜交替收缩与舒张,可防止虹膜与晶状体粘连。

3. M 受体阻断药中毒 毛果芸香碱全身用药可解救阿托品等 M 受体阻断药中毒。

【不良反应】 局部应用不良反应较少。滴眼时应注意压迫内眦,避免药液流进鼻腔经鼻黏膜吸收引起全身不良反应。

【药物间相互作用】 毛果芸香碱与 β 受体阻滞药、碳酸酐酶抑制剂、α 和 β 肾上腺素受体激动药或高渗脱水剂联合使用有协同作用。

第二节 胆碱酯酶抑制药

胆碱酯酶抑制药又称抗胆碱酯酶药,能与胆碱酯酶结合,抑制胆碱酯酶活性,使胆碱能神经末梢释放的乙酰胆碱堆积,激动 M 受体及 N 受体,产生 M 样及 N 样作用。根据胆碱酯酶抑制药与胆碱酯酶结合后解离的难易度,可分为两类。一类是易逆性胆碱酯酶抑制药,如新斯的明、吡斯的明;另一类是难逆性胆碱酯酶抑制药,如有机磷酸酯类。本节主要介绍易逆性胆碱酯酶抑制药,难逆性胆碱酯酶抑制药见第四十二章第一节。

新 斯 的 明

新斯的明(neostigmine)为季铵类化合物,脂溶性低,口服吸收少、不规则,且用量较大,可皮下或肌内注射给药。一般口服剂量应比注射剂量大 10 倍以上。不易透过血脑屏障,无明显中枢作用。

【作用和临床应用】 新斯的明通过抑制胆碱酯酶活性,使乙酰胆碱堆积而产生 M 样和 N 样作用。其滴眼时不易透过角膜进入前房,对眼作用较弱。

1. **兴奋平滑肌** 对胃肠及膀胱平滑肌的兴奋作用较强,促进排便和排尿。可用于治疗术后腹气胀及尿潴留。

2. **减慢心率** 可用于治疗阵发性室上性心动过速,但临床应用较少。

3. **兴奋骨骼肌** 兴奋作用强,除通过抑制胆碱酯酶而发挥作用外,还能直接激动骨骼肌运动终板上的 N_N 受体,并促进运动神经末梢释放乙酰胆碱。常用于治疗重症肌无力,一般可口服给药,严重病人可注射给药;尚可用于解救非去极化型肌肉松弛药筒箭毒碱的中毒。

【不良反应】 不良反应较少。过量可产生恶心、呕吐、腹痛、心动过缓等 M 样症状和肌肉震颤的 N 样症状,严重者可致肌无力加重,称为"胆碱能危象",此时应停用新斯的明,M 样症状可用阿托品对抗。机械性肠梗阻、尿路梗阻、支气管哮喘病人禁用。

新斯的明

吡 斯 的 明

吡斯的明(pyridostigmine)作用与新斯的明相似,起效缓慢,作用维持时间长,可口服或注射给药,常用于治疗重症肌无力,也可用于治疗术后腹胀及尿潴留。不良反应较新斯的明轻,禁忌证同新斯的明。

毒 扁 豆 碱

毒扁豆碱(physostigmine,依色林)作用与新斯的明相似,为易逆性乙酰胆碱酯酶(AChE)抑制药。由于选择性差,毒性较新斯的明严重,一般不作全身用药。滴眼时易透过角膜,对眼的作用较毛果芸香碱强而持久,可降低眼压,主要用于局部治疗青光眼,滴眼时应压迫内眦,避免吸收中毒。

知识链接

重症肌无力

重症肌无力是由于神经 – 肌肉接头部位乙酰胆碱受体减少,引起神经肌肉接头间传递障碍的一种自身免疫性疾病。本病可发生于任何年龄,但以儿童及青少年多见,该病呈慢性迁延性,可导致眼肌、吞咽肌、呼吸肌以及四肢骨骼肌无力,也可累及心肌与平滑肌。大多数病人经过治疗病情可以缓解或得到有效控制,但易复发,目前尚无根治办法。

第三节 用药护理

1. 应用毛果芸香碱、毒扁豆碱滴眼剂时,应教会病人正确的使用方法,压住内眦,避免药液吸收引起全身不良反应;如过多吸收出现全身中毒反应,应使用阿托品类抗胆碱药进行治疗。若同时使用两种滴眼液,宜间隔 10 min 以上。若眼内分泌物过多,应先清洗干净。告诉病人滴眼后视远物模糊,不做用眼的精细工作,避免眼睛疲劳。用药期间应定期做眼科检查。对虹膜炎病人,应嘱其与扩瞳药交替使用。

2. 滴眼剂应遮光、密闭,放于凉暗处保存,有条件者可置 4℃冰箱中保存,如药液出现浑浊或变色时,切勿再用。毒扁豆碱水溶液不稳定,应置于棕色瓶内避光保存,若变红色则被氧化,不能使用。

3. 告诉重症肌无力病人,如出现肌无力或眼睑下垂需立即用药。教会病人主动观察并注意鉴别用药后仍有肌无力表现时,是疾病未能有效控制还是药物过量所致。病人外出应随身携带患病证明,以免延误病情。

4. 应用新斯的明后应监测病人的心率、呼吸、吞咽功能及握力等是否改善,并及时将结果向医生报告。病情没有缓解反而加重时,应及时报告医生,并做好救治的准备工作。应避免过量使用,过量使用反而会加重肌无力症状。若发生胆碱能危象,应立即静脉注射阿托品、氯解磷定等,必要时安装辅助呼吸装置改善病人的呼吸状况。

常用制剂和用法

卡巴胆碱　滴眼液:0.75%~3%。一日 2~3 次。

硝酸毛果芸香碱　滴眼液:1%~2%。一次 1~2 滴,一日 3~5 次。眼膏剂:晚上或需要时涂眼膏。长效毛果芸香碱眼用缓释药膜:药膜放入眼结膜囊内后缓慢释放,一周 1 片。

新斯的明　片剂:15 mg。一次 15 mg,一日 3 次,极量一次 20 mg,一日 100 mg。注射剂:0.5 mg/1 mL、1 mg/2 mL。一次 0.25~1.0 mg,一日 1~3 次,皮下或肌内注射,极量一次 1 mg,一日 5 mg。

溴吡斯的明　片剂:60 mg。一次 60 mg,一日 3 次。

毒扁豆碱　滴眼液或眼膏:0.25%。每 3~4 h 一次或遵医嘱,药液变红后禁用。

小结

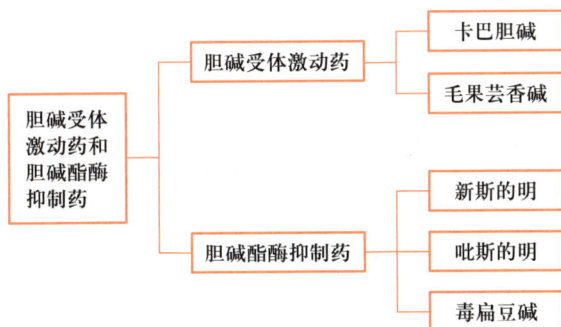

思考与练习

1. 简述毛果芸香碱对眼的作用及在眼科的应用。
2. 试述重症肌无力病人应用新斯的明时应采取哪些用药护理措施?

(张　成)

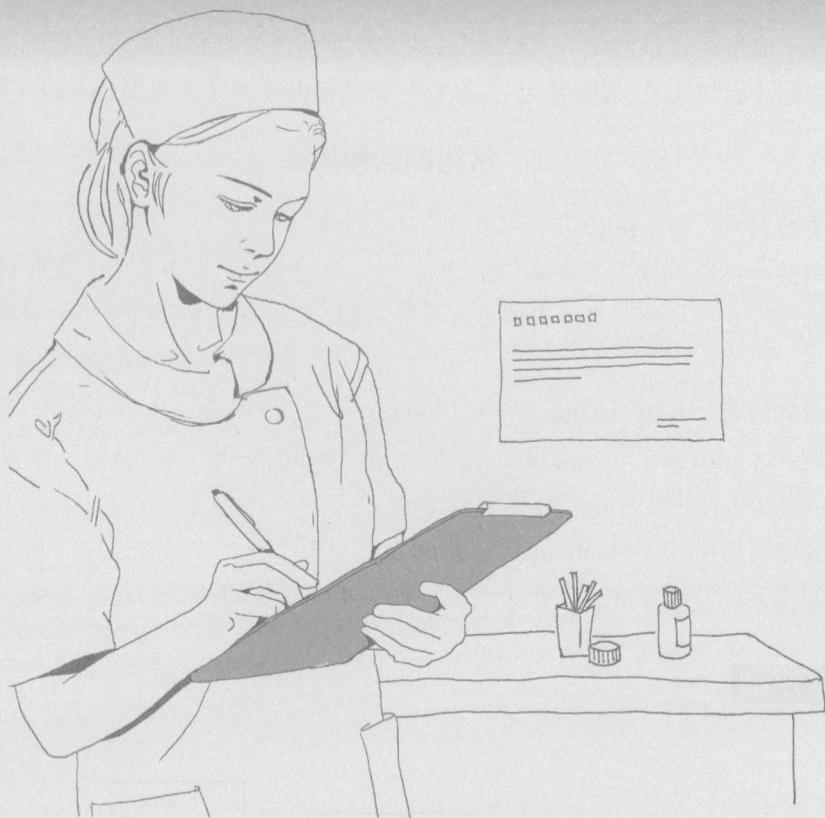

第七章　胆碱受体阻断药

学习目标

1. 知识目标:掌握阿托品的作用、临床应用及不良反应;熟悉其他胆碱受体阻断药的作用特点及临床应用。

2. 能力目标:学会观察病人服用胆碱受体阻断药的不良反应并正确进行用药护理;能利用所学知识开展用药咨询服务,并能正确指导病人合理用药。

3. 素质目标:树立安全合理使用胆碱受体阻断药的意识。

病人,男性,6 岁,因高热、腹泻、四肢抽动急诊入院。检查:T 39.4℃,R 31 次 /min,P 110 次 /min,BP 80/50 mmHg;心律齐,未闻及杂音;呼吸音正常;腹软,肝脾未及;面色及皮肤苍白,口唇及指甲轻度发绀。诊断:中毒性休克。

请思考:

1. 针对休克,除了可使用抗感染药、糖皮质激素外,还可以考虑使用哪些药物?
2. 应用这些药物时需注意什么?

胆碱受体阻断药又称抗胆碱药,是一类能阻断乙酰胆碱或胆碱受体激动药与胆碱受体结合,从而产生抗胆碱作用的药物。根据抗胆碱药对胆碱受体选择性的不同,可分为 M 受体阻断药和 N 受体阻断药。

第一节 M 受体阻断药

根据其来源不同,可分为阿托品类生物碱和阿托品的合成代用品。

一、阿托品类生物碱

阿 托 品

阿托品(atropine)是从茄科植物颠茄、曼陀罗等植物中提取的生物碱,也可人工合成。阿托品口服易吸收,肌内注射和静脉注射起效更快,可透过血脑屏障影响中枢。

【作用】 阿托品与胆碱受体结合,竞争性地拮抗乙酰胆碱或胆碱受体激动药对 M 受体的激动作用。其作用广泛,随剂量加大,不同效应器官对其敏感性不同,可依次影响腺体、眼睛、内脏平滑肌、心脏和中枢。

1. **抑制腺体分泌** 阿托品阻断腺体上的 M 受体,抑制腺体分泌。以唾液腺和汗腺对阿托品最敏感,小剂量(0.5 mg)就可使腺体分泌减少,引起口干、皮肤干燥,也可抑制呼吸道腺体和泪腺分泌;较大剂量还可抑制胃液分泌,由于胃酸分泌还要受组胺、促胃液素等多种因素的调节,其对胃酸分泌的影响较小。

2. **对眼睛的作用**

(1) 扩瞳:阿托品阻断瞳孔括约肌上的 M 受体,使瞳孔括约肌松弛,扩大瞳孔。

(2) 升高眼压:由于瞳孔扩大,虹膜退向四周外缘,前房角间隙变窄,阻碍房水回流入血液循环,升高眼压。

(3) 调节麻痹:阿托品阻断睫状肌上的 M 受体,使睫状肌松弛退向外缘,悬韧带

阿托品的作用及临床应用

第七章 胆碱受体阻断药

拉紧,晶状体处于扁平,屈光度变小,不能将近物清晰地成像于视网膜上,呈远视状态,视近物模糊不清,称为调节麻痹(图6-1)。

3. 解除内脏平滑肌痉挛　阿托品阻断内脏平滑肌上的 M 受体,松弛内脏平滑肌,尤其对处于过度兴奋或痉挛状态的平滑肌有较强的松弛作用。能解除胃肠平滑肌痉挛,也可缓解膀胱逼尿肌和输尿管的痉挛,但对胆管、支气管平滑肌和子宫平滑肌的解痉作用较弱。

4. 解除迷走神经对心脏的抑制　较大剂量阿托品(1~2 mg)阻断心脏窦房结上的 M 受体,解除迷走神经对心脏的抑制,使心率加快,传导加速。

5. 扩张血管　治疗量阿托品对血管无明显影响,大剂量阿托品能扩张皮肤黏膜血管,解除血管痉挛,增加重要脏器的血流灌注,改善微循环,缓解缺氧状态。此作用机制未明,与阻断 M 受体无关,可能与直接扩血管作用有关。

6. 对中枢的作用　治疗量的阿托品对中枢作用不明显,较大剂量(1~2 mg)可兴奋延髓和大脑;2~5 mg 时兴奋作用加强,表现为焦虑不安、谵妄等;中毒剂量(10 mg以上)可致惊厥、幻觉、定向障碍和运动失调等,严重时由兴奋转为抑制,表现为昏迷、呼吸麻痹等。

【临床应用】

1. 内脏绞痛　用于治疗平滑肌痉挛引起的内脏绞痛。对胃肠绞痛、膀胱刺激征等疗效较好;对胆绞痛及肾绞痛疗效较差,需与镇痛药(哌替啶)合用以增强疗效。利用其松弛膀胱逼尿肌的作用,尚可用于治疗遗尿症。

2. 麻醉前给药　抑制呼吸道腺体分泌,防止分泌物阻塞呼吸道及吸入性肺炎的发生。也可用于严重盗汗和流涎症。

3. 眼科应用

(1) 虹膜睫状体炎:阿托品滴眼后,能松弛虹膜括约肌和睫状肌,使其活动减少,有利于炎症的消退。同时,还可预防虹膜与晶状体粘连及瞳孔闭锁。

(2) 检查眼底:利用阿托品的扩瞳作用,可以进行眼底检查。但因其扩瞳作用可维持 1~2 周,调节麻痹作用也可维持 2~3 天,视力恢复较慢,常被作用较短的阿托品的合成代用品托吡卡胺等取代。

(3) 验光配镜:阿托品滴眼后,可使睫状肌麻痹,晶状体固定,可准确地测定晶状体的屈光度,但由于持续时间过长,现已少用,仅在儿童验光时应用。

4. 缓慢型心律失常　阿托品可治疗因迷走神经过度兴奋所致窦性心动过缓、房室传导阻滞等缓慢型心律失常。

5. 中毒性休克　主要用于严重感染所致的中毒性休克,在补足血容量的基础上,使用大剂量阿托品,可解除血管痉挛,改善微循环,纠正组织缺氧状态,并可使回心血量增加,血压上升,使休克好转。但由于阿托品不良反应较多,此应用已被山莨菪碱取代。

6. 有机磷酸酯类药物中毒　对于有机磷农药中毒病人,及时、反复、足量使用阿托品,同时配合其他对症治疗措施有特效,详见第四十二章第一节。

休　克

休克是由各种强烈致病因素引起的全身微循环功能障碍,组织器官灌流不足,细胞代谢紊乱和组织受损的严重综合征。由于机体处于缺血和缺氧状态,如果治疗效果不佳,可导致多器官功能不全或衰竭,危及生命。休克可分为低血容量性、感染性、心源性、过敏性和神经性休克五类。其一般治疗原则是尽早消除引起休克的原发疾病,补足血容量,维持有效血液循环,使用血管活性药物改善血管功能,治疗 DIC 改善微循环障碍,纠正酸碱平衡失调。

【不良反应】　阿托品作用广泛,不良反应较多,常见口干、视物模糊、心悸、皮肤干燥潮红、排尿困难等。过量中毒时,出现高热、呼吸加快、烦躁不安、幻觉、惊厥、昏迷、呼吸麻痹等。中毒解救措施主要是对症处理,用镇静药或抗惊厥药对抗其中枢兴奋症状;用胆碱受体激动药对抗其外周作用;呼吸抑制可同时采用人工呼吸和吸氧。

青光眼、前列腺增生病人禁用。心肌梗死、心动过速及老年人慎用。

阿托品的
不良反应及
案例分析

山 莨 菪 碱

山莨菪碱(anisodamine)是从茄科植物唐古特莨菪中提出的生物碱,也可人工合成,天然品称为 654-1,人工合成品称为 654-2。

山莨菪碱对平滑肌解痉作用的选择性较阿托品高,作用较强;抑制腺体分泌和扩瞳作用较弱;不易透过血脑屏障,对中枢影响较小。大剂量能解除血管痉挛、改善微循环,提高组织细胞对缺血缺氧的耐受程度。可替代阿托品治疗内脏绞痛或感染性休克。

不良反应较阿托品轻,禁忌证与阿托品相似。

东 莨 菪 碱

东莨菪碱(scopolamine)是从颠茄、莨菪等植物中提取的生物碱。

【作用】

1. 外周作用　与阿托品相似,但抑制腺体分泌、扩瞳、调节麻痹作用比阿托品强,对心血管作用较弱。

2. 中枢作用　东莨菪碱对中枢主要起抑制作用,但可兴奋呼吸中枢;还具有中枢性抗胆碱作用及防晕止吐作用。

【临床应用】

1. 麻醉前给药　因该药抑制腺体分泌和抑制中枢的作用较强,又可兴奋呼吸中枢,因此麻醉前给药优于阿托品。

2. **预防晕动病和治疗呕吐** 用于晕动病的预防,治疗妊娠呕吐及放射病呕吐。

3. **治疗帕金森病** 利用其中枢性抗胆碱作用,可缓解病人的肌肉强直和震颤等症状。

【不良反应】 较阿托品轻,禁忌证与阿托品相似。

二、阿托品的合成代用品

因阿托品作用广泛,选择性低,不良反应较多,为减少不良反应,通过改变其化学结构,合成了一些不良反应较少的代用品,主要有合成扩瞳药、合成解痉药和选择性M受体阻断药三类。

(一)合成扩瞳药

后马托品(homatropine)、托吡卡胺(tropicamide)为临床常用的合成扩瞳药,对眼的作用与阿托品相似,但扩瞳、调节麻痹作用持续时间短,常用于成人眼底检查和验光配镜,但儿童验光仍须用扩瞳作用较强的阿托品。禁忌证同阿托品。

(二)合成解痉药

异丙托溴铵

异丙托溴铵(ipratropium bromide,异丙阿托品)为选择性M受体阻断药,有较强的支气管平滑肌松弛作用,主要用于喘息型慢性支气管炎、支气管哮喘。无明显全身不良反应,大剂量可有口干、干咳、喉部不适等。青光眼病人禁用。

溴丙胺太林

溴丙胺太林(propantheline bromide,普鲁本辛)是一种常用的合成解痉药。口服吸收不完全,食物可影响其吸收,宜空腹服用。其对胃肠道平滑肌上的M受体选择性高,治疗量即可解除胃肠平滑肌痉挛,并可抑制胃酸分泌。主要用于消化性溃疡、胃肠痉挛,也可用于治疗遗尿症及妊娠呕吐。不良反应与阿托品类似,中毒量可引起呼吸肌麻痹。

贝 那 替 秦

贝那替秦(benactyzine,胃复康)口服易吸收,可松弛胃肠道平滑肌,抑制胃液分泌,还有一定的镇静作用,适用于兼有焦虑症的消化性溃疡、肠蠕动亢进、胃酸过多、胃肠绞痛及膀胱刺激征病人,不良反应较阿托品轻。

（三）选择性M受体阻断药

哌仑西平

哌仑西平（pirenzepine）能选择性阻断胃壁细胞上的 M_1 受体，抑制胃酸和胃蛋白酶的分泌，其不易透过血脑屏障，治疗量时较少出现口干和视物模糊等作用，可用于治疗消化性溃疡。不良反应较阿托品轻。

第二节　N受体阻断药

一、N_N 受体阻断药

N_N 受体阻断药又称神经节阻断药，通过选择性阻断神经节细胞上的 N_1 受体，阻断神经节冲动传递而起效。因不良反应较多，现已少用。仅用于麻醉时控制血压和主动脉瘤手术，可选用美卡拉明或樟磺咪芬。

二、N_M 受体阻断药

N_M 受体阻断药又称骨骼肌松弛药，简称肌松药，通过与骨骼肌运动终板膜上 N_2 受体结合，阻断神经冲动的传递，使骨骼肌松弛。按作用机制不同，可分为去极化型和非去极化型肌松药两类。

（一）去极化型肌松药

琥珀胆碱

【作用和临床应用】　琥珀胆碱（succinylcholine，司可林）静脉注射后先出现短暂的肌束颤动，1 min 后即出现肌肉松弛，2 min 时作用最强，5 min 内消失。其肌松顺序为颈部、肌肉、肩胛、腹部、四肢。临床用于气管插管、气管镜及食管镜检查等短时操作。静脉滴注也可用于较长时间的手术，使肌肉完全松弛，有利于手术的顺利进行。

【不良反应】　不良反应常见肌痛、眼压升高、血钾升高。剂量过大、静脉滴注过快或遗传性胆碱酯酶活性低下者可见呼吸肌麻痹。

（二）非去极化型肌松药

筒 箭 毒 碱

筒箭毒碱（tubocurarine）通过阻断骨骼肌运动终板上的 N_2 受体，使骨骼肌松弛。可作为麻醉辅助用药。过量可引起呼吸肌麻痹，因不良反应较多，临床上较少应用。

临床上应用的非去极化型肌松药主要是泮库溴铵类，其中泮库溴铵（pancuronium）为其代表性药物。泮库溴铵肌松作用较筒箭毒碱强 5 倍，主要用于维持手术中的肌肉松弛和气管插管等短时操作，重症肌无力或肾功能低下者慎用。与其同类的药物还有维库溴铵、阿曲库铵、哌库溴铵、米库氯铵等，特点均类似于泮库溴铵。

第三节 用药护理

1. 给药前必须确认是否存在用药禁忌证。青光眼、前列腺增生及幽门梗阻等病人禁用 M 胆碱受体阻断药。青光眼、大面积软组织损伤、大面积烧伤、偏瘫、脑血管意外等病人禁用琥珀胆碱。

2. 使用阿托品前向病人说明用药期间可能引起的副作用，嘱咐病人排尿、排便，对液体摄入量无限制的病人用药后要多饮水，食用高纤维素食物，增加活动量，保持正常排便；口干时可用冷开水含漱以减轻口腔干燥感。

3. 验光配镜者使用阿托品后，应避免强光刺激眼睛，滴眼注意事项与毛果芸香碱相同。阿托品可致视近物模糊，嘱病人用药期间应避免驾驶、机械操作或高空作业。阿托品使用中应密切注意病人的心率、体温变化，如果出现呼吸加快、瞳孔扩大、中枢兴奋等症状，多提示药物过量，应及时报告医生处理；对体温高于 38℃、心率超过 100 次 /min、眼压偏高或排尿不畅的病人，因病情需要必须使用阿托品时，要及时报告异常情况，防止发生意外。大剂量使用阿托品的病人应备好中毒的抢救药，以便在中毒发生时及时抢救。

4. 使用肌松药前要了解病人的眼压、肌张力、血压、血钾、肝肾功能等状况及有无心血管疾病、支气管哮喘病史、遗传性假性胆碱酯酶缺乏等；了解病人是否用过或正在使用氨基糖苷类抗生素、多肽类抗生素和胆碱酯酶抑制药等；10 岁以下儿童不宜使用筒箭毒碱。

5. 肌松药使用中应密切观察病人的血压、呼吸、心电图等；术中观察病人唾液分泌情况，防止吸入性肺炎。静脉滴注琥珀胆碱时，若发现病人有腹胀或心电图改变，应急查血钾，防止产生严重后果。肌松药过量易引起呼吸肌麻痹而导致呼吸衰竭，应备好呼吸机。琥珀胆碱过量时禁用新斯的明解救，可使用其他拟胆碱药进行救治；筒箭毒碱过量中毒时可选用新斯的明解救。

6. 琥珀胆碱在碱性溶液中可分解，不宜与硫喷妥钠混合使用。需冷藏贮存。

常用制剂和用法

阿托品　片剂:0.3 mg。一次 0.3~0.6 mg,一日 3 次。注射剂:0.5 mg/1 mL、1 mg/2 mL、5 mg/1 mL。一次 0.5 mg,皮下、肌内或静脉注射均可。滴眼液:0.5%~1%。眼膏:1%。极量:口服,一次 1 mg,一日 3 mg;皮下或静脉注射,一次 2 mg。

山莨菪碱　片剂:5 mg、10 mg。一次 5~10 mg,一日 3 次。注射剂:5 mg/1 mL、10 mg/1 mL、20 mg/1 mL。肌内或静脉注射,一次 5~10 mg,一日 1~2 次。

东莨菪碱　片剂:0.2 mg,一次 0.2~0.3 mg,一日 3 次。注射剂:0.3 mg/1 mL、0.5 mg/1 mL,皮下或肌内注射,一次 0.2~0.5 mg。极量:口服,一次 0.6 mg,一日 2 mg;注射,一次 0.5 mg,一日 1.5 mg。

后马托品　滴眼液:1%~2%,一次 1~2 滴,遵医嘱执行。

托吡卡胺　滴眼液:0.5%、1%。一次 1~2 滴,5 min 后重复 1 次。

溴丙胺太林　片剂:15 mg。一次 15 mg,一日 3 次。

琥珀胆碱　注射剂:50 mg/1 mL、100 mg/2 mL。一次 1~2 mg/kg,静脉注射,也可溶于 5% 葡萄糖注射液中稀释至 0.1% 浓度,静脉滴注;小儿一次 1~2 mg/kg。极量:一次 250 mg,每次手术最大用量不超过 500~600 mg。

筒箭毒碱　注射剂:10 mg/1 mL。首次 6~9 mg 静脉注射,重复时用量减半。

泮库溴铵　注射剂:4 mg/2 mL。首次 0.1~0.15 mg/kg 静脉注射,重复给药时剂量减半。

55

小结

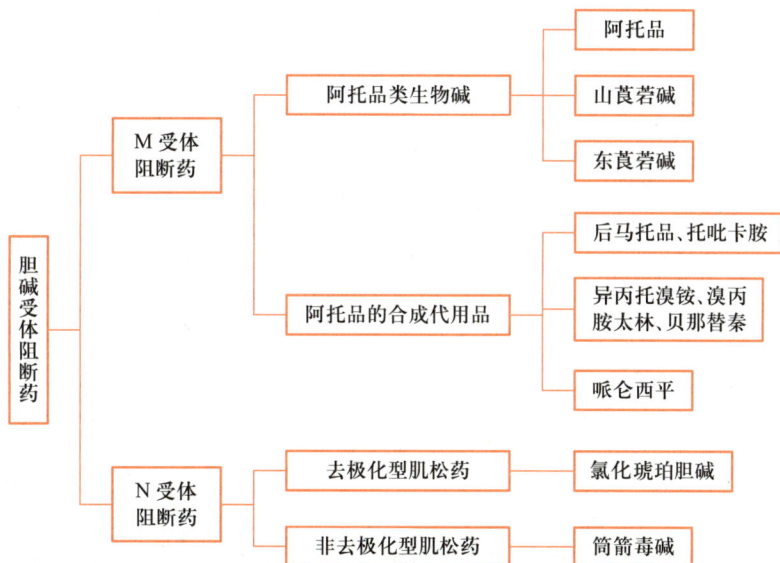

练一练

1. 毛果芸香碱与阿托品对眼的作用和应用有何不同？
2. 阿托品为什么可以辅助治疗休克？应用时需注意的问题是什么？
3. 儿童验光配镜、检查眼底需用哪种药物？为什么？
4. 麻醉前给药可选哪些药物？其中哪一种较好？为什么？

（张　成）

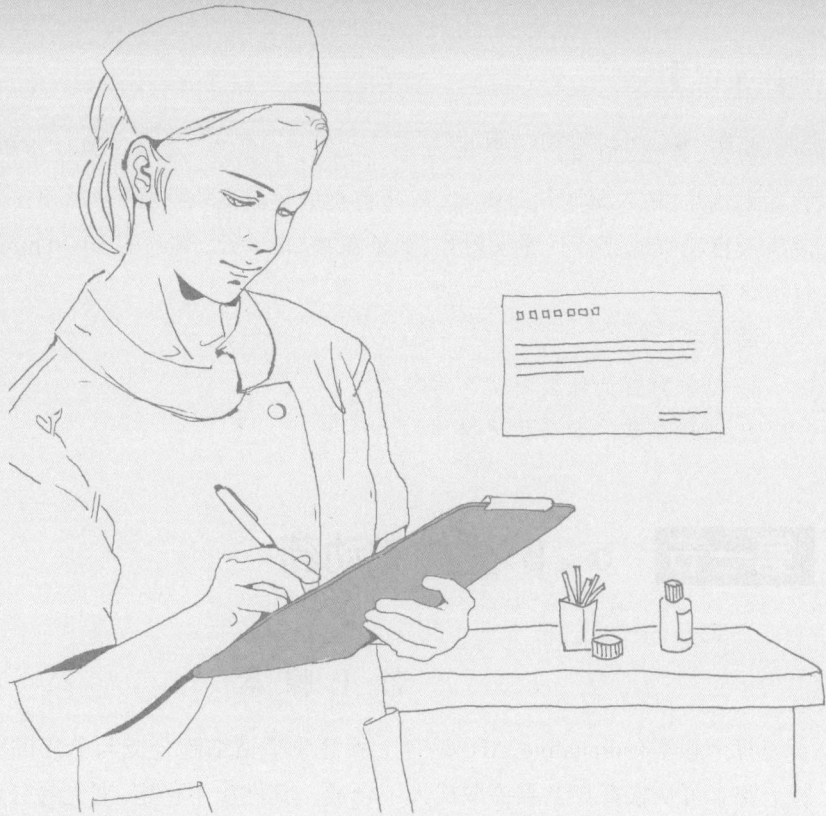

第八章　肾上腺素受体激动药

学习目标

1. 知识目标：掌握肾上腺素受体激动药的分类，肾上腺素、去甲肾上腺素及异丙肾上腺素的作用、临床应用及不良反应；熟悉多巴胺、麻黄碱、间羟胺的作用特点、临床应用及不良反应。

2. 能力目标：具备正确选择肾上腺素受体激动药的能力；能区分三类肾上腺素受体激动药对血压、心率、支气管的影响不同之处；学会观察病人服用本类药物的疗效及不良反应，能熟练进行用药护理，并正确指导病人合理用药。

3. 素质目标：培养学生工作严谨、救死扶伤、争分夺秒抢救生命的职业道德和应变能力。

病人,男性,20岁。因发热、寒战、咽痛2日就诊。诊断:急性扁桃体炎。拟给予青霉素治疗,病人无既往过敏史,用药前皮肤过敏试验阴性,静脉滴注青霉素约1 min后病人出现心慌、胸闷、呼吸困难、面色苍白、出冷汗,测血压50/30 mmHg。诊断为过敏性休克。

请思考:

1. 抢救时首选什么药物?为什么?
2. 简述该药的用药护理措施。

第一节 α、β 受体激动药

肾 上 腺 素

肾上腺素

肾上腺素(adrenaline,AD)是肾上腺髓质嗜铬细胞合成与分泌的主要激素,药用肾上腺素可从家畜肾上腺提取或人工合成。其性质不稳定,遇光易分解失效,故应避光保存;在中性或碱性溶液中易氧化变为粉红色而失效,禁与碱性药物配伍。肾上腺素口服后被碱性肠液、肠黏膜及肝脏氧化失效,不宜口服。皮下注射因收缩皮下血管,导致吸收缓慢,可维持1 h左右;肌内注射因对骨骼肌血管无收缩作用,吸收快,可维持10~30 min;静脉注射立即起效,但仅维持数分钟。

【作用】 肾上腺素对α受体和β受体均有激动作用,产生α和β样作用。

1. 兴奋心脏   肾上腺素通过激动心肌、窦房结、传导系统的β_1受体,从而使心肌收缩力增强、心率加快、传导加速,使心排出量增加。但其兴奋心脏作用会加快心肌代谢,增加心肌耗氧量,当病人心肌处于缺血、缺氧状态时,可能导致病情加重或快速型心律失常,甚至引起心室颤动。

2. 对血管的作用   因不同部位血管肾上腺素受体分布的密度不同,故肾上腺素对不同部位血管的作用也不同。皮肤、黏膜及内脏血管α受体占优势,肾上腺素可使其收缩;骨骼肌血管和冠状血管β_2受体占优势,肾上腺素可使其扩张。

3. 对血压的影响   肾上腺素对血压的影响与用药剂量密切相关。小剂量(0.5~1 mg)时激动心脏β_1受体,心脏兴奋,心排出量增加,收缩压升高;而骨骼肌血管的扩张作用抵消或超过皮肤、黏膜血管的收缩作用,舒张压不变或略降。较大剂量时,肾上腺素对血管α受体选择性强,缩血管作用超过扩血管作用,外周阻力增加,舒张压升高。同时,心脏兴奋引起收缩压也升高。若先给予α受体阻断药(如酚妥拉明),再用肾上腺素,由于α受体阻断药可对抗肾上腺素的缩血管作用,使肾上腺素的扩血管作用得以充分体现,此时观察到肾上腺素没有使血压升高反而下降,这种现象

称为肾上腺素升压作用的翻转(图 8-1)。所以临床上应用 α 受体阻断药引起直立性低血压时不能用肾上腺素治疗,以免血压进一步下降。

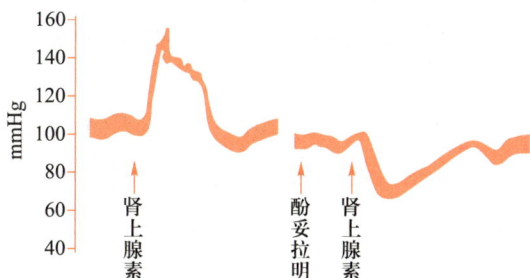

肾上腺素升压作用的翻转

图 8-1　肾上腺素对血压的影响及升压作用的翻转

4. 扩张支气管　肾上腺素可激动支气管平滑肌的 β_2 受体,使支气管平滑肌松弛;还可激动 α_1 受体,使支气管黏膜血管收缩,降低其通透性,有利于消除支气管黏膜充血水肿。同时,还可抑制肥大细胞释放过敏介质。

5. 影响代谢　肾上腺素激动 β_2 受体,促进肝糖原和脂肪分解,并抑制外周组织对葡萄糖的摄取利用,使血糖和血液中游离脂肪酸升高,组织耗氧量增加可达 20%~30%。

【临床应用】

1. 心搏骤停　肾上腺素可用于溺水、药物中毒、麻醉、手术意外、传染病及房室传导阻滞等引起的心搏骤停。常需配合心脏按压、人工呼吸等措施;对电击引起的心搏骤停,可用肾上腺素配合心脏除颤器除颤。应用心肺复苏药物,如"心肺复苏三联针"(肾上腺素和阿托品各 1 mg、利多卡因 100 mg)。

知识链接

心肺复苏常用药物及给药途径

心肺复苏(cardiopulmonary resuscitation,CPR)是针对呼吸心跳停止的急症危重病人所采取的抢救关键措施,即胸外按压形成暂时的人工循环并恢复自主搏动,采用人工呼吸代替自主呼吸,快速电除颤转复心室颤动,以及尽早使用药物重新恢复自主循环的急救技术。心肺复苏时常用的药物有肾上腺素、阿托品、钙剂、纳洛酮、利多卡因、碳酸氢钠、多巴胺等。给药途径有静脉给药、骨内通道给药、气管内给药和心内注射。其中,静脉给药是安全、可靠的给药途径,通常从上腔静脉系统给药;气管内给药需暂停人工呼吸,作用较慢;骨内通道给药是安全可靠的方法,能用静脉给药的药物都可以通过骨内通道给予。心内注射在操作时需短暂中断胸外按压,穿刺时有损伤胸廓内动脉、冠状动脉及肺组织引起出血和气胸的危险。

2. 过敏性休克　肾上腺素是抢救过敏性休克的首选药物。肾上腺素激动 α_1 受体收缩血管、降低毛细血管通透性、升高血压;激动 β_1 受体兴奋心脏,增加心排出量;

激动 β_2 受体扩张支气管,缓解呼吸困难,抑制过敏介质释放。一般皮下或肌内注射 0.5~1 mg,危急时可用生理盐水稀释 10 倍后缓慢静脉注射。

3. 支气管哮喘 皮下或肌内注射可迅速有效地控制支气管哮喘急性发作,但因其的心血管不良反应较多,目前被选择性的 β_2 受体激动药(如特布他林、沙丁胺醇等)代替,仅在哮喘急性发作时使用。

4. 与局麻药配伍 局麻药中加入少量肾上腺素(浓度 1:250 000),使局部血管收缩,延缓和减少局麻药的吸收,可延长局麻作用时间,又可防止局麻药吸收过多而中毒。但需注意在手指、脚趾、阴茎等肢体末端部位的手术时,局麻药中不宜加入肾上腺素,以免发生局部缺血坏死。

5. 局部止血 当鼻黏膜和牙龈出血时,将浸有 0.1% 肾上腺素的棉球或纱布填塞出血部位,可收缩血管而止血。

【不良反应】 常见不良反应为心悸、头痛、烦躁、血压升高等,停药后可自行消失。剂量过大或滴注速度过快可引起搏动性头痛、血压骤升或心律失常,有发生脑出血的危险。高血压、脑动脉硬化、器质性心脏病、甲状腺功能亢进及糖尿病病人禁用。

多 巴 胺

多巴胺(dopamine,DA)是去甲肾上腺素生物合成的前体物质,药用为人工合成品,口服易在肠和肝脏中被破坏失效,一般静脉滴注给药。不宜透过血脑屏障,故无中枢作用。

【作用】 多巴胺可激动 α 受体、β_1 受体和 DA 受体。

1. 兴奋心脏 多巴胺激动心脏上的 β_1 受体,使心肌收缩力增强、心排出量增加,治疗量对心率影响不明显,大剂量可加快心率,但较少引起心律失常。

2. 对血管的作用 小剂量多巴胺主要激动多巴胺受体,使肾、肠系膜、脑血管扩张;大剂量时主要激动 α 受体,使皮肤、黏膜血管收缩,血压升高。

3. 改善肾功能 小剂量多巴胺可扩张肾血管,增加肾血流量和肾小球滤过率。此外,还能抑制肾小管对钠离子的重吸收,发挥排钠利尿作用,有助于改善肾功能。但大剂量多巴胺可收缩肾血管,减少肾血流量。

【临床应用】

1. 休克 可用于各种休克,如心源性休克、感染性休克、失血性休克,特别适合于伴有心肌收缩力减弱、尿量减少的休克病人。但需注意补足血容量,纠正酸中毒。

2. 急性肾衰竭 与利尿药合用,可增加尿量,改善肾功能,治疗急性肾衰竭。

【不良反应】 偶见恶心、呕吐、头痛等。剂量过大或静脉滴注速度过快可致心律失常、血压升高、肾血管收缩引起肾功能下降等,一旦发生,应减慢滴速或停药,静脉滴注时注意观察血压、心率和尿量变化。

麻 黄 碱

麻黄碱(ephedrine,麻黄素)是从中药麻黄中提取的生物碱,现已人工合成。

【作用】 麻黄碱与肾上腺素作用相似,可激动 α 受体和 β 受体。与肾上腺素比较,具有以下特点:① 作用弱,但维持时间长;② 可通过血脑屏障,有明显的中枢兴奋作用;③ 短期重复给药可致快速耐受性;④ 性质稳定,口服有效。

【临床应用】

1. **支气管哮喘** 可用于预防支气管哮喘发作或轻症哮喘治疗,对重症哮喘或急性发作病人疗效差。

2. **防治低血压** 主要用于防治硬膜外麻醉或蛛网膜下腔麻醉引起的低血压。

3. **鼻塞** 常用 0.5%~1% 盐酸麻黄碱溶液滴鼻,可消除鼻黏膜充血肿胀,缓解鼻塞症状。

4. **抗过敏** 减轻荨麻疹及血管神经性水肿引起的皮肤黏膜症状。

【不良反应】 可引起中枢兴奋、失眠、血压升高等,晚间用药宜加服镇静催眠药预防失眠。禁忌证同肾上腺素。

伪 麻 黄 碱

伪麻黄碱(pseudoephedrine)是麻黄碱的立体异构体,作用与麻黄碱相似,但升压和中枢作用弱。能选择性收缩呼吸道黏膜血管,消除鼻黏膜充血水肿所致的鼻塞。常用于缓解感冒、过敏性鼻炎及鼻窦炎引起的鼻塞症状,也是复方感冒药的成分之一。

知识链接

麻黄碱与冰毒

冰毒化学名为甲基苯丙胺,化学分子只比麻黄碱少一个氧原子,又称"去氧麻黄碱",有些犯罪分子把感冒药中的伪麻黄碱提纯作为制造冰毒的原料。为了防止麻黄碱流入非法渠道,2008 年 10 月国家食品药品监督管理局下发了《关于进一步加强含麻黄碱类复方制剂管理的通知》,通知明确要求药品零售企业零售含麻黄碱类复方制剂如新康泰克、白加黑等,一次不得超过 5 个最小包装。

第二节 α 受体激动药

去甲肾上腺素

去甲肾上腺素(noradrenaline,NA)是去甲肾上腺素能神经末梢释放的递质,药用的为人工合成品。性质不稳定,见光、遇热易分解,在中性或碱性溶液中氧化变色而失效,在酸性溶液中较稳定。本药口服无效,皮下或肌内注射时,因其使局部血管剧烈收缩,易引起局部缺血坏死,故宜静脉滴注给药。

【作用】 主要激动 α 受体，对 β₁ 受体激动作用较弱，对 β₂ 受体几乎无作用。

1. 对血管的作用 去甲肾上腺素激动血管平滑肌上的 α 受体，使血管收缩，尤其是皮肤、黏膜血管，其次是肾血管，对脑、肝、肠系膜及骨骼肌血管也有收缩作用。但由于心脏兴奋，心肌代谢产物增加，引起冠状血管呈扩张作用。

2. 兴奋心脏 去甲肾上腺素可激动心脏上的 β₁ 受体，使心肌收缩力增强、心率加快、传导加速、心排出量增加，心肌耗氧量增加。但其收缩血管引起血压升高，通过压力感受器反射性引起心率减慢，超过其直接兴奋心脏的作用，故整体情况下使心率减慢。大剂量可致心律失常。

3. 升高血压 去甲肾上腺素可兴奋心脏和收缩血管，故使收缩压和舒张压均升高。

【临床应用】

1. 休克和低血压 小剂量、短时间静脉滴注，可以保证心、脑、肾等重要脏器的血液供应，但大剂量或长时间用药可使血管剧烈收缩而加重微循环障碍，主要用于神经性休克及过敏性休克早期。还可用于中枢抑制药中毒引起的低血压，去甲肾上腺素静脉滴注可使血压回升。

2. 上消化道出血 将去甲肾上腺素 1~3 mg 用生理盐水稀释后口服，可使食管、胃黏膜血管收缩，产生局部止血效果。

【不良反应】

1. 局部组织缺血坏死 静脉滴注时间过长、浓度过高或药液漏出血管，可引起局部组织缺血坏死。如发现药液外漏或滴注部位皮肤苍白、发凉，应立即停药或更换滴注部位，并进行热敷，局部浸润注射普鲁卡因或酚妥拉明，以扩张血管，防止组织坏死。

2. 急性肾衰竭 静脉滴注时间过长或剂量过大使肾血管剧烈收缩，肾血流量减少，导致少尿、尿闭，甚至急性肾衰竭。故用药期间要严格控制滴速，严密监测尿量、血压和末梢循环状况等，保持每小时尿量在 25 mL 以上。

高血压、动脉硬化、器质性心脏病、甲状腺功能亢进症、孕妇及少尿、无尿病人禁用。

间 羟 胺

间羟胺（metaraminol，阿拉明）主要激动 α 受体，对 β₁ 受体激动作用较弱，同时能促进去甲肾上腺素释放。与去甲肾上腺素相比，主要有以下特点：① 收缩血管，升高血压的作用弱而持久。② 兴奋心脏作用弱，可使休克病人心排出量增加。③ 对心率影响不明显，很少引起心律失常。④ 对肾血管收缩作用弱，较少引起急性肾衰竭。⑤ 应用方便，可静脉滴注，也可肌内注射。临床上常作为去甲肾上腺素的代用品，用于各种休克早期或低血压状态。

去氧肾上腺素

去氧肾上腺素（phenylephrine，新福林）为 α₁ 受体激动药，可收缩血管、升高血压，反射性引起心率减慢,用于阵发性室上性心动过速;其还能激动瞳孔开大肌上的 α_1 受体,使瞳孔扩大,维持时间短,不会引起眼压升高,用于眼底检查。

第三节 β 受体激动药

异丙肾上腺素

异丙肾上腺素(isoprenaline,喘息定)为人工合成品,口服无效,常用气雾剂吸入给药,吸收较快,也可静脉滴注或舌下给药。

【作用】 异丙肾上腺素可激动 β_1 和 β_2 受体,对 α 受体几乎无作用。

1. **兴奋心脏** 激动心脏 β_1 受体,使心肌收缩力增强、心率加快、传导加速、心排出量增加,作用较肾上腺素强。剂量过大也可致心律失常。

2. **扩张血管、影响血压** 异丙肾上腺素激动血管平滑肌 β_2 受体,使骨骼肌血管扩张,肾、肠系膜及冠状血管也不同程度扩张。因其兴奋心脏,心排出量增加,故收缩压升高;扩张血管使外周阻力减小,故舒张压降低。

3. **扩张支气管** 激动支气管平滑肌 β_2 受体,使支气管平滑肌松弛,同时可抑制过敏介质的释放。

4. **促进代谢** 可促进糖原和脂肪分解,组织耗氧量增加,血糖和血中游离脂肪酸升高。

【临床应用】

1. **支气管哮喘** 气雾吸入或舌下给药,可控制支气管哮喘急性发作,久用可致耐受性。因其对 β_1 和 β_2 受体选择性低,易引起心血管不良反应,已被选择性 β_2 受体激动药所取代。

2. **房室传导阻滞** 静脉滴注或舌下给药可治疗房室传导阻滞。

3. **心搏骤停** 用于抢救各种原因如溺水、麻醉意外、电击、重度房室传导阻滞等引起的心搏骤停,常与肾上腺素或间羟胺合用作心室内注射。

4. **休克** 适用于已补足血容量、心排出量低、外周阻力高的感染性休克。

【不良反应】 常见有心悸、头痛、头晕等不良反应。剂量过大易致心律失常,甚至危险的心室颤动。禁用于冠心病、心肌炎、甲状腺功能亢进症、嗜铬细胞瘤等。

多巴酚丁胺

多巴酚丁胺(dobutamine)能选择性激动 β_1 受体,使心肌收缩力增强,心排出量增加,心率加快不明显,较少引起心律失常。临床主要用于心脏手术后或心肌梗死并发的心力衰竭,也可用于难治性心力衰竭。梗阻性肥厚型心肌病禁用。

第四节 用药护理

1. 了解病人的现状、病史和用药史,如病人有无高血压、冠心病、支气管哮喘、心律失常、糖尿病、甲状腺功能亢进症等病史,有无肾上腺素受体激动药的禁忌证。评估病人的实验室检查结果,如肝功能、肾功能、心功能、血糖、血脂等。用药过程中注意监测病人血压、心率、脉搏、面色、情绪及用药局部变化。

2. 对支气管哮喘病人开展健康宣教,支气管哮喘是一种过敏性疾病,生活中应避免接触过敏原,如花粉、皮毛、油漆、鱼虾等;吸烟、冷空气、情绪波动等会诱发哮喘发作,病人应戒烟,外出注意保暖,避免强烈精神刺激和剧烈运动。告知病人用完平喘药后的常见不良反应,避免病人精神紧张。不能使用阿司匹林、β 受体阻断药、吗啡等诱发哮喘发作的药物。

3. 多巴胺最大滴速为 75~100 μg/min。去甲肾上腺素宜用葡萄糖溶液稀释后缓慢静脉滴注,滴速为 4~8 μg/min,收缩压维持在 90 mmHg 为宜,严密观察病人尿量变化及局部反应,每小时尿量至少 25 mL,滴注部位有肿胀或皮肤苍白,应立即更换滴注部位,进行热敷,并用 α 受体阻断药(酚妥拉明)局部浸润注射。

4. 麻黄碱避免睡前服用,必要时可合用镇静催眠药以防失眠。滴鼻时,应先擤净鼻涕,头稍后仰,滴入药物后,勿使药物流入咽部而下咽,连续用药不要超过 3 日。

5. 用药期间严格控制用药剂量、浓度、滴速,严密监测病人血压、心率、呼吸频率、尿量等变化。密切观察病人用药后的疗效,嘱咐病人严格执行医嘱,不可擅自调整用药方案。

6. 本类药物大多性质不稳定,遇光易分解,应避光保存;碱性环境下易分解失效,避免与碱性药物配伍。

常用制剂和用法

盐酸肾上腺素　注射剂:0.5 mg、1 mg。一次 0.25~1 mg,皮下或肌内注射,必要时可稀释后静脉注射或心室内注射。极量:皮下注射一次 1 mg。

盐酸多巴胺　注射剂:20 mg。一次 20 mg,以生理盐水或 5% 葡萄糖注射液稀释后静脉滴注。极量:静脉滴注每分钟 20 μg/kg。

盐酸麻黄碱　片剂:15 mg、25 mg、30 mg。一次 15~30 mg,一日 3 次;小儿一次 0.5~0.75 mg/kg。注射剂:30 mg。一次 15~30 mg,一日 45~60 mg,皮下或肌内注射。极量:一次 60 mg,一日 150 mg。

伪麻黄碱　片剂:30 mg。一次 30~60 mg,一日 3 次。

重酒石酸去甲肾上腺素　注射剂:2 mg、10 mg。一般以本品 2 mg 加入 5% 葡萄糖注射液 500 mL 中,静脉滴注每分钟 4~10 μg。

重酒石酸间羟胺　注射剂:10 mg(间羟胺)、50 mg(间羟胺)。一次 10~20 mg,小儿一次 0.1 mg/kg,肌内注射;或一次 10~40 mg,以生理盐水或 5% 葡萄糖注射液稀释后静脉滴注。静脉滴注极量:一次 100 mg(每分钟 0.2~0.4 mg)。

盐酸去氧肾上腺素　注射剂:10 mg。一次 2~5 mg,肌内注射;或 10~20 mg 以 5% 葡萄糖注射液稀释后静脉滴注。滴眼剂:2%,滴眼。极量:肌内注射一次 10 mg,静脉滴注每分钟 0.18 mg。

盐酸异丙肾上腺素　注射剂:1 mg。一次 0.5~1 mg,稀释后静脉滴注,每分钟 0.5~2 μg。舌下含片:10 mg。一次 10~15 mg,一日 30~45 mg。气雾剂:0.25%。喷雾吸入,每次不超过 0.5 mL。极量:吸入,一次 0.4 mg,一日 2.4 mg。舌下含服,一次 20 mg,一日 60 mg。

小结

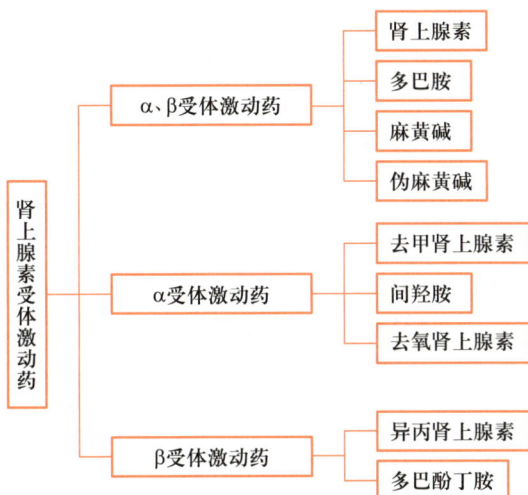

思考与练习

1. 抢救过敏性休克时为什么首选肾上腺素?如何做好用药护理?
2. 简述应用去甲肾上腺素的用药护理。
3. 简述多巴胺、间羟胺的特点。

(李天民)

练一练

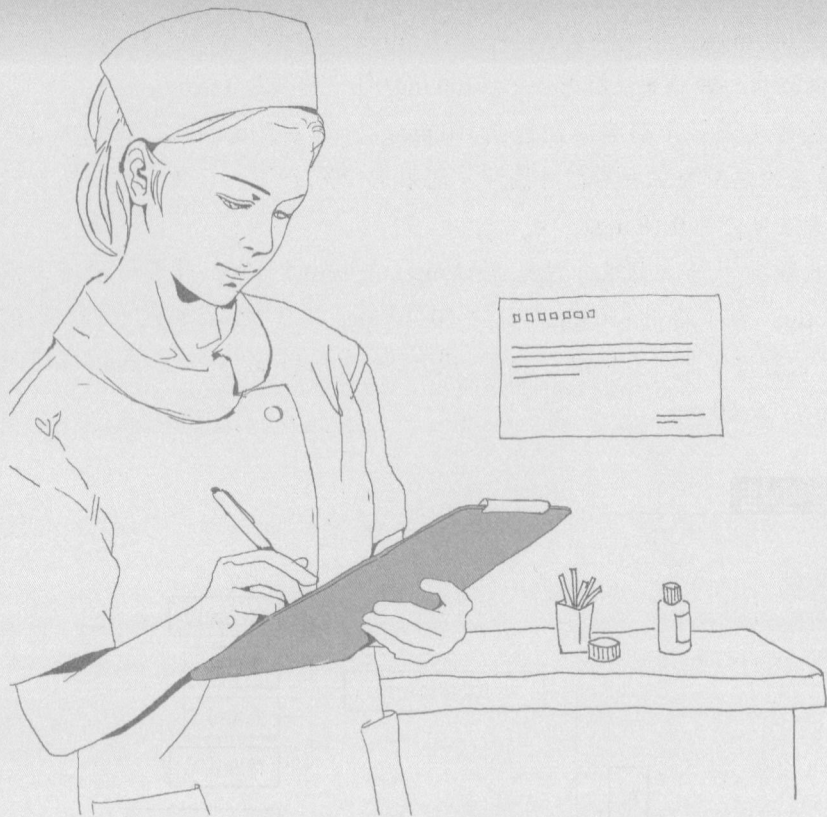

第九章　肾上腺素受体阻断药

学习目标

1. 知识目标：掌握酚妥拉明和普萘洛尔的作用、临床应用、不良反应及禁忌症；熟悉其他肾上腺素受体阻断药的特点及临床应用。

2. 能力目标：具备正确选择肾上腺素受体阻断药的能力；能用正确方法防治肾上腺素受体阻断药的常见不良反应；能开展用药咨询服务，并正确指导病人合理用药。

3. 素质目标：培养学生以高度的责任心履行用药监护职责。

病人，女性，35岁。手指麻木、疼痛1年就诊。体格检查：病人双手指尖端苍白、厥冷，伴麻木感，冷水激发试验阳性。诊断：雷诺病。

请思考：

1. 可选用什么药物治疗？为什么？

2. 应如何做好用药护理？

肾上腺素受体阻断药是一类能与肾上腺素受体结合，阻断去甲肾上腺素能神经递质或拟肾上腺素药物与肾上腺素受体结合，从而产生抗肾上腺素作用的药物。根据其对受体的选择性不同，分为 α 受体阻断药、β 受体阻断药和 α、β 受体阻断药。

第一节　α 受体阻断药

α 受体阻断药选择性与 α 受体结合，阻断去甲肾上腺素或肾上腺素受体激动药与 α 受体结合。根据其对 α 受体亚型的选择性不同，α 受体阻断药分为非选择性 α 受体阻断药、选择性 α_1 受体阻断药、选择性 α_2 受体阻断药三类。

一、α_1、α_2 受体阻断药

酚妥拉明

酚妥拉明（phentolamine，立其丁）为短效 α 受体阻断药，口服吸收慢，生物利用度低，仅为注射给药的 20%，可维持 3~6 h。肌内注射吸收快，可维持 30~40 min。

【作用】

1. 扩张血管　酚妥拉明阻断血管平滑肌 α_1 受体和直接松弛血管平滑肌，使血管扩张，血压下降。

2. 兴奋心脏　血管扩张，血压下降，反射性引起交感神经兴奋，使心率加快，心排出量增加。此外，还可阻断突触前膜 α_2 受体，促进去甲肾上腺素的释放，从而兴奋心脏。

3. 其他　拟胆碱样作用使胃肠平滑肌兴奋；拟组胺样作用使胃酸分泌增加，皮肤潮红等。

【临床应用】

1. 外周血管痉挛性疾病　治疗肢端动脉痉挛的雷诺病、血栓闭塞性脉管炎、冻伤后遗症等。浸润注射可对抗静脉滴注去甲肾上腺素时发生外漏引起的局部血管收缩。

2. **休克** 在补足血容量的基础上,本药可扩张血管,降低外周阻力,增加心排出量,改善休克时的脏器血液灌注和解除微循环障碍。另外,还可降低肺循环阻力,防止发生肺水肿。

3. **诊断嗜铬细胞瘤** 用于嗜铬细胞瘤的鉴别诊断及其发生的高血压危象、手术前准备用药,酚妥拉明可使嗜铬细胞瘤所致的高血压在短时间下降明显,曾有发生猝死的报告,应慎用。

4. **充血性心力衰竭** 酚妥拉明可扩张血管,减轻心脏前、后负荷,心排出量增加,左心室舒张末压和肺动脉压下降,肺水肿减轻,心力衰竭症状得以缓解。

【不良反应】 拟胆碱样作用可引起腹痛、腹泻、恶心、呕吐等胃肠道反应;胃酸分泌增加可诱发和加重消化性溃疡;还可引起直立性低血压、心动过速等心血管反应。

酚苄明

酚苄明(phenoxybenzamine)为长效的 α 受体阻断药,与 α 受体结合牢固,起效慢,作用强而持久,一次用药可维持 3~4 天。刺激性强,宜静脉给药。主要用于外周血管痉挛性疾病、感染性休克及嗜铬细胞瘤的治疗,还可用于前列腺增生,改善排尿困难。

常见直立性低血压、心悸、鼻塞、胃肠道反应等不良反应。大剂量可引起嗜睡、乏力等中枢抑制症状。

二、选择性 α_1 受体阻断药

α_1 受体阻断药对血管平滑肌上 α_1 受体有较高的选择性,可扩张血管,降低外周阻力,使血压下降,加快心率的作用弱。临床主要用于高血压、难治性心力衰竭及前列腺增生。常用药物有哌唑嗪(prazosin)、特拉唑嗪(terazosin)、多沙唑嗪(doxazosin)等(详见第十九章抗高血压药)。

三、选择性 α_2 受体阻断药

育亨宾

育亨宾(yohimbine)选择性阻断 α_2 受体,促进去甲肾上腺素能神经末梢释放去甲肾上腺素,提高交感神经活性,使血压升高、心率加快。主要用作实验研究的工具药;也可用于治疗男性性功能障碍及糖尿病病人的神经病变。

第二节 β 受体阻断药

β 受体阻断药能选择性与 β 受体结合,竞争性阻断去甲肾上腺素能神经递质或拟肾上腺素药与 β 受体结合,产生拮抗 β 受体激动后的作用。根据其选择性不同,分为非选择性 β 受体阻断药和选择性 β_1 受体阻断药两类,见表 9-1。

表 9-1 β 受体阻断药的分类及特点

分类	内在拟交感活性	膜稳定作用	生物利用度 /%	血浆半衰期 /h
β_1、β_2 受体阻断药				
普萘洛尔	−	+	30	3~5
噻吗洛尔	−	−	50	3~5
吲哚洛尔	++	+	75	3~4
纳多洛尔	−	−	35	10~20
β_1 受体阻断药				
美托洛尔	−	−	40	3~4
阿替洛尔	−	−	50	5~8
醋丁洛尔	+	+	40	2~4

【作用】

1. β 受体阻断作用

(1) 对心血管系统的影响:阻断心脏 β_1 受体,使心肌收缩力减弱、心率减慢、传导减慢,心排出量减少,心肌耗氧量下降。阻断血管平滑肌 β_2 受体,加之心脏抑制后,反射性交感神经兴奋,引起血管收缩,外周阻力增加,冠状动脉、肝、肾、骨骼肌等血流量减少。

(2) 收缩支气管:阻断 β_2 受体,使支气管平滑肌收缩,气道阻力增加,可诱发或加重支气管哮喘。

(3) 抑制肾素释放:阻断肾小球旁细胞的 β_1 受体,抑制肾素的释放,降低肾素 – 血管紧张素 – 醛固酮系统活性,使血压降低。

(4) 抑制代谢:可抑制交感神经兴奋所致的脂肪、糖原分解。

2. 内在拟交感活性 某些 β 受体阻断药(如吲哚洛尔、醋丁洛尔等)在与 β 受体结合时,对 β 受体产生部分激动作用,称为内在拟交感活性。这种作用往往较弱,被 β 受体阻断作用所掩盖,内在拟交感活性强的药物,其 β 受体阻断作用较弱。

3. 膜稳定作用 某些 β 受体阻断药(如普萘洛尔、吲哚洛尔等)可降低细胞膜对 Na^+、K^+ 的通透性,提高心肌细胞膜的稳定性,称为膜稳定作用。但是无膜稳定作用的 β 受体阻断药对心律失常也有效,故认为这一作用在常用量时与其治疗作用关系不大。

4. 其他 普萘洛尔有抗血小板聚集的作用;噻吗洛尔有降低眼压的作用,可能

β 受体阻断药

与其减少房水生成有关。

【临床应用】

1. 高血压　治疗高血压的基础药物,可单独应用,也可与其他降压药合用,减少其他降压药引起的反射性心率加快。

2. 心绞痛和心肌梗死　对心绞痛有良好的疗效,长期应用可降低心肌梗死的复发率和猝死率。

3. 快速型心律失常　可用于各种原因引起的快速型心律失常,尤其对运动、情绪激动或因心肌缺血导致的心律失常疗效好。

4. 充血性心力衰竭　普萘洛尔可以改善心力衰竭病人的心功能,降低猝死和心律失常的发生率。

5. 甲状腺功能亢进症　本类药物可以阻断β受体,减轻甲状腺功能亢进症病人交感神经兴奋的症状;普萘洛尔还可抑制甲状腺素 T_4 转化为三碘甲腺原氨酸(T_3),缓解甲状腺功能亢进症症状。

6. 其他　普萘洛尔还可用于偏头痛、肌震颤、肝硬化引起的上消化道出血;噻吗洛尔可以用于治疗青光眼。

【不良反应】

1. 一般不良反应　常见有恶心、呕吐、腹痛、腹泻等胃肠道反应,偶见过敏性皮疹和血小板减少。

2. 心血管反应　抑制心脏可引起心动过缓、房室传导阻滞等,窦性心动过缓、严重心功能不全、房室传导阻滞病人禁用。阻断 β_2 受体,使血管收缩,可引起四肢发冷、皮肤苍白或发绀,出现雷诺现象或间歇性跛行,严重可致肢端溃烂、坏死。

3. 诱发和加重支气管哮喘　阻断支气管 β_2 受体,使支气管平滑肌收缩,可诱发和加重支气管哮喘。支气管哮喘病人禁用。

4. 反跳现象　长期使用β受体阻断药后突然停药,会导致原来的病情加重,因此停药时应逐渐减量停药。

5. 其他　偶见失眠、幻觉、抑郁症状。

第三节　α、β 受体阻断药

拉贝洛尔

拉贝洛尔(labetalol)可阻断 α 受体和 β 受体,产生降压作用。主要用于各型高血压,静脉注射可用于高血压危象。常见不良反应有头晕、乏力、胃肠道反应等,大剂量可致直立性低血压,支气管哮喘病人禁用。

第四节 用药护理

1. 应用 α 受体阻断药时,应密切监测血压、心率、脉搏变化,注意观察肢体循环情况。用药后嘱咐病人卧床休息 30 min,缓慢起立,以防发生直立性低血压;一旦发生低血压,让病人平卧位,头低足高,必要时给予去甲肾上腺素或间羟胺升压,禁用肾上腺素。

2. β 受体阻断药用药剂量应个体化,从小剂量开始逐渐增加剂量并观察心率、血压的变化,特别注意发生心动过缓、传导阻滞等心脏抑制反应。静脉滴注时速度宜慢并做好急救的准备,以防引起低血压、支气管哮喘、心功能不全等反应。若安静状态下心率仍低于 50 次 /min,应及时报告医生。与降糖药合用可增强其降糖作用,并可掩盖低血糖引起的心悸、出汗等反应,不宜合用。因其对冠状动脉有收缩作用,故不宜用于冠状动脉痉挛导致的变异型心绞痛。

3. 食物可延缓普萘洛尔的吸收,应避开用餐时间服用;普萘洛尔会引起失眠、多梦、幻觉等症状,不宜睡前服用;如用药后有头晕现象,嘱咐病人卧床休息 30 min,缓慢起立;长期用药的病人停药时应逐渐减量停药,以免引起反跳现象。

常用制剂和用法

酚妥拉明 注射剂:5 mg/mL、10 mg/mL。一次 5 mg,肌内或静脉注射;或葡萄糖注射液吸收后静脉滴注。片剂:25 mg。一次 25~50 mg,一日 3 次。

酚苄明 注射剂:10 mg/mL。一次 0.5~1 mg/kg,加入 5% 葡萄糖注射液 200~500 mL 中缓慢静脉滴注,不得少于 2 h 内滴完。片剂:10 mg。首次剂量 10 mg,一日 2 次,隔日增加 10 mg,维持量一次 20~40 mg,一日 2 次。

普萘洛尔 片剂:10 mg。抗心绞痛及高血压,一次 5~10 mg,一日 4 次,每 4~5 日增加 10 mg,直至一日 80~100 mg 或症状明显减轻或消失。抗心律失常,一日 10~30 mg,分 3 次服用,用量根据心率、血压、心律的变化即时调整。注射剂:5 mg/5 mL。一次 5 mg,以 5% 葡萄糖注射液 100 mL 稀释后静脉滴注,按需调整滴速。

噻吗洛尔 片剂:5 mg、10 mg、20 mg。一次 5~10 mg,一日 2~3 次,维持量一日 20~40 mg。滴眼剂:0.25%。一次 1 滴,一日 2 次。

美托洛尔 片剂:50 mg、100 mg。一次 50~100 mg,一日 2 次。注射剂:5 mg/5 mL。一次 5 mg 缓慢静脉注射,每分钟 1~2 mg,隔 5 分钟可重复一次,直至生效,一般总量为 10~15 mg。

阿替洛尔 片剂:25 mg、50 mg、100 mg。一次 50~100 mg,一日 1~2 次。

醋丁洛尔 片剂:400 mg。一次 400 mg,一日 1 次。注射剂:25 mg/5 mL。一次 12.5~50 mg 缓慢静脉注射,一日不超过 100 mg。

拉贝洛尔　片剂：100 mg、200 mg。一次 100 mg，一日 2~3 次。注射剂：50 mg/5 mL。一次 100~200 mg，静脉注射。

小结

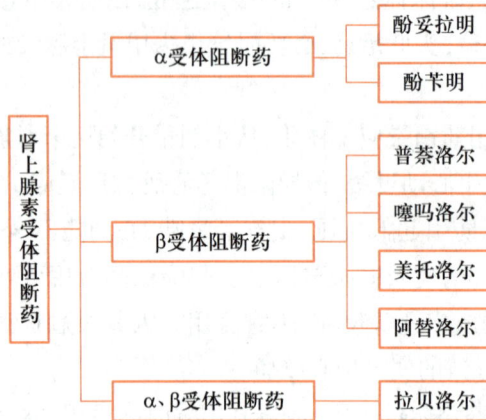

```
                          ┌─ α受体阻断药 ─┬─ 酚妥拉明
                          │              └─ 酚苄明
                          │
  肾上腺素受体阻断药 ──────┤              ┌─ 普萘洛尔
                          ├─ β受体阻断药 ─┼─ 噻吗洛尔
                          │              ├─ 美托洛尔
                          │              └─ 阿替洛尔
                          │
                          └─ α、β受体阻断药 ── 拉贝洛尔
```

思考与练习

1. 如何防止 α 受体阻断药引起直立性低血压？是否能给予肾上腺素升压？为什么？

2. 简述 β 受体阻断药的用药护理。

（李天民）

练一练

护理药理学

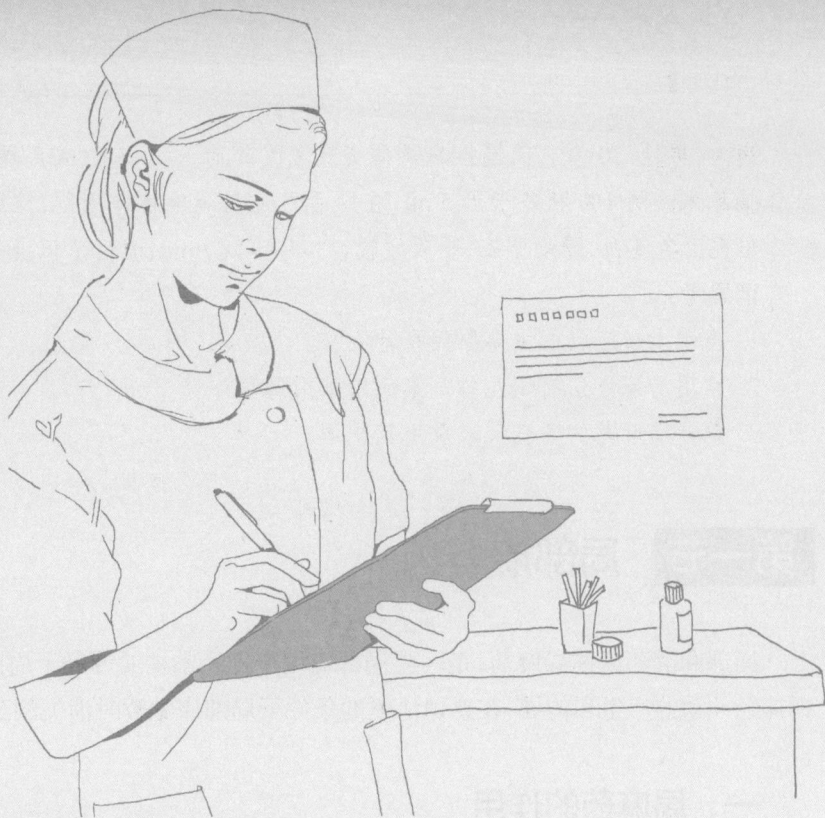

第十章 麻醉药

学习目标

1. 知识目标：掌握普鲁卡因、利多卡因的作用、临床应用及不良反应；熟悉其他局麻药的特点及临床应用；吸入麻醉、静脉麻醉及复合麻醉的特点；了解局麻药的给药方法，常用全麻药的应用及不良反应。

2. 能力目标：学会观察病人用药的麻醉效果及不良反应，能熟练进行麻醉药物的给药及用药护理。

3. 素质目标：培养学生严谨的工作态度和安全用药意识，以高度责任心避免用药事故发生。

病人,男性,20岁。因慢性扁桃体炎反复发作而入院手术,采用局部麻醉下行扁桃体摘除术。用1%利多卡因5 mL在腭舌弓注射于扁桃体周围,注射完毕片刻后,病人出现面色苍白、躁动不安,呼吸缓慢,心率40次/min,随后意识丧失,呼唤不应。

请思考:

1. 出现上述症状的主要原因是什么?
2. 常用局麻方法有哪几种?案例中采用哪种?
3. 简述局麻药的不良反应及用药护理。

局麻药的
作用机制

局麻药的局
麻作用与
用药护理

浸润麻醉与
用药护理

传导麻醉与
用药护理

第一节　局部麻醉药

局部麻醉药简称局麻药,是一类局部应用于神经末梢或神经干周围,可逆性地阻断神经冲动的产生和传导,在意识清醒的条件下局部痛觉暂时消失的药物。

一、局麻药的作用

1. **局麻作用**　局麻药作用于神经细胞膜,阻断电压门控性钠通道,阻滞 Na^+ 内流,阻止动作电位的产生和传导。对细的、无髓鞘的神经纤维比粗的、有髓鞘的神经纤维更敏感。局麻药的麻醉顺序是痛觉、冷觉、温觉、触觉和压觉依次消失,恢复时顺序相反。

2. **吸收作用**　因局麻药用药剂量过大、浓度过高或意外注入血管而引起的作用。

（1）中枢神经系统:局麻药对中枢神经系统的作用表现为先兴奋后抑制。初期呈现头晕、焦虑不安、震颤,甚至惊厥等兴奋症状,之后转为昏迷、呼吸麻痹而死亡。

（2）心血管系统:局麻药可抑制心脏,使心肌收缩力减弱、传导减慢、不应期延长。还可扩张血管,加速局麻药的吸收而减弱局麻作用,增加中毒机会。局麻药中配伍少量肾上腺素,可以收缩局部血管而延缓吸收,防止吸收中毒。

二、局麻药的给药方法

1. **表面麻醉**　将穿透力强的局麻药直接滴、喷洒或涂抹于黏膜表面,使黏膜下神经末梢麻醉。适用于眼、鼻、咽喉、气管及尿道等黏膜部位的浅表手术或检查。

2. **浸润麻醉**　将局麻药注入皮下或手术野附近组织,使局部神经末梢麻醉。适用于浅表小手术。

3. 传导麻醉 将局麻药注射到神经干周围,阻断神经冲动的传导,使该神经支配的区域麻醉。适用于四肢、面部及口腔等手术。

4. 蛛网膜下隙麻醉 又称腰麻,是将局麻药经腰椎间隙注入蛛网膜下腔,使该部位的脊神经根麻醉。适用于下腹部和下肢的手术。

5. 硬膜外麻醉 将局麻药注入硬膜外腔,使椎间孔的神经根麻醉。麻醉范围广,特别适用于腹部手术。腰麻和硬膜外麻醉可引起心脏抑制、血管扩张而血压下降,可用麻黄碱防治。

蛛网膜下隙麻醉与用药护理

三、常用的局麻药

硬膜外麻醉与用药护理

普 鲁 卡 因

普鲁卡因(procaine)为酯类短效局麻药,毒性小,脂溶性低,不宜穿透黏膜,只作注射给药。其水溶液不稳定,遇光、遇热后易变黄失效,宜避光保存;不宜与葡萄糖配伍,可使其局麻作用降低。

【作用及临床应用】

1. 局麻作用 低浓度主要麻醉感觉神经,高浓度可依次麻醉中枢神经、运动神经、心肌及平滑肌、骨骼肌。一般不用于表面麻醉,主要用于浸润麻醉、传导麻醉、蛛网膜下隙麻醉和硬膜外麻醉。浸润麻醉用其 0.5%~1% 等渗溶液,其余可用其 2% 溶液,蛛网膜下隙麻醉时一次不宜超过 200 mg。

普鲁卡因的局麻作用与用药护理

2. 局部封闭 用 0.25%~0.5% 的普鲁卡因注射于炎症、组织损伤等病变部位,有利于减轻病变产生的局部刺激,改善局部组织营养状况,促进病变痊愈。也可用于去甲肾上腺素外漏引起的局部组织疼痛和坏死。

普鲁卡因的局部封闭

知识链接

镇 痛 泵

镇痛泵是一种输液装置,能使镇痛药物在血浆中保持稳定的浓度,并允许病人自行按压以增加额外输注剂量,使治疗更个体化。主要用于术后疼痛、癌性疼痛及分娩镇痛等。分硬膜外泵和静脉泵两种,低浓度局麻药常使用硬膜外泵输入硬膜外腔或蛛网膜下腔,阻滞感觉神经传导而缓解疼痛。

普鲁卡因的不良反应与用药护理

【不良反应】

1. 毒性反应 剂量过大或误入血管可引起毒性反应,中枢先兴奋(不安、惊厥等)后抑制(昏迷、呼吸麻痹),心血管系统被抑制,表现为血压下降,甚至心脏停搏。

2. 过敏反应 少数病人用药后出现荨麻疹、哮喘甚至过敏性休克等过敏反应。用药前应做皮试,皮试阳性者禁用。

3. 低血压　蛛网膜下隙麻醉或硬膜外麻醉时常见低血压,可用麻黄碱防治。

丁 卡 因

丁卡因(tetracaine)为酯类局麻药,脂溶性高,对黏膜穿透力强,维持时间长,其局麻作用和毒性比普鲁卡因强10倍。主要用于表面麻醉,也可用于传导麻醉、蛛网膜下隙麻醉和硬膜外麻醉,因其毒性大,一般不用于浸润麻醉。表面麻醉常用其0.25%~1%溶液,传导麻醉、蛛网膜下隙麻醉和硬膜外麻醉可用0.2%溶液,蛛网膜下隙麻醉不宜超过16 mg。用药浓度过高或误入血管可导致毒性反应,应采取维持呼吸、循环功能措施进行抢救。

利 多 卡 因

利多卡因(lidocaine)为酰胺类局麻药,毒性小,起效快,作用强而持久,对黏膜穿透力强。可用于各种局部麻醉,但其扩散能力快而强,麻醉范围不易控制,一般不用作蛛网膜下隙麻醉。浸润麻醉用0.25%~0.5%溶液,表面麻醉、传导麻醉和硬膜外麻醉可用1%~2%溶液。此外,利多卡因还有抗心律失常作用,用于治疗室性心律失常。

布 比 卡 因

布比卡因(bupivacaine)为长效、强效酰胺类局麻药,强度为利多卡因的4~5倍,持续时间5~10 h。因穿透力弱,不能用于表面麻醉,主要用于浸润麻醉、传导麻醉和硬膜外麻醉。用药量过大或误入血管,会引起严重的心脏毒性,特别在酸中毒、低氧血症时尤其严重。

第二节　全身麻醉药

全身麻醉药简称全麻药,是一类能可逆性地抑制中枢神经系统,使病人意识、感觉和自主反射等暂时消失,骨骼肌松弛,便于进行外科手术的药物。根据给药途径不同,可分为吸入性麻醉药和静脉麻醉药。

一、吸入性麻醉药

吸入性麻醉药是一类气体或挥发性的液体,经肺泡扩散入血,到达中枢神经系统发挥麻醉作用的药物。前者常用的有氧化亚氮,后者常用的有氟烷、异氟烷、恩氟烷和七氟烷等。

利多卡因的
作用和临床
应用

吸入性麻醉药的麻醉分期

1. 镇痛期　从给予麻醉药开始到意识消失。

2. 兴奋期　从意识消失到出现有规律呼吸的外科麻醉期。此期病人表现为兴奋躁动、血压不稳定、呼吸不规律,不宜做任何手术。镇痛期和兴奋期合称为诱导期。

3. 外科麻醉期　病人恢复安静,呼吸、血压转为平稳,此期适合进行大多数外科手术。

4. 中毒期　病人出现呼吸麻痹、血压下降,甚至心脏停搏而死亡,应避免此期的出现。

吸入性麻醉药与用药护理

氧 化 亚 氮

氧化亚氮(nitrous oxide,笑气)是无色、无刺激性的甜味气体,性质稳定,体内不被代谢,诱导期短,镇痛作用强,苏醒快,对肝、肾及呼吸几乎无不良影响。临床主要用于诱导麻醉或与其他全麻药配伍使用。

氟 烷

氟烷(halothane)为无色透明的挥发性液体,不燃、不爆,但化学性质不稳定。麻醉作用强,诱导期短,苏醒快,但镇痛作用和肌肉松弛作用弱,麻醉时需合用镇痛药或肌肉松弛药。氟烷因扩张脑血管可引起颅内压升高;提高心脏对儿茶酚胺的敏感性,诱发心律失常的发生;反复使用可致肝损害。

异氟烷和恩氟烷

异氟烷(isoflurane)和恩氟烷(enflurane)是同分异构体,性质稳定,毒性小。与氟烷相比,麻醉诱导平稳、迅速,苏醒快,肌肉松弛作用良好,不会引起心律失常和肝损害。异氟烷为目前临床上常用的吸入性麻醉药。

七 氟 烷

七氟烷(sevoflurane)化学结构与异氟烷相似,麻醉诱导和苏醒较快,主要用于儿童及成人的诱导麻醉和维持麻醉。

二、静脉麻醉药

静脉麻醉药与用药护理

静脉麻醉药是通过静脉给药后,透过血脑屏障作用于中枢神经系统,产生全麻效果。常用的药物有硫喷妥钠、氯胺酮等。

硫 喷 妥 钠

硫喷妥钠(thiopental sodium)超短效的巴比妥类药物,脂溶性高,作用迅速,无兴奋期,镇痛效果差,肌肉松弛不完全。临床主要用于诱导麻醉、基础麻醉和短时手术。硫喷妥钠对呼吸中枢有明显抑制作用,还易诱发喉头和支气管痉挛,新生儿、婴幼儿及支气管哮喘病人禁用。

氯 胺 酮

氯胺酮(ketamine)为中枢兴奋性神经递质谷氨酸的受体阻断剂,使用后产生分离麻醉,即痛觉消失、记忆暂时缺失、意识模糊,对外界刺激无反应的麻醉状态,同时出现骨骼肌张力增加、心率加快、血压升高等兴奋状态。氯胺酮对体表镇痛作用强,对内脏镇痛作用差,主要用于诱导麻醉或短时体表小手术。高血压、动脉硬化、肺动脉高压、颅内压升高、青光眼病人禁用。

丙 泊 酚

丙泊酚(propofol)为短效静脉麻醉药,起效和苏醒快,有良好的镇静催眠效果,但镇痛作用较弱,对心血管系统有抑制作用,出现血压下降、外周阻力降低。适用于门诊小手术的辅助用药。

三、复合麻醉

复合麻醉是指联合使用两种或两种以上的麻醉药或其他麻醉辅助药,以达到满意的麻醉效果。

1. 麻醉前给药　是指麻醉前应用以弥补麻醉药缺点的药物,如应用地西泮、苯巴比妥等镇静催眠药消除病人紧张情绪,应用吗啡、哌替啶等中枢性镇痛药以增强镇痛效果,应用阿托品、东莨菪碱等 M 受体阻断药减少呼吸道分泌物,以防发生吸入性肺炎或窒息。

2. 基础麻醉　指手术前应用大剂量镇静催眠药,使病人达到深睡眠或浅麻醉状态,在此基础上可以减少麻醉药的用量,使麻醉平稳。

3. 诱导麻醉　指应用诱导期短的麻醉药(如硫喷妥钠、氧化亚氮),使病人迅速进入外科麻醉期,避免诱导期的不良反应,之后改用其他麻醉药维持麻醉。

4. 合用肌肉松弛药　指在麻醉的同时使用筒箭毒碱等肌肉松弛药,以获得手术所需的肌肉松弛程度。

5. 神经安定镇痛术　将氟哌利多和芬太尼按 50∶1 制成合剂静脉注射,使病人达到意识蒙眬、痛觉消失及自主动作停止的状态,适用于外科小手术。若加用氧化亚氮和肌肉松弛药可达到满意的外科麻醉状态,称为神经安定麻醉。

6. 控制血压　手术期间,在保证重要脏器氧供的情况下,应用短时作用的血管扩张药硝普钠或钙拮抗药,使血压适度降低,并抬高手术部位,以减少出血。常用于止血困难的颅脑手术。

复合麻醉

第三节　用药护理

1. 详细询问病人有无麻醉史、过敏史和用药史,特别是抗高血压药、强心药、降血糖药、镇静催眠药、镇痛药、激素类药物及抗凝药等用药史;向病人介绍麻醉方法、实施过程、注意事项、可能出现的问题及麻醉后的恢复过程等,使病人减轻焦虑、恐惧情绪,以最佳心态接受并配合麻醉;告知病人按要求禁饮食、接受麻醉前用药。

2. 全麻药用药和苏醒期间要密切监测病人体温、脉搏、血压、呼吸等,发现问题,及时处理。

3. 局麻时要边注射边回抽,以防局麻药误入血管引起毒性反应。严密监测呼吸、心率、血压及中枢神经系统的变化,呼吸麻痹往往先于心血管毒性,中毒时及时采取有效措施维持呼吸,早期可加压给氧、输液、给予地西泮抗惊厥等抢救。

4. 普鲁卡因易出现过敏反应,用药前要询问病人过敏史,并进行皮肤过敏试验,阳性者禁用。一旦发生过敏反应,要立即停药、给氧、补液,并用肾上腺素、糖皮质激素类药物及抗组胺药抢救。

5. 局麻时常配伍肾上腺素以延缓局麻药的吸收,但肢体末端如手指、阴茎等部位局麻时禁止配伍肾上腺素,以免引起局部组织缺血坏死。

6. 普鲁卡因能对抗磺胺药的抗菌作用,避免与之合用;普鲁卡因性质不稳定,不宜与葡萄糖注射液、强心苷、胆碱酯酶抑制药及碱性药物配伍。硫喷妥钠呈强碱性,不宜与酸性药物配伍。

7. 腰麻或硬膜外麻醉时,术前使用麻黄碱、间羟胺等可预防低血压的发生。在术后 6 h 去枕平卧、多饮水可减轻头痛等症状。硬脊膜穿刺后有脑脊液渗漏,易引起麻醉后头痛,应注意病人体位及配置麻醉药的比重。

常用制剂和用法

盐酸普鲁卡因　注射剂:100 mg/20 mL、50 mg/20 mL、100 mg/10 mL、40 mg/2 mL。浸润麻醉用 0.25%~0.75% 溶液,传导麻醉、脊椎麻醉、硬膜外麻醉均可用 2% 溶液。极量:一次 1 000 mg,脊椎麻醉不宜超过 200 mg。

盐酸丁卡因　注射剂:50 mg/5 mL。表面麻醉用 1% 溶液,传导麻醉、脊椎麻醉、硬膜外麻醉可用 0.2% 溶液。

盐酸利多卡因　注射剂:100 mg/5 mL、200 mg/10 mL。浸润麻醉用 0.25%~0.5% 溶液;表面麻醉、传导麻醉和硬膜外麻醉可用 1%~2% 溶液。极量:一次 500 mg,脊椎麻醉不宜超过 100 mg。

盐酸布比卡因　注射剂 37.5 mg/5 mL。浸润麻醉用 0.25% 溶液,传导麻醉用 0.25%~0.5% 溶液,硬膜外麻醉用 0.5%~0.75% 溶液。极量:一次 200 mL,一日 400 mg。

氟烷　20 mL/瓶。诱导麻醉用 3%~4%，维持麻醉用 1%。

恩氟烷　20 mL/瓶、250 mL/瓶。诱导麻醉用 2%~2.5%，维持麻醉用 1.5%~2%。

异氟烷　100 mL/瓶、250 mL/瓶。诱导麻醉用 1.5%~3%，维持麻醉用 1%~1.5%。

七氟烷　250 mL/瓶。诱导麻醉用 0.5%~5%，维持麻醉用 4% 以下。

氧化亚氮　钢瓶装。诱导麻醉用 80%，维持麻醉用 50%~70%。

硫喷妥钠　粉针剂：0.5 g、1 g。临用前用注射用水配置成 2.5% 溶液静脉注射，一次 4~8 mg/kg。极量：一次 1 g。小儿一次 5~10 mg/kg，肌内注射。

氯胺酮　注射剂：100 mg/2 mL、100 mg/10 mL。静脉诱导麻醉一次 1~2 mg/kg，全麻维持一次 0.5~1 mg/kg。极量：静脉注射每分钟 4 mg/kg，肌内注射一次 13 mg/kg。

丙泊酚　注射剂：200 mg/20 mL、100 mg/10 mL。诱导麻醉每 10 s 40 mg，维持麻醉一次 25~50 mg。

小结

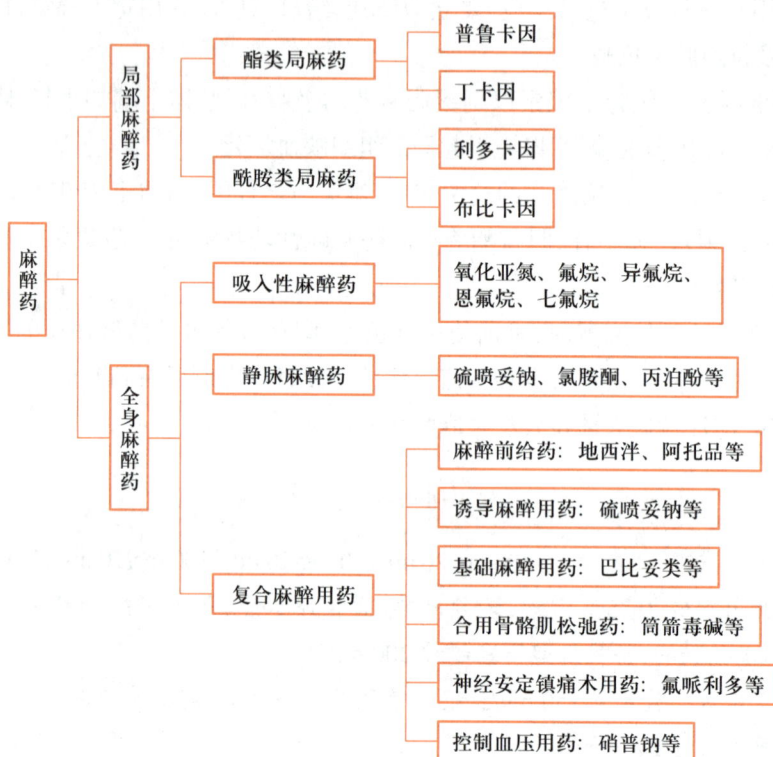

思考与练习

1. 简述普鲁卡因、丁卡因、利多卡因的特点及局麻药的不良反应。
2. 复合麻醉常用药物有哪些？麻醉后护理监护应注意什么？

（李天民）

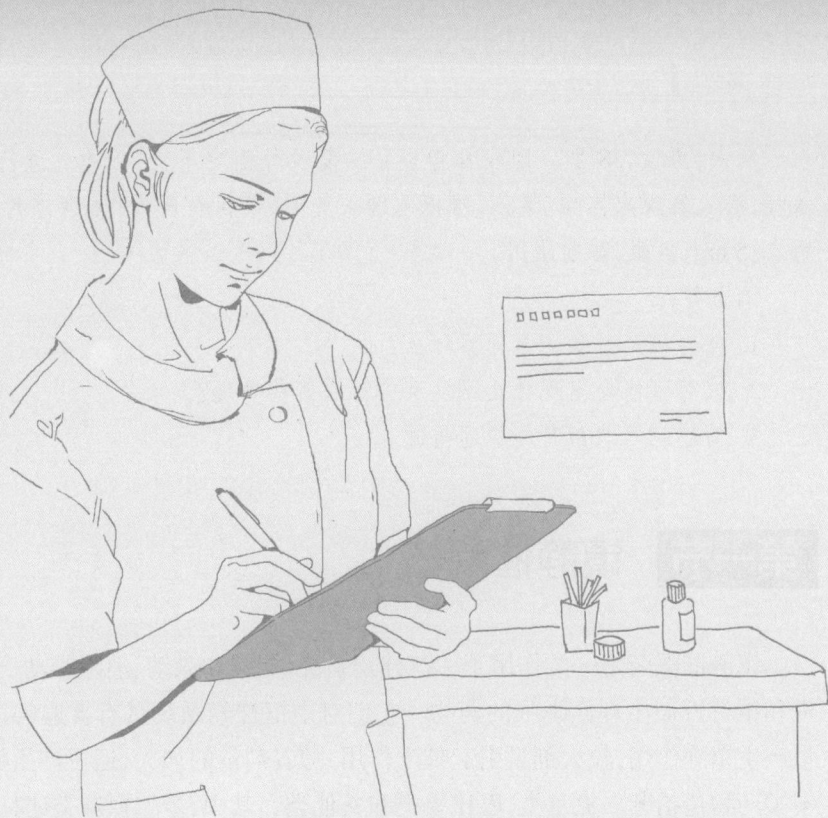

第十一章 镇静催眠药和抗惊厥药

学习目标

1. 知识目标：掌握地西泮的作用、临床应用及不良反应；熟悉巴比妥类的作用、临床应用、不良反应及急性中毒的解救；熟悉硫酸镁的作用、临床应用及不良反应；了解其他镇静催眠药的作用、临床应用及不良反应。

2. 能力目标：学会观察病人服用镇静催眠药和抗惊厥药的疗效与不良反应，利用所学知识开展用药咨询服务，并能正确指导病人合理用药。

3. 素质目标：树立安全使用镇静催眠药和抗惊厥药的意识。

病人,男性,38岁。因股骨骨折手法复位外固定不良,于次日进行内固定手术收入院,病人表现出忧虑、紧张、难以入睡。此时,请执行医嘱:地西泮片2.5 mg×2片,用法:5 mg,口服,睡前服用。

请思考:

1. 使用该药时要注意观察什么?
2. 该药可能会出现什么不良反应? 有哪些表现?
3. 简述应用该药时的护理措施。

第一节 镇静催眠药

镇静催眠药是一类作用于中枢神经系统,能缓和激动、消除躁动、引起镇静,并促进和维持近似生理性睡眠的药物。它们对中枢神经系统具有普遍的抑制作用,小剂量产生镇静作用,较大剂量引起催眠作用,随着剂量的加大,还可产生抗惊厥等作用。本类药物包括苯二氮䓬类、巴比妥类和其他类。其中,苯二氮䓬类还具有明显的抗焦虑作用,巴比妥类还有麻醉作用。

一、苯二氮䓬类

苯二氮䓬(benzodiazepines,BZ)类药物多属1,4-苯并二氮䓬的衍生物。根据半衰期长短可分为三类:① 长效类:地西泮(diazepam,安定)、氟西泮(flurazepam,氟安定)、夸西泮(quazepam,氟硫安定)、氯氮䓬(chlordiazepoxide,利眠宁);② 中效类:阿普唑仑(alprazolam,佳静安定)、硝西泮(nitrazepam,硝基安定)、艾司唑仑(estazolam,舒乐安定)、劳拉西泮(lorazepam,氯羟安定)、氯硝西泮(clonazepam,氯硝安定);③ 短效类:三唑仑(triazolam,甲基三唑氯安定)、奥沙西泮(oxazepam,去甲羟基安定)等。

地西泮为苯二氮䓬类的代表药,广泛地用于临床。不同的衍生物之间,抗焦虑、镇静催眠、抗惊厥作用各有侧重(表11-1)。

地西泮

表 11-1　常用苯二氮䓬类药物的作用比较

药物	达峰时间 /h	$t_{1/2}$/h	作用特点
长效类			
地西泮	1~2	20~80	抗焦虑、镇静催眠、抗惊厥、抗癫痫
氟西泮	1~2	40~100	催眠作用强而持久
夸西泮	2	30~100	同地西泮
氯氮䓬	2~4	15~40	同地西泮,但较弱

药物	达峰时间 /h	$t_{1/2}$/h	作用特点
中效类			
阿普唑仑	1~2	12~15	同地西泮,抗焦虑作用比地西泮强 10 倍
硝西泮	2	21~25	催眠、抗癫痫作用强
艾司唑仑	2	10~24	同硝西泮,镇静催眠作用比硝西泮强 2~4 倍
劳拉西泮	2	10~20	作用为地西泮的 5~10 倍,抗焦虑作用较强
氯硝西泮	1	24~48	抗惊厥、抗癫痫作用较强
短效类			
三唑仑	1	2~3	催眠作用强而短
奥沙西泮	2~4	10~20	同地西泮,但较弱,抗焦虑及抗惊厥作用较强

【作用及临床应用】

1. **抗焦虑**　苯二氮䓬类在小于镇静剂量时即可显著改善病人的紧张、忧虑、恐惧、烦躁不安及失眠等焦虑症状,从而缓解由焦虑所引起的心悸、出汗、震颤等生理功能的改变。苯二氮䓬类是临床上治疗各种原因引起的焦虑症的首选药。对持续性焦虑症宜选用长效类药物,对间断性焦虑症则宜选用中、短效类药物。

知识链接

焦 虑 症

焦虑症又称焦虑性神经症,是以持续、广泛性焦虑和 / 或反复惊恐发作并伴有头昏、头晕、胸闷、心悸、呼吸困难、口干、尿频、出汗、震颤等自主神经症状和运动性不安为主要临床表现的神经症性障碍。其紧张或惊恐的程度与现实情况不符。女性发病率高于男性,好发于 20~40 岁。

焦虑症应采取综合治疗措施,包括:① 改变生活方式。② 疾病卫生教育。③ 认知疗法。④ 行为治疗和放松训练。⑤ 药物治疗。

2. **镇静催眠**　随着剂量增大,出现镇静及催眠作用。能明显缩短入睡诱导时间、减少夜间觉醒次数、延长睡眠持续时间。主要延长非快动眼睡眠时相(NREM),对快动眼睡眠时相(REM)影响较小,能产生近似生理性睡眠,醒后无明显后遗效应,加大剂量不引起全身麻醉,可引起短暂性记忆缺失,安全范围大。临床主要用于各种失眠,尤其是对焦虑性失眠疗效更好;也可用于麻醉前给药、心脏电击复律前或内镜检查前给药。

3. **抗惊厥及抗癫痫**　苯二氮䓬类药物抗惊厥作用较强,在较小剂量即可明显对抗戊四氮等药物引起的惊厥,其中地西泮和三唑仑的作用最强。临床上可用于辅助治疗破伤风、子痫、小儿高热及药物中毒等引起的惊厥。

地西泮可抑制癫痫病灶异常放电的扩散,具有抗癫痫作用。静脉注射地西泮是

治疗癫痫持续状态的首选药,对其他类型的癫痫发作则以硝西泮和氯硝西泮的疗效较好(见第十二章抗癫痫药)。

4. 中枢性肌肉松弛 地西泮有较强的中枢性肌肉松弛作用,但不影响正常活动。单用本类药物达不到外科手术所要求的肌肉松弛状态,即使增大剂量,也不会起到麻醉作用。临床上主要用于治疗脑血管意外、脊髓损伤等中枢神经病变所引起的肌肉僵直,也可缓解腰肌劳损等局部病变引起的肌肉痉挛。

5. 其他 较大剂量可引起暂时性记忆缺失。临床用于麻醉前给药、心脏电击复律或内镜检查前给药,可缓解病人对手术的恐惧情绪、减少麻醉药用量,并使病人对手术中的不良刺激在术后不复记忆。

【不良反应】 苯二氮䓬类药物毒性小,安全范围大,一般不良反应与药物对中枢神经系统的抑制有关。

1. 中枢神经系统 治疗量连续应用可出现嗜睡、头晕、乏力和记忆力下降,大剂量可致共济失调、口齿不清和精神错乱等。

2. 耐受性和依赖性 长期服用可产生耐受性和依赖性,尤其是与乙醇合用时容易发生,突然停药可出现反跳和戒断症状(失眠、焦虑、激动、震颤等),故不宜长期应用。与巴比妥类相比,本类药物的戒断症状发生较迟、较轻。

3. 急性中毒 静脉注射速度过快或剂量过大可引起呼吸和循环功能的抑制,甚至可致呼吸及心跳停止,同时应用其他中枢抑制药时可显著增强其毒性,故静脉注射速度宜慢。

4. 其他 偶见过敏反应,表现为皮疹、白细胞减少等;长期用药有致畸性,妊娠早期禁用;可通过胎盘屏障和随乳汁分泌,临产前应用大量地西泮,可使新生儿肌张力降低、体温下降及呼吸轻度抑制,产前和哺乳期慎用。

二、巴比妥类

本类药物为巴比妥酸的衍生物。主要药物有苯巴比妥(phenobarbital)、异戊巴比妥(amobarbital)、司可巴比妥(secobarbital)和硫喷妥钠(thiopental sodium)等。常用巴比妥类药物分类及其作用特点见表 11-2。

表 11-2 巴比妥类药物分类及其特点比较

分类	药物	显效时间 /h	作用持续时间 /h	消除方式	主要临床应用
长效类	巴比妥	0.5~1	8~12	主要自肾排泄,部分经肝代谢	镇静催眠
	苯巴比妥	0.5~1	6~8	部分自肾排泄,部分经肝代谢	抗惊厥
中效类	戊巴比妥	0.25~0.5	3~6	主要经肝代谢	抗惊厥
	异戊巴比妥	0.25~0.5	3~6	主要经肝代谢	镇静催眠

分类	药物	显效时间/h	作用持续时间/h	消除方式	主要临床应用
短效类	司可巴比妥	0.25	2~3	主要经肝代谢	镇静催眠、抗惊厥
超短效类	硫喷妥钠	静脉注射立即显效	0.25	经肝代谢	静脉麻醉

【作用】 巴比妥类对中枢神经系统具有普遍性抑制作用,随着给药剂量的增加,可依次表现为镇静、催眠、抗惊厥和麻醉作用。过量则麻痹延髓呼吸中枢和血管运动中枢,甚至死亡。其中,苯巴比妥还具有抗癫痫作用。

【临床应用】

1. 镇静催眠　小剂量巴比妥类药物具有镇静作用,能缓解病人的紧张状态;中等剂量可缩短入睡时间,减少觉醒次数,延长睡眠时间而产生催眠作用。因明显缩短快动眼睡眠时相,久用停药产生反跳性多梦,以致继续用药而产生耐受性、依赖性。由于巴比妥类药物容易产生耐受性和依赖性,不良反应多见,因此目前已不做镇静催眠药常规使用。

2. 抗惊厥　大于催眠剂量的巴比妥类可具有抗惊厥作用。临床用于治疗小儿高热、破伤风、子痫、脑膜炎、脑炎及中枢兴奋药引起的惊厥。

3. 抗癫痫　苯巴比妥有抗癫痫作用,常用于治疗癫痫大发作和癫痫持续状态。

4. 麻醉及麻醉前给药　硫喷妥静脉注射时能产生短暂的麻醉作用。长效及中效巴比妥类亦可作麻醉前给药,以消除病人手术前的恐惧情绪,但疗效不及地西泮。

【不良反应】

1. 后遗效应　服用催眠剂量的巴比妥类后,次晨可出现头晕、困倦、嗜睡、精神不振及定向障碍等临床症状,称为宿醉现象,这是药物的后遗效应。

2. 耐受性　短期内反复应用巴比妥类可表现为药效逐渐降低,即产生耐受性。

3. 依赖性　长期连续服用巴比妥类可使病人产生依赖性和成瘾性。一旦突然停药,可于停药 12~16 h 后出现戒断症状,如兴奋、失眠、焦虑、震颤、肌肉痉挛和惊厥发作等。

4. 呼吸抑制　催眠剂量的巴比妥类即可对呼吸功能不全者产生显著影响,大剂量则可明显抑制呼吸中枢,呼吸深度抑制是巴比妥类药物中毒致死的主要原因。

5. 急性中毒　口服 5~10 倍催眠剂量的巴比妥类可导致中度急性中毒,15~20 倍则可引起严重急性中毒。主要表现为深度昏迷、呼吸高度抑制、血压下降、体温降低、休克以及肾衰竭等。解救措施:① 清除体内毒物,如洗胃、灌肠、输液、碱化尿液、利尿、血液透析等。② 维持呼吸和循环功能,保持呼吸道通畅、人工呼吸、吸氧,必要时实施气管切开,使用兴奋呼吸药。

分娩期和哺乳期妇女、甲状腺功能低下、低血压、发热、贫血、出血性休克及老年病人等慎用。支气管哮喘、严重肝功能不全、严重呼吸功能不全等病人禁用。

三、其他镇静催眠药

水 合 氯 醛

水合氯醛（chloral hydrate）口服吸收快，催眠作用显效快，不缩短 REM，醒后无后遗效应；增大剂量可呈现抗惊厥作用。可用于治疗顽固性失眠或对其他催眠药疗效不佳者。大剂量可用于子痫、破伤风以及小儿高热等惊厥的治疗。

本药有局部刺激性，易引起恶心、呕吐及上腹不适等，一般以 10% 溶液稀释后口服，也可直肠用药。久用产生耐受性和依赖性；口服 4~5 g 可引起急性中毒。现临床多以直肠给药，可减少刺激性。

甲 丙 氨 酯

甲丙氨酯（meprobamate，眠尔通）主要用于失眠及神经症的治疗，尤其适用于老年病人。有依赖性，偶见过敏反应，癫痫病人禁用。

佐 匹 克 隆

佐匹克隆（zopiclone，忆梦返），是新一代非苯二氮䓬类催眠药，起效快，维持时间长，能减少梦境，提高睡眠质量且无明显的耐受性和依赖性。

唑 吡 坦

唑吡坦（zolpidem，思诺思）是新一代催眠药物。催眠作用特点与佐匹克隆相似，但镇静催眠作用更强，不易产生依赖性，对认知、记忆的影响较苯二氮䓬类小。

第二节 抗惊厥药

惊厥是中枢神经系统过度兴奋的一种症状，表现为全身骨骼肌强烈而不随意的收缩，多见于小儿高热、子痫、破伤风、癫痫大发作及某些药物中毒等。临床常用苯巴比妥、地西泮或水合氯醛治疗，亦可注射硫酸镁。

硫 酸 镁

硫酸镁（magnesium sulfate）口服给药很少吸收，具有泻下和利胆作用；注射则可引起骨骼肌松弛、血管扩张和血压下降，同时产生中枢抑制作用。临床上主要用于缓解子痫、破伤风等惊厥；亦可用于高血压危象。

硫酸镁过量可导致血镁过高，可引起呼吸抑制、血压剧降，甚至死亡。腱反射消失是呼吸抑制的先兆，故用药期间应经常检查腱反射。药物过量中毒时应立即实施

人工呼吸,并缓慢静脉注射氯化钙或葡萄糖酸钙进行抢救,以拮抗 Mg^{2+} 的作用。

第三节　用药护理

1. 了解病人焦虑、失眠的原因、程度、性质、表现;是否用过镇静催眠药、应用的种类、剂量、时间、疗效等;有无药物依赖性或滥用现象。了解病人心、肺、肝、肾功能;有无禁忌证,如青光眼、重症肌无力、消化性溃疡、孕妇和哺乳期妇女等。

2. 用药剂量应个体化。一般采用小剂量短期给药和间断用药,有心肺疾病的病人剂量宜小,并观察呼吸、血压、心跳等循环系统表现。用药超过 2~3 周,停药时应逐渐减量。

3. 告诉病人长期应用本类药物易产生依赖性。应严格掌握适应证,避免长期使用或滥用。建议病人改变不利于睡眠的生活方式,增加体力活动,调整心理状态,有规律地作息,尽量用非药物方法缓解焦虑和失眠问题。

4. 静脉注射地西泮时应缓慢,每分钟不宜超过 5 mg,肌内注射宜深部肌内注射,并注意勿误入血管。口服给药应视病人将药物服下后离开,以防病人将药物囤积而发生意外。

5. 地西泮过量出现运动失调、头晕等症状,护理人员应搀扶病人,避免摔倒。告诉病人用药期间不宜从事高空作业,不驾驶汽车和操纵机器等作业,以免发生事故。苯二氮䓬类药物中毒可用氟马西尼鉴别和抢救。

6. 地西泮不宜加入大输液中,也不宜与其他注射液混合注射,以免因溶媒的改变而引起澄明度变化或析出结晶和沉淀。严重心、肝、肾功能不全的病人禁用水合氯醛。硫酸镁需深部肌内注射。

常用制剂和用法

地西泮　片剂:2.5 mg、5 mg。抗焦虑、镇静:一次 2.5~5 mg,一日 3 次;催眠:一次 5~10 mg。注射剂:10 mg/2 mL。癫痫持续状态:一次 5~10 mg,缓慢静脉注射,再发作时可反复应用。

氯氮䓬　片剂:5 mg。抗焦虑、镇静:一次 5~10 mg,一日 3 次;催眠:一次 10~20 mg,睡前口服。

硝西泮　片剂:5 mg。催眠:一次 5~10 mg,睡前服;抗惊厥:一日 5~20 mg,抗癫痫:一次 5~30 mg。

苯巴比妥　片剂:15 mg、30 mg。镇静及抗癫痫:一次 15~30 mg,一日 2~3 次;催眠,一次 60~100 mg,睡前服。极量一次 250 mg,一日 500 mg。

苯巴比妥钠粉针剂:100 mg。抗惊厥:一次 0.1~0.2 g,肌内注射;癫痫持续状态:一次 0.1~0.2 g,缓慢静脉注射。

异戊巴比妥　片剂 0.1 g。催眠:一次 0.1~0.2 g,睡前服。极量,一次 0.2 g,一日

0.6 g。

异戊巴比妥钠　粉针剂 0.1 g、0.25 g。抗惊厥：一次 0.1~0.25 g，肌内注射或缓慢静脉注射。

司可巴比妥　胶囊剂：0.1 g。催眠：一次 0.1 g，睡前服；麻醉前给药：一次 0.2~0.3 g，极量一次 0.3 g。

小结

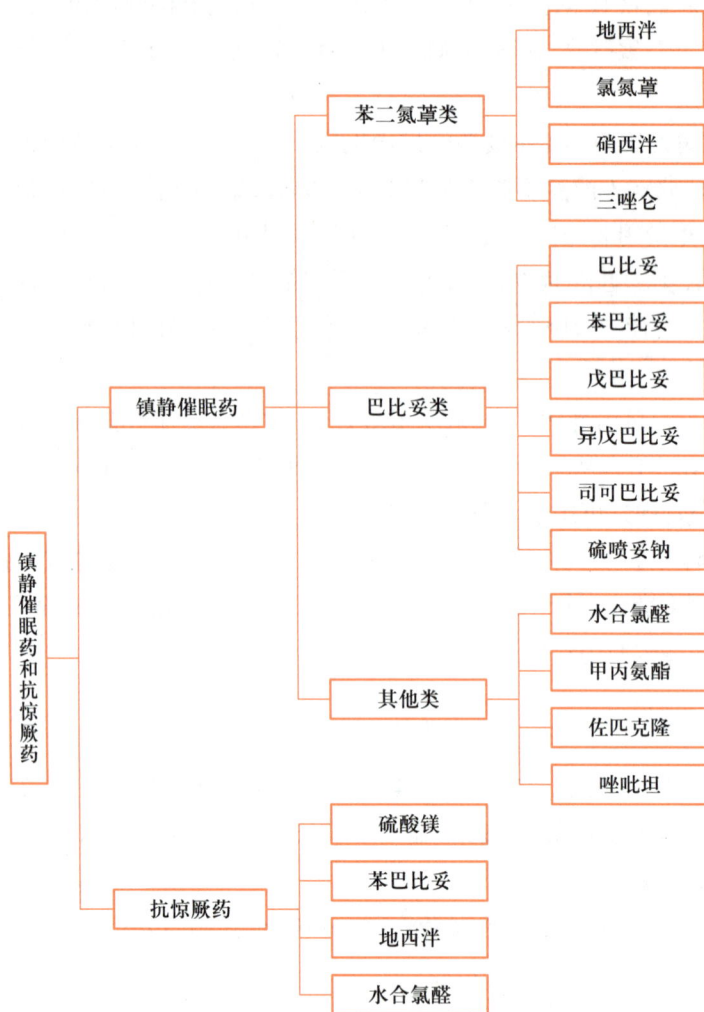

练一练

思考与练习

1. 巴比妥类药物过量中毒时，抢救措施除洗胃外，主要是维持呼吸和循环功能，还可用碳酸氢钠碱化尿液。请分析用碳酸氢钠碱化尿液的目的是什么？

2. 苯二氮䓬类、巴比妥类中毒解救及护理措施有何异同？

（刘新平）

护理药理学

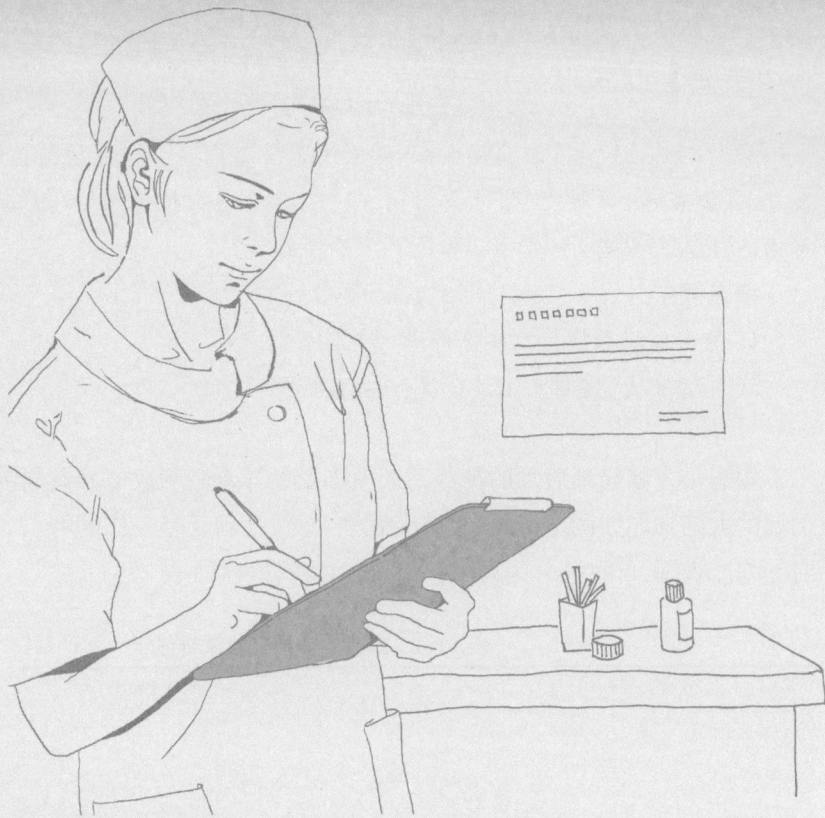

第十二章　抗癫痫药

学习目标

1. 知识目标：掌握苯妥英钠的作用、临床应用及不良反应；熟悉卡马西平、丙戊酸钠、乙琥胺、苯巴比妥的作用、临床应用及不良反应；了解抗癫痫药应用的一般原则。

2. 能力目标：学会观察病人服用抗癫痫药的不良反应并正确地开展用药护理；能利用所学知识开展用药咨询服务，并能正确指导病人合理用药。

3. 素质目标：树立安全合理使用抗癫痫药的意识。

病人,女性,37 岁,癫痫病人,连续服用苯妥英钠一个多月后擅自停药,突然意识丧失,跌倒在地,双眼上翻,牙关紧闭,口吐白沫,全身抽搐,持续 10 min 仍不能恢复意识,并出现呼吸微弱、发绀。诊断为癫痫持续状态。

请思考:

1. 病人出现癫痫持续状态的原因是什么?
2. 作为护士,你对于上述情况应如何处理?

癫痫是大脑局部病灶的神经元产生阵发性异常高频放电并向周围脑组织扩散所引起的大脑功能失调综合征,具有突发性、短暂性和反复发作的特点。根据癫痫发作时的临床表现,可将其分为局限性发作和全身性发作(表 12-1)。

表 12-1　癫痫的分型及临床特征

发作类型	临床特征
局限性发作	
1. 单纯性局限性发作	局部肢体运动或感觉异常,可持续 20~60 s
2. 复合性局限性发作(精神运动性发作)	发作时伴有不同程度的意识障碍,出现无意识的运动,如唇抽动、摇头等,每次发作持续 30 s~2 min
全身性发作	
1. 失神性发作(小发作)	多见于儿童,短暂的意识突然丧失和动作中断,每次发作持续 5~30 s
2. 肌阵挛性发作	可发生于婴儿、儿童和青春期,部分肌群发生短暂的(约 1 s)休克样抽动,意识丧失
3. 强直-阵挛性发作(大发作)	意识突然丧失,全身强直-阵挛性抽搐,数分钟后中枢神经系统功能进入全面抑制
4. 癫痫持续状态	指大发作持续状态,反复抽搐,持续昏迷,不及时抢救可危及生命

癫痫是一种反复发作的神经系统疾病,病因复杂,发病机制尚未完全阐明,现有的治疗手段仍以药物对症治疗为主,抗癫痫药能抑制病灶神经元异常放电的产生或扩散,从而减少或防止癫痫发作。

第一节　常用抗癫痫药

苯妥英钠

苯妥英钠(phenytoin sodium)又名大仑丁(dilantin),呈强碱性(pH 值为 10.4),刺

激性大,故不宜肌内注射或皮下注射,静脉给药易透过血 – 脑屏障。口服吸收不规则,连续服用 6~10 日才能达到有效血药浓度(10~20 μg/mL)。主要经肝药酶代谢,经肾排泄。用药个体差异较大,且易受诸多因素影响,故应根据病人用药后疗效、毒性反应及血药浓度及时调整剂量。

【作用及临床应用】 苯妥英钠能阻止癫痫病灶异常放电向周围正常脑组织的扩散,而不能抑制异常放电的产生。苯妥英钠的作用机制是稳定神经细胞膜,降低细胞膜对 Na^+ 和 Ca^{2+} 的通透性,抑制 Na^+ 和 Ca^{2+} 的内流,导致细胞膜的兴奋性降低。

1. 抗癫痫 苯妥英钠是治疗癫痫大发作和局限性发作的首选药,静脉注射用于癫痫持续状态,对精神运动性发作亦有效,但对小发作无效。

2. 治疗中枢疼痛综合征 苯妥英钠可用于三叉神经痛、舌咽神经痛等的治疗,可减轻疼痛,减少发作次数。

3. 抗心律失常 对强心苷中毒所致快速型心律失常疗效好。

【不良反应】

1. 局部刺激 口服给药刺激胃肠道,引起恶心、呕吐、上腹疼痛等,静脉注射可致静脉炎。

2. 牙龈增生 长期用药可致牙龈增生,多见于儿童和青少年,此反应与部分药物自唾液排出,刺激胶原组织增生有关。

3. 神经系统反应 用药量过大或用药时间过长,可致眩晕、头痛、共济失调、眼球震颤等,严重者可引起中毒性脑病,出现语言障碍、精神错乱或昏迷等。

4. 血液系统反应 长期用药因抑制二氢叶酸还原酶,可致巨幼红细胞性贫血,宜补充甲酰四氢叶酸。

5. 过敏反应 可见药热、皮疹、粒细胞缺乏、血小板减少、再生障碍性贫血等,偶见肝损害。

6. 其他 本药为肝药酶诱导剂,可加速维生素 D 的代谢,长期应用可致低钙血症,儿童易发生佝偻病样改变,少数成年病人可出现骨软化症及骨关节病。长期用药后突然停药可使癫痫加重,甚至诱发癫痫持续状态。

【药物相互作用】

1. 苯妥英钠可加速皮质类固醇、避孕药等多种药物的代谢,降低其疗效。联合应用时,应注意调整后者的剂量。

2. 保泰松、磺胺类、水杨酸类和苯二氮䓬类等可与苯妥英钠竞争血浆蛋白结合部位,使苯妥英钠游离型血药浓度升高;氯霉素、异烟肼等可抑制肝药酶活性,而使苯妥英钠血药浓度升高;卡马西平和苯巴比妥等可通过肝药酶诱导作用加速苯妥英钠的代谢而降低其血药浓度。

卡 马 西 平

卡马西平(carbamazepine)口服吸收缓慢且不规则,食物可促进其吸收。本品经肝脏代谢,并能诱导自身代谢,主要代谢产物为环氧化卡马西平,仍具有抗癫痫作用,

效果与母药相似。

【作用及临床应用】 卡马西平的作用机制类似苯妥英钠,能阻滞 Na^+ 通道,降低细胞兴奋性,也可抑制癫痫病灶及其周围神经元放电。

1. **抗癫痫** 卡马西平为广谱抗癫痫药,常用于治疗单纯性局限性发作和大发作,同时还有抗复合性局限性发作和小发作的作用。

2. **治疗中枢疼痛综合征** 卡马西平可用于治疗三叉神经痛、舌咽神经痛、糖尿病性周围性神经痛及疱疹后神经痛。对三叉神经痛、舌咽神经痛的疗效优于苯妥英钠。

3. **其他** 卡马西平也可用于神经源性尿崩症、躁狂抑郁症、某些心律失常和酒精戒断综合征的治疗。

【不良反应】 常见的不良反应有眩晕、视物模糊、恶心、呕吐等,少数病人可出现共济失调、手指震颤、皮疹等,偶见粒细胞缺乏、血小板减少、再生障碍性贫血等。

心、肝、肾功能不全,房室传导阻滞,血象严重异常,有骨髓抑制史者以及妊娠和哺乳期妇女禁用。

【药物相互作用】

1. 卡马西平为肝药酶诱导剂,与香豆素类、雌激素、环孢素、洋地黄类、左甲状腺素、奎尼丁合用,可使上述药物代谢加快,血药浓度降低,药效减弱。

2. 与苯巴比妥、苯妥英钠、扑米酮合用,卡马西平的血药浓度降低。

3. 红霉素、西咪替丁、异烟肼、右丙氧芬可抑制卡马西平的代谢,使其血药浓度升高。

丙 戊 酸 钠

丙戊酸钠(sodium valproate)口服吸收迅速而完全,为广谱抗癫痫药,对各种类型的癫痫均有一定的疗效,对大发作的疗效不及苯妥英钠和苯巴比妥,对精神运动性发作疗效与卡马西平相似,对小发作的疗效优于乙琥胺,但因其有肝毒性,一般不作首选药应用。丙戊酸钠是大发作合并小发作时的常用药物,对其他药物不能控制的顽固性癫痫也有效。

丙戊酸钠常见的不良反应有恶心、呕吐和食欲减退等胃肠道反应,亦可见嗜睡、共济失调、乏力、震颤等中枢神经系统反应,严重的毒性反应为肝损害。

拉 莫 三 嗪

拉莫三嗪(lamotrigine)口服易吸收,对各种类型的癫痫均有效,尤其对失神性癫痫发作疗效最好,临床上常与其他抗癫痫药合用治疗一些难治性癫痫。常见的不良反应有头晕、复视、共济失调等中枢神经系统反应和恶心、呕吐等胃肠道反应,亦可见白细胞减少、血小板减少等血液系统反应。

托 吡 酯

托吡酯(topiramate)口服易吸收,主要用于局限性发作和大发作,可作为辅助药物治疗难治性癫痫。常见不良反应为中枢神经系统症状,如头晕、嗜睡、复视、共济失调等;胃肠道反应如食欲缺乏、体重下降等。

苯二氮䓬类

本类药可抑制癫痫病灶放电向周围扩散,但不能消除这种异常放电。常用的药物有地西泮、氯硝西泮、劳拉西泮等。

地西泮(diazepam,安定)目前主要用于治疗癫痫持续状态。静脉注射速度过快可抑制呼吸,宜缓慢注射。

氯硝西泮(clonazepam,氯硝安定)对小发作疗效优于地西泮,对肌阵挛性发作也有效,静脉注射也可用于癫痫持续状态。

第二节 临床用药原则

视频:癫痫的临床用药原则

癫痫是一种慢性疾病,其发病机制尚未完全阐明,目前所有的抗癫痫药物只能预防或减少癫痫发作,因此病人需长期用药,甚至终身用药。抗癫痫药的应用原则包括以下几点。

1. 根据癫痫发作类型合理选择药物(表12-2)。

表12-2 抗癫痫药物的选择

癫痫发作类型	治疗药物		
局限性发作			
1. 单纯性局限性发作	卡马西平	苯妥英钠	丙戊酸钠
2. 复合性局限性发作(精神运动性发作)	卡马西平	苯妥英钠	丙戊酸钠
全身性发作			
1. 失神发作(小发作)	氯硝西泮	丙戊酸钠	拉莫三嗪
2. 肌阵挛性发作	氯硝西泮	丙戊酸钠	
3. 强直-阵挛性发作(大发作)	卡马西平	苯妥英钠	丙戊酸钠
4. 癫痫持续状态	地西泮	劳拉西泮	苯妥英钠

2. 单纯型癫痫一般尽量采用一种药物治疗,从小剂量开始,逐渐增加剂量,达到理想效果后给予维持量。对于一种药物难以奏效的癫痫或混合型癫痫病人,需合并用药,联合用药一般不宜超过3种,且要注意药物间的相互作用和不良反应。

3. 治疗过程中不可随意更换药物,若需换药应采取逐渐过渡方式,即在原用药物的基础上,逐渐加用新药,待新药发挥疗效后,再逐渐减量至停用原药。

4. 治疗过程中不可突然停药,癫痫症状完全控制后应至少维持药物治疗2~3年后再逐渐减量至停药。有些病人需终身用药。

5. 用药期间应密切注意药物的不良反应。要定期进行血、尿、肝功能等检查,必

要时进行血药浓度监测。

1. 告知病人要保持良好的生活规律,避免过度劳累、睡眠不足、精神压抑、情绪激动等。避免过饥过饱,清淡饮食为主,少食辛辣刺激性食物,禁烟酒,少饮咖啡、浓茶等兴奋性饮料,多食新鲜水果、蔬菜及高蛋白食物,并注意补充叶酸、维生素 B_{12}、维生素 D、钙等物质。提高病人及其家人对疾病的认知水平,树立治疗信心。对可能诱发或刺激癫痫发作的因素,如发热、缺氧、惊吓等应及时发现并注意防范。服药期间不宜从事高空作业、驾驶汽车或机械操作等。详细了解病人病情及治疗情况,嘱病人坚持按时服药,切忌随意停药、漏服或更换其他药物,使其了解突然停药可能加重病情的危害性。注意用药剂量个体化,用药期间监测血药浓度。定期检查血象、肝功能。

2. 苯妥英钠碱性强,刺激性大。口服时,嘱病人饭后服用或以大量水送服可减轻胃肠道刺激;静脉注射时,应选择较粗大的静脉,稀释后缓慢注射,注意药液不能外漏,避免静脉滴注或肌内注射。告诉病人服用苯妥英钠后尿液变成粉红、红或红棕色是正常现象,不必惊慌。提醒病人注意口腔卫生,经常按摩牙龈,以防牙龈增生。

3. 丙戊酸钠饭后服用可减轻胃肠道反应,服药期间应定期检查肝功和血小板,可加用保肝药,病人有共济失调时需搀扶。

4. 卡马西平、苯巴比妥为肝药酶诱导剂,与其他药物合用时,应注意提醒医生控制和调整剂量,最好做血药浓度监测。

常用制剂和用法

苯妥英钠　片剂:50 mg、100 mg。癫痫:成人常用量,一次 50~100 mg,一日 2~3 次。极量:一次 300 mg,一日 500 mg。宜从小剂量开始,酌情增量。体重在 30 kg 以下的小儿按一日 5 mg/kg 给药,分 2~3 次服,一日不宜超过 250 mg。三叉神经痛:一次 100~200 mg,一日 2~3 次。注射剂:100 mg、250 mg。癫痫持续状态:可用 150~250 mg,加 5% 葡萄糖注射液 20~40 mL,6~10 min 缓慢静脉注射,每分钟不超过 50 mg,必要时经 30 min 再注射 100~150 mg。

卡马西平　片剂:0.1 g、0.2 g。胶囊剂:0.2 g。癫痫、三叉神经痛:一日 300~1 200 mg,分 2~4 次服。开始一次 100 mg,一日 2 次,以后一日 3 次。个别三叉神经痛病人剂量可达每日 1 000~1 200 mg。疗程最短 1 周,最长 2~3 个月。尿崩症:一日 600~1 200 mg。躁狂症:一日 300~600 mg,分 2~3 次服,最大剂量一日 1 200 mg。心律失常:一日 300~600 mg,分 2~3 次服。酒精戒断综合征:一次 200 mg,一日 3~4 次。

丙戊酸钠　片剂:0.1 g、0.2 g。胶囊剂:0.2 g、0.25 g。肠溶片:0.25 g、0.5 g。缓释

片:0.5 g。成人一次 0.2~0.4 g,一日 2~3 次。小儿一日 20~30 mg/kg,分 2~3 次服。

氯硝西泮　片剂:0.25 mg、2 mg。成年人一日 4.0~8.0 mg,最大耐受量一日 12 mg。小儿一日 0.01~0.03 mg/kg 开始,分 3 次服;以后一日加 0.5~1 mg,渐增到 0.1~0.2 mg/kg。注射剂:1.0 mg。成年人一次 1.0~4.0 mg,小儿一次 0.05~0.1 mg/kg。

拉莫三嗪　片剂:25 mg、100 mg、150 mg、200 mg。成人初始剂量 25 mg,一日一次,每 1~2 周增加 50~100 mg,直至达最佳疗效。通常有效维持量为一日 100~200 mg。儿童初始剂量 1 mg/kg,维持剂量 3~6 mg/kg。

托吡酯　片剂:25 mg、50 mg、100 mg。成人初始剂量为 25~50 mg,每晚一次,然后每周增加 1 次,每次增加 25 mg,直至症状控制为止。2 岁以上儿童初始剂量为一日 12.5~25 mg,然后逐渐增加至 5~9 mg/(kg·d),维持剂量为 100 mg,分 2 次服用。体重大于 43 kg 的儿童,有效剂量范围与成人相当。

小结

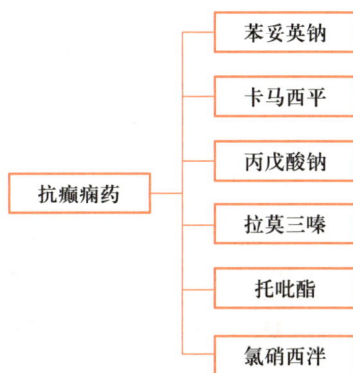

思考与练习

1. 常用抗癫痫药物有哪些?各适用于何种类型的癫痫?
2. 在癫痫的长期药物治疗过程中,应指导病人及其家属了解哪些注意事项?

(郝　洁)

练一练

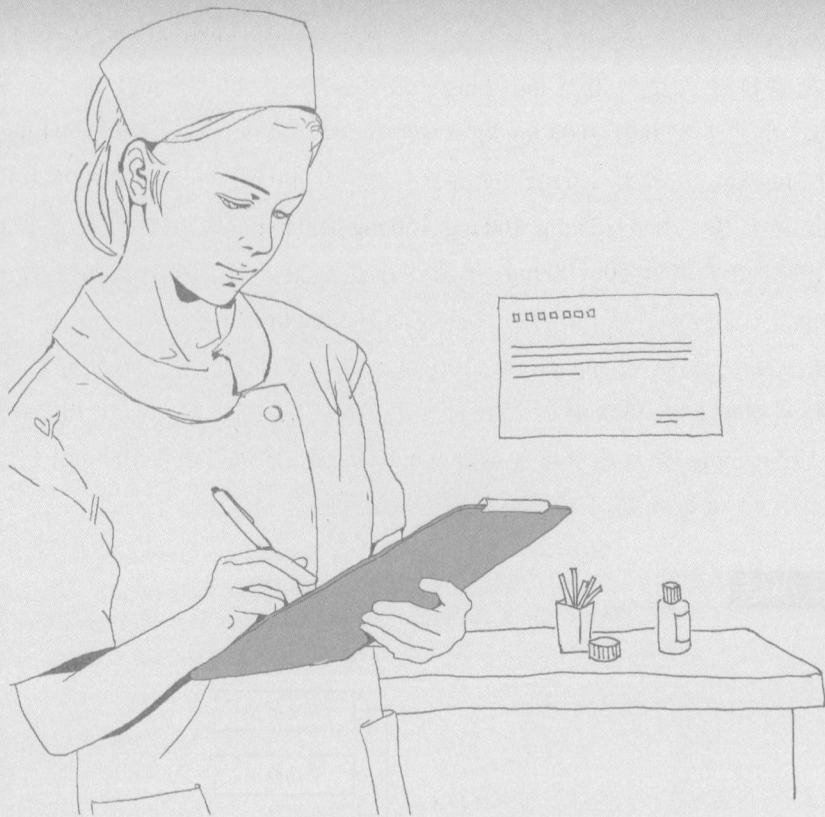

第十三章　抗帕金森病药和治疗阿尔茨海默病药

学习目标

1. 知识目标:掌握左旋多巴的作用、临床应用及不良反应;熟悉左旋多巴增效药的作用和临床应用;了解苯海索的作用和临床应用;治疗阿尔茨海默病药的作用特点。

2. 能力目标:学会观察病人服用抗帕金森病药和治疗阿尔茨海默病药的不良反应并正确进行用药护理;能利用所学知识开展用药咨询服务,并能正确指导病人合理用药。

3. 素质目标:树立安全合理使用抗帕金森病药和治疗阿尔茨海默病药的意识。

病人,男性,72 岁。两年前出现左手震颤,且逐渐加重,后来出现左下肢震颤、僵直,无明显诱因。经医院检查,诊断为"帕金森病"。口服左旋多巴和卡比多巴治疗。

请思考:

1. 左旋多巴和卡比多巴合用的药理学依据是什么?
2. 治疗过程中应如何进行用药护理?

第一节　抗帕金森病药

帕金森病(Parkinson disease,PD)又称震颤麻痹,是一种主要表现为进行性锥体外系功能障碍的中枢神经系统退行性疾病。临床主要症状为运动迟缓、肌肉强直及静止震颤。此外,尚有知觉、识别及记忆障碍等症状。现认为帕金森病主要病变在黑质－纹状体多巴胺能神经通路。因黑质－纹状体内多巴胺能神经元发生退变、数目减少,多巴胺含量明显降低,致胆碱能神经功能相对亢进。除原发性帕金森病外,脑动脉硬化、脑炎后遗症及长期服用抗精神病药等均可引起类似的症状,统称为帕金森综合征。抗帕金森病药主要包括拟多巴胺药和抗胆碱药两类。

一、常用抗帕金森病药

(一) 拟多巴胺药

左 旋 多 巴

左旋多巴(levodopa,L-dopa)口服后经小肠迅速吸收,胃排空延缓、胃液 pH 偏低或高蛋白饮食等均可影响其吸收。吸收后大部分左旋多巴在外周组织被多巴脱羧酶脱羧生成多巴胺,而外周的多巴胺不能透过血脑屏障,只能在外周组织中成为产生不良反应的根源。仅有 1% 的原形药物能进入中枢,在脑内转变为多巴胺而发挥治疗作用。若合用外周脱羧酶抑制剂如卡比多巴,可减少外周多巴胺生成,使左旋多巴更多地进入脑内,既可增强作用,也可减少不良反应。

【作用及临床应用】

1. 治疗帕金森病　左旋多巴通过血脑屏障进入脑内,在多巴脱羧酶的作用下转变成多巴胺,多巴胺可迅速被纹状体等组织摄取和贮存,以补充纹状体中多巴胺的不足,增强多巴胺能神经功能,抑制胆碱能神经功能,由此产生治疗帕金森病的作用。左旋多巴对多数帕金森病病人具有显著的疗效,其作用特点为:起效慢,用药 2~3 周后才出现症状的改善,1~6 个月获得最大的疗效;对轻症及年轻病人疗效较好,对重

症及年老体弱者疗效较差；在控制症状方面，对肌肉僵直及运动迟缓的疗效好，对肌肉震颤的疗效差。

左旋多巴用于各种类型的帕金森病病人，但对氯丙嗪等吩噻嗪类抗精神病药所致的帕金森病无效。

2. 治疗肝性脑病　左旋多巴后进入脑内可转变成去甲肾上腺素，使肝性脑病的病人从昏迷转为清醒状态，但不能改善肝功能。

【不良反应】

1. 胃肠道反应　治疗早期多数病人出现厌食、恶心、呕吐及上腹部不适等。继续治疗可逐渐减轻或消失。偶见消化性溃疡出血或穿孔。

2. 心血管系统反应　少数病人用药早期出现直立性低血压，还有些病人出现心动过速等心律失常。

3. 中枢神经系统反应　①不自主运动：病人在长期用药后出现手足、躯体和舌的异常运动，表现为张口、伸舌、头颈部扭动等不随意动作。②"开–关"现象（on–off phenomena）：多发生于服药3~5年后，"开"时病人活动正常或接近正常，"关"时则出现肌强直性运动不能，"开"与"关"可迅速交替出现，严重妨碍病人的正常生活。③精神障碍：病人可出现焦虑、幻觉、妄想、躁狂、失眠及抑郁等。

【药物相互作用】

维生素 B_6 是多巴脱羧酶的辅酶，可增强左旋多巴的外周副作用，降低疗效。吩噻嗪类和丁酰苯类抗精神病药能阻断中枢多巴胺受体，利血平能耗竭黑质–纹状体中的多巴胺，它们均可引起帕金森病，能对抗左旋多巴的作用。

卡 比 多 巴

卡比多巴（carbidopa）单独应用治疗帕金森病无效，且不能通过血脑屏障，与左旋多巴合用，可减少左旋多巴在外周组织中脱羧形成多巴胺，使较多的左旋多巴进入脑内黑质–纹状体通路而发挥治疗作用。因此，左旋多巴与卡比多巴合用，可减少左旋多巴的用量，提高疗效，减少不良反应。

司 来 吉 兰

司来吉兰（selegiline）能迅速通过血脑屏障，抑制脑内多巴胺的代谢，使纹状体内多巴胺增多。本品与左旋多巴合用，能增加疗效，降低左旋多巴用量，减少外周不良反应，对长期使用左旋多巴引起的"开–关"现象疗效显著。司来吉兰的代谢产物可引起焦虑、失眠、幻觉等精神症状。

恩 他 卡 朋

恩他卡朋（entacapone）是儿茶酚胺氧位甲基转移酶抑制药，可降低左旋多巴的降解，从而增加左旋多巴的生物利用度，提高左旋多巴的疗效。恩他卡朋可作为左旋多巴/苄丝肼或左旋多巴/卡比多巴的辅助用药，用于治疗以上药物不能控制的帕金森病及剂末现象。

恩他卡朋的不良反应有恶心、呕吐、腹痛、腹泻、便秘等胃肠道症状；失眠、幻觉等精神障碍；疲劳、多汗、荨麻疹、尿色异常等。

类似药物还有托卡朋（tolcapone）和硝替卡朋（nitecapone）等。

溴 隐 亭

溴隐亭（bromocriptine）可直接激动多巴胺受体，能通过血脑屏障，对左旋多巴不能耐受或疗效不佳者可使用。与左旋多巴合用能改善"开－关"现象，但两者合用毒性增加，应从小剂量开始，逐渐增至最佳剂量。

溴隐亭的不良反应有恶心、呕吐、便秘、食欲降低等消化系统反应；心悸、心律失常、直立性低血压等心血管系统反应；长期用药可出现无痛性手指血管痉挛；运动障碍方面的不良反应与左旋多巴类似；精神障碍如幻觉、思维混乱等比左旋多巴常见且严重。

金 刚 烷 胺

金刚烷胺（amantadine）为抗病毒药，后来发现对帕金森病有效，其可能促进黑质－纹状体内残存的多巴胺能神经末梢释放多巴胺。金刚烷胺的疗效不如左旋多巴，但优于抗胆碱药，与左旋多巴合用有协同作用。其抗帕金森病的特点为：起效快，持续时间短，应用数日即可获最大的疗效，但连续应用6~8周后疗效逐渐减弱。

金刚烷胺的不良反应有头痛、眩晕、失眠等，长期应用可致下肢皮肤出现网状青斑，偶致惊厥，癫痫病人禁用。

（二）抗胆碱药

苯 海 索

苯海索（benzhexol，安坦）口服易吸收，能阻断中枢神经系统的胆碱受体而减弱黑质－纹状体通路中的胆碱能神经功能，改善帕金森病震颤症状的效果好。临床上主要用于早期轻症病人，不能耐受左旋多巴或禁用左旋多巴的病人，抗精神病药所致的帕金森病。不良反应与阿托品相似。

类似药物还有苯扎托品（benzatropine，苄托品）、丙环定（procyclidine）等。

二、抗帕金森病药的用药护理

1. 告知病人和家属抗帕金森病药只能改善症状，不能治愈帕金森病，必须尽早治疗、长期治疗乃至终身治疗。抗帕金森病药均宜从小剂量开始，缓慢增加剂量，直至疗效显著而不良反应不明显，并根据病情变化，调整药物剂量和品种。合用药物及更换药物时,须逐渐过渡,不可随意停药。在药物治疗的同时,非药物治疗也不可忽视,如积极配合运动、语言疗法、理疗及精神疗法等,病人及其家属对治疗要有耐心,以及必要的支持和参与。告知病人用药后短期内可能出现恶心、呕吐、厌食、腹泻、头晕、直立性低血压和精神活动障碍等,可通过调整剂量、调整饮食和服用药物减轻。长期用药需定期进行肝肾功能、血液生化等检查。

2. 左旋多巴不宜与维生素 B_6、非选择性单胺氧化酶抑制剂、利血平类和抗精神病药等同时应用;食物尤其是高蛋白食物会减少左旋多巴的吸收,应在两餐之间或餐后 90 min 服药,并进食低蛋白食物,否则可使左旋多巴药效降低;应用左旋多巴期间应注意防止直立性低血压,如由蹲、坐或卧位起身时应缓慢,不要站立太久,不宜热水浸浴,热水淋浴时间不可过长,尤其疲劳和饥饿时更应注意。

3. 恩他卡朋可使尿液变成红棕色,应告知病人这种现象无害。恩他卡朋会加重左旋多巴所致的直立性低血压,当病人同时服用其他可以导致直立性低血压的药物时,应用本药应谨慎。

4. 司来吉兰应避免晚间用药,以免中枢兴奋引起失眠。

5. 告知病人不要在睡前服用金刚烷胺,以免失眠;密切观察病人,若下肢皮肤出现网状青斑时应抬高患肢并及时报告医生。

第二节　治疗阿尔茨海默病药

阿尔茨海默病(Alzheimer's disease,AD)是一种与年龄高度相关的、以进行性认知障碍和记忆力损害为主的中枢神经系统退行性疾病。表现为记忆力、判断力、抽象思维等一般智力的丧失,但视力、运动能力等则不受影响。AD 约占老年性痴呆症病人总数的 70%。迄今,阿尔茨海默病尚无十分有效的治疗方法,现有的药物治疗策略主要有增强中枢胆碱能神经功能和拮抗谷氨酸能神经功能。

一、常用治疗阿尔茨海默病药

(一)胆碱酯酶抑制药

他 克 林

他克林(tacrine)是第一代可逆性中枢胆碱酯酶抑制药,因不良反应较重限制其临床应用,最常见的不良反应是肝毒性。

多 奈 哌 齐

多奈哌齐(donepezil)口服易吸收,半衰期长(约 70 h),为第二代可逆性胆碱酯酶抑制药,能增加中枢乙酰胆碱含量。具有剂量小、毒性低和价格相对较低的优点,病人耐受性较好。临床用于轻、中度 AD 病人,可改善病人的认知功能,延缓病情发展。

不良反应有胸痛、牙痛等流感样反应;高血压、低血压、心房颤动等心血管系统反应;眩晕、震颤、谵妄、易怒等神经系统反应;腹痛、腹泻、胃肠道出血等消化系统反应;其他有尿失禁、呼吸困难、视物模糊等。

加 兰 他 敏

加兰他敏(galantamine)为第二代可逆性胆碱酯酶抑制药。疗效与他克林相当,但无肝毒性。临床可用于治疗轻度至中、重度 AD。主要不良反应为用药早期的恶心、呕吐及腹泻等胃肠道反应,连续用药可逐渐消失。

利凡斯的明

利凡斯的明(rivastigmine,卡巴拉汀)是第二代可逆性胆碱酯酶抑制药,可改善AD 病人的认知功能,尤其适用于伴有心、肝、肾疾病的 AD 病人。主要不良反应有恶心、呕吐、乏力、眩晕、嗜睡等,除消化系统不良反应发生率略高于多奈哌齐,其他不良反应与多奈哌齐相似。

石 杉 碱 甲

石杉碱甲(huperzine A)是我国学者从植物千层塔中分离得到的一种生物碱,为强效、可逆性胆碱酯酶抑制药。口服吸收迅速完全,易透过血脑屏障。用于老年性记忆功能减退及 AD 病人。常见不良反应有头晕、多汗、恶心、腹痛等。

(二)M 受体激动药

占 诺 美 林

占诺美林(xanomeline)口服易吸收,为目前选择性最高的 M_1 受体激动剂之一。大剂量可明显改善 AD 病人的认知功能和行为能力,但易引起胃肠道和心血管方面的不良反应。新研制的透皮吸收贴剂可避免消化道不良反应。

(三)其他

美 金 刚

美金刚(memantine)能显著改善轻度至中度血管性痴呆症病人的认知能力,而且对较严重的病人效果更好,对中度至重度的老年痴呆病人,还可显著改善其动作能力、认知障碍和社会行为。主要不良反应有头晕、口干等,肝功能不良病人、孕妇、哺乳期妇女禁用。

二、治疗阿尔茨海默病药的用药护理

1. 告知病人及其家属 AD 的治疗是长期的、联合用药的过程,要注意药物的相互作用和药物对机体的影响。提示病人远离可能的危险,避免人身伤害,尤其防止走失,如佩戴身份标识牌或手环等。对于 AD 病人常见的痴呆行为和心理症状,配合医生、家属进行心理治疗和行为康复治疗等非药物干预,保持始终如一的宽容、关心和体贴,维持病人的适应水平,使之与病人的生活能力相符。避免精神刺激,给予营养丰富易消化的食物,以保证足够的维生素和蛋白质,对吞咽困难者,应缓慢进食,以防噎食及呛咳;对少数食欲亢进、暴饮暴食者,要适当限制食量,防止其因消化吸收不良而出现呕吐、腹泻。

2. AD 病人本身体重会降低,使用胆碱酯酶抑制药期间,病人体重会减少,在治疗过程中应监测病人的体重情况。患有心动过缓、房室传导阻滞等缓慢型心律失常的病人或合并使用地高辛及 β 受体阻断药等能够导致心率减慢的药物的病人,在服用多奈哌齐、加兰他敏等胆碱酯酶抑制药时应特别慎重。有哮喘史或阻塞性肺疾病的病人应慎用多奈哌齐、加兰他敏等胆碱酯酶抑制药。

3. 拟胆碱药有可能会引起癫痫发作,而癫痫发作也可能是 AD 的症状,要注意鉴别。

4. 美金刚应避免与 N–甲基–D–天冬氨酸受体拮抗剂,如金刚烷胺、氯胺酮或右美沙芬合用,这些药物与美金刚作用的受体系统相同,可能使药物的不良反应加重或发生率增加。饮酒会加重美金刚的不良反应,用药期间应避免饮酒。

知识链接

帕 金 森 病

帕金森病(Parkinson disease,PD)是一种常见的神经系统变性疾病,老年人多见,平均发病年龄为 60 岁左右,40 岁以下起病的青年帕金森病病人较少见。我国 65 岁以上人群 PD 的患病率大约为 1.7%。大部分 PD 病人为散发病例,仅有不到 10% 的病人有家族史。PD 最主要的病理改变是中脑黑质多巴胺能神经元的变性死亡,由此而引起纹状体多巴胺含量显著性减少而致病。导致这一病理改变的确切病因目前仍不清楚,遗传因素、环境因素、年龄老化、氧化应激等均可能参与 PD 多巴胺能神经元的变性死亡过程。

1817 年,英国医生帕金森在论文《震颤麻痹论》中详细描述了这种疾病的症状:静止性震颤、行动迟缓、姿势步态异常,当时并未引起人们的关注,直到半个世纪后,法国医生沙尔科拿到这本书。虽然帕金森的描述不很全面(比如没有提到肌强直),但沙尔科认为帕金森是研究震颤麻痹的先驱,因此将此病命名为"帕金森病"。

常用制剂和用法

左旋多巴　片剂:50 mg、100 mg、250 mg。抗帕金森病:服药首日:0.25~0.5 g,分2~3次服。以后每隔2~4日递增0.125~0.5 g。维持量一日3~5 g,分3~4次饭后服。治疗肝性脑病:服药首日0.3~0.4 g,加入5%葡萄糖溶液500 mL中静脉滴注,清醒后减至一日0.2 g。

卡比多巴　与左旋多巴混合组成片剂心宁美(sinemet):每片含卡比多巴10 mg及左旋多巴100 mg或卡比多巴25 mg及左旋多巴250 mg。首次剂量,卡比多巴10 mg、左旋多巴100 mg,一日4次;以后每隔3~7日,一日增加卡比多巴40 mg、左旋多巴400 mg,直至一日卡比多巴200 mg、左旋多巴2 000 mg为限。

苄丝肼　与左旋多巴混合制成胶囊制剂称为美多芭(medopar)。开始用时苄丝肼25 mg、左旋多巴100 mg,一日1次。一日剂量不超过本品250 mg、左旋多巴1 000 mg。

司来吉兰　片剂:5 mg。开始一日清晨口服5 mg。需要时增加至一日2次,上午及中午各5 mg。

托卡朋　片剂:100 mg、200 mg。一次100 mg,一日3次。首次与左旋多巴同服,其后分别于6 h和12 h后服第二次、第三次,同时左旋多巴剂量需视病情调整。

金刚烷胺　胶囊(片)剂:100 mg。一次100 mg,早晚各服一次。

溴隐亭　片剂:2.5 mg。开始一次0.625~1.25 mg,一日2次,2周内逐渐增加剂量,一日剂量20 mg为宜。

培高利特　片剂:0.05 mg、0.25 mg、1 mg。开始一次0.05 mg,两日后,每隔两日增加0.1~0.15 mg,直至获得理想的疗效为止。平均可达一日2.4 mg。

苯海索　片剂:2 mg;胶囊剂:5 mg。服药首日1~2 mg,以后递增,一日最多不超过20 mg。

多奈哌齐　片剂:5 mg。一次5 mg,一日1次。服用一个月后可增至一日1次,一次10 mg,睡前口服。儿童不推荐使用。

利凡斯的明　胶囊剂:1.5 mg、3 mg、4.5 mg。起始剂量一次1.5 mg,一日2次,2周后增加剂量,最大剂量一日12 mg。

美金刚　片剂:10 mg。第1周一日5 mg,第2周一日10 mg,第3周一日15 mg第4周开始以后一日20 mg。

小结

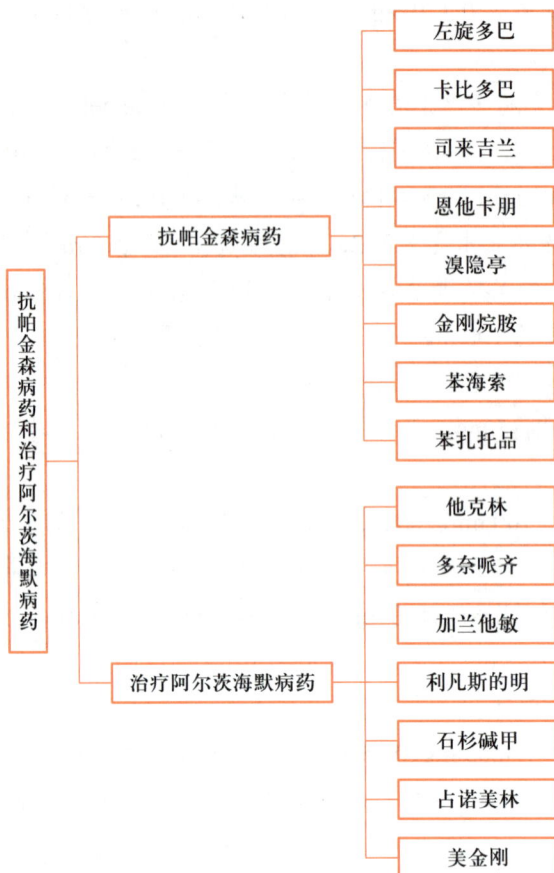

抗帕金森病药和治疗阿尔茨海默病药
- 抗帕金森病药
  - 左旋多巴
  - 卡比多巴
  - 司来吉兰
  - 恩他卡朋
  - 溴隐亭
  - 金刚烷胺
  - 苯海索
  - 苯扎托品
- 治疗阿尔茨海默病药
  - 他克林
  - 多奈哌齐
  - 加兰他敏
  - 利凡斯的明
  - 石杉碱甲
  - 占诺美林
  - 美金刚

思考与练习

1. 长期服用左旋多巴会出现什么现象？哪些药物能影响左旋多巴的疗效？
2. 左旋多巴与卡比多巴联合应用有什么意义？

（郝　洁）

练一练

护理药理学

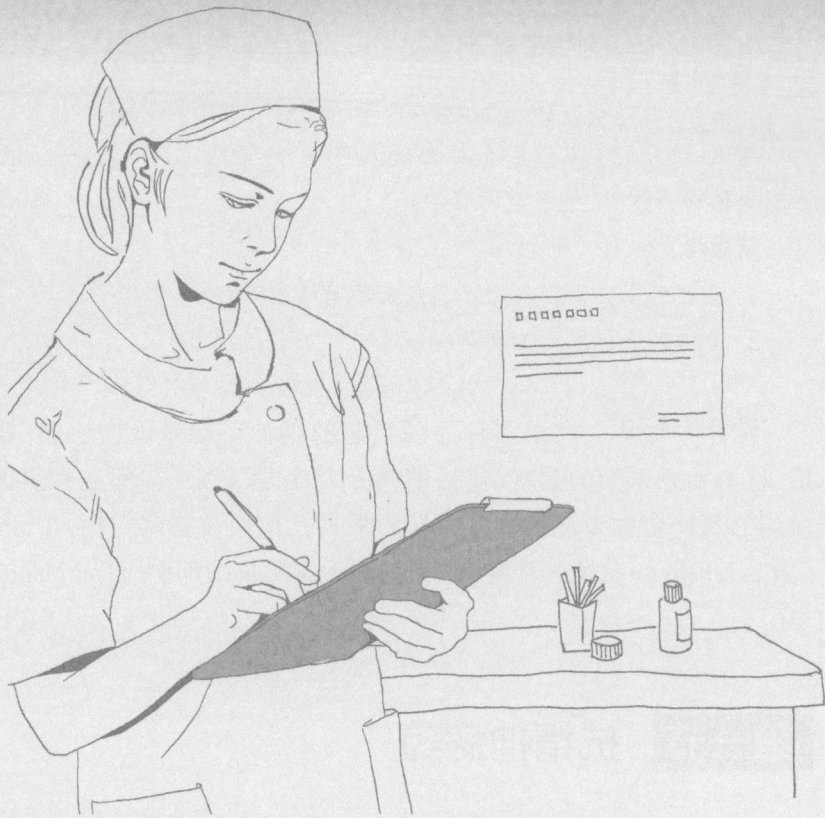

第十四章 抗精神失常药

学习目标

1. 知识目标：掌握氯丙嗪的作用、临床应用及不良反应；熟悉其他抗精神病药的作用特点及临床应用；碳酸锂、丙米嗪的作用、临床应用及不良反应；了解其他抗抑郁药的作用特点和临床应用；抗焦虑药的作用特点和临床应用。

2. 能力目标：学会观察病人服用抗精神失常药的不良反应并正确进行用药护理；能利用所学知识开展用药咨询服务，并能正确指导病人合理用药。

3. 素质目标：树立安全合理使用抗精神失常药的意识。

病人,女性,33岁。因一年来疑人迫害,说话语无伦次,妄想幻听而入院治疗。诊断为精神分裂症,给予氯丙嗪治疗。

请思考:

1. 该药可能会出现什么不良反应?有哪些表现?
2. 应如何进行用药护理?

精神失常是一类由多种原因引起的精神活动障碍性疾病,表现为认知、情感、行为和意识等的异常,包括精神分裂症、躁狂症、抑郁症和焦虑症,治疗这些疾病的药物统称为抗精神失常药。根据其作用及临床应用,可分为抗精神病药(antipsychotics)、抗躁狂症药(antimanic drugs)、抗抑郁症药(antidepressants)及抗焦虑药(anxiolytics)。

第一节 抗精神病药

精神分裂症是以思维、情感、行为之间不协调为主要特征,表现为精神活动与现实相脱离的一类精神病。主要分两型:Ⅰ型——以阳性症状(幻觉、妄想)为主;Ⅱ型——以阴性症状(情感淡漠,主动性缺乏等)为主。临床主要应用抗精神病药治疗,但大多数药物对Ⅰ型治疗效果好,对Ⅱ型效果差,甚至无效。

抗精神病药可分为典型抗精神病药和非典型抗精神病药两大类,典型抗精神病药根据其化学结构不同又分为吩噻嗪类、硫杂蒽类、丁酰苯类等,这些抗精神病药大多作用机制相似,故一并阐述。

1. **阻断中脑–边缘系统和中脑–皮质系统的多巴胺受体** 目前认为,精神分裂症是由于中脑–边缘系统和中脑–皮质系多巴胺功能亢进所致,吩噻嗪类等典型抗精神病药可阻断中脑–边缘系统和中脑–皮质系统的 D_2 受体而发挥作用。但目前临床应用的大多数抗精神病药除阻断中脑–边缘系统和中脑–皮质系统的 D_2 受体外,还能阻断黑质–纹状体和结节–漏斗系统的多巴胺受体,会引起不同程度的锥体外系不良反应(图14-1)。

2. **阻断 5-HT 受体** 非典型抗精神病药主要是通过阻断 5-HT 受体而发挥作用的。利培酮对 5-HT 受体和 D_2 受体均有阻断作用,但对前者的作用显著强于后者;氯氮平能特异性阻断中脑–边缘系统和中脑–皮质系统的 D_4 受体,而对黑质–纹状体系统的 DA 受体几无亲和力,对 M 受体和 α 受体也有较高的亲和力。因此,即使长期应用氯氮平和利培酮也几无锥体外系反应发生。

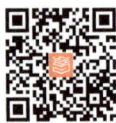

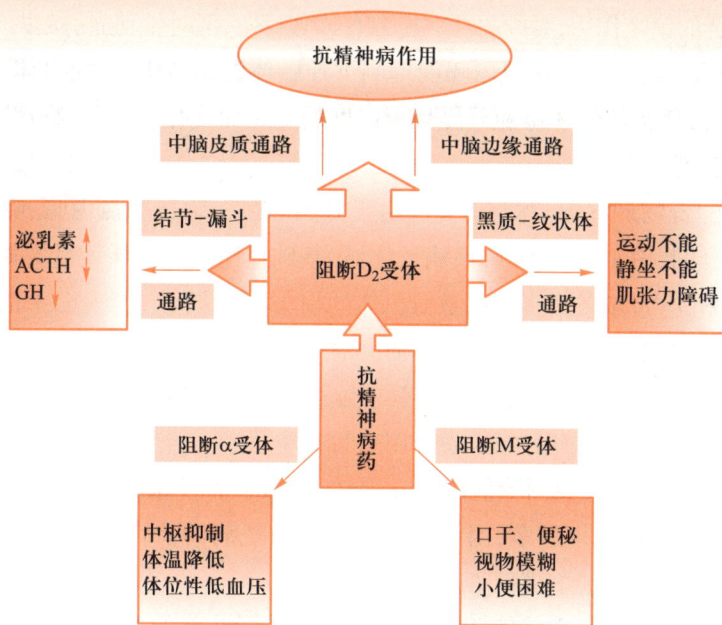

图 14-1　典型抗精神病药作用机制

一、典型抗精神病药

（一）吩噻嗪类

氯 丙 嗪

氯丙嗪（chlorpromazine）口服吸收慢且不规则，肌内注射吸收迅速。可分布于全身，在脑、肺、肝、脾、肾中分布较多，其中脑内浓度可达血浆浓度的 10 倍。因其脂溶性高，易蓄积于脂肪组织。主要在肝代谢，经肾排泄。老年病人的体内消除和代谢均减慢，应减量应用。

【作用及临床应用】

1. 中枢神经系统

（1）抗精神病作用：氯丙嗪对中枢神经系统具有较强的抑制作用，正常人口服治疗量氯丙嗪，可表现为安静、镇静、活动减少、情感淡漠、注意力下降及对周围事物不感兴趣等，周围环境安静时易诱导入睡，但易唤醒，加大剂量也不引起麻醉。

氯丙嗪用于治疗精神分裂症，能迅速控制兴奋躁动症状，连续用药能逐渐消除幻觉、妄想及精神运动性兴奋等阳性症状，使病人情感和理智恢复正常，生活自理，但对病人的情感淡漠和缺乏主动性等阴性症状则效果较差；对急性期病人疗效显著，对慢性病人的疗效较差；只能缓解症状，需长期用药，甚至终身治疗。氯丙嗪对其他精神病伴有的兴奋、躁动、幻觉及妄想等症状也有效。

（2）镇吐作用：氯丙嗪具有较强的镇吐作用，小剂量时阻断延脑催吐化学感受区的 D_2 受体，大剂量时直接抑制呕吐中枢。亦能抑制位于延脑的呃逆中枢调节部位。

氯丙嗪对药物（如强心苷和吗啡等）、胃肠炎、尿毒症、放射病及恶性肿瘤等引起的

呕吐具有显著的镇吐作用,对顽固性呃逆也有显著疗效,但对晕动症引起的呕吐无效。

(3) 对体温调节的作用:氯丙嗪能抑制下丘脑体温调节中枢,使机体体温调节功能减弱或失灵,使机体的体温随外界环境温度的变化而变化,如配合物理降温可使体温降至正常温度以下。

氯丙嗪配合物理降温(冰浴等),可用于低温麻醉。临床将氯丙嗪、哌替啶、异丙嗪组成冬眠合剂,用于人工冬眠,使病人体温、基础代谢及组织耗氧量均降低,增强机体对缺氧的耐受力,减轻伤害性刺激对机体的损害,多用于严重创伤、中枢性高热、感染性休克、惊厥及甲状腺危象等疾病的辅助治疗。

(4) 加强中枢抑制药的作用:与镇静催眠药、麻醉药、镇痛药及乙醇等合用时,可使上述药物的中枢抑制作用加强,联合用药时应注意。

2. 自主神经系统　氯丙嗪能阻断 α 受体,导致血管扩张、血压下降,但连续用药可产生耐受性,且副作用较多,因而不能用于高血压病的治疗。氯丙嗪还能阻断 M 受体,引起口干、便秘、视物模糊等。

3. 内分泌系统　氯丙嗪能阻断下丘脑结节 – 漏斗部的 D_2 受体,减少下丘脑催乳素释放抑制因子的分泌,使催乳素的分泌增加,可引起乳房肿胀及泌乳等;还可减少卵泡刺激素及黄体生成素的释放,引起闭经、排卵延迟等反应;氯丙嗪也可减少糖皮质激素和生长激素的分泌,可试用于巨人症的治疗。

【不良反应】

1. 一般不良反应　氯丙嗪常可引起嗜睡、淡漠、疲乏无力等;阻断 M 受体可出现口干、无汗、眼压升高、视物模糊及便秘等;阻断 α 受体可出现鼻塞、血压下降及心悸等。

2. 锥体外系反应　长期大剂量应用氯丙嗪时常见的不良反应包括:① 帕金森病:表现为肌张力增高、面容呆板、动作迟缓、肌肉震颤及流涎等。② 静坐不能:表现为坐立不安、反复徘徊。③ 急性肌张力障碍:表现为舌、面、颈及背部肌肉痉挛,出现强迫性张口、伸舌、斜颈、呼吸运动障碍及吞咽困难等。④ 迟发性运动障碍:表现为口 – 面部产生不自主的刻板运动,出现吸吮、舔舌、咀嚼三联症等。

帕金森病、静坐不能和急性肌张力障碍这三种反应是由于氯丙嗪拮抗黑质 – 纹状体通路的 D_2 受体,使多巴胺功能减弱而乙酰胆碱功能增强引起的,可以用抗胆碱药对抗,也可以通过减少药量来缓解。迟发性运动障碍难以治疗,用抗胆碱药反而使症状加重,抗多巴胺药可使此反应减轻。

3. 过敏反应　可见皮疹、接触性皮炎等,偶见肝损害、黄疸、粒细胞减少、溶血性贫血和再生障碍性贫血等。

4. 心血管系统反应　体位性低血压较常见,多发生于年老体弱伴动脉硬化或高血压的病人。另外,还可引起心动过速。

5. 内分泌系统反应　长期用药会引起乳腺增大、泌乳、闭经、抑制儿童生长等。

6. 其他　少数病人可出现癫痫或惊厥;也能引起精神异常。

7. 急性中毒　一次吞服大剂量氯丙嗪可致急性中毒,表现为昏睡、血压下降至休克水平,并出现心动过速及心电图异常(P–R 间期或 Q–T 间期延长,T 波低平或倒置）。应立即对症治疗。

有癫痫及惊厥史者、青光眼、乳腺增生症及乳腺癌病人禁用。

【药物相互作用】 氯丙嗪能增强其他一些药物（如麻醉药、镇静催眠药、镇痛药和乙醇等）的中枢抑制作用；与吗啡、哌替啶合用易引起呼吸抑制和血压降低；某些肝药酶诱导剂如苯妥英钠、卡马西平等可加速氯丙嗪的代谢。故氯丙嗪和上述药物合用时，应适当调整剂量。

（二）硫杂蒽类

硫杂蒽类药物的基本机构与吩噻嗪类相似，因此作用也类似吩噻嗪类。

氯 普 噻 吨

氯普噻吨（chlorprothixene，泰尔登）有较弱的抗抑郁作用，控制焦虑抑郁的作用强于氯丙嗪，但控制幻觉妄想的作用不及氯丙嗪。临床用于伴有焦虑抑郁情绪的精神分裂症、焦虑性神经官能症以及更年期抑郁症。其不良反应较轻，锥体外系症状较少。

氟 哌 噻 吨

氟哌噻吨（flupenthixol）的抗精神病作用与氯丙嗪相似，小剂量具有一定的抗抑郁、抗焦虑作用，适用于精神分裂症、抑郁症或伴有焦虑的抑郁症，其锥体外系反应常见，因有激动效应，躁狂症病人禁用。

（三）丁酰苯类

丁酰苯类药物的作用和临床应用也与吩噻嗪类相似。

氟 哌 啶 醇

氟哌啶醇（haloperidol）能选择性阻断 D_2 受体，有很强的抗精神病作用和镇吐作用，可显著控制各种精神运动兴奋的症状，对慢性症状也有较好的疗效，适用于治疗Ⅰ型精神分裂症及躁狂症、多种原因引起的呕吐和顽固性呃逆。其锥体外系反应发生率高且程度严重，但心血管系统不良反应较轻，对肝功能影响小。

氟 哌 利 多

氟哌利多（droperidol，氟哌啶）作用与氟哌啶醇相似，临床上主要用于增强镇痛药的作用，与芬太尼配合使用，用于小手术如烧伤清创、内镜检查、造影等，也用于麻醉前给药、镇吐。

匹 莫 齐 特

匹莫齐特（pimozide）有较好的抗幻觉、妄想作用，临床上用于治疗精神分裂症、躁狂症等。其镇静、降压、抗胆碱等不良反应较氯丙嗪弱，但锥体外系反应较强，且易引起心律失常,伴有心脏病的病人禁用。

(四)其他

五 氟 利 多

五氟利多(penfluridol)是口服长效抗精神病药,一次服药疗效可维持一周。五氟利多有较强的抗精神病作用,镇静作用较弱,对幻想、妄想、退缩均有较好的疗效,适用于急慢性精神分裂症,尤其适用于慢性病人。锥体外系反应常见。

舒 必 利

舒必利(sulpiride)可选择性地阻断中脑 – 边缘系统的 D_2 受体,对紧张型精神分裂症疗效好,起效也快,对情绪低落、抑郁等症状也有作用。锥体外系反应较轻。

二、非典型抗精神病药

氯 氮 平

氯氮平(clozapine)抗精神病作用强,可用于其他抗精神病药无效或锥体外系反应严重的病人。几乎无锥体外系反应和内分泌紊乱等不良反应,其较严重的不良反应为粒细胞减少,甚至导致粒细胞缺乏。

利 培 酮

利培酮(risperidone)对精神分裂症阳性症状和阴性症状均有效,对精神分裂症病人的认知功能障碍和继发性抑郁也有作用,适用于首发急慢性精神分裂症病人。利培酮用量小,起效快,锥体外系反应轻,病人易耐受,用药依从性优于其他抗精神病药,为治疗精神分裂症的一线药物。

第二节 抗抑郁药

躁狂症和抑郁症均属情感性精神障碍。目前,研究认为情感性精神障碍的发病可能与脑内单胺类递质的水平改变有关,5- 羟色胺(5-HT)神经递质缺乏是共同的生化基础,在此基础上,若去甲肾上腺素(NA)过多,则表现为躁狂症;若 NA 减少,则表现为抑郁症。

抗抑郁药是主要用于治疗情绪低落、精神抑郁的一类药物。临床常用抗抑郁药主要通过抑制脑内 5-HT 和 NA 的再摄取,或抑制单胺氧化酶活性,减少脑内 5-HT 与 NA 的氧化脱氨降解,从而使脑内受体部位的 5-HT 或 NA 含量增高,促进突触传递而发挥抗抑郁作用。

丙 米 嗪

丙米嗪（imipramine, 米帕明）口服吸收良好，广泛地分布于全身各组织，以脑、肝、肾及心脏分布较多。主要在肝代谢，经肾排出。

【作用及临床应用】

1. **中枢神经系统**　正常人应用治疗量的丙米嗪后可出现头晕、目眩、安静、困倦、血压稍降以及口干、视物模糊等，连续应用后症状可能加重，导致注意力不集中和思维能力下降。但抑郁症病人连续用药后，则可出现情绪高涨、精神振奋的现象，一般连续应用 2~3 周后疗效显著，故不宜作为应急治疗用药。

临床用于治疗各种原因引起的抑郁症，其中对内源性抑郁症、更年期抑郁症及反应性抑郁症效果较好，对精神分裂症的抑郁症状效果较差。可试用于儿童遗尿症的治疗。

2. **自主神经系统**　治疗量的丙米嗪能明显阻断 M 受体，产生视物模糊、口干、便秘和尿潴留等。

3. **心血管系统**　治疗量丙米嗪可降低血压，引起心动过速等心律失常，并对心肌具有奎尼丁样直接抑制效应。心电图显示 T 波倒置或低平。

【不良反应】　最常见的为抗胆碱作用，可表现为口干、扩瞳、视物模糊、便秘、排尿困难和心动过速等，还可出现无力、肌肉震颤等症状。偶见粒细胞缺乏等过敏反应。前列腺增生及青光眼病人禁用。心血管疾病病人慎用。

【药物相互作用】　丙米嗪等三环类抗抑郁药与单胺氧化酶抑制剂合用，可引起血压明显升高、高热、惊厥等，因此应避免合用；与抗精神病药、抗帕金森病药合用时，其抗胆碱作用可相互增强；苯妥英钠、阿司匹林、东莨菪碱、保泰松和吩噻嗪类药物可与本品竞争血浆蛋白，使血中游离型药物浓度增加，合用时应注意调整剂量。

阿 米 替 林

阿米替林（amitriptyline）的作用及临床应用与丙米嗪相似，对 5-HT 再摄取的抑制作用较强，具有明显的镇静和抗胆碱作用。不良反应与丙米嗪相似，但较严重。

地 昔 帕 明

地昔帕明（desipramine）口服吸收迅速，抑制 NA 再摄取的作用强，具有轻度镇静作用，拮抗 H_1 受体作用强，拮抗 α 受体和 M 受体作用较弱。临床对轻、中度的抑郁症疗效好。不良反应较丙米嗪少，但心血管系统的反应与丙米嗪相似。

马 普 替 林

马普替林（maprotiline）口服后吸收缓慢、完全，分布广泛，选择性抑制 NA 的再摄取，抗胆碱作用、镇静作用、对血压的影响等与丙米嗪相似。能延长 Q-T 间期，加快心率。可见口干、便秘、眩晕、头痛、心悸等不良反应。

阿 莫 沙 平

阿莫沙平(amorapine)作用与丙米嗪类似,其镇静作用、抗胆碱作用均较丙米嗪弱。抗抑郁作用比阿米替林显效快,用药1周后即显示临床疗效。大剂量应用时可出现运动障碍和泌乳等不良反应。

氟 西 汀

氟西汀(fluoxetine)口服吸收良好,为强效选择性5-HT再摄取抑制剂,临床主要用于治疗各种抑郁症,也可用于神经性贪食症和强迫症的治疗。其不良反应偶见恶心、呕吐、头痛、乏力、失眠、厌食、体重下降、震颤和惊厥等。与单胺氧化酶抑制药合用,可出现激越、震颤、高热、心动过速等症状,严重者可致死,因此应避免合用。

帕 罗 西 汀

帕罗西汀(paroxetine)为强效5-HT再摄取抑制剂,通过增加突触间隙的递质浓度而治疗抑郁症。常见不良反应为口干、便秘、视物模糊、头痛、震颤及恶心等。禁忌与单胺氧化酶抑制药合用。

舍 曲 林

舍曲林(sertraline)可选择性抑制5-HT再摄取,用于各种类型抑郁症的治疗,对强迫症也有效。主要不良反应为口干、恶心、出汗、腹泻及震颤等。

第三节　抗躁狂药

抗躁狂药主要用于治疗躁狂症,目前临床常用的药物是锂盐制剂如碳酸锂、枸橼酸锂等。另外,抗精神病药及抗癫痫药卡马西平和丙戊酸钠等也可应用。

碳 酸 锂

碳酸锂(lithium carbonate)口服吸收迅速而完全,给药后2~4 h血药浓度达高峰。因通过血脑屏障进入脑组织和神经细胞需要一定的时间,故显效较慢。碳酸锂主要经肾排泄,当机体缺钠或肾小球滤过率降低时,可引起体内锂潴留导致中毒。

【作用及临床应用】　治疗量的碳酸锂对正常人的精神及行为活动无明显影响。但对躁狂症病人可使其情绪稳定,思维及言语动作等恢复正常,尤其对急性躁狂和轻度躁狂疗效显著。碳酸锂抗躁狂作用的确切机制目前尚不清楚,但主要是锂离子发挥药理作用。碳酸锂在临床主要用于抗躁狂,有时对抑郁症也有效,还可用于治疗躁狂抑郁症。

【不良反应】　碳酸锂安全范围较窄,治疗量的血药浓度为0.8~1.5 mmol/L,当血

药浓度超过 2 mmol/L,即可出现中毒症状。开始用药时可有胃肠道症状、疲乏、震颤、口干、多尿等,继续用药一般可逐渐减轻,仅震颤持续存在。较严重的中毒反应包括精神紊乱、肌张力增高、反射亢进、明显震颤、惊厥,直至意识障碍、昏迷及死亡。锂盐中毒应静脉给予生理盐水以加速锂盐的排泄。

第四节　抗焦虑药

焦虑症是一种以急性焦虑反复发作为临床特征,伴有自主神经系统功能紊乱的疾病。目前,临床常用的药物有苯二氮䓬类(地西泮、氯氮䓬、硝西泮、氟西泮、氯硝西泮、艾司唑仑、阿普唑仑、三唑仑等),三环类抗抑郁药(阿米替林、多塞平、氯米帕明等)、β 受体阻断剂(普萘洛尔等)和阿扎哌隆类(丁螺环酮、坦度螺酮等)。

第五节　用药护理

1. 告知病人及其家属精神分裂症尚无对因治疗方法,需长期用药,甚至终身用药,并遵循早期、低剂量起始、逐渐加量、足量、足疗程的"全病程治疗"原则,严格按医嘱进行药物治疗。告诉病人及其家属应用抗精神病药期间不宜操作机械、驾驶汽车或高空作业;老年病人易发生便秘和尿潴留,用药期间应多饮水,多吃新鲜蔬菜、水果,不饮酒和含乙醇的饮料,适当活动,养成定时排便习惯;避免太阳暴晒,在炎热环境中应注意通风散热,防止体温升高或中暑;进食、喂饲或鼻饲时应防止发生噎食窒息。发药时必须亲自看见病人将药咽下,防止病人丢药、藏药、吐药。如果漏服,下次服药时不应加倍。对拒服者,可稀释后缓慢静脉注射。肌内注射应深部注射,并经常更换注射部位。不宜突然停药,以免病情反复或恶化。

2. 氯丙嗪治疗初期应密切观察血压变化,用药前预先告知病人及其家属注意预防直立性低血压,服药或输液后应静卧 1~2 h 再活动,改变体位时宜缓慢,如有眩晕、心悸和乏力等不适感,应立即坐下或卧床。一旦出现直立性低血压,让病人就地平卧,取头低足高位(抬高下肢 30°),不能用肾上腺素升压,因氯丙嗪阻断 α 受体,可翻转肾上腺素的升压作用,可用去甲肾上腺素或间羟胺升压。用药期间密切观察病人病情,如皮肤、肌张力、姿势、步态、感知觉及精神检查情况,掌握异常症状出现的持续时间、强度,一旦出现锥体外系不良反应,及时报告医生,减量、停药或给予相应的药物对抗。

3. 由于大多数三环类或四环类抗抑郁药具有镇静作用,因此适宜晚间服用,以减轻不良影响。

4. 在应用丙咪嗪期间应定期检查心电图,若出现心电图异常,应立即停药。

5. 锂盐不良反应较多,安全范围较窄,胃肠道症状很常见,如治疗过程中出现恶心、腹泻,提示过量,应报告医生。血锂浓度与疗效及不良反应有关,锂盐治疗的病人应定期查血锂浓度。

常用制剂和用法

氯丙嗪 片剂:5 mg、12.5 mg、25 mg、50 mg。注射剂:10 mg/mL、25 mg/mL、50 mg/2 mL。一次 12.5~50 mg,一日 3 次。肌内注射:一次 25~50 mg。治疗精神病宜从小剂量开始,轻症一般一日 300 mg,中度一日 450~500 mg,重症一日 600~800 mg,症状好转后逐渐减至维持量(一日 50~100 mg)以巩固疗效。拒服药者一次可用 50~100 mg,加于 25% 葡萄糖注射液 20 mL 内,缓慢静脉注射。

氯普噻吨 片剂:12.5 mg、25 mg、50 mg。注射剂:30 mg/mL。一次 25~50 mg,一日 3 次。一次 30 mg,肌内注射。

氟哌啶醇 片剂:2 mg、4 mg。注射剂:5 mg/mL。一次 2~10 mg,一日 3 次。一次 5~10 mg,肌内注射。

氟哌利多 注射剂:5 mg/2 mL。精神分裂症:一日 10~30 mg,分 1~2 次肌内注射。神经安定镇痛术:氟哌利多 5 mg、芬太尼 0.1 mg,在 2~3 min 缓慢静脉注射。麻醉前给药:术前 30 min,一次 2.5~5 mg,肌内注射。

五氟利多 片剂:5 mg、20 mg。一次 10~40 mg,一周一次。以后根据病情可递增至一周 80~120 mg。

舒必利 片剂:100 mg。注射剂:50 mg/2 mL、100 mg/2 mL。精神分裂症:服药首日 300~600 mg,逐渐增至一日 400~800 mg。

氯氮平 片剂:25 mg、50 mg。服药首次 25~50 mg,一日 1~2 次,如耐受性好,在 2 周内逐渐增至一日 300~450 mg。

碳酸锂 片剂:0.125 g、0.25 g、0.5 g。由小剂量开始,一次 0.125~0.25 g,一日 3 次。可逐渐递增至一日 0.9~1.8 g。症状控制后维持量一般不超过每日 1 g,分 3~4 次服。

丙米嗪 片剂:12.5 mg、25 mg。一次 25~75 mg,一日 3 次。

多塞平 片剂:25 mg。开始时一次 25 mg,一日 3 次,以后逐渐增至一日总量 100~250 mg。

阿米替林 片剂:25 mg。一次 25 mg,一日 3~4 次,渐增至一日 150~300 mg。

马普替林 片剂:10 mg、25 mg。首日 25~75 mg,分 3 次服,2 周后可根据病情增加 25 mg,达有效治疗量一日约 150 mg。

氟西汀 胶囊剂:20 mg。起始剂量 20 mg,一日 1 次,早饭后服用。渐增至有效治疗量一日 20~40 mg。维持量 20 mg,一日 1 次,或 2~3 日 1 次。

帕罗西汀 片剂:20 mg、30 mg。20 mg 开始,一日 1 次,早餐时顿服。连用 3 周。以后根据临床反应增减剂量,每次增减 10 mg,间隔不得少于 1 周。

舍曲林 片剂:50 mg、100 mg。一次 50 mg,一日 1 次,治疗剂量范围为一日 50~100 mg,最大剂量为一日 150~200 mg(此量不得连续应用超过 8 周)。

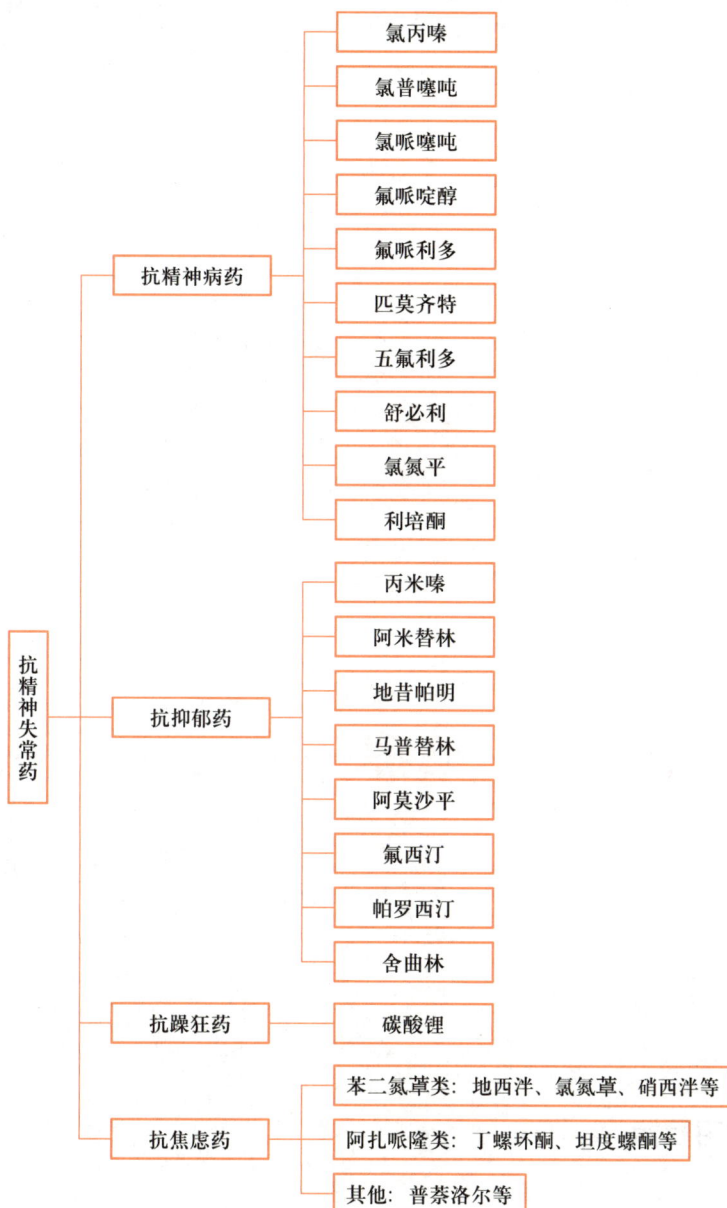

小结

```
抗精神失常药 ┬ 抗精神病药 ┬ 氯丙嗪
            │            ├ 氯普噻吨
            │            ├ 氯哌噻吨
            │            ├ 氟哌啶醇
            │            ├ 氟哌利多
            │            ├ 匹莫齐特
            │            ├ 五氟利多
            │            ├ 舒必利
            │            ├ 氯氮平
            │            └ 利培酮
            │
            ├ 抗抑郁药 ┬ 丙米嗪
            │          ├ 阿米替林
            │          ├ 地昔帕明
            │          ├ 马普替林
            │          ├ 阿莫沙平
            │          ├ 氟西汀
            │          ├ 帕罗西汀
            │          └ 舍曲林
            │
            ├ 抗躁狂药 ── 碳酸锂
            │
            └ 抗焦虑药 ┬ 苯二氮䓬类：地西泮、氯氮䓬、硝西泮等
                       ├ 阿扎哌隆类：丁螺环酮、坦度螺酮等
                       └ 其他：普萘洛尔等
```

练一练

思考与练习

1. 氯丙嗪引起的低血压能否用肾上腺素治疗？为什么？

2. 氯丙嗪降低体温的作用与解热镇痛抗炎药有何不同？

3. 氯丙嗪有哪些不良反应？如何进行用药护理？

（郝 洁）

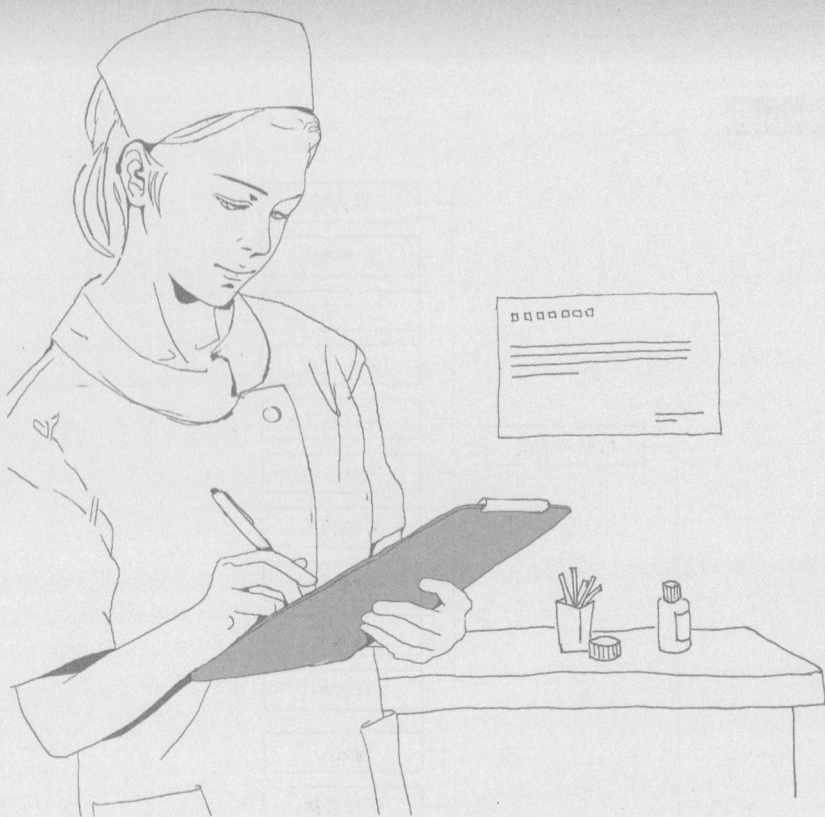

第十五章 镇痛药

学习目标

1. 知识目标：掌握吗啡和哌替啶的作用、临床应用、不良反应及用药护理；熟悉可待因的作用及临床应用；了解其他镇痛药的作用特点及临床应用。

2. 能力目标：学会观察病人服用镇痛药的不良反应并正确进行用药护理；能利用所学知识指导患者合理用药，告知病人滥用镇痛药的危害性。

3. 素质目标：树立安全合理使用镇痛药的意识。

病人,女性,39 岁。因大面积烧伤入院,病人自诉疼痛难忍,医嘱给予吗啡治疗。

请思考:

1. 使用该药时要注意观察什么?

2. 用药后可能会出现什么不良反应?有哪些临床表现?

3. 简述其用药护理。

镇痛药是指作用于中枢神经系统特定部位,在不影响病人意识的情况下,选择性地消除或缓解疼痛,并缓解由疼痛引起的不愉快情绪(如恐惧、紧张、焦虑等)的药物。该类药物反复应用易成瘾,故又称麻醉性镇痛药,属国家特殊管理药品,其生产、销售和使用必须严格遵守《麻醉药品管理办法》等有关规定。镇痛药可分为阿片生物碱类、人工合成镇痛药和其他镇痛药三类。

镇痛药的分类

第一节 阿片生物碱类药

阿片(opium)为罂粟科植物罂粟未成熟蒴果浆汁的干燥物,含有二十余种生物碱,其中仅吗啡、可待因和罂粟碱具有临床药用价值。

吗 啡

吗啡(morphine)是阿片中的主要生物碱,含量约 10%。口服吸收快,首关消除明显,生物利用度低,常注射给药。吸收后约 1/3 与血浆蛋白结合,游离型吗啡迅速分布于全身组织,少量通过血脑屏障进入中枢发挥作用。大部分在肝代谢,代谢产物吗啡 –6– 葡萄糖醛酸,血浆中代谢产物浓度远远高于吗啡,镇痛能力也比吗啡要强。经肾排泄,少量经乳汁及胆汁排出,血浆半衰期为 2~3 h。一次给药,镇痛作用持续 4~6 h。

吗啡的镇痛机制

【作用】

1. 中枢神经系统

(1)镇痛作用:吗啡有强大的选择性镇痛作用,对各种疼痛均有效,对持续性慢性钝痛的效力大于间断性锐痛,对神经性疼痛的效果比对组织损伤、炎症和肿瘤等所致疼痛的效果差。一次给药可维持 4~6 h,与全身麻醉药引起的镇痛不同,在镇痛的同时不影响意识和其他感觉。

(2)镇静、致欣快作用:吗啡有明显的镇静作用并能消除由疼痛引起的焦虑、紧张、恐惧等情绪反应,提高对疼痛的耐受力。在安静环境下,吗啡易诱导病人入睡,但易被唤醒。连续多次用药可致欣快症,是造成病人渴求继续用药的重要原因,并终致成瘾。

镇痛药和 NSAID 镇痛特点的比较

（3）抑制呼吸：治疗量吗啡即可降低延髓呼吸中枢对二氧化碳的敏感性,同时抑制呼吸中枢,使呼吸频率变慢,肺通气量和潮气量降低,随着剂量增加,对呼吸中枢的抑制程度加深,剂量过大可致死亡。呼吸抑制是吗啡中毒致死的主要原因。

（4）镇咳：吗啡直接抑制延髓咳嗽中枢,产生强大的镇咳作用。对多种原因引起的咳嗽均有效,但因其易成瘾,临床常用成瘾性较小的可待因替代。

（5）其他：兴奋支配瞳孔的副交感神经,引起瞳孔括约肌收缩,使瞳孔极度缩小,针尖样瞳孔常作为诊断吗啡过量中毒的重要依据之一。兴奋延髓催吐化学感受区而引起恶心、呕吐。

2. 平滑肌

（1）胃肠道：吗啡兴奋胃肠道平滑肌和括约肌,提高其张力,引起痉挛,使胃排空和肠蠕动减弱,同时减少消化液分泌及中枢抑制致使便意迟钝,因而易引起便秘。

（2）胆道：治疗量的吗啡可引起奥迪括约肌收缩,使胆汁排除受阻,胆囊内压增高,引起上腹部不适,甚至胆绞痛。

（3）其他：吗啡能提高输尿管平滑肌和膀胱括约肌张力,可引起排尿困难、尿潴留;对抗催产素对子宫平滑肌的兴奋作用而延长产程;较大剂量使支气管平滑肌收缩,诱发或加重哮喘。

3. 免疫系统

吗啡对免疫系统有抑制作用,包括抑制淋巴细胞增殖,减少细胞因子的分泌,减弱自然杀伤细胞的细胞毒作用,还可抑制人类免疫缺陷病毒（HIV）蛋白诱导的免疫反应,这可能是吗啡吸食者易感 HIV 的主要原因。

【临床应用】

1. 镇痛　吗啡对各种疼痛均有效,因反复应用易成瘾,临床上仅用于其他镇痛药无效的急性锐痛,如严重创伤、烧伤、晚期癌症及手术等引起的剧烈疼痛;对内脏平滑肌痉挛引起的绞痛,如胆、肾绞痛应与阿托品类解痉药合用;对于心肌梗死引起的剧痛,不仅止痛,还可减轻病人焦虑情绪和心脏负担。

2. 心源性哮喘　对于左心衰竭突发急性肺水肿所致的心源性哮喘,除应用强心苷、氨茶碱及吸入氧气等治疗措施外,配合静脉注射吗啡可迅速缓解病人气促和窒息感,取得良好的疗效。其作用机制可能是：① 吗啡扩张外周血管,降低外周阻力,减少回心血量,降低心脏负荷,有利于肺水肿的消除。② 吗啡抑制呼吸中枢,降低呼吸中枢对 CO_2 的敏感性,减弱过度反射性呼吸兴奋,从而使急促浅表的呼吸得以缓解。③ 其镇静作用可消除病人的焦虑、恐惧情绪,间接减轻心脏的负担。

3. 腹泻　可用于非细菌性、消耗性腹泻以减轻症状,常用阿片酊或复方樟脑酊。若为细菌感染,应同时服用抗菌药。

【不良反应】

1. 副反应　治疗量可引起恶心、呕吐、眩晕、便秘、排尿困难、呼吸抑制、胆道压力升高,甚至胆绞痛、直立性低血压、嗜睡等。

2. 耐受性和成瘾性　连续反复应用可产生耐受性和成瘾性。前者表现为吗啡

吗啡治疗心源性哮喘的机制

使用剂量逐渐增大和镇痛时间缩短；成瘾者停药后产生戒断症状，表现为兴奋、失眠、出汗、流泪、打呵欠、呕吐、腹泻、虚脱和意识丧失等。为避免戒断症状带来的痛苦，成瘾者常不择手段寻觅和使用吗啡，给社会带来极大的危害，故应严格控制使用。

3. **急性中毒** 用量过大可致急性中毒。表现为昏迷、呼吸深度抑制、针尖样瞳孔三大特征，常伴有体温下降、发绀、血压降低，甚至休克。中毒致死的主要原因是呼吸麻痹。抢救措施为吸氧、人工呼吸、给予阿片受体阻断药纳洛酮或呼吸中枢兴奋药尼可刹米等。

吗啡能通过胎盘和乳汁，抑制胎儿和新生儿的呼吸，故禁用于分娩止痛和哺乳期妇女止痛。支气管哮喘、慢性肺源性心脏病（简称慢性肺心病）、颅内压增高、新生儿、婴儿及肝功能严重减退病人禁用。

知识链接

毒品与社会危害

毒品是指鸦片、海洛因、冰毒、吗啡、大麻、可卡因以及国家规定管制的其他能够使人形成瘾癖的麻醉药品。吸毒严重危害人的身心健康，它对人体神经、内分泌和免疫三大系统以及各组织器官的功能代谢和结构会造成严重损害。吸毒使人道德泯灭，人格变异，不顾念亲情，抛却社会责任感，以致许多家庭妻离子散，骨肉相残。

吸毒者在自我毁灭的同时，也毁灭了自己的亲人和家庭。由于消费毒品耗资大，其入不敷出者，为取得财源，获得毒品，不惜铤而走险，从事盗窃、抢劫、诈骗、卖淫等违法犯罪行为，严重危害社会的安定。

可 待 因

可待因（codeine，甲基吗啡）在阿片中含量约5%。本药为前体药物，口服易吸收，在体内转化为吗啡或其他具有活性的阿片类代谢产物，药理作用与吗啡相似，其镇痛作用为吗啡的1/12~1/10，镇咳作用为吗啡的1/4，抑制呼吸、成瘾性比吗啡弱。连续应用可成瘾，属麻醉药品。临床主要用于中等程度疼痛和剧烈干咳。与解热镇痛抗炎药合用可增强镇痛效果；对干咳效果好，对痰多的咳嗽不宜应用。

第二节　人工合成镇痛药

一、阿片受体激动药

哌 替 啶

哌替啶（pethidine，杜冷丁）为人工合成的阿片受体激动药。口服生物利用度低，故临床上多采用皮下或肌内注射。能透过胎盘屏障,进入胎儿体内。药物经肝代谢后由肾排泄。

【作用】

哌替啶也是通过激动脑内阿片受体产生作用,其作用与吗啡相似,但较弱。

1. **中枢神经系统** 与吗啡相似。其特点:① 镇痛、镇静作用持续时间较吗啡短,为 2~4 h,镇痛强度为吗啡的 1/10~1/8,镇静、欣快作用较吗啡弱。② 有抑制呼吸和引起恶心、呕吐作用。③ 无明显镇咳、缩瞳作用。④ 药物依赖性较吗啡轻,发生较慢。

2. **心血管系统** 治疗量可致直立性低血压及颅内压增高,原因与吗啡相似。

3. **内脏平滑肌** 哌替啶对胃肠平滑肌、胆道平滑肌、泌尿道平滑肌、支气管平滑肌作用均较吗啡弱。并因对胃肠平滑肌作用持续时间短,故不引起便秘,无止泻作用。不影响缩宫素对子宫的兴奋作用,故不延长产程。

【临床应用】

1. **镇痛** 由于成瘾性较轻且产生较慢,现已取代吗啡用于创伤、术后、晚期癌症等各种剧痛。缓解内脏剧烈绞痛(胆绞痛、肾绞痛)需与阿托品合用。鉴于新生儿对哌替啶抑制呼吸作用敏感,故临产前 2~4 h 内不宜使用。

2. **心源性哮喘** 替代吗啡治疗心源性哮喘。

3. **麻醉前给药** 利用其镇静作用可消除病人术前紧张、恐惧情绪,减少麻醉药用量。

4. **人工冬眠** 可与异丙嗪、氯丙嗪等组成冬眠合剂用于人工冬眠。

【不良反应】

1. **副作用** 治疗量所引起的不良反应与吗啡相似,如眩晕、出汗、口干、恶心、呕吐、心悸和直立性低血压等。

2. **耐受性和成瘾性** 虽较吗啡轻,但久用仍可产生,故需控制使用。

3. **急性中毒** 可出现昏迷、呼吸抑制、瞳孔散大,震颤、肌肉痉挛、反射亢进甚至惊厥。纳洛酮可对抗呼吸抑制,合用抗惊厥药可治疗惊厥症状。

支气管哮喘、肺源性心脏病、颅脑损伤者禁用。

芬 太 尼

芬太尼(fentanyl)作用与吗啡相似,镇痛效力为吗啡的 80~100 倍,作用迅速,但维持时间短,静脉注射后 1~2 min 达高峰,维持 10 min;肌内注射 15 min 起效,维持 1~2 h,为短效镇痛药。芬太尼衍生物有舒芬太尼和阿芬太尼,作用比芬太尼更强。

芬太尼及其衍生物均可用于各种剧烈疼痛;与全身麻醉药或局部麻醉药合用,可减少麻醉药用量;与氟哌利多配伍用于神经安定镇痛术。

不良反应有眩晕、恶心、呕吐及胆道括约肌痉挛:大剂量产生明显的肌肉抽搐和强直现象,静脉注射过快可产生呼吸抑制,反复用药可产生依赖性,但弱于吗啡和哌替啶。支气管哮喘、脑损伤或脑肿瘤、重症肌无力及 2 岁以下小儿禁用。

美 沙 酮

美沙酮（methadone）为人工合成的镇痛药，亦是阿片受体激动剂，其镇痛作用强度与吗啡相似，但耐受性和成瘾性发生较慢，戒断症状较轻，临床主要用于创伤、手术后、晚期癌症等所致的剧痛；也可作为戒除吗啡或海洛因依赖性替代药物。不良反应有眩晕、恶心、呕吐、口干、嗜睡、便秘及直立性低血压等，禁用于分晚止痛，以免影响产程和抑制胎儿呼吸。

曲 马 多

曲马多（tramadol）口服、注射均易吸收。本药除具有较弱的 μ 受体激动作用，可抑制神经元对 NA 的再摄取，并增加神经元外 5-HT 的浓度，影响痛觉传递而产生镇痛作用，镇痛强度为吗啡的 1/8~1/10，镇咳强度为可待因的 1/2，无明显呼吸抑制及平滑肌痉挛作用，不引起便秘，也不影响心血管功能。

临床用于中、重度急慢性疼痛、术后痛、创伤痛、癌性痛、心脏病突发性痛等。药物依赖性小，长期用药亦可产生药物依赖性。

布 桂 嗪

布桂嗪（bucinnazine，强痛定）镇痛强度约为吗啡的 1/3。一般皮下注射 10 min 后起效，作用持续 3~6 h。本药有安定、镇咳作用，呼吸抑制和胃肠道作用较轻，临床多用于偏头痛、三叉神经痛、炎性痛、外伤疼痛、关节痛、痛经、癌症等疼痛。但对内脏绞痛效果较差，偶有恶心或头晕、困倦等不良反应，有一定的药物依赖性。

二、阿片受体部分激动药

本类药物具有受体部分激动药的特点，即小剂量或单独使用时可激动阿片受体，呈现镇痛作用；当剂量加大或与阿片受体激动药合用时，又可阻断阿片受体，故又称阿片受体混合型激动拮抗药。本类药物以镇痛作用为主，对呼吸抑制作用较轻，依赖性较小。

喷 他 佐 辛

喷他佐辛（pentazocine）口服吸收良好，首关效应明显，成瘾性很小，已列入非麻醉药品。其镇痛强度约为吗啡的 1/3，呼吸抑制作用约为吗啡的 1/2。对胃肠和胆道平滑肌的作用弱，不引起便秘和胆内压升高。用于各种慢性疼痛。常见的不良反应有镇静、眩晕、出汗等，剂量增大能引起呼吸抑制、心率加快，甚至焦虑、幻觉等。纳洛酮能对抗其呼吸抑制。

此外，同类药物还有布托啡诺（butorphanol）、丁丙诺啡（buprenorphine）、纳布啡（nalbuphine），戒断症状较轻，列入非麻醉药品管理之列。

第三节 其他镇痛药

罗 通 定

罗通定（rotundine）由罂粟科植物延胡索中提取分离得到的生物碱，有效部分为延胡索乙素的左旋体，即罗通定，现已人工合成。口服吸收良好，10~30 min 起效，维持 2~5 h，有镇静、安定、催眠、镇痛和中枢性肌肉松弛的作用。主要用于胃肠及肝胆系统等内科疾病引起的钝痛、头痛、痛经等，也可用于分娩痛。本药安全性较大，不良反应少，久用不易成瘾。

第四节 用药护理

1. 麻醉性镇痛药反复应用易成瘾，须指导病人及其家属认识麻醉药品的相关知识，并告知滥用镇痛药的危害性，避免滥用药物。

2. 询问病人的用药史、过敏史、疾病史及联合用药情况，以选择适当的药物、剂量、途径等。

3. 应用吗啡期间，应定时监测病人血压、呼吸的变化，舌、唇、甲床有无发绀。如出现瞳孔缩小、呼吸频率减慢、发绀明显，应报告医生。当瞳孔出现针尖样大小时，已显示吗啡中毒，应立即停药，给予吸氧，使用呼吸兴奋药、纳洛酮等药物进行救治。

4. 经皮芬太尼贴剂是晚期癌性疼痛治疗的重要药物。芬太尼缓释透皮贴剂适用于不能口服的病人。

5. 吗啡和哌替啶等可引起直立性低血压，应嘱咐病人用药后卧床休息，改变体位时应缓慢，以防止头晕摔伤。

【附】 阿片受体阻断药

纳洛酮和纳曲酮

纳洛酮（naloxone）化学结构与吗啡相似，与阿片受体的亲和力比吗啡强，但无内在活性。对各型阿片受体都有竞争性拮抗作用。口服易吸收，首关消除明显，故常静脉给药。临床适用于阿片类镇痛药急性中毒，解救呼吸抑制及其他中枢抑制症状，可使昏迷病人迅速复苏。也可用于阿片类药物依赖者的鉴别诊断及急性酒精中毒的解救。

纳曲酮（naltrexone）作用与纳洛酮相似，临床应用同纳洛酮。

常用制剂及用法

盐酸吗啡　　片剂：5 mg、10 mg，一次 5~15 mg。注射剂：5 mg/0.5 mL、10 mg/1 mL，皮下注射。极量：口服一次 30 mg，一日 100 mg。皮下注射一次 20 mg，一日 60 mg。

磷酸可待因　　片剂：15 mg，一次 15~30 mg，一日 3 次。极量：一次 0.1 g，一日 0.25 g。

盐酸哌替啶　　片剂：25 mg、50 mg，一次 50~100 mg，一日 200~400 mg。极量：一次 150 mg，一日 600 mg。注射剂：50 mg/1 mL、100 mg/2 mL，一次 25–100 mg，一日 100~400 mg。皮下或肌内注射。极量：一次 150 mg，一日 600 mg，两次用药间隔不宜少于 4 h。

盐酸美沙酮　　片剂：2.5 mg、7.5 mg、10 mg，一次 5~10 mg，一日 2~3 次。注射剂：5 mg/1 mL、7.5 mg/2 mL。一次 5~10 mg，肌内注射。

枸橼酸芬太尼　　注射剂：0.1 mg/2 mL、0.5 mg/10 mL。一次 0.05~0.1 mg，皮下或肌内注射。

盐酸喷他佐辛　　注射剂：30 mg/1 mL。一次 30 mg，皮下或肌内注射。

盐酸曲马多　　胶囊剂：50 mg，50 mg/ 次，一日 3 次，口服。注射剂：50 mg/2 mL、100 mg/2 mL。50 mg/ 次。一日 50~200 mg，肌内、皮下注射或缓慢静脉滴注。

盐酸罗通定　　片剂：30 mg、60 mg。镇痛：一次 60~120 mg，一日 1~4 次。注射剂：60 mg/2 mL。一次 60~90 mg，肌内注射。

盐酸纳洛酮　　注射剂：0.4 mg/1 mL。一次 0.4~0.8 mg，肌内或静脉注射。极量：一日 40 mg。

小结

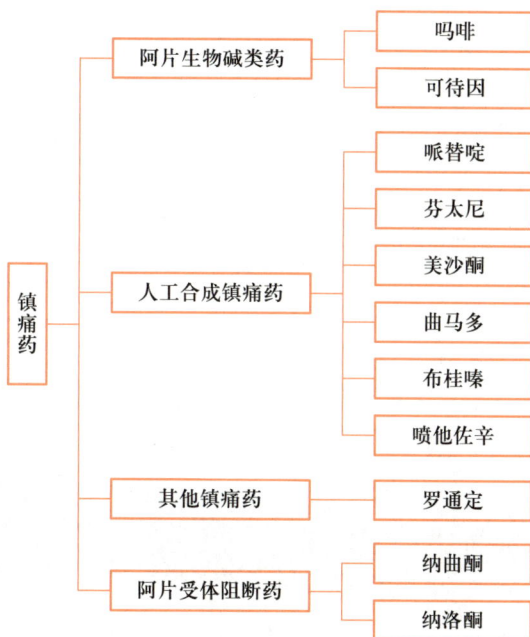

练一练

1. 吗啡为什么禁用于支气管哮喘,其治疗心源性哮喘的机制是什么?

2. 治疗胆绞痛、肾绞痛时为什么将镇痛药与解痉药阿托品合用?

（赵　健）

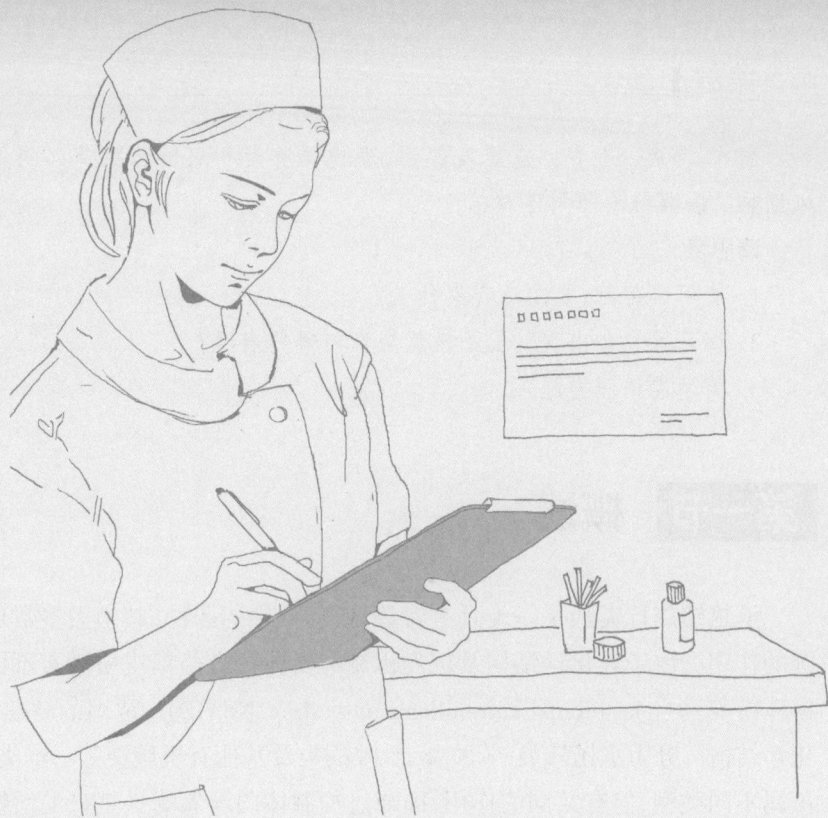

第十六章　解热镇痛抗炎药

学习目标

1. 知识目标：掌握解热镇痛抗炎药共性及常见不良反应，阿司匹林的作用、临床应用及不良反应；熟悉对乙酰氨基酚、布洛芬的作用、临床应用及不良反应；了解其他药物的作用特点及临床应用。

2. 能力目标：学会观察病人服用解热镇痛抗炎药的疗效及不良反应，能利用所学知识开展用药咨询服务，并能正确指导病人合理用药。

3. 素质目标：树立安全合理使用解热镇痛抗炎药的意识。

病人，男性，11 岁。感冒发热后，扁桃体肿大和双侧膝关节疼痛。诊断为：急性风湿热。医嘱给予阿司匹林治疗。

请思考：

1. 使用该药时，要注意观察什么？
2. 该药可能会出现什么不良反应？有哪些表现？
3. 简述其护理措施。

第一节 概述

解热镇痛抗炎药是一类具有解热、镇痛作用的药物，其中大多数还有抗炎、抗风湿的作用。由于其化学结构及抗炎机制与甾体抗炎药糖皮质激素不同，故又称为非甾体抗炎药（nonsteroidal anti-inflammatory drug, NSAID）。常用的解热镇痛抗炎药按化学结构可分为水杨酸类、苯胺类、吡唑酮类及其他有机酸类等。本类药物化学结构虽属不同类型，但有共同的作用，即通过抑制体内环氧酶（COX）的活性，减少前列腺素（PG）的生物合成。

1. 解热作用 位于下丘脑的体温调节中枢通过对产热和散热两个过程的调节，使体温保持在相对恒定的水平（正常人为 37℃左右）。病原体及其毒素刺激中性粒细胞或其他细胞产生并释放内热原，内热原作用于体温调节中枢，使 PG 合成与释放增加，特别是前列腺素 E_2（PGE_2），体温调定点上移到正常体温以上，引起体温升高。NSAID 通过抑制环氧合酶（COX）活性，减少中枢 PGE_2 合成、释放，使升高的体温调定点恢复至正常水平，机体血管扩张、排汗增多，散热增加。因此，NSAID 只能降低发热病人的体温，对正常体温无影响，与氯丙嗪对体温的影响不同。

2. 镇痛作用 当组织损伤或发生炎症时，局部可产生并释放致炎、致痛物质（如缓激肽、PG、组胺、5-HT 等化学物质）。缓激肽等刺激痛觉感受器引起疼痛，PG 除本身有致痛作用外，它还可使痛觉感受器对缓激肽等致炎、致痛物质的敏感性提高。

NSAID 通过抑制 COX 活性，抑制炎症或疼痛部位 PG 的合成、释放，发挥镇痛作用，其镇痛作用部位主要在外周。

NSAID 具有中等程度镇痛作用，对临床常见的慢性钝痛效果好，如头痛、牙痛、神经痛、肌肉或关节痛、月经痛等，对锐痛疗效差。与吗啡类镇痛药不同，NSAID 长期使用不产生欣快感和成瘾性，不抑制呼吸。

3. 抗炎、抗风湿作用 PG 是参与炎症反应的重要生物活性物质，不仅能使局部血管扩张，毛细血管通透性增加，引起局部充血、水肿和疼痛，还能协同和增强缓激肽等致炎物质作用，加重炎症反应。NSAID 可抑制炎症部位 PG 的合成、释放，减轻红、肿、热、痛等炎症症状。NSAID 除苯胺类外(对乙酰氨基酚),大多具有抗炎、抗风湿作用,能有效地缓解风湿性及类风湿性关节炎的临床症状。但是,NSAID 不能消除炎症产生的根本原因,因此不能阻止病程发展和并发症的出现,仅仅是对症治疗。

第二节 常用解热镇痛抗炎药

根据解热镇痛抗炎药对环氧酶选择性的不同,分为非选择性 COX 抑制药和选择性 COX-2 抑制药。另外,在临床解热镇痛抗炎药常组成复方制剂应用。

非选择性环氧酶抑制药既可抑制 COX-2,产生解热、镇痛、抗炎作用,又能抑制 COX-1,引起胃肠道等不良反应。按其化学结构不同又分为水杨酸类(阿司匹林)、苯胺类(对乙酰氨基酚)、吡唑类(保泰松)及其他有机酸类(吲哚美辛、布洛芬、舒林酸、吡罗昔康)等。

一、非选择性环氧酶抑制药

阿 司 匹 林

阿司匹林(aspirin,乙酰水杨酸)口服后小部分在胃、大部分在小肠上端吸收,1~2 h 血药浓度达峰值,在吸收过程中与吸收后,迅速被胃肠黏膜、肝脏和红细胞中的酯酶水解成水杨酸,并以水杨酸盐的形式分布到全身组织,也可进入关节腔、脑脊液、乳汁和胎盘。主要经肝代谢,代谢物及部分原形药由肾排泄,碱化尿液可促进其排泄。

【作用及临床应用】

1. **解热镇痛,抗炎抗风湿** 本药解热镇痛作用较强,治疗量用于缓解头痛、牙痛、肌肉痛、神经痛等慢性钝痛和治疗感冒发热等。大剂量(一日 3~5 g)有较强的抗炎、抗风湿作用,用于治疗急性风湿热和类风湿关节炎。用药后 24~48 h 内可使急性风湿热病人退热,关节红肿、疼痛症状改善。为风湿及类风湿关节炎首选药,也可用于急性风湿热的鉴别诊断。

2. **抗血栓形成** 血栓素 A_2(TXA$_2$)是血小板聚集的诱导剂,形成血栓。小剂量阿司匹林能抑制 PG 合成酶,减少血小板上的 TXA$_2$ 的生成而防止血小板聚集和血栓形成。大剂量阿司匹林抑制血管壁中 PG 合成酶,减少 PGI$_2$ 的合成,PGI$_2$ 是 TXA$_2$ 的生理对抗剂,其合成减少可能促进血栓形成。临床上常用小剂量阿司匹林防治血栓形成,用于防治心肌梗死和脑血栓形成,也可治疗缺血性心脏病,降低病死率及再梗死率。

3. **其他作用** 治疗痛风、胆道蛔虫病,儿科用于治疗小儿皮肤黏膜淋巴综合征(川崎病)等。

阿司匹林的体内过程

阿司匹林的药理作用和临床应用

1. **胃肠道反应**　为最常见的不良反应。口服常见上腹部不适、恶心、呕吐，较大剂量或长期服用可诱发或加重溃疡病，甚至穿孔。饭后服用、同服氢氧化铝等抗酸药或服用肠溶片可减轻或避免胃肠道反应。

2. **凝血障碍**　一般剂量抑制血小板聚集，延长出血时间。大剂量（一日 5 g 以上）或长期用药，可抑制凝血酶原的形成、引起凝血障碍，导致出血。用维生素 K 可预防。

3. **过敏反应**　多为皮肤黏膜过敏症状。少数病人用药后可出现荨麻疹、血管神经性水肿、过敏性休克。某些哮喘病人服用阿司匹林后可诱发哮喘，称为"阿司匹林哮喘"，其发生与抑制 PG 的生物合成导致体内白三烯增多有关，用肾上腺素治疗无效，可应用糖皮质激素雾化吸入。

4. **水杨酸反应**　大剂量（一日 5 g 以上）应用时可出现头痛、头晕、恶心、呕吐、耳鸣、视力和听力减退等中毒反应，称为水杨酸反应，严重时可出现过度呼吸、酸碱平衡失调、高热、昏迷甚至危及生命。应立即停药，并静脉滴注碳酸氢钠溶液加速其排泄。

5. **瑞氏综合征（Reye syndrome）**　又称脑病合并肝脂肪变性综合征。极少数病毒性感染伴发热的儿童或青少年，使用阿司匹林退热时出现惊厥、频繁呕吐、颅内压升高、谵妄、昏迷等症状，并发生肝衰竭。虽少见，但可致死。故病毒感染患儿不宜用阿司匹林，可用对乙酰氨基酚等药物代替。

消化性溃疡、支气管哮喘、严重肝损害、低凝血酶原血症、维生素 K 缺乏、血友病、血小板减少、儿童患病毒感染禁用。

知识链接

阿司匹林新用途

阿司匹林是一种传统的退热止痛抗感冒药物。随着科学的发展，近十年来发现它还有许多新的作用。

1. **防治老年性卒中和老年痴呆**　病人服用阿司匹林，其知觉度每年可恢复 17%~20%，且不易复发。

2. **增强机体免疫力**　阿司匹林能促进干扰素和白细胞介素 –1 的生成。临床实践证明，阿司匹林不仅具有免疫增强作用，还有抗癌和抗艾滋病作用。

3. **抗衰老作用**　阿司匹林能抑制角膜组织中糖原的生成，故能延缓角膜老化过程。临床研究报告表明，服用阿司匹林可使白内障的发病率减少 50% 以上。

对乙酰氨基酚

对乙酰氨基酚（acetaminophen，扑热息痛），口服吸收快而完全，30~60 min 血药浓度达高峰。该药抑制中枢 PG 合成的作用强度与阿司匹林相似，解热效果好。但抑制外周 PG 合成的作用很弱，镇痛作用弱，几无抗炎、抗风湿作用。主要用于发热、头痛、关节痛、神经肌肉痛等各种钝痛。适用于对阿司匹林不能耐受或过敏的病人。治疗量不良反应少,长期反复应用可致药物依赖性。偶见皮疹、药热等过敏反应。一次过量(成人为 10~15 g)服用可致急性中毒,引起肝坏死。长期使用,极少数病人可致肾毒性。对胃肠道无明显刺激作用。

吲哚美辛

吲哚美辛(indomethacin,消炎痛),口服吸收好。对 COX-1、COX-2 均有较强的抑制作用,具有强大的抗炎、抗风湿及解热镇痛作用,对炎性疼痛镇痛效果尤为明显。因不良反应较多,仅用于其他药物不能耐受或疗效不明显的病人。临床用于风湿及类风湿关节炎、骨关节炎、强直性脊柱炎等;对癌性发热及其他难以控制的发热常能见效。消化性溃疡、帕金森病、癫痫、精神失常、阿司匹林哮喘、肝肾功能不全、高血压、心功能不全、从事危险作业或机械操作人员、孕妇及小儿禁用。

布洛芬

布洛芬(ibuprofen)口服易吸收,本药可进入滑液腔并在腔内保持较高的浓度,主要经肝代谢,代谢物经肾排出。布洛芬有较强的抗炎、解热及镇痛作用。主要用于风湿及类风湿关节炎的治疗,也可用于发热及慢性钝痛的治疗。胃肠道反应较轻,但长期服用仍应注意胃溃疡、出血、头痛、耳鸣和眩晕等中枢神经症状。少数病人出现皮肤黏膜过敏、血小板减少和视觉障碍,一旦出现视觉障碍应立即停药。

二、选择性环氧酶抑制药

塞来昔布

塞来昔布(celecoxib,西乐葆)是选择性 COX-2 抑制药,口服吸收快而完全,具有解热、镇痛和抗炎抗风湿作用,胃肠道不良反应少而轻微。主要用于治疗风湿及类风湿性关节炎和骨关节炎,也可用于术后镇痛等。长期使用可增高心血管疾病发生的危险性,18 岁以下的病人和哺乳期妇女不宜使用,磺胺过敏者和活动性消化道溃疡病人禁用。

尼美舒利

尼美舒利(nimesulide,美舒宁)是一种新型非甾体抗炎药,具有解热镇痛、抗炎作用,能选择性抑制 COX-2,而且能抑制炎症过程中的所有介质,因而抗炎作用强,副反应较少。主要用于风湿关节炎、类风湿关节炎、骨关节炎、牙痛、痛经的治疗。偶见轻微而短暂的胃肠道反应。但有严重肝损害,原国家食品和药品监督管理局 2011 年 5 月 20 日下发《关于加强尼美舒利口服制制剂使用管理的通知》,要求"尼美舒利"口服制剂禁用于 12 岁以下儿童。

第三节 解热镇痛抗炎药复方制剂

目前,临床应用较多的复方制剂多为抗感冒药。为增强疗效,减少不良反应,解热镇痛抗炎药常互相配伍,也可与对乙酰氨基酚、苯海拉明、氯苯那敏、伪麻黄碱、右美沙芬、咖啡因和金刚烷胺等制成复方制剂。其中,对乙酰氨基酚具有解热镇痛作用;抗组胺药如苯海拉明、氯苯那敏有抗过敏、镇静作用;伪麻黄碱可收缩上呼吸道血管,消除鼻咽部炎症,缓解流鼻涕、打喷嚏、鼻塞等症状;右美沙芬是中枢镇咳药,用于感冒等引起的咳嗽,可缓解干咳症状;咖啡因能收缩头痛时扩张的脑血管,有助于缓解头痛;金刚烷胺具有抗病毒的作用。针对感冒的不同症状选择不同组方的感冒药,可有效地改善感冒所引起的症状。由于仅从商品名不易了解所含成分,在选用商品名不同而主要成分相同的抗感冒药时,就有可能重复用药,对机体造成影响,甚至发生中毒,所以须慎用解热镇痛抗炎药的复方制剂。临床常用的解热镇痛抗炎药复方制剂,见表 16-1。

表 16-1　常用解热镇痛抗炎药复方制剂

复方制剂	成分	用法
速效伤风胶囊	对乙酰氨基酚、咖啡因、氯苯那敏、人工牛黄	每次 1~2 粒,每日 3 次
新速效感冒片	对乙酰氨基酚、咖啡因、氯苯那敏、金刚烷胺、人工牛黄	每次 1 片,每日 2 次
白加黑　白片	对乙酰氨基酚、盐酸伪麻黄碱、右美沙芬	每次 1 片,必要时
白加黑　黑片	对乙酰氨基酚、盐酸伪麻黄碱、右美沙芬、盐酸苯海拉明	每次 1 片,必要时,睡前服
儿童退热片	对乙酰氨基酚、氯苯那敏	遵医嘱
银得菲	阿司匹林、盐酸伪麻黄碱、氯苯那敏	每次 1~2 粒,每日 3 次
复方阿司匹林片(APC)	阿司匹林、非那西丁、咖啡因	每次 1~2 片,每日 3 次
复方扑尔敏	阿司匹林、非那西丁、咖啡因、氯苯那敏	每次 1~2 片,每日 3 次
氨非咖片	非那西丁、氨基比林、咖啡因	每次 1~2 粒,每日 1~3 次
去痛片	非那西丁、氨基比林、咖啡因、巴比妥	每次 1~2 粒,每日 1~3 次
安痛定注射液	氨基比林、安替比林、苯巴比妥	肌内注射,每次 2 mL

第四节 治疗痛风药

痛风是由体内嘌呤代谢紊乱引起的一种疾病,主要表现为高尿酸血症,尿酸盐在关节、肾脏及结缔组织中析出结晶,可引起关节局部炎症及粒细胞浸润。如未及时治疗则可发展为慢性痛风性关节炎或引起肾脏病变。急性痛风的治疗在于迅速缓解急性关节炎、纠正高尿酸血症等,可用秋水仙碱;慢性痛风的治疗旨在降低血中尿酸浓度,可用别嘌醇和丙磺舒等。抗痛风药按药理作用分为以下三类:① 抑制尿酸合成的药物,如别嘌醇;② 促进尿酸排泄药,如丙磺舒、苯溴马隆等;③ 抑制痛风炎症药,如秋水仙碱等。

一、抑制尿酸生成药

别 嘌 醇

别嘌醇(allopurinol,别嘌呤醇)为次黄嘌呤的异构体,能抑制黄嘌呤氧化酶而抑制尿酸合成,是痛风间歇期的首选标准治疗药物,主要用于慢性原发性或继发性痛风、痛风性肾病。口服吸收好,不良反应较少,偶见皮疹、氨基转移酶升高、粒细胞减少等,应定期检查肝功能和血常规,用药宜从小剂量开始。

二、促进尿酸排泄药

丙 磺 舒

丙磺舒(probenecid)口服吸收好,抑制肾小管对尿酸的再吸收,促进尿酸排泄,控制高尿酸血症。主要用于治疗慢性痛风。不良反应较少,少数病人可有胃肠道反应、皮疹、发热等。因促进尿酸盐由关节移出,治疗初期可使痛风症状加剧,加服碳酸氢钠并大量饮水可促进尿酸排泄。抑制青霉素、头孢菌素排泄,合用可提高血药浓度,增强抑菌效果。

苯 溴 马 隆

口服易吸收,主要在肝代谢,代谢物也有一定的活性。苯溴马隆主要通过抑制肾近曲小管对尿酸的重吸收,促进尿酸排泄,降低血中尿酸水平而产生抗痛风作用。用药后可缓解关节红、肿、热、痛等症状,并能使痛风结节消散。临床适用于长期性治疗高尿酸血症及痛风。不良反应较少,少数病人出现恶心、腹胀、肾绞痛、痛风急性发作、皮疹等。少数病人在用药后出现粒细胞减少,故用药期间应定期检查血常规。

三、抑制痛风炎症药

秋 水 仙 碱

秋水仙碱(colchicine)通过阻断细胞有丝分裂,抑制痛风急性发作时的粒细胞浸润。对痛风急性发作是特效药,有选择性抗炎作用,可迅速缓解关节红、肿、热、痛的症状,对一般性疼痛和其他关节炎无效,也不影响血中尿酸浓度及尿酸的排泄。

第五节 用药护理

1. 了解病人基本情况,如年龄、体重、疾病的临床表现、肝肾功能,以及既往疾病和过敏史、用药史、生活习性等。NSAID 多数可引起过敏反应并可发生交叉过敏反应,使用时应注意询问过敏史。

2. 为减少胃肠道反应,应让病人在饭时或饭后服用药物,肠溶片应餐前整片吞服。服药期间不要饮酒或饮用含乙醇的饮料,防止加重胃肠道反应。

3. 嘱咐病人严格按医嘱用药,剂量不能太大,间隔时间不要太短,特别是小儿、老年人和体弱者尤应注意。剂量过大可致大量出汗,体液丧失过多易引起虚脱,要告诫病人多饮水。发热者应注意休息,解热时疗程不宜超过 1 周。嘱咐病人若出现困倦、头晕等,应避免驾驶或操作机器。

4. 长期高热的疾病,如血吸虫病、伤寒、晚期癌症病人可考虑应用吲哚美辛栓剂;儿童降温最好用对乙酰氨基酚、布洛芬及其复方制剂;妊娠妇女慎用解热镇痛药,宜选用对乙酰氨基酚。

5. 阿司匹林久用可延长出血时间,致出血倾向,可用维生素 K 防治。凡有严重肝病、血友病、维生素 K 缺乏症和近期有脑出血史者禁用,手术前一周应停用本类药。阿司匹林可引起水杨酸反应,一旦出现,应立即停药,给予对症治疗,并可静脉滴注碳酸氢钠溶液以碱化尿液,加速药物排出。

6 治疗风湿性疼痛时,应告诉病人该类药不会使风湿性疼痛的症状立即消失,需1~2 周的疗程,要坚持服药。

7. 观察用药后是否达到预期治疗效果,病情是否缓解,症状是否减轻,有无不良反应的发生,以及病人能否适应和耐受。

常用制剂及用法

阿司匹林　片剂:0.05 g、0.1 g、0.3 g,解热镇痛:一次 0.3~0.5 g,一日 3 次,饭后服。抗风湿:一次 3~5 g,分 4 次服,症状控制后逐渐减量。

对乙酰氨基酚　片剂:0.1 g、0.3 g、0.5 g,一次 0.5 g,一日 3 次。注射剂 0.075 mg/1 mL、0.25 mg/2 mL,一次 0.15~0.25 g,肌内注射。栓剂:0.15 g、0.3 g、0.6 g,一日 1~2 次,直肠给药。

羟基保泰松　片剂:0.1 g,一次 0.1~0.2 g,一日 3 次。一周后递减,维持量为一日0.1~0.2 g。

吲哚美辛　肠溶片剂或胶囊剂:25 mg。一次 25 mg,一日 2~3 次。餐中服,以后每周可递增 25 mg 至一日总量为 100~150 mg。

双氯芬酸　肠溶片剂:25 mg。一次 25 mg,一日 3 次。注射剂 75 mg/2 mL、一次 75 mg,一日 1 次,深部肌内注射。

布洛芬　片剂:0.1 g、0.2 g,一次 0.2~0.4 g,一日 3 次。餐中服。

酮布芬　肠溶胶囊:25 mg、50 mg,一次 5~15 mg。一日 3~4 次。

塞来昔布　胶囊:100 mg,骨关节炎:一日 200 mg,分 2 次服或顿服。治疗类风湿关节炎:一次 100 mg 或 200 mg,分 4 次服,一日 2 次。

尼美舒利　片剂:100 mg,一次 100 mg,一日 2 次。

别嘌醇　片剂:0.1 g。第一周一日 0.1 g,第二周一日 0.2 g,第三周以后为一日 0.3 g,分 2~3 次服。

丙磺舒　片剂:0.25 g。治疗痛风:开始一次 0.25 g,一日 2 次,一周后增至一次 0.5 g,一日 2~3 次。

秋水仙碱　片剂:0.5 mg,一次 0.5 mg,每隔 1~2 h 服 1 次,1 日总量不得超过 4 mg。

小结

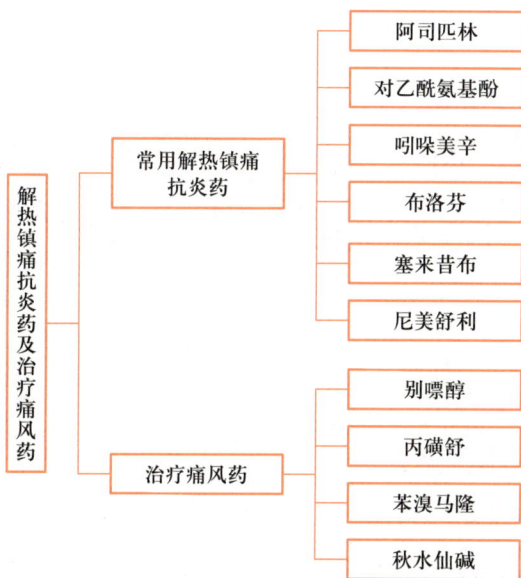

思考与练习

1. 镇痛药和解热镇痛药的镇痛作用有何异同?临床常用于何种疼痛?
2. 阿司匹林和氯丙嗪对体温的影响有何异同?
3. 阿司匹林防治血栓形成为什么必须用小剂量而不用大剂量?

（赵　健）

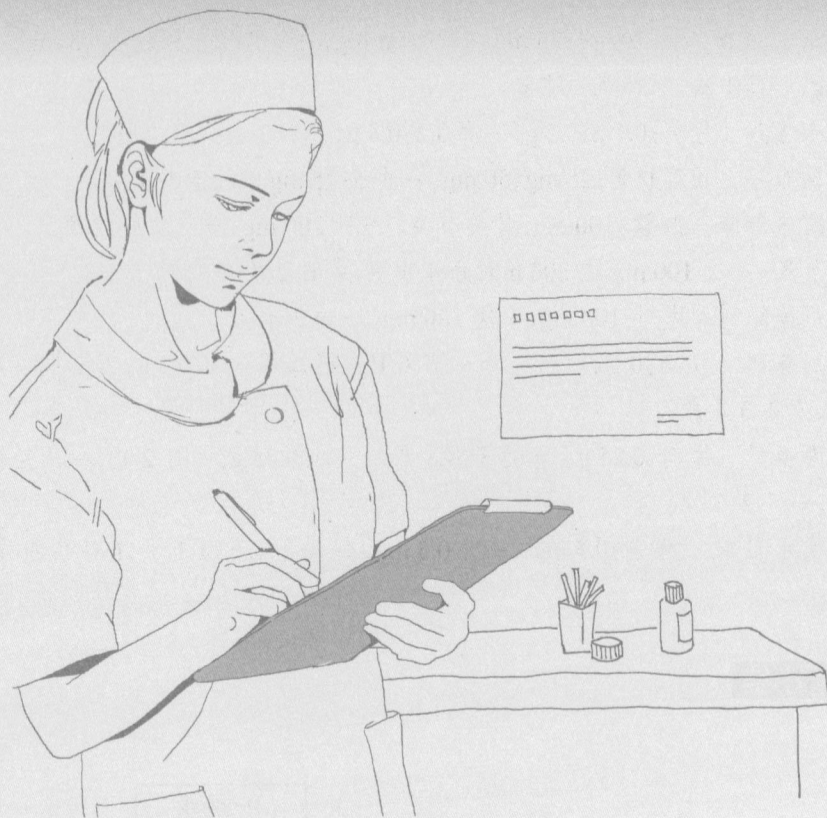

第十七章　中枢兴奋药和促大脑功能恢复药

学习目标

1. 知识目标：掌握咖啡因的作用、临床应用及不良反应；熟悉尼可刹米、洛贝林的作用、临床应用及不良反应；了解其他中枢兴奋药和促大脑功能恢复药的作用和临床应用。

2. 能力目标：学会观察病人服用中枢兴奋药和促大脑功能恢复药的疗效及不良反应，能利用所学知识开展用药咨询服务，并能正确指导病人合理用药。

3. 素质目标：树立安全合理使用中枢兴奋药和促大脑功能恢复药的意识。

病人,男性,65岁,石棉厂退休工人。因职业病于十年前退休,入院时呼吸困难,发绀,意识不清,PO₂ 50 mmHg,PCO₂ 56 mmHg。体格检查:T 36.4℃,P 80 次/min,BP 90/56 mmHg。医生诊断为慢性呼吸衰竭。医生给予尼可刹米治疗,用药后病人出现惊厥。

请思考:

1. 产生惊厥的原因是什么?
2. 应如何进行用药护理?

中枢兴奋药(central nervous system stimulants)是一类能够选择性兴奋中枢神经系统,提高中枢神经系统功能活动的一类药物。根据其主要作用部位不同可分为三类:① 主要兴奋大脑皮质的药物,如咖啡因、哌甲酯等。② 主要兴奋延髓呼吸中枢的药物,如尼可刹米、洛贝林、二甲弗林、贝美格等。③ 促进大脑功能恢复药,如吡拉西坦、胞磷胆碱等。

第一节 主要兴奋大脑皮质的药物

咖 啡 因

咖啡因(caffeine)为咖啡豆或茶叶中提取的生物碱,现已能人工合成。

【作用】

1. **兴奋中枢神经系统** ① 小剂量(50~200 mg)的咖啡因,能选择性兴奋大脑皮质,使人精神振奋,睡意消失、疲劳减轻、思维活跃、工作效率提高。② 较大剂量(250~500 mg)可直接兴奋延髓呼吸中枢,血管运动中枢和迷走神经中枢,增加呼吸中枢对 CO_2 的敏感性,使呼吸加深加快,血压升高,在呼吸中枢处于抑制状态时作用更为明显。③ 中毒剂量(>800 mg)时引起中枢神经系统广泛兴奋,甚至惊厥。

2. **收缩脑血管** 咖啡因有兴奋心脏及扩张血管的作用,但常被兴奋迷走神经中枢及血管运动中枢的作用所掩盖,故对心血管系统作用不明显。可明显收缩脑膜血管,减少脑膜血管搏动,缓解头痛症状。

3. **其他作用** 具有较弱的舒张胆管和支气管平滑肌、刺激胃酸及胃蛋白酶分泌及利尿作用。

【临床应用】 咖啡因主要用于解救急性感染性中毒及中枢抑制药过量所致的昏睡、呼吸抑制和循环衰竭。与解热镇痛抗炎药配伍,治疗一般性头痛。与麦角胺配伍用于治疗偏头痛。

135

大脑皮质
兴奋药

第十七章 中枢兴奋药和促大脑功能恢复药

【不良反应】 不良反应较少,较大剂量可引起激动、不安、失眠、心悸,甚至惊厥。久用可产生耐受性。婴幼儿高热时易发生惊厥,小儿高热时不宜选用含有咖啡因的解热镇痛复方退热制剂。因增加胃酸分泌,消化性溃疡病人不宜久用。

哌 甲 酯

哌甲酯(methylphenidate,利他林)为一种较缓和的大脑皮质兴奋剂。通过促进 DA 和 NA 的释放,并抑制其回收,提高中枢系统的觉醒水平,而达到能改善精神活动,振奋精神,解除轻度抑制,消除疲劳及睡意。较大剂量能兴奋呼吸中枢,过量或中毒剂量可致惊厥。

临床上主要用于对抗巴比妥类及其他中枢抑制药过量中毒引起的嗜睡与呼吸抑制,也可用于治疗轻度抑郁症、小儿遗尿症、儿童多动综合征等。

治疗量不良反应少,大剂量可引起血压升高、眩晕、头痛,甚至惊厥。久用可致耐受性和依赖性,小儿长期应用影响其生长发育。癫痫、高血压病人及 6 岁以下小儿禁用。

第二节　主要兴奋延髓呼吸中枢的药物

尼 可 刹 米

【作用】 尼可刹米(nikethamide,可拉明)能直接兴奋延髓呼吸中枢,也可通过刺激颈动脉化学感受器,反射性兴奋呼吸中枢,提高呼吸中枢对 CO_2 的敏感性,使呼吸加深加快。对血管运动中枢也有微弱兴奋作用。该药作用温和,安全范围较大,但作用短暂,一次静脉注射仅维持 5~10 min,故需反复、多次给药。

【临床应用】 尼可刹米常用于各种原因引起的中枢性呼吸抑制,对慢性肺源性心脏病引起的呼吸衰竭及吗啡中毒所引起的呼吸抑制效果较好,对巴比妥类药物中毒效果差。

【不良反应】 治疗量不良反应少,过量可致血压升高、心动过速、肌肉震颤、咳嗽、呕吐、出汗,甚至惊厥。一旦发生惊厥,应及时静脉注射苯二氮䓬类药物或小剂量硫喷妥钠对抗。

洛 贝 林

洛贝林(lobeline,山梗菜碱)是从山梗中提取的一种生物碱,现已人工合成。该药对呼吸中枢无直接兴奋作用,而是通过刺激颈动脉体和主动脉体的化学感受器而反射性兴奋延髓呼吸中枢。该药作用快、弱而短暂,仅维持数分钟,但安全范围较大,不易引起惊厥。临床上常用于治疗新生儿窒息、小儿感染性疾病引起的呼吸衰竭,吸入麻醉药中毒和一氧化碳中毒。大剂量可兴奋迷走神经中枢而致心动过缓、房室传导阻滞,过量可兴奋交感神经节和肾上腺髓质而致心动过速,也可引起惊厥。

二 甲 弗 林

二甲弗林(dimefline 回苏灵)为人工合成品,可直接兴奋延髓呼吸中枢,呼吸兴奋作用比尼可刹米强 100 倍,作用快、强、维持时间短。临床用于治疗各种原因引起的中枢性呼吸抑制,对肺性脑病有较好的促苏醒作用。本药安全范围小,静脉给药需用葡萄糖稀释后缓慢注射。剂量过大可引起肌肉震颤和惊厥,应准备短效巴比妥类(如异戊巴比妥),以备发生惊厥时急救使用。本药禁用于有惊厥史、癫痫病、孕妇及哺乳期妇女等。

贝 美 格

贝美格(bemegride 美解眠)对中枢有直接兴奋作用,作用迅速,维持时间短(10~20 min),选择性一般都不高,安全范围小,用量过大或静脉注射过快可致惊厥。临床主要作为巴比妥类药物中毒解救的辅助用药,还可以用于加速硫喷妥钠麻醉后的恢复,以及某些传染病引起的中枢性呼吸衰竭。如发生本药中毒,应立即用戊巴比妥钠注射液静脉注射或水合氯醛灌肠。

第三节　促进大脑功能恢复药

吡 拉 西 坦

吡拉西坦(piracetam,脑复康)能增加脑血流量,保护缺氧脑细胞免受损伤;促进大脑对氧、葡萄糖、磷脂和氨基酸的利用、能量转换及脑内蛋白质的合成;促进大脑皮质细胞代谢,提高脑组织对葡萄糖的利用率;促进大脑左右两半球经胼胝体的信息传递,有利于大脑的整合功能;改善脑缺氧及物理化学因素所造成的记忆障碍。

吡拉西坦主要用于治疗阿尔茨海默病、脑动脉硬化、脑外伤及中毒等所导致的记忆和思维障碍;对一氧化碳中毒所致的思维障碍及儿童智能低下也有一定的疗效。

胞 磷 胆 碱

胞磷胆碱(citicoline,胞二磷胆碱)为核苷衍生物。作为辅酶能促进脑细胞内磷脂酰胆碱的生物合成,修复受损的脑神经细胞膜,帮助脑细胞再生,增加脑血流量和氧的消耗,具有促进脑功能恢复和苏醒作用。主要用于急性颅脑外伤和脑手术后的意识障碍。

促大脑功能
恢复药

第四节 用药护理

1. 了解病人呼吸抑制的原因、程度及既往疾病和用药史等。用药前要向病人及其家属讲明病情严重程度、本类药物的作用特点和不良反应的观察预防。

2. 中枢兴奋药的选择性作用与剂量有关,随着药物剂量的增加,药物作用增强,作用范围扩大,过量均可引起中枢神经系统各部位广泛兴奋而导致惊厥。由于维持时间短,在临床急救中常需反复用药,通常 2~4 h 注射 1 次。为防止过量中毒,一般应交替使用几种中枢兴奋药,严格掌握用药剂量及给药间隔时间,密切观察病人用药后反应,如出现烦躁不安、反射亢进、局部肌肉震颤、抽搐现象,往往是惊厥发生的先兆,应立即报告医生,酌情减量或减慢滴速。

3. 对中枢性呼吸衰竭,应用呼吸兴奋药仅是综合治疗措施之一,是呼吸衰竭的辅助治疗手段。对呼吸衰竭者主要是给氧、人工呼吸,必要时要做气管插管和气管切开。

4. 观察用药后是否达到预期治疗效果,病情是否缓解,症状是否减轻,有无不良反应发生,以及病人能否适应和耐受。

常用制剂及用法

安钠咖(苯甲酸钠咖啡因) 注射剂:0.25 mg/1 mL、0.5 mg/2 mL。一次 0.25~0.5 g,皮下或肌内注射。极量:一次 0.75 g,一日 3 g。

盐酸哌甲酯 片剂:10 mg。一次 10 mg,一日 2~3 次。6 岁以下小儿开始一次 5 mg,一日 5~10 mg,以后视病情每隔一周一日增加 5~10 mg,一日剂量不超过 60 mg。注射剂:20 mg/1 mL。一次 10~20 mg,一日 1~3 次,皮下、肌内或静脉注射。

吡拉西坦 0.4~0.8 g/d,2~3 次分服。

尼可刹米 皮下、肌内或静脉注射,0.25~0.5 g/ 次。必要时,每 1~2 h 重复 1 次,或与其他中枢兴奋药交替使用,直到可以“唤醒”病人而无肌震颤或抽搐。极量:皮下、肌内或静脉注射,1.25 g/ 次。

二甲弗林 肌内注射 8 mg/ 次;静脉注射一次 8~16 mg/ 次,以葡萄糖溶液稀释后缓慢注射;重症病人 16~32 mg,用生理盐水稀释后,静脉滴注。

盐酸山梗菜碱 3~10 mg/ 次,皮下或肌内注射。极量:20 mg/ 次。

贝美格 静脉滴注,用 5% 葡萄糖液稀释后,每 3~5 min 静脉滴注 50 mg,至病情改善或出现毒性症状为止。

小结

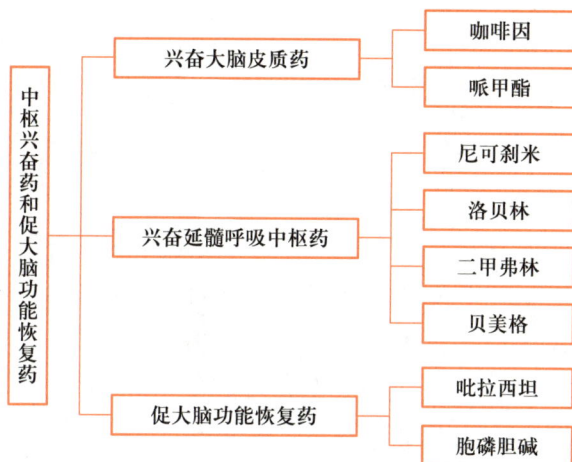

中枢兴奋药和促大脑功能恢复药

- 兴奋大脑皮质药
  - 咖啡因
  - 哌甲酯
- 兴奋延髓呼吸中枢药
  - 尼可刹米
  - 洛贝林
  - 二甲弗林
  - 贝美格
- 促大脑功能恢复药
  - 吡拉西坦
  - 胞磷胆碱

思考与练习

1. 应用中枢兴奋药应注意什么？
2. 比较尼可刹米、二甲弗林、洛贝林的作用特点及临床应用。

（赵　健）

练一练

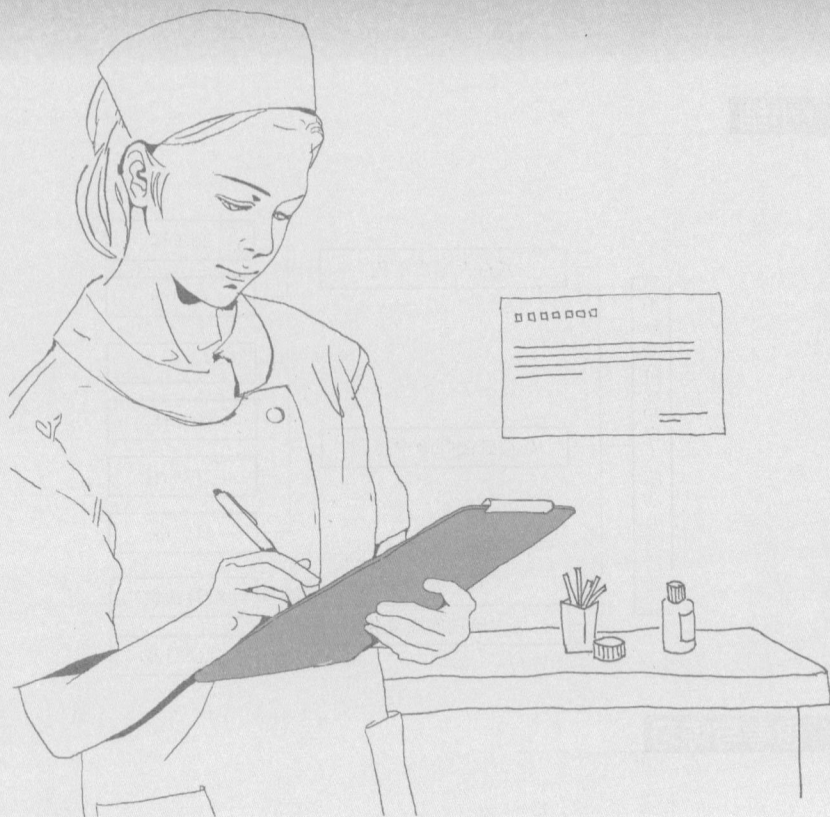

第十八章　利尿药和脱水药

学习目标

1. 知识目标：掌握呋塞米、氢氯噻嗪和螺内酯的作用、临床应用及不良反应；熟悉甘露醇的作用、临床应用及不良反应；了解其他利尿药和脱水药的临床应用及不良反应。

2. 能力目标：学会观察病人服用利尿药和脱水药的不良反应并正确进行用药护理；能利用所学知识开展用药咨询服务，并能正确指导病人合理用药。

3. 素质目标：树立安全合理使用利尿药和脱水药的意识。

第一节 利尿药

病人,男性,49 岁。因"颜面及下肢水肿 6 个月,加重 15 天"来诊。既往高血压病史 5 年,以"急性左心衰竭、心功能不全 Ⅱ 级"收住院。医生给予硝苯地平 30 mg,一日2 次;氨氯地平 5 mg,一日 2 次;呋塞米 20 mg,一日 2 次;螺内酯 20 mg,一日 1 次治疗。

请思考:

1. 病人使用利尿剂的原因是什么?用药护理措施有哪些?

2. 为什么同时口服螺内酯片?换用氯化钾是否可以?

利尿药是一类作用于肾,增加电解质和水的排出,使尿量增多的药物。临床主要用于治疗各种原因引起的水肿,也可用于治疗高血压、尿崩症、高钙血症等。

一、利尿药作用基础

尿液的生成包括肾小球的滤过、肾小管和集合管的重吸收及分泌三个环节。目前,临床应用的利尿药多数是通过影响肾小管和集合管对水和电解质的重吸收而发挥利尿作用(图 18-1)。利尿药按其效能高低和作用部位不同分为以下三类。

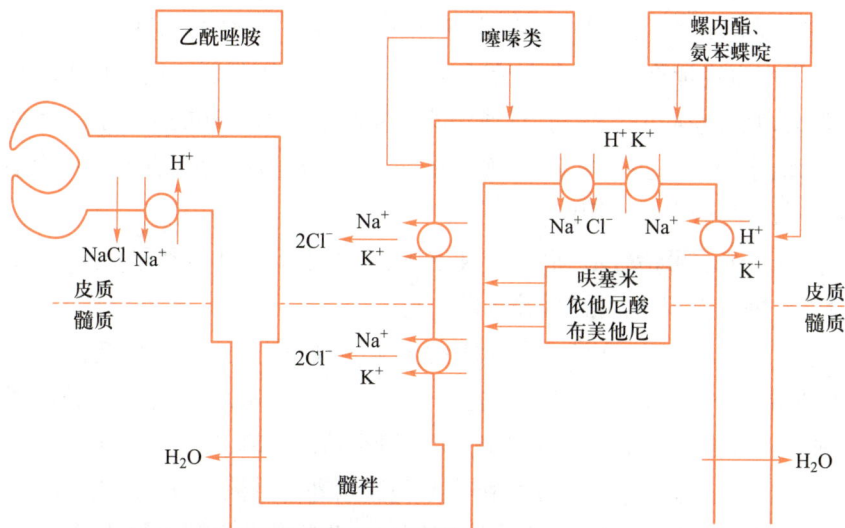

利尿药

图 18-1 肾小管各段重吸收和利尿药作用部位

1. **高效利尿药** 主要作用于髓袢升支粗段,抑制管腔膜 Na^+-K^+-$2Cl^-$ 同向转运子,利尿作用迅速、强大,也称为袢利尿药。常用药物有呋塞米、布美他尼及依他尼酸等。

2. 中效利尿药　主要作用于远曲小管近段，抑制 Na^+-Cl^- 同向转运子，减少 Na^+ 和 Cl^- 再吸收，利尿作用强度中等，也称为噻嗪类利尿药。常用药物有氢氯噻嗪等。

3. 低效利尿药　主要作用于远曲小管远端和集合管，利尿作用较弱。常用药物有螺内酯、氨苯蝶啶、阿米洛利等。

二、常用利尿药

（一）高效利尿药

呋 塞 米

呋塞米（furosemide，速尿）口服生物利用度为 50%~75%，30 min 显效，血药浓度 1~2 h 达高峰，维持 4~6 h。静脉注射后 5 min 显效，1 h 达高峰，维持 2~3 h。与血浆蛋白结合率高达 95%~99%，大部分以原形经肾排泄，反复给药不易在体内蓄积。

【作用】

1. 利尿作用　主要作用于髓袢升支粗段髓质部和皮质部，抑制管腔膜上皮细胞的 Na^+-K^+-$2Cl^-$ 共转运子，减少 NaCl 重吸收，使肾的稀释功能和浓缩功能降低，排出大量近等渗的尿液。起效迅速、作用强大、维持时间短。用药后 Na^+、Cl^-、K^+、Mg^{2+}、Ca^{2+}、HCO_3^- 的排泄都增加。

2. 扩血管作用　静脉注射呋塞米可扩张肾血管，降低肾血管阻力，增加肾血流量，改变肾皮质内血流分布，这与促进前列腺素（PG）的合成有关。还能扩张肺部容量血管，减少回心血量，减轻左心室的负荷。

【临床应用】

1. 急性肺水肿和脑水肿　呋塞米静脉注射可作为急性肺水肿的首选药。强大的利尿作用使血容量降低，回心血量减少，左心室充盈压降低。还能扩张小动脉，降低外周阻力，减轻左心室后负荷，迅速消除由左心衰竭所引起的肺水肿。另外，由于利尿作用强，水分丢失多于电解质，血液浓缩，血浆渗透压升高，有助于消除脑水肿，降低颅内压，常与脱水药合用以提高疗效。

2. 严重水肿　可治疗心、肝及肾性水肿，主要用于对其他利尿药无效的严重水肿，对肾性水肿疗效较好，肝性水肿效果较差。

3. 急、慢性肾衰竭　在急性肾衰竭的少尿期，静脉注射呋塞米产生强大的利尿作用，可使阻塞的肾小管得到冲洗，防止肾小管萎缩、坏死，起到保护肾脏作用；同时降低肾血管阻力，增加肾皮质的血流量，提高肾小球滤过率，使尿量增加。

4. 加速毒物排泄　急性中毒常配合其他脱水药静脉滴注，产生强大的利尿作用而加速毒物排出。常用于巴比妥类、水杨酸类、碘化物等药中毒的解救。

5. 其他　口服或静脉注射均可降低血压，但一般不作降压药使用，仅用于伴有肺水肿或肾衰竭的高血压及高血压危象时的辅助治疗；也可用于高钾血症和高钙血症的治疗。

呋塞米的药理作用和作用机制

【不良反应】

1. **水电解质紊乱**　过度利尿可造成水和电解质丢失,主要表现为低血容量、低钾血症、低钠血症、低镁血症和低氯性碱中毒。应注意补充钾盐或与留钾利尿药合用以防止低钾血症。

2. **耳毒性**　引起耳鸣、耳聋、眩晕,大量快速静脉注射时更易发生。应避免和其他具有耳毒性的药物(如氨基糖苷类抗生素)配伍,肾功能不全病人使用后更易发生此毒性。

3. **高尿酸血症**　竞争性抑制尿酸排泄导致高尿酸血症,从而诱发和加重痛风。

4. **其他**　可引起恶心、呕吐、腹胀、上腹疼、胃肠道出血等胃肠道反应。少数发生粒细胞减少、血小板减少、溶血性贫血等。久用可引起高血糖、高血脂等。糖尿病、高脂血症、痛风病人,严重肝肾功能不全者及孕妇慎用。

【药物相互作用】　氨基糖苷类抗生素可增强高效能利尿药的耳毒性,应避免合用。呋塞米因利尿排钾,与洋地黄合用治疗心功能不全时,低钾血症易诱发洋地黄中毒,肝硬化时易诱发肝性脑病。呋塞米与口服抗凝血药合用,可增强后者的抗凝作用。

布 美 他 尼

布美他尼(bumetanide,丁苯氧酸)作用机制与呋塞米相似,但效价强度为呋塞米的 40~50 倍,排钾作用相对较弱,耳毒性为其 1/6。临床主要作为呋塞米代用品,用于顽固性水肿、急性肺水肿或应用呋塞米无效的肾衰竭病人,尤其对听力有缺陷或急性肾衰竭病人宜选用布美他尼。

依 他 尼 酸

依他尼酸(etacrynic acid,利尿酸)作用与呋塞米相似,但水电解质紊乱、耳肾毒性等不良反应严重,故临床少用。对呋塞米过敏者可选用本药。

(二) 中效利尿药

常用噻嗪类药物有氢氯噻嗪(hydrochlorothiazide,双氢克尿噻)、苄氟噻嗪(bendroflumethiazide)、环戊噻嗪(cyclopenthiazide)等。其中,以氢氯噻嗪较为常用。氯噻酮(chlortalidone,氯酞酮)、吲达帕胺等为非噻嗪类药物,但其作用机制、利尿效能等与噻嗪类相似。

氢 氯 噻 嗪

氢氯噻嗪口服吸收迅速而完全。

【作用】

1. **利尿作用**　主要作用于远曲小管近端 Na^+-Cl^- 共转运子,减少 NaCl 重吸收,使肾脏的稀释功能降低,但不影响浓缩功能。远曲小管的 Na^+ 排出增多,Na^+-K^+ 交换增多,K^+ 排出增多。轻度抑制碳酸酐酶,略增加 HCO_3^- 的排泄。利尿作用温和而持久。

2. 抗利尿作用　噻嗪类利尿药能明显减少尿崩症病人的尿量,作用机制与排钠降低血浆渗透压,降低病人口渴感,减少饮水量,从而降低尿量有关。

3. 降压作用　通过排钠利尿,降低血容量,并降低血管外周阻力,产生温和而持久的降压作用。

【临床应用】

1. 治疗水肿　用于各种原因引起的水肿,对心源性水肿效果较好,对肾源性水肿疗效与肾功能损害程度有关,损害轻者效果好,反之效果差。

2. 高血压　为常用的基础降压药。

3. 尿崩症　可用于肾性尿崩症及抗利尿激素无效的垂体尿崩症。

【不良反应】

1. 水、电解质紊乱　可产生低钾血症、低镁血症、高钙血症等。合用保钾利尿药可防治低血钾。

2. 高尿酸血症　可竞争性抑制尿酸排泄,使尿酸排出减少而引起高尿酸血症,痛风病人慎用。

3. 高血糖、高脂血症　长期用药应监测血脂和血糖。

4. 其他　偶见过敏反应、血小板减少、胃肠道反应等。

(三) 低效利尿药

螺 内 酯

螺内酯(spironolactone,安体舒通)化学结构与醛固酮相似,是醛固酮受体的竞争性拮抗药,与远曲小管和集合管靶细胞的醛固酮受体结合,抑制醛固酮调节的 Na^+-K^+ 交换,减少 Na^+ 的重吸收和 K^+ 的分泌,使尿量增多。因有排 Na^+ 保 K^+ 作用,也称保钾利尿药。药物特点为利尿作用弱,起效慢,维持时间长。临床上主要用于醛固酮增多的顽固性水肿,如慢性心力衰竭、肾病综合征、肝硬化腹水等,常与强效、中效利尿药合用以增强利尿效果并预防低钾血症。

长期服用可引起高钾血症,肾功能不全及高血钾者禁用。本药有性激素样作用,可引起女性多毛症、月经紊乱、男性乳房发育、阳痿等,停药后可消失。少数病人可出现头痛、嗜睡、皮疹。

氨苯蝶啶和阿米洛利

氨苯蝶啶(triamterene)和阿米洛利(amiloride)也属于保钾利尿药,主要作用于远曲小管末端和集合管,通过阻滞管腔膜 Na^+ 通道而减少 Na^+ 的重吸收,抑制 Na^+-K^+ 交换,减少 K^+ 的分泌。常与排钾利尿药合用治疗顽固性水肿,如心力衰竭、肝硬化和肾炎等引起的水肿。

不良反应较小,偶见嗜睡、恶心、呕吐、腹泻和皮疹,长期应用可致高钾血症。肝硬化病人服用可发生巨幼红细胞性贫血,故慎用。肾功能不全、高血钾者禁用。

乙 酰 唑 胺

乙酰唑胺（acetazolamide，醋唑磺胺）属碳酸酐酶抑制药。通过抑制碳酸酐酶活性，抑制 HCO_3^- 重吸收，使 H^+–Na^+ 交换减少，Na^+ 重吸收减少，产生弱效利尿作用，此药物易致代谢性酸中毒，现已少用。由于乙酰唑胺可抑制睫状体上皮细胞中的碳酸酐酶，减少房水生成，降低眼压，临床主要用于治疗青光眼。

常见不良反应有嗜睡、面部和四肢麻木感。长期用药可发生低钾血症、代谢性酸中毒等。

第二节　脱水药

脱水药又称渗透性利尿药，是一类迅速提高血浆渗透压，使组织脱水的药物。具有下列特点：① 静脉注射后不易从血管透入组织。② 易经肾小球滤过。③ 不易被肾小管再吸收。④ 体内多不被代谢。

脱水药

甘 露 醇

甘露醇（mannitol）口服几乎不被吸收，临床一般用 20% 甘露醇溶液快速静脉滴注。用药后 20 min 颅内压显著下降，2~3 h 达最大疗效，持续 3~8 h。

【作用及临床应用】

1. 脱水作用　静脉给药后，不易透入组织，能迅速提高血浆渗透压，可使组织内、脑脊液或房水中过多的水分向血浆转移而呈现脱水作用，降低颅内压和眼压。甘露醇静脉给药是治疗脑水肿、降低颅内压的首选药。青光眼病人术前应用可以短时降低眼压，以利于手术。口服给药可造成渗透性腹泻，用于清除肠道内的毒物。

2. 利尿作用　静脉给药后，一方面因增加血容量，使肾小球滤过率增加；另一方面经肾小球滤过后，不被肾小管重吸收，肾小管腔内形成高渗状态，抑制水分的重吸收。急性肾衰竭早期应用本药，通过脱水、利尿作用，使肾小管内有害物质被稀释，防止肾小管萎缩、坏死，改善肾缺血。

【不良反应】　注射过快可引起一过性头痛、眩晕和视物模糊。慢性心功能不全者禁用，因可增加循环血量而加重心脏负担。活动性颅内出血者禁用。长期大剂量使用可引起高渗性肾病。

山 梨 醇

山梨醇（sorbitol）是甘露醇的同分异构体，常用其 25% 的高渗液。山梨醇进入体内后少部分可在肝内转化为果糖，故作用稍弱。但因其易溶于水和价廉，临床也常用。

高渗葡萄糖

50% 高渗葡萄糖（hypertonic glucose）注射液具有脱水及渗透性利尿作用，因部分葡萄糖可从血管扩散至组织，易被组织代谢，作用弱而短。单独应用治疗脑水肿时可出现颅内压回升而引起反跳，一般与甘露醇合用。

第三节　用药护理

一、利尿药的用药护理

利尿药用药护理

1. 用药前了解病人的血压、体重、水肿部位和程度，心、肝、肾功能及药物过敏史。用药期间准确记录液体出入量，监测病人的体重、血压、电解质（尤其是血钾）、血尿酸、血糖、尿素氮等指标，防止和避免电解质紊乱。

2. 对胃肠道刺激作用明显的药物，选择饭后服用。如使用排钾利尿药，应指导病人多食富含钾的食物如香蕉、橘子等。长期应用排钾利尿药可引起低钾血症，应及时报告医生。补钾首选口服补钾。若需静脉补钾，严禁静脉注射含钾离子溶液。静脉滴注补钾，速度不宜过快：成人滴注速度不超过 80 滴 /min，滴注溶液钾离子浓度不超 0.3%。无尿一般不补钾。

3. 高效利尿药可口服、肌内注射或稀释后静脉注射，禁忌加入酸性液体中注射。中效利尿药多为口服，降压时常与其他降压药合用。低效利尿药餐后口服为宜。在应用排钾利尿药时，应注意病人有无关节痛等症状，监测病人血清尿酸水平，预防痛风出现。有痛风史的病人，应提醒医生。

4. 强效利尿药具有耳毒性，与氨基糖苷类抗生素合用更易发生，应避免合用。一旦发生，应立即停药。

5. 治疗高血压时，要密切监测病人血压、脉搏。因排尿量过多易产生脱水及血压降低，引起体位性低血压。

二、脱水药的用药护理

1. 用药前需排空膀胱，用药后可引起口渴，可适当增加饮水量。若静脉给药外漏，可引起局部刺激和水肿，应及时报告医生并进行处理。若出现皮疹、喷嚏、流涕、呼吸困难、血尿、恶心、头痛、发热、心动过速等症状，应及时报告医生进行处理。

2. 用药期间应密切观察尿液出入量，每小时监测一次并做好记录。观察水、电解质紊乱的症状和体征，并监测血清电解质。密切观察血压、脉搏、呼吸，防止出现心功能不全。对老年人、心脏疾病病人及小儿更需注意体征变化。

3. 静脉注射或滴注时,宜用大号针头,250 mL 液体应在 20~30 min 内静脉注射完毕。不能与其他药物混合静脉滴注,严禁肌内或皮下注射。一旦发生外漏,可用 0.25% 普鲁卡因封闭或 50% 硫酸镁热敷。

常用制剂及用法

呋塞米 片剂:20 mg。一次 20 mg,一日 1~3 次。从小剂量开始,间歇给药,服药 1~3 日,停药 2~4 日。注射剂:20 mg/2 mL。一次 20 mg,一日 1 次或隔日 1 次,肌内注射或稀释后缓慢静脉注射。

布美他尼 片剂:1 mg。一次 1 mg,一日 1~2 次。注射剂:0.5 mg/2 mL。一次 0.5~1 mg,肌内注射或静脉注射。

依他尼酸 片剂:25 mg。一次 25 mg,一日 1~3 次。注射用依他尼酸钠:25 mg。一次 25 mg,以 5% 葡萄糖或氯化钠注射液溶解后缓慢静脉注射,一日 1~2 次。

氢氯噻嗪 片剂:10 mg、25 mg、50 mg。一次 25~50 mg,一日 2~3 次。

螺内酯 片剂或胶囊剂:20 mg。一次 20 mg,一日 2~3 次。

氨苯蝶啶 片剂:50 mg。一次 50~100 mg,一日 2~3 次。

阿米洛利 片剂:5 mg。一次 5~10 mg,一日 2 次。

乙酰唑胺 片剂:25 mg。一次 25~50 mg,一日 1~2 次。

甘露醇 注射剂:10 g/50 mL、20 g/100 mL、50 g/250 mL。一次 1~2 g/kg,每分钟 10 mL 快速静脉滴注,必要时每 4~6 h 重复使用。

山梨醇 注射剂:25 g/100 mL、62.5 g/250 mL。一次 1~2 g/kg,快速静脉滴注,必要时可重复使用。

葡萄糖 注射剂:25 g/50 mL。一次 40~60 mL,静脉注射。

小结

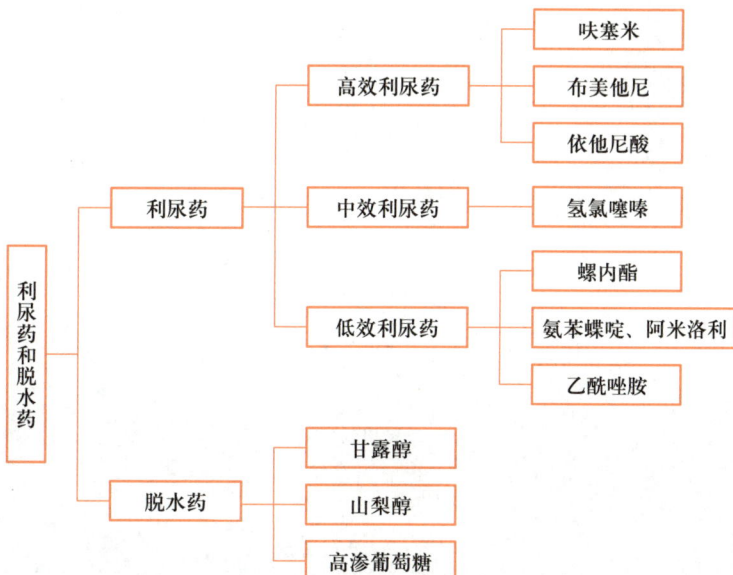

练一练

思考与练习

1. 试比较呋塞米、氢氯噻嗪、螺内酯的利尿特点及临床应用。
2. 高效、中效利尿药为何常与保钾利尿药合用，请简述原因。

（陈振华）

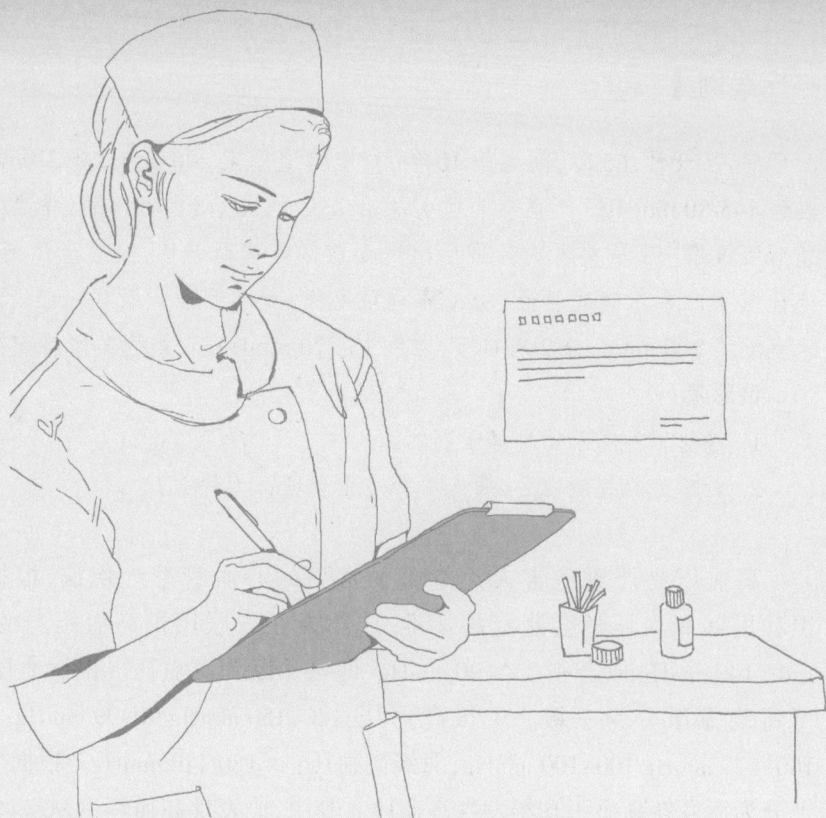

第十九章　抗高血压药

1. 知识目标：掌握常用抗高血压药的分类、代表药物、临床应用及不良反应；熟悉抗高血压药物的作用机制，了解其他抗高血压药物的作用特点及临床应用。

2. 能力目标：学会观察病人服用抗高血压药的不良反应并正确进行用药护理；能利用所学知识开展用药咨询服务，并能正确指导病人合理用药。

3. 素质目标：树立安全合理使用抗高血压药的意识。

病人，女性，65岁，高血压10年，口服倍他乐克200 mg/d，分2次口服，用药后血压为145/80 mmHg。近两年自觉劳累后心慌、气短、心前区疼痛，并伴有左臂麻木，休息后可缓解。3日前再次劳累后出现心前区疼痛而就诊，经医生诊断为心绞痛。医生让其平时备用硝酸甘油，心绞痛一旦发作，立即舌下含服0.5 mg硝酸甘油。倍他乐克继续200 mg/d，分2次口服，血压135/70 mmHg，心绞痛发作频率较之前增加。

请思考：
1. 倍他乐克属于哪种降压药物？
2. 诊断为心绞痛之后，病人用药是否合理？为什么？

高血压是严重危害人类健康的常见的心血管系统疾病，根据世界卫生组织和国际高血压学会制定的标准，成年人在未服用抗高血压药的情况下，收缩压≥140 mmHg或舒张压≥90 mmHg，即可诊断为高血压。根据血压升高的程度，可将高血压分为三级。Ⅰ级高血压：140~159 mmHg/90~99 mmHg；Ⅱ级高血压：160~179 mmHg/100~109 mmHg；Ⅲ级高血压：≥180/110 mmHg。根据病因不同，临床上分为原发性高血压和继发性高血压。其中，原发性高血压占90%~95%，发病机制尚未完全阐明；继发性高血压是由某些疾病（肾动脉狭窄、肾实质病变、嗜铬细胞瘤等）或妊娠及药物所致。高血压在持续进展的过程中可损害心、脑、肾等靶器官，其损害程度常与血压升高水平和血压波动幅度成正相关，最终引起心功能不全、冠心病、脑卒中及肾功能不全。因此，将高血压降至正常水平并减少血压波动至关重要。

原发性高血压的发病机制尚未阐明。一般认为在各种因素的影响下，血压调节功能失调所致。正常时，机体通过自主神经系统和肾素-血管紧张素-醛固酮系统（RAAS）调节外周血管阻力，心输出量和血容量，使动脉血压保持在一定的范围内，这种内环境稳定机制参与血压的快速调节与缓慢调节。

抗高血压药又称为降压药，主要能降低动脉血压，用于高血压的治疗，合理使用抗高血压药，不仅能够有效地控制高血压，改善症状，而且还可以防止或降低高血压并发症，如脑卒中、冠心病、糖尿病等的发病率、致残率、致死率。

第一节　抗高血压药物的分类

抗高血压药物种类繁多，根据药物作用部位及作用机制不同，可将抗高血压药物分类，如表19-1。

目前，国内外广泛应用的一线抗高血压药物有利尿药、β受体阻断药、钙通道阻滞药（CCB）、血管紧张素转换酶抑制药（ACEI）、血管紧张素Ⅱ受体（AT₁）阻断药

（ARB），由于临床应用愈来愈多，又称为常用抗高血压药物。其他抗高血压药物，如中枢性降压药和血管扩张药等较少单独应用。

表 19-1　抗高血压药的分类

药物分类	代表药物
利尿药	氢氯噻嗪、吲达帕胺等
交感神经抑制药	
中枢性降压药	可乐定、甲基多巴、莫索尼定等
神经节阻断药	美卡拉明等
去甲肾上腺素能神经末梢阻断药	利血平等
肾上腺素受体阻断药	
α_1 受体阻断药	哌唑嗪、多沙唑嗪、特拉唑嗪等
β 受体阻断药	普萘洛尔、美托洛尔、阿替洛尔等
α、β 受体阻断药	拉贝洛尔等
肾素 – 血管紧张素系统抑制药	
血管紧张素转化酶抑制药	卡托普利等
血管紧张素 II 受体阻断药	氯沙坦等
钙通道阻滞药	硝苯地平、氨氯地平等
血管扩张药	肼屈嗪、硝普钠、二氮嗪等

第二节　常用抗高血压药

一、利尿药

氢氯噻嗪

利尿药是治疗高血压的基础药物，以噻嗪类利尿药为主，其中最常用的是氢氯噻嗪。

【降压作用及作用机制】　氢氯噻嗪为中效利尿药，降压作用缓慢、温和、持久，无明显耐受性。多数病人用药 2~4 周就可以获得最大疗效。

用药初期通过排钠利尿，使细胞外液和血容量下降而降压。长期用药无明显耐受性，其降压机制为：因排钠使血管平滑肌细胞内 Na^+ 下降，Na^+-Ca^{2+} 交换减少，致使血管平滑肌细胞内 Ca^{2+} 减少，进而血管平滑肌松弛，血管舒张，血压下降；同时诱导动脉壁产生扩血管物质如缓激肽、前列腺素等，均可使血管扩张，血压下降。

【临床应用】　单独应用治疗轻度高血压，作为基础降压药，也可与其他降压药合用治疗中、重度高血压。

【不良反应】　长期应用可导致电解质紊乱，以低钾血症最为常见，应注意补钾或与保钾利尿药合用。还可引起高血糖、高脂血症、高尿酸血症，糖尿病、高血脂、痛风病人慎用。

吲达帕胺

吲达帕胺(indapamide)为非噻嗪类吲哚衍生物,是新型、高效、长效降压药。口服吸收迅速而完全,生物利用度高,半衰期长,可维持 24 h 左右。

【作用及临床应用】 吲达帕胺具有利尿和钙通道阻滞双重作用。利尿作用弱,扩张血管所致的降压作用明显。临床适用于轻、中度高血压病人,也可与其他抗高血压药物合用以增强疗效。

【不良反应】 偶有头痛、头晕、恶心、食欲减退等反应,长期应用可使血钾降低和尿酸增高。严重肝肾功能不全者禁用。

二、β 受体阻断药

普萘洛尔

普萘洛尔(propranolol,心得安)为非选择性 β 受体阻断药。

【作用及临床应用】 各种 β 受体阻断药均具有不同程度的抗高血压作用。产生缓慢、温和、持久的降压作用。长期应用可降低心、脑血管并发症的发病率和病死率,不产生耐受性,合用利尿药其降压作用更显著。降压机制如下。

1. 减少心输出量 阻断心脏 β_1 受体,使心肌收缩力下降,心输出量减少。

2. 抑制肾素分泌 阻断肾小球旁细胞 β_1 受体,从而减少肾素分泌。

3. 降低外周交感神经活性 阻断交感神经末梢突触前膜上 β_2 受体,抑制正反馈,使去甲肾上腺素释放减少。

4. 阻断中枢 β_1 受体 阻断中枢 β_1 受体使抑制性神经元占优势,继而外周交感神经功能下降。

5. 促进前列环素(PGI_2)的合成 减少血小板聚集,防止血栓。

【临床应用】 主要用于轻、中度高血压。对心排出量及肾素偏高型的高血压病人疗效较好;尤其适用于心绞痛、心动过速及脑血管疾病的高血压病人。可作为抗高血压的首选药物单独使用,也可与其他抗高血压药物联合应用。

【不良反应】 长期应用突然停药,可使血压升高、心动过速,甚至诱发心肌梗死。

β 受体阻断药可抑制心脏,诱发哮喘,故严重心功能不全,哮喘病人禁用。高选择性 β_1 受体阻断药如美托洛尔、阿替洛尔可减少不良反应的发生。避免晚间给药,以免产生噩梦、失眠、忧郁等,长期应用可使血脂升高。

三、血管紧张素转换酶抑制药

血管紧张素转换酶抑制药(ACEI)可抑制血管紧张素转换酶,减少血管紧张素Ⅱ

的生成,抑制缓激肽的降解,使血管扩张,血压下降,并逆转心血管重构。

知识链接

肾素－血管紧张素－醛固酮系统

肾素－血管紧张素－醛固酮系统(RAAS)具有广泛的生理作用,在血压调节及高血压病因学方面具有重要的影响。肾素可将血管紧张素原转变为血管紧张素Ⅰ,后者又在血管紧张素转换酶(ACE)的作用下转化为血管紧张素Ⅱ,血管紧张素Ⅱ可作用于相应受体,使血管收缩;同时,醛固酮分泌增多,导致水钠潴留,血压升高。ACE尚有促进缓激肽降解的作用。此外,机体除存在整体RAAS外,局部组织中也存在RAAS。脑组织和心血管系统中局部产生的血管紧张素Ⅱ(ATⅡ)除能增加血管的收缩性、促进去甲肾上腺素的释放外,还能引起心室重构(心肌肥厚)和血管重构(血管壁增厚),参与高血压、缺血性心脏病及慢性心功能不全等心血管疾病的病理生理过程,加重病情发展。

卡 托 普 利

卡托普利(captopril,巯甲丙脯酸,甲巯丙脯酸、开搏通),为第一代ACEI,口服15 min 起效,作用强,血药浓度1 h达高峰,持续时间4~6 h。

【作用及临床应用】 具有中等强度的降压作用,不引起交感神经反射性兴奋而增加心率,适用于各型高血压。长期应用不易引起电解质紊乱和脂质代谢障碍;可降低糖尿病、肾病和其他肾实质性损害病人肾小球损伤的可能性;可防止和逆转高血压病人血管壁的增厚和心肌细胞增生肥大,保护心脏;改善高血压病人的生活质量,降低死亡率;与利尿药合用治疗中、重度高血压,可使疗效增加,不良反应降低,适用于肾性高血压及顽固性心力衰竭。开始用量过大可引起低血压、高血钾、血管神经性水肿、肾损害等;久用可使血锌下降。降压机制如下:

1. **减少血管紧张素Ⅱ的生成** 卡托普利可抑制组织和血液循环中ACE的活性,ATⅡ生成减少,导致阻力血管及容量血管舒张,血压下降。同时,醛固酮分泌减少,水钠潴留减轻,血容量降低,并使交感神经张力降低,而使血压下降。

2. **减少缓激肽的降解** 卡托普利抑制ACE可阻止缓激肽降解,缓激肽本身具有较强的扩血管作用,还可促进前列腺素生成增多,二者协同,从而进一步增强扩血管作用,使血压下降。

3. **防止和逆转心室重构和血管重构** 卡托普利抑制组织中ACE的作用较强且持久,以此可预防、逆转心室和血管重构。

【不良反应】 刺激性干咳是常见的不良反应,女性较多,与缓激肽和前列腺素对呼吸道黏膜的刺激有关,也是被迫停药的主要原因。低血压的发生与初始用药剂量过大有关,宜从小剂量开始。部分病人可发生高钾血症,还可见味觉异常、血管神经性水肿、中性粒细胞减少、蛋白尿等。肾功能不全者慎用。本药禁用于孕妇。

依 那 普 利

依那普利(enalapril)为不含巯基的强效 ACEI。降压机制与卡托普利相似,降压作用约为卡托普利的 10 倍,给药后作用出现缓慢,维持时间长,一次给药可维持 24 h 以上。主要用于各级高血压及心功能不全。不良反应与卡托普利相似但较少。

本类药物还有雷米普利(ramipril)、赖诺普利(lisinopril)、培哚普利(perindopril)和福辛普利(fosinopril)等。

四、血管紧张素Ⅱ受体(AT$_1$)阻断药

血管紧张素Ⅱ受体有 AT$_1$ 和 AT$_2$ 两种亚型。AT$_1$ 分布于血管平滑肌、心肌、脑、肾及肾上腺皮质,AT$_2$ 分布于肾上腺髓质和中枢,血管紧张素Ⅱ的心血管作用通过激动 AT$_1$ 受体而产生。因此,血管紧张素Ⅱ受体阻断药(ARB)通过阻断 AT$_1$ 受体,产生扩张血管、抑制醛固酮分泌、逆转心血管重构等作用。与 ACEI 相比,其作用选择性更强,拮抗血管紧张素Ⅱ的作用更完全,因不抑制缓激肽酶,故无刺激性干咳等不良反应。

氯 沙 坦

氯沙坦(losartan)能选择性阻断 AT$_1$ 受体,使血管扩张,血压下降,心脏负荷减轻。降压作用平稳、持久,并可阻止或逆转心血管重构。主要用于不能耐受 ACEI 所致干咳的高血压病人,也可用于心功能不全的治疗。

缬 沙 坦

缬沙坦(valsartan)作用与氯沙坦相似,对受体亲和力高,降压作用明显。可用于各级高血压的治疗。不良反应少,可有头痛、眩晕、恶心、腹痛、乏力等。

五、钙通道阻滞药

钙通道阻滞药(calcium channel blocker,CCB)也称为钙拮抗药,临床主要用于治疗高血压、心律失常、心绞痛、慢性心功能不全等。各类钙通道阻滞药对心脏和血管的选择性不同,其中维拉帕米对心脏选择性作用最强,硝苯地平最弱,地尔硫䓬介于两者中间;二氢吡啶类对血管作用较强,常用药物有硝苯地平、拉西地平、氨氯地平、尼莫地平等。

硝 苯 地 平

硝苯地平(nifedipine,心痛定)是最早应用于临床的钙通道阻滞药。口服易吸收,

30 min 起效。舌下含服 5 min 后显效。主要在肝代谢,其代谢物及少量原形药物可随尿液排出体外。

【作用】 主要舒张动脉,对静脉影响较小。动脉中以冠状动脉较为敏感,能舒张大的输送血管和小的阻力血管,解除冠状动脉痉挛,增加冠脉血流量及侧支循环。对缺血心肌有保护作用,可治疗各种心绞痛。降压时能反射性引起心率增快,心输出量增加,血浆肾素活性增高,与 β 受体阻断药合用可减少药物不良反应并能增强降压作用。

【临床应用】 适用于各级高血压,尤其适用于心绞痛、糖尿病、哮喘、高脂血症的高血压病人。与利尿药、β 受体阻断药、血管紧张素转化酶抑制药等合用可增强疗效。

【不良反应】 可有头痛、头晕、面部潮红、心悸、踝部水肿等。短效制剂可致血压波动较大,不利于靶器官保护,长期应用不良反应增多,目前多推荐使用缓释制剂。

尼 群 地 平

尼群地平(nitrendipine)为二氢吡啶类钙拮抗药,对脑血管平滑肌有较高的选择性,反射性心率加快作用弱。降压作用较硝苯地平温和而持久,口服吸收快,15~30 min 显效,2~3 h 降压作用最明显,$t_{1/2}$ 为 2~4 h。适用于各型高血压,尤其适用于老年性高血压病人,与其他降压药物合用可增强其疗效。不良反应与硝苯地平相似,肝功能不良者慎用或减量。

氨 氯 地 平

氨氯地平(amlodipine)为长效二氢吡啶类钙拮抗药,对血管平滑肌有较高的选择性,对心脏的传导和收缩力无明显影响。口服起效缓慢,降压作用平缓,血压下降持续时间较硝苯地平长,一日服药 1 次,是目前临床常用的长效钙拮抗药。临床可用于治疗高血压和缺血性心脏病。不良反应少,可有头痛、头晕、水肿、面部潮红、恶心、腹痛等。

第三节 其他抗高血压药

一、中枢性降压药

可 乐 定

可乐定(clonidine,可乐定)口服易吸收,能透过血脑屏障,50% 以原形经肾排出。

【作用与临床应用】 可乐定降压作用快,中等偏强,降压时可伴有心率减慢、心排出量减少,对中枢神经系统有明显的抑制作用,并可抑制胃肠道的分泌和运动。

临床用于中度高血压,尤其伴有溃疡的高血压病人。主要在其他降压药疗效不佳时使用,还可用于阿片类镇痛药成瘾者的脱瘾治疗。

【不良反应】 常见不良反应有口干、便秘、嗜睡、眩晕、心动过缓等。久用可致水钠潴留,长期应用突然停药可引起反跳现象,表现为血压突然升高,头痛、心悸、出汗、烦躁不安等交感神经亢进的现象,严重者可出现高血压危象,可用酚妥拉明治疗。

莫 索 尼 定

莫索尼定(moxonidine)为第二代中枢性降压药,作用与可乐定相似,降压作用持久,一日给药一次即可,不良反应少见。临床适用于治疗轻中度高血压。

二、去甲肾上腺素能神经末梢阻断药

胍 乙 啶

胍乙啶(guanethidine)主要阻止神经末梢释放去甲肾上腺素,耗竭去甲肾上腺素在神经末梢的储存。降压作用强而持久,临床上往往与其他降压药物合用治疗重度或顽固性高血压。不良反应多,常见的有严重的直立性低血压和运动性低血压。

三、α_1 受体阻断药

绝大多数高血压病人的外周血管阻力增高,α_1 受体阻断药能够阻断儿茶酚胺对血管平滑肌的收缩作用,产生降压效应。较非选择性的 α 受体阻断药相比,选择性 α_1 受体阻断药不易引起反射性心率加快与血浆肾素活性增高。它能阻断血管平滑肌后膜上的 α_1 受体,舒张小动脉和小静脉平滑肌,引起血压下降。常用药物有哌唑嗪、特拉唑嗪、多沙唑嗪等。

哌 唑 嗪

哌唑嗪(prazosin)口服易吸收,首关消除显著,血浆蛋白结合率高,经肝代谢,代谢产物主要经胆汁排泄。

【作用及临床应用】 选择性阻断突触后膜上的 α_1 受体,使动脉、静脉均扩张,具有中等偏强的降压作用;不影响突触前膜的 α_2 受体,故不使去甲肾上腺素释放增加,也不使肾素升高,故不影响心脏功能;适用于各型高血压。与 β 阻断药及利尿药合用可增强疗效。可改善前列腺增生病人的排尿困难症状。对代谢没有明显的不良影响,并对血脂代谢有良好作用,有利于冠状动脉病变改善。

【不良反应】 一般不良反应有嗜睡、乏力、眩晕等,主要不良反应是部分病人可

出现"首剂现象",表现为首次给药可致严重直立性低血压、晕厥、心悸等。首次用量减半,并在临睡前服用可避免此现象的发生。

特 拉 唑 嗪

特拉唑嗪(terazosin)的化学结构与哌唑嗪相似,其特点是半衰期长,$t_{1/2}$ 为 12 h,口服吸收完全,生物利用度高,经肝代谢。对血管平滑肌突触后膜上的 α_1 受体有高度的选择性阻断作用。此外,特拉唑嗪能阻断膀胱颈、前列腺包膜和腺体、尿道的 α_1 受体,从而改善前列腺增生病人的排尿困难。临床可用于高血压的治疗,也可用于治疗前列腺增生,对伴有前列腺增生的高血压病人更适用。特拉唑嗪的首剂现象不明显,主要不良反应为眩晕、头痛、乏力等。

四、α、β 受体阻断药

拉 贝 洛 尔

拉贝洛尔(labetalol)主要阻断 α_1 和 β 受体,对 β 受体的阻断作用要强于对 α_1 受体的阻断作用,对 α_2 受体无作用。拉贝洛尔通过阻断 α_1 和 β 受体,降低外周血管阻力而产生降压作用,降压作用温和,对心排血量和心率影响较小,适用于各型高血压,静脉注射可治疗高血压危象。无严重不良反应。

卡维地洛(carvedilol)可选择性阻断 α_1 受体和非选择性阻断 β 受体,降低外周阻力。可舒张冠状动脉和肾血管,具有抗氧化和钙拮抗作用。此外,还可降低空腹血糖,升高胰岛素的敏感性。用于治疗舒张期血压升高为主的轻、中度高血压或伴有肾功能不全、糖尿病的高血压以及充血性心力衰竭。该药口服首关消除明显,生物利用度低,但半衰期长。

五、血管扩张药

硝 普 钠

硝普钠(sodium nitroprusside,亚硝基铁氰化钠)口服不吸收,需要静脉滴注给药。遇光易被破坏,静脉滴注时应避光,溶液应现用现配。

【作用】 硝普钠直接舒张小动脉和小静脉,降低动脉血压,减轻心脏前、后负荷,改善心功能。静脉给药 30 s 内起效,2 min 达最大降压效应,停药后 5 min 血压回升,调整静脉滴注速度可使血压维持于所需水平。

【临床应用】 主要用于高血压危象、高血压脑病、恶性高血压及难治性心功能不全的紧急救治,伴有急性心肌梗死或左心功能不全的严重高血压病人尤为适宜。

【不良反应】 可出现恶心、呕吐、出汗、头痛、心悸等反应,多数为血压下降过快所致,停药或减慢滴速后症状消失。故静脉滴注时应严格控制滴速,监测血压,通过调整滴注速度,维持血压所需水平。长期或大量应用或肾功能减退时,可引起硫氰化物蓄积中毒,可用硫代硫酸钠防治。

肼 屈 嗪

肼屈嗪(hydralazine,肼苯哒嗪),可直接舒张小动脉平滑肌,降低外周阻力,使血压下降。

【作用与临床应用】 口服吸收好,降压作用快而强;降压的同时,可反射性兴奋交感神经,使心脏兴奋,肾素上升,降低疗效;扩张肾、冠状动脉及内脏血管作用强于骨骼肌血管。适用于中、重度高血压病人,常与其他降压药联合用药。

【不良反应】 不良反应较多,可有头痛、恶心、眩晕、低血压、心悸等,甚至诱发心绞痛和心力衰竭,老年人或伴有冠心病的高血压病人慎用,以免诱发或加重心绞痛。长期(5 个月以上)大量(一日 400 mg 以上)使用可致全身性红斑狼疮样综合征及类风湿性关节炎等自身免疫性疾病。

二 氮 嗪

二氮嗪(diazoxide,氯甲苯噻嗪)促进钾离子外流,使血管平滑肌细胞细胞膜超极化,血管舒张,外周阻力降低,血压下降。为强效、速效降压药。静脉注射用于高血压危象及高血压脑病。由于不良反应较多,常被硝普钠取代。

第四节 用药护理

1. 询问病人是否用过降压药物,降压药的种类、剂量、时间和用法、疗效情况及有无不良反应发生等,有无药物禁忌证。

2. 告知病人高血压防治知识,解释高血压病长期规律治疗的重要性,督促病人做好用药自我监护,每日测量血压,了解自己血压的变化,判断药物的疗效。

3. 要从小剂量开始服用,逐步递增药物剂量。对一种药物有较好的反应,但血压未能达标时,可适当增加该药物的剂量,如果一种药物疗效差,可换用另外一种药物,而不应该加大第一种药物的剂量或加用第二种药物。告诉病人要坚持长期服药,尽量使用长效制剂,从而平稳地降压,尤其是高危的病人。不可随意增减剂量,不可漏服、补服药物或突然停服药物。

4. 大多数无并发症的高血压病人可单独用药。联合用药常采用不同作用机制降压药物联合,常用的联合用药配伍:① 利尿药 +ACEI 或 CCB 或 β 受体阻断药或 ARB。② ACEI+CCB。③ α 受体阻断药 +β 受体阻断药。④ ACEI+ ARB。由于利尿药和 β 受体阻断剂均有增加胰岛素抵抗、糖耐量异常和发生糖尿病的倾向,所以不宜联合用药,尤其避免应用于代谢综合征、糖尿病、糖耐量异常和有发生糖尿病的高危病人。

5. 不同类型的高血压选药特点：① 无并发症的高血压：首选 ARB/ACEI 或长效 CCB。② 单纯收缩期高血压：首选 ARB/ACEI 或长效 CCB。③ 高血压合并心力衰竭：首选利尿剂、ARB/ACET 和 β 受体阻断剂。④ 高血压合并心肌肥厚：首选 ARB/ACEI。⑤ 高血压合并糖尿病：首选 ARB/ACEI，长效二氢吡啶类 CCB。⑥ 高血压合并心动过缓，首选二氢吡啶类（CCB）。⑦ 高血压合并心动过速：首选 β 受体阻断药或非二氢吡啶类 CCB。⑧ 高血压合并甲状腺功能亢进：首选 β 受体阻断剂。

6. 熟悉各种降压药物的不良反应，监测降压效果，出现异常立即报告医生，并及时处理。

7. 为避免不良反应，保钾利尿药和排钾利尿药可合用，用药期间注意定期检查血糖、血脂、血尿酸。

8. 应用钙通道阻断剂降压，宜选用长效制剂，用药时监测血压，以防低血压的发生。

9. β 受体阻断药的个体差异较大，用药须个体化。应用本药后不可骤然停药，支气管哮喘病人宜选择高选择性 β_1 受体阻断剂。

10. ACEI 类主要不良反应："首剂现象"明显的病人，可夜间增加药量，以减少低血压的发生。如果不能耐受刺激性干咳者可换用 ARB 类药。曾经发生过血管神经性水肿者禁用 ACEI。胃中食物可使本品吸收减少 30%~40%，故宜在餐前 1 h 服药。

11. 应用硝普钠期间应严密监测血压、心率，根据血压变化随时调整输液速度。用药过程中应避光输液，肾功能不全者慎用。

常用制剂及用法

氢氯噻嗪　片剂：25 mg。一次 12.5~25 mg，一日 1~2 次。

吲达帕胺　片剂：2.5 mg。一次 2.5~25 mg，一日 1 次。

普萘洛尔　片剂：10 mg。一次 10~20 mg，一日 3~4 次。以后每周增加剂量 10~20 mg，可增加至一次 40 mg，一日 3~4 次。

美托洛尔　片剂：50 mg、100 mg。一日 50~100 mg，分 2~3 次。可逐渐加量，必要时可增至一日 200 mg。维持量为一日 50~200 mg，缓释剂可一日给药 1 次，一次 50~100 mg。

阿替洛尔　片剂：25 mg、50 mg、100 mg。一次 50~200 mg，一日 1 次。

拉贝洛尔　片剂：100 mg、200 mg。一次 100 mg，一日 2~3 次。疗效不佳时可增至一次 200 mg，一日 3~4 次。

卡托普利　片剂：12.5 mg。开始一次 25 mg，一日 3 次，饭前服，逐渐增至一次 50 mg，一日 3 次。最大剂量为一日 450 mg。

依那普利　片剂：5 mg。一次 2.5~5 mg，一日 1 次。渐增至一日 10~40 mg，分 1~2 次服。

氯沙坦　片剂：50 mg。一次 50~100 mg，一日 1 次。

硝苯地平　片剂：5 mg、10 mg。一次 5~10 mg，一日 3 次。

尼群地平　片剂:10 mg、20 mg。一次10~20 mg,可增加至40 mg,一日1次。

氨氯地平　片剂:5 mg、10 m。一次5~10 mg,一日1次。

可乐定　片剂:0.075 mg、0.15 mg。一次0.075~0.15 mg,一日3次。注射剂:0.15 mg/mL。一次0.15~0.3 mg,肌内或静脉注射,必要时6 h重复1次。

哌唑嗪　片制:0.5 mg、1 mg、2 mg。开始口服每次0.5~1 mg,一日3次。以后逐渐增加至一日6~15 mg,分次服用。

硝普钠　注射剂:50 mg。一次50~100 mg,临用时以50%葡萄糖注射液2~3 mL溶解后再用同一溶液500 mL稀释,缓慢静脉滴注(容器避光),速度每分钟不超过3 μg/kg,配制时间超过4 h的溶液不宜使用。

肼屈嗪　片剂:10 mg、25 mg。一次10~25 mg,一日3次。

小结

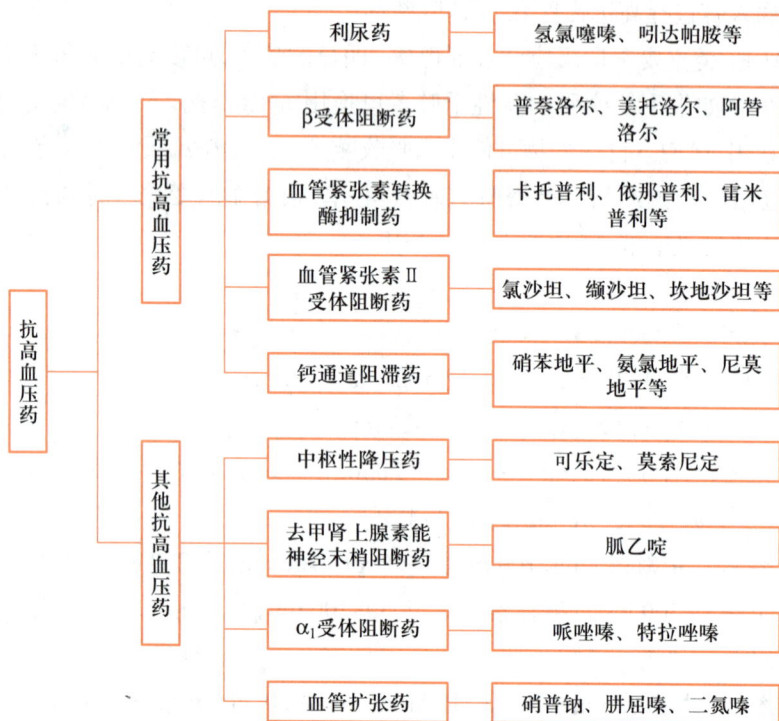

思考与练习

1. 说出高血压合并出现下列并发症或伴发疾病时的所用药物:① 高血压合并心力衰竭;② 高血压合并消化性溃疡;③ 高血压合并支气管哮喘或慢性阻塞性肺疾病;④ 高血压合并精神抑郁。

2. 护士应如何向高血压病人进行宣教?

(秦志华)

练一练

护理药理学

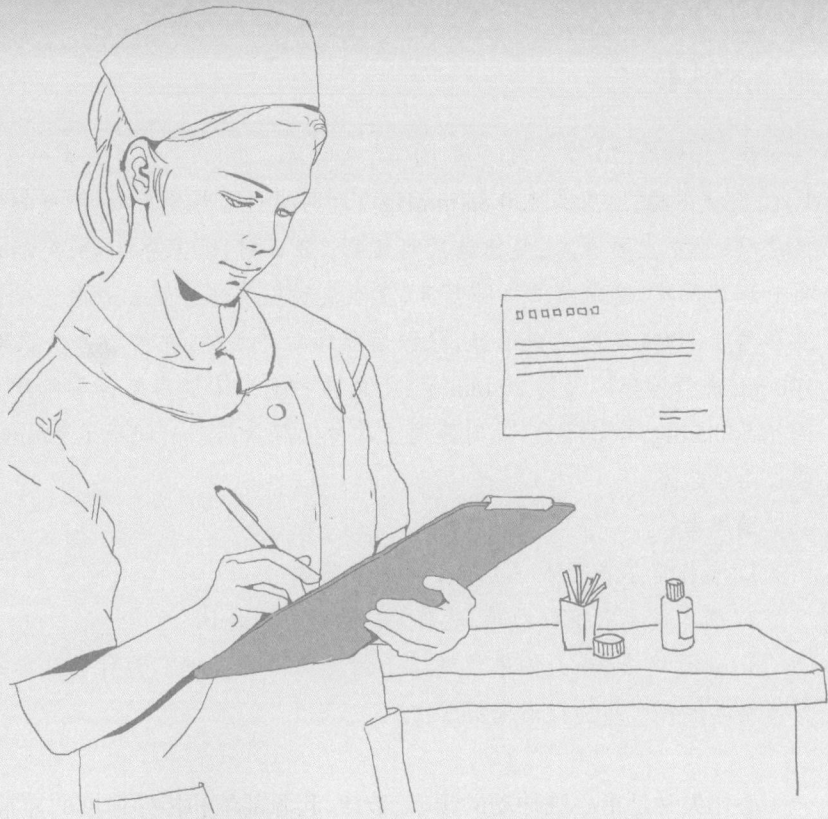

第二十章　抗心律失常药

学习目标

1. 知识目标：掌握抗心律失常药的分类、代表药物、临床应用及不良反应；熟悉抗心律失常药的作用机制；了解抗心律失常药的用法。

2. 能力目标：学会观察病人服用抗心律失常药的不良反应并正确进行用药护理；能利用所学知识开展用药咨询服务，并能正确指导病人合理用药。

3. 素质目标：树立安全合理使用抗心律失常药的意识。

病人,男性,70 岁。冠心病 10 年,活动后心慌、气短,口服美托洛尔 50 mg,一日 1 次,症状平稳,血压为 130/85 mmHg。近两年自觉劳累后心慌、气短次数增多,心前区疼痛,伴左上肢麻木,经休息后可缓解。3 日前,因家务劳动,突然晕倒,家属立即将其送往医院,途中给予心肺复苏,直至到达医院急诊室。心电监护显示心室颤动,立即给予 200 J 非同步电除颤,除颤后立即心肺复苏,并给予肾上腺素 1 mg、胺碘酮 100 mg 进行治疗。大约 20 min 后,心电监护显示 I 度房室传导阻滞,医生为其注射阿托品 0.5 mg,疗效不佳,此时距离上次肾上腺素给药时间不足 2 min,并且无法实施经皮心脏起搏。

请思考:

1. 美托洛尔属于哪一类抗心律失常药物?

2. 病人发生心室颤动时,最有效的治疗办法是什么?

3. 对于这个病人,如果继续给予阿托品是否合理?为什么?如果不合理,可考虑使用其他什么药物?请说明理由。

心律失常是指心脏冲动的频率、节律、起源部位和传导速度的异常。此时心房心室正常激动和运动顺序发生障碍,影响全身器官的供血,是严重的心脏疾病。其发生机制为冲动形成障碍和冲动传导障碍。心律失常可分为缓慢型和快速型。前者包括窦性心动过缓和房室传导阻滞等,可应用阿托品或异丙肾上腺素治疗。后者包括窦性心动过速、房性期前收缩、房性心动过速、心房颤动、心房扑动、阵发性室上性心动过速、室性期前收缩、室性心动过速及心室颤动等,药物治疗比较复杂,本节主要介绍治疗快速型心律失常的药物。

第一节 抗心律失常药对心肌电生理的影响与药物分类

一、正常心肌电生理

1. 心肌细胞膜电位

(1) 静息电位:心肌细胞静息时,细胞内 K^+ 高,细胞外 Na^+ 高,细胞膜对 K^+ 通透性形成内负外正电位,当 K^+ 浓度差和由 K^+ 形成的电位差这两种力量达到平衡时,即形成静息电位(resting potential,RP),即 K^+ 平衡电位。

(2) 动作电位:当心肌细胞兴奋时,细胞膜对 Na^+ 通透性增高,大量 Na^+ 内流,由

Na^+浓度差和电位差形成Na^+内流的动力,由Na^+内流形成的内正电位是Na^+内流的阻力,当动力和阻力达平衡时,所形成的电位即动作电位,动作电位按其发生的顺序,分为五个时相。0相:快速除极期,Na^+快速内流所致;1相:快速复极初期,K^+短暂外流所致。2相:缓慢复极早期,又称平台期,由Ca^{2+}及少量Na^+内流与K^+外流所致,复极过程缓慢,形成平台。3相:快速复极末期,由K^+外流所致。0相至3相结束的时程合称动作电位时程(action potential duration,APD)。4相:静息期,通过离子泵(Na^+-K^+-ATP酶)主动转运,使细胞内外离子浓度恢复至除极前状态。非自律细胞的膜电位维持在静息水平,自律细胞则为自发性舒张期除极,是特殊Na^+内流所致(图20-1)。

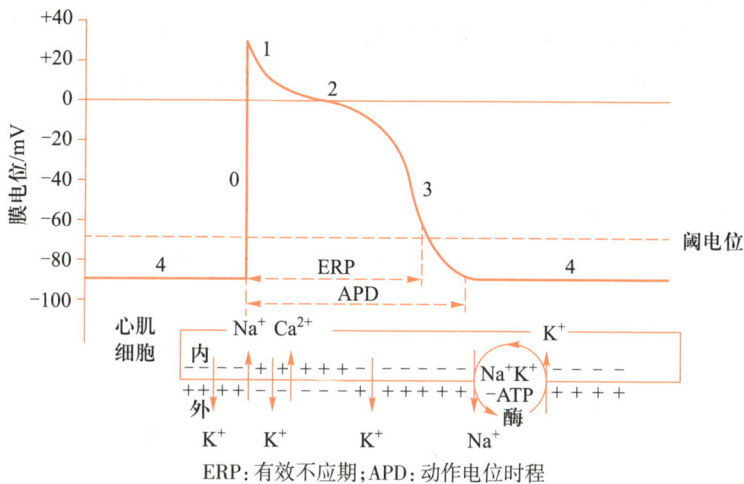

ERP:有效不应期;APD:动作电位时程

图 20-1　心肌细胞动作电位与离子转运

2. 快反应细胞和慢反应细胞电活动

(1)快反应细胞电活动:心脏工作肌细胞和传导系统细胞的静息膜电位大负值较大,除极速度快,传导速度也快,呈快反应电活动,其去除化由Na^+内流所促成。

(2)慢反应细胞电活动:窦房结、房室结细胞的膜电位负值较小,除极速度慢,传导速度也慢,呈慢反应电活动,其去除极由Ca^{2+}内流促成(窦房结,房室结)。在某些病理情况下(如心肌缺血、缺氧、药物中毒等),膜电位负值减小,可使快反应细胞表现出慢反应电活动。

3. 膜反应性和传导速度
膜反应性是指膜电位水平与其所激发的0相上升最大速率之间的关系,与Na^+内流有关。膜电位大,0相上升快,振幅大,传导速度快;膜电位小,0相上升慢,振幅小,传导速度慢。药物可通过增高或降低膜反应性,进而影响传导速度。

4. 有效不应期
从除极开始到膜电位恢复到 $-60\sim-50$ mV 时,刺激不能使膜兴奋,即为有效不应期(effective refractory period,ERP),只有恢复到 $-50\sim60$ mV 时,才对刺激发生可扩布的动作电位。ERP反映快钠通道恢复有效开放所需的最短时间。ERP数值大,意味着心肌不起反应的时间延长,不易发生快速型心律失常。

二、快速型心律失常发生的电生理学机制

1. 冲动形成障碍

(1) 自律性增高：自律细胞4相自发除极速率加快或最大舒张电位减少均可使冲动形成增多，产生快速型心律失常。

(2) 非自律性细胞产生异常自律性：在病理情况下，如心肌缺血、缺氧，非自律细胞膜电位减小，可发生4相自发性除极而发放冲动，形成异常自律性。

(3) 后除极与触发活动：后除极指在一次动作电位中，在0相除极后，又再次发生的一种除极。其振幅小、频率快、呈振荡性波动，膜电位不稳，到达阈值时易引起冲动的发放，形成触发活动。根据后除极发生的时间不同，分为早后除极和迟后除极。早后除极发生在2~3相中，由 Ca^{2+} 内流增多所致；迟后除极发生在4相中，由于细胞内 Ca^{2+} 过多诱发 Na^+ 内流所致。

2. 冲动传导障碍

(1) 单纯性传导障碍：包括传导减慢、传导阻滞、单向传导阻滞等，后者的发生可能与邻近细胞不应期长短不一，或病变引起的传导递减有关（图20-2）。

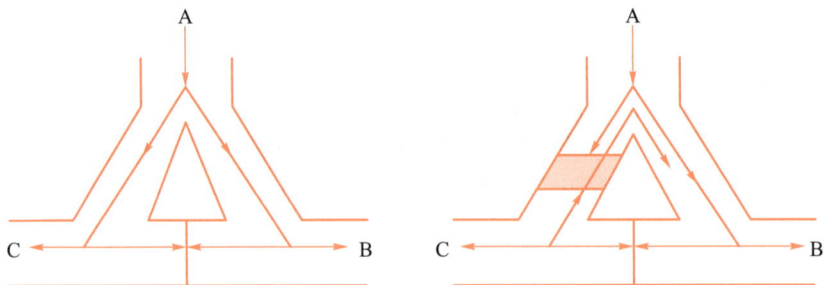

浦肯野纤维正常冲动传导　　　　单向阻滞和折返激动

图20-2　浦肯野纤维正常冲动传导与单向阻滞形成折返

(2) 折返激动：指一个冲动经传导通路折回原处而反复运行的现象。折返激动形成的条件是：心肌组织在解剖上存在环形通路；在环形通路上某一个点上形成单向传导阻滞，该方向传导中止，但另一个方向冲动仍能继续传导；回路传导的时间足够长，逆行的冲动不会进入单向阻滞的不应期；邻近细胞ERP长短不一。单次折返可引起期前收缩，连续折返可引起阵发性室上性心动过速、心房或心室扑动或心室颤动等。

三、抗心律失常药对心肌细胞的电生理作用

抗心律失常药物通过抑制触发活动、改变传导速度和动作电位时程，从而抑制心律失常的发生。

1. **降低自律性** 药物抑制快反应细胞 4 相 Na^+ 内流或抑制慢反应细胞 4 相 Ca^{2+} 内流,可降低自律性。药物促进 K^+ 外流,增大最大舒张电位,使其远离阈电位,也降低自律性。

2. **减少后除极与触发活动** 早后除极(与 Ca^{2+} 内流增多有关),钙拮抗剂有效;迟后除极与细胞内 Ca^{2+} 过多有关,与短暂 Na^+ 内流有关,钠通道阻滞药有效。

3. **改变膜反应性而改变传导性** 药物促进 K^+ 外流使最大舒张电位上升,改善传导,取消单向阻滞;抑制 Na^+ 内流,减弱膜的反应性,减慢传导,单向变双向阻滞。

4. **改变 ERP 及 APD 而减少折返**

(1) 延长 APD 和 ERP:以延长 ERP 更为明显,ERP/APD 比值变大,表明可使 ERP 绝对延长,冲动将有更多机会落入 ERP 中,折返易被消除,如奎尼丁。

(2) 缩短 APD 和 ERP:以缩短 APD 更为明显,也可使 ERP/APD 比值变大,从而相对延长 ERP,同样也能取消折返,如利多卡因。

(3) 促使邻近细胞 ERP 的不均一趋向均一:延长 ERP 的药物可使 ERP 较长的细胞延长较少,如奎尼丁,而使 ERP 较短的细胞延长较多,从而使长短不一的 ERP 趋向于均一。相反,缩短 ERP 的药物可使 ERP 短者缩短较少,如利多卡因,而使 ERP 长者缩短较多。因此,在不同条件下,这些药物都发挥促进 ERP 均一的效应。

抗心律失常药可分为以下类,见表 20-1。

表 20-1 抗心律失常药物的分类

分类	药物
I 类　钠通道阻滞药	
IA 类:适度阻滞钠通道药	奎尼丁等
IB 类:轻度阻滞钠通道药	利多卡因等
IC 类:明显阻滞钠通道药	氟卡尼普、罗帕酮等
II 类　β 受体阻滞药	普萘洛尔等
III 类　延长动作电位时程药	胺碘酮等
IV 类　钙通道阻滞药	维拉帕米
其他类	腺苷

上述药物通过作用于离子通道而影响动作电位的产生和传导,影响心肌电活动,从而产生抗心律失常作用。

第二节 常用抗心律失常药

一、钠通道阻滞药

（一）ⅠA 类药物

奎 尼 丁

奎尼丁（quinidine）为茜草科植物金鸡纳树皮所含的一种生物碱，是奎宁（抗疟药）的右旋体，对心脏的作用比奎宁强 5~10 倍。口服吸收快而完全，心肌浓度可达血药浓度的 10 倍，主要经肝代谢，约 20% 以原形经肾排出。

【作用】 基本作用是与心肌细胞膜上的钠通道蛋白结合，适度阻断钠通道。同时，奎尼丁还具有阻断 M 受体、α 受体的作用。

1. 降低自律性 治疗量的奎尼丁抑制 Na^+ 通道，降低浦肯野纤维自律性，抑制异位冲动的发放。对正常窦房结影响弱，对病窦综合征者可明显降低其自律性。

2. 减慢传导速度 抑制 Na^+ 通道能降低心房、心室、浦肯野纤维的 0 相上升最大速率和膜反应性，导致传导速度减慢，使单向阻滞变为双向阻滞，从而取消折返。

3. 延长不应期 抑制 Na^+ 内流，延长心房、心室、浦肯野纤维的 ERP 和 APD，延长 APD 是抑制外流所致，以 ERP 的延长更为明显，从而减少折返的形成。

4. 对自主神经的影响 阻断 M 受体作用使心率加快，阻断 α 受体使血管扩张、血压下降，反射性兴奋交感兴奋。

【临床应用】 奎尼丁为广谱抗心律失常药，适用于房性、室性及房室结性心律失常。主要用于心房颤动及心房扑动转复后维持窦性心律，或在电复律前与洋地黄类合用减慢心率；防治顽固频发性的房性和室性期前收缩；预激综合征时，用奎尼丁可终止室性心动过速。

【不良反应】 毒性大，不良反应较多。

1. 金鸡纳反应 最常见胃肠道反应和中枢神经系统症状，包括恶心、呕吐、腹泻、腹痛、耳鸣、头痛、视觉障碍等，宜饭后服用。

2. 心血管反应 低血压、心力衰竭、室内传导阻滞。严重者可发生奎尼丁晕厥，表现为意识丧失、四肢抽搐、呼吸停止，甚至心室颤动。应立即进行人工呼吸、胸外按压、电除颤等，同时配合异丙肾上腺及乳酸钠等药物抢救。

3. 过敏反应 皮疹、血管神经性水肿、血小板减少。

普鲁卡因胺

普鲁卡因胺（procainamide）为局部麻醉药普鲁卡因的衍生物。口服易吸收，也可注射给药。

【作用及临床应用】 普鲁卡因胺对心肌的直接作用与奎尼丁相似而较弱,能降低浦肯野纤维的自律性,减慢传导速度,延长 APD、ERP,以抑制房室结以下传导为主。无阻断 α 受体作用,抗胆碱和抑制心肌收缩作用微弱。适用于室性期前收缩、室性心动过速。长期应用不良反应多,现已少用。

【不良反应】 长期应用可出现胃肠道反应、皮疹、药物热、粒细胞减少等。大剂量可致房室传导阻滞,窦性停搏,应用数月或一年,10%~20% 病人可出现红斑狼疮样综合征,停药后可恢复。高浓度静脉给药可引起低血压、房室传导阻滞及窦性停搏。故注射给药时应连续监测血压和心电图的变化。完全性房室传导阻滞或束支传导阻滞者禁用。

(二) ⅠB 类药物

利 多 卡 因

利多卡因(lidocaine)为酰胺类化合物,是常用的局麻药,也具有抗心律失常作用,口服吸收良好,但因首关消除明显,须静脉给药。

【作用】 主要作用于浦肯野纤维和心室肌,对心房肌等其他部位心脏组织及自主神经几乎无作用。利多卡因可抑制 Na^+ 内流,还可促进 K^+ 外流。

1. **降低自律性** 治疗剂量的利多卡因能选择性作用于浦肯野纤维和心室肌,降低浦肯野纤维的自律性,提高心室致颤阈。

2. **改善传导** 治疗浓度时对正常心肌的传导无明显影响。心肌缺血时,缺血部位细胞外 K^+ 浓度升高,利多卡因可明显减慢传导速度,使单向阻滞变为双向阻滞而消除折返,这可能是利多卡因防止心肌梗死后室性心律失常的原因之一。当血液中 K^+ 较低时,利多卡因则促进 K^+ 外流而加速传导。大剂量时则明显抑制 0 相上升速率而减慢传导,甚至引起完全房室传导阻滞。

3. **相对延长 ERP** 促进 3 相 K^+ 外流并抑制 2 相少量 Na^+ 内流,使复极过程加快,而缩短浦肯野纤维及心室肌的 APD 和 ERP,且缩短 APD 更为显著,ERP 相对延长,有利于消除折返。

【临床应用】 为窄谱抗心律失常药,主要用于各种原因引起的室性心律失常,是目前治疗室性心律失常的首选药。尤其适用于急性心肌梗死引起的室性期前收缩、室性心动过速及心室颤动。对房性心律失常无效。

【不良反应】 较少也较轻微,常见中枢神经系统症状,如嗜睡、眩晕、头痛等,大剂量可致语言障碍、房室传导阻滞、低血压、惊厥,甚至呼吸抑制等。

苯 妥 英 钠

苯妥英钠(phenytoin sodium)为抗癫痫药,20 世纪 50 年代初发现其也具有抗心律失常作用。

【作用】 苯妥英钠抗心律失常作用与利多卡因相似。

1. **降低自律性** 降低浦肯野纤维自律性：能与强心苷竞争 Na^+-K^+-ATP 酶，抑制强心苷中毒时迟后除极所引起的触发活动，大剂量也可抑制窦房结自律性。

2. **影响传导** 对传导的影响与药物浓度细胞外 K^+ 浓度等有关。正常血钾时，小剂量苯妥英钠对传导无明显影响，大剂量则减慢传导。低钾血症时，小剂量苯妥英钠能加快传导速度，强心苷中毒时此作用更为明显。

3. **缩短 APD，相对延长 ERP** 此作用与利多卡因相似。

【临床应用】 用于治疗室性心律失常，尤其适用于强心苷中毒所致的室性心律失常。对其他原因引起的室性心律失常也有效。

不良反应见第十二章。

美 西 律

美西律（mexiletine）化学结构及作用与利多卡因相似。口服吸收迅速而完全，生物利用度约 90%。$t_{1/2}$ 为 10~12 h。主要用于治疗快速型室性心律失常，对强心苷中毒、急性心肌梗死诱发的室性心律失常有效。不良反应多见于剂量较大时，可出现恶心、呕吐等胃肠道反应，久用后可见神经症状，如震颤、眩晕、共济失调等。

（三）IC 类药物

普 罗 帕 酮

普罗帕酮（propafenone）口服吸收良好，但首关消除明显，生物利用度低，2~3 h 作用达高峰，持续 6~8 h。主要在肝代谢，经肾排出。

【作用及临床应用】 主要抑制 Na^+ 内流，降低自律性，减慢传导速度，延长 APD 和 ERP。此外，亦具有 β 受体阻断作用和钙通道阻滞作用。适用于室上性和室性心律失常。

【不良反应】 常见恶心、呕吐、味觉异常、头晕等。偶见粒细胞缺乏、红斑狼疮样综合征。严重时可致心律失常，如心动过缓、房室传导阻滞等，也可加重充血性心力衰竭。

心力衰竭、心源性休克、严重房室传导阻滞及病态窦房结综合征等病人禁用。

二、β 肾上腺素受体阻断药

β 受体阻断药主要通过阻断 β 受体对心脏发挥抑制作用，同时兼有阻滞 Na^+ 内流，促进 K^+ 外流，缩短复极时程等作用。常用药物普萘洛尔、美托洛尔、阿替洛尔等。

普 萘 洛 尔

普萘洛尔（propranolol）通过阻断 β 受体，减慢窦房结和房室结舒张期自动除极速率,降低自律性,减慢窦性频率,对由于精神紧张或运动引起的心率过快作用更加明显。

主要用于室上性心律失常的治疗,对窦性心动过速、心房颤动、心房扑动和阵发性室上性心动过速疗效好。对窦性心动过速,尤其交感神经过度兴奋导致的窦性心动过速效果较好,对由运动、情绪激动、甲状腺功能亢进症、嗜铬细胞瘤等引起的室性心律失常也有效。特别适用于伴心绞痛或高血压的快速型心律失常者。

对病态窦房结综合征、房室传导阻滞、支气管哮喘或慢性阻塞性肺疾病者禁用。长期使用后,对脂肪和糖代谢可产生不良影响。慎用于高脂血症及糖尿病病人。

美 托 洛 尔

美托洛尔(metoprolol)为选择性 β_1 受体阻断药,几乎无 β_2 受体阻断作用,其抗心律失常作用与普萘洛尔相似而较弱,可抑制窦房结、房室结的自律性和传导性,主要用于室上性心律失常。对心肌梗死病人,可明显减少室性心动过速及心室颤动的发生,从而降低病死率。

禁用于病态窦房结综合征、严重心动过缓、房室传导阻滞、严重的心力衰竭、低血压者。

三、延长动作电位时程的药物

本类药物通过阻滞钾通道,抑制 K^+ 外流,选择性延长 APD,尤其延长心房肌和心室肌、浦肯野纤维的 APD 和 ERP,较少影响传导速度。

胺 碘 酮

胺碘酮(amiodarone,乙胺碘呋酮)为广谱、高效、长效抗心律失常药。口服吸收慢,生物利用度为 30%~40%,有明显个体差异性。

【作用】 胺碘酮阻滞心肌细胞膜 K^+ 通道,减少 K^+ 外流,较明显地抑制复极过程,延长心肌 APD 和 ERP,从而降低窦房结、心房肌、房室结及其旁路、浦肯野纤维、心室肌的自律性和传导性。还可阻断 α 和 β 受体,扩张冠状动脉和周围血管,增加冠状动脉血流量,减轻心脏负荷,降低心肌耗氧量,并可缩小心肌梗死范围,改善心肌梗死病人的预后。

【临床应用】 广谱抗心律失常药,可用于各种室上性和室性心律失常,可使阵发性心房颤动、心房扑动及室上性心动过速转复并维持其窦性节律;对预激综合征合并心房颤动或室性心动过速者效果佳;静脉给药用于抢救危及生命的室性心动过速及心室颤动。

【不良反应】 口服有胃肠道反应,表现为食欲减退、恶心、呕吐、便秘。因胺碘酮分子中含碘,久用约 9% 的病人可引起甲状腺功能亢进或低下;药物少量自泪腺排出,故在角膜可有黄色微粒沉着,一般不影响视力,停药后可自行恢复。个别病人出现震颤、光敏性皮炎、间质性肺炎、肺纤维化,静脉注射过快可致心律失常或加重心功能不全。因胺碘酮的不良反应与剂量大小及用药时间长短成正比,故不宜长期连续应用。

甲状腺疾病及对碘过敏者禁用;肝功能不全者慎用。

索 他 洛 尔

索他洛尔(sotalol)是非选择性的β受体阻断药,同时由于能选择性阻滞钾通道,明显延长心房肌、心室肌和浦肯野纤维 APD 及 ERP,故归为Ⅲ类抗心律失常药。治疗量对最大除极速度无明显影响。该药降低窦房结及浦肯野纤维的自律性,并通过β受体阻断作用降压自律性,减慢房室传导。可用于各种心律失常,包括心房颤动、心房扑动、室上性心动过速、预激综合征伴发的室上性心动过速、室性期前收缩、室性心动过速、心室颤动以及急性心肌梗死并发严重心律失常者。不良反应发生率较低,静脉注射后短时间内可出现症状性窦房结功能异常及心功能不全。过量时可明显延长 Q-T 间期,低钾血症的病人、肾功能低下者,有遗传性长 Q-T 综合征者慎用。

四、钙通道阻滞药

维 拉 帕 米

维拉帕米(verapamil,异搏定)选择性阻滞心肌细胞膜钙离子通道,抑制 Ca^{2+} 内流,抑制慢反应细胞,如窦房结、房室结 4 相舒张期自动除极速率而降低窦房结和房室结的自律性;抑制动作电位 0 相最大上升速率和振幅,减慢窦房结、房室结传导速度;并能延长慢反应细胞的 ERP,消除折返。

【临床应用】 本药是治疗阵发性室上性心动过速的首选药,能使 80% 以上心律失常的病人转为窦性节律,静脉注射效果佳。对房性心动过速也有良好效果。

【不良反应】 可致恶心、呕吐、头痛、眩晕、颜面潮红等。一般不与β受体阻断药合用。预激综合征、窦房结疾病、房室传导阻滞及严重心功能不全者慎用或禁用。

五、其他类

腺 苷

腺苷(adenosine)体内消除迅速,起效快而作用短暂。$t_{1/2}$ 极短,仅数秒,故静脉注射速度要迅速,否则在其到达心脏之前可能已被消除。

【作用】 在心房、窦房结及房室结,腺苷通过与 α_1 受体结合而激活对 ACh 敏感的钾通道,使 K^+ 外流增加,缩短 APD,使心肌传导组织细胞膜超极化而降低自律性。腺苷还能抑制 Ca^{2+} 内流,延长房室结的 ERP、减慢房室传导以及抑制交感神经兴奋引起的迟后去极,从而发挥抗心律失常作用。

【临床应用】 静脉注射用于暂时减慢窦性心律以及房室结的传导,终止阵发性室上性心动过速,以及少数迟后去极引起的室性心动过速。静脉注射 ATP 有时也能产生与腺苷类似的作用。

【不良反应】 不良反应极短暂,有时可有呼吸困难、胸部不适、眩晕等。可见暂时的心脏停搏,通常持续仅小于 5 s,但这也可能是其产生作用的方式之一。由于它导致不均一性地缩短心房的动作电位时程,偶然会引起心房颤动。

第三节 用药护理

1. 抗心律失常药的剂量和作用强度有很大的个体差异性,宜采用个体化用药,以减少抗心律失常药物的不良反应。也有些心律失常可选用非药物疗法,如射频消融、电复律、人工心脏起搏。要及时纠正心律失常引起的血流动力学障碍,避免发生严重后果。

2. 几乎所有抗心律失常药物均可致心律失常,用药过程中注意监测血钾、血镁、血钙,血药浓度,常规心电图 QT 间期、QRS 间期、PR 间期,心率与心律的改变,寻找并去除病因和诱发因素。一旦出现药物致心律失常作用,应立即停止用药。

3. 教育病人及其家属在用药期间,不要自行应用其他药物,如确属必要,如强心苷、利尿药、抗凝血药、降糖药等,必须在医生的指导下用药。

4. 对老年、肝肾功能不全,一般应减少药物剂量。否则,反复用药,不能及时代谢或排泄可出现药物蓄积的危险。

5. 应用奎尼丁应注意监测 QT 间期,防止“奎尼丁晕厥”;餐后服药以减少消化道不良反应;注意监测大剂量应用后出现的金鸡纳中毒,如听力、视力障碍及头晕、头痛等现象。

6. 钙通道阻滞药、β 受体阻断药可明显抑制房室传导,有房室传导阻滞者禁用;胺碘酮可引起肺纤维化改变而加重病情,有慢性肺部疾病者勿用;慢性类风湿性关节炎的病人勿用普鲁卡因胺,以减少发生红斑狼疮的可能性。

7. 静脉注射利多卡因要核对药物标签,要用“供心律失常用的注射剂”,用药时严格掌握滴注速度,不能过快;静脉稀释液避免用生理盐水,应采用 5% 的葡萄糖溶液,以减少钠盐的摄入,备好各种抢救设备及药物。

8. 根据病人心律失常类型合理选择抗心律失常药物:① 窦性心动过速首选 β 受体阻断剂。② 急性心肌梗死引起的室性期前收缩首选 β 受体阻断剂、利多卡因。③ 洋地黄中毒引起的室性期前收缩首选苯妥英钠。④ 阵发性室上性心动过速:终止发作首选非药物疗法,药物治疗首选维拉帕米。⑤ 心房颤动(心房扑动):控制心室率可选 β 受体阻断药、维拉帕米;房颤药物转复:无器质性心脏病时可首选 I 类药,有器质性心脏病者首选胺碘酮。⑥ 室性心动过速、心室颤动等室性心动过速首选利多卡因。

常用制剂及用法

奎尼丁　片剂：0.2 g。用于复律时，先服 0.1 g，如无不良反应，首日 0.2 g，每 2 h 1 次，连用 5 次，如无效而又无明显毒性，第 2 日改为一次 0.3 g，每 2 h 1 次，连用 5 次，第 3 日改为一次 0.4 g，每 2 h 1 次，连续 5 次。心律纠正后，改为一次 0.2~0.3 g，一日 3 次。成年人处方极量 3 g/d，应分次给予。

普鲁卡因胺　片剂：0.25 g。一次 0.25~0.5 g，一日 1~2 次，心律纠正后减量。注射剂：0.2 g/2 mL、0.5 g/5 mL、1 g/10 mL。一次 0.25~0.5 g。肌内注射；或一次 0.5~1 g 用 5% 葡萄糖注射液 200 mL 稀释后静脉滴注。

利多卡因　注射剂：0.1 g/5 mL、0.4 g/20 mL。1~2 mg/kg，静脉注射，继以 0.1% 溶液静脉滴注，每小时不超过 100 mg。

苯妥英钠　片剂：50 mg、100 mg。一次 50~100 mg，一日 2~3 次。极量：一次 300 mg，一日 500 mg。注射剂：0.25 g/5 mL。一次 0.125~0.25 g，以注射用水 20~40 mL 稀释后缓慢静脉注射，一日总量不超过 0.5 g。

美西律　片剂：50 mg、100 mg。一次 50~200 mg，一日 3 次。注射剂：100 mg/2 mL，首剂 100~200 mg，10~15 min 缓慢静脉注射，然后以每分钟 1~1.5 mg 的滴速静脉滴注 3 h，继以每分钟 0.5~1 mg 静脉滴注维持。

普罗帕酮　片剂：50 mg、100 mg、150 mg。一次 100~200 mg，一日 3~4 次，饭后口服，不得咬碎。维持量一次 150 mg，一日 3 次。注射剂：17.5 mg/5 mL、35 mg/10 mL。一次 70 mg，8 h 1 次，缓慢静脉滴注。一日总量不超过 350 mg。

普萘洛尔　片剂：10 mg。一次 10~30 mg，一日 3~4 次。注射剂：5 mg/5 mL。一次 3~5 mg，用 5% 葡萄糖注射液 100 mL 稀释后静脉滴注。

胺碘酮　片剂：0.2 g。一次 0.1~0.2 g，一日 1~4 次。注射剂：0.15 mg/3 mL、0.3~0.45 g 静脉注射；或 0.3 g 加入 250 mL。0.9% 氯化钠注射液中静脉滴注，于 30 min 内滴完。

维拉帕米　片剂：40 mg。一次 40~120 mg，一日 3~4 次。注射剂：5 mg/2 mL。

小结

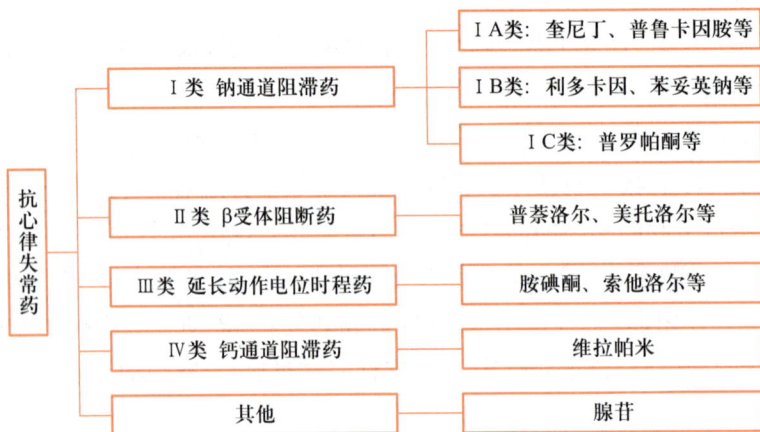

护理药理学

思考与练习

1. 抗心律失常药如何发挥抗心律失常作用？为什么也可以导致心律失常？

2. 频发室性心律失常应选用何药进行治疗？如何进行用药护理？

（秦志华）

练一练

173

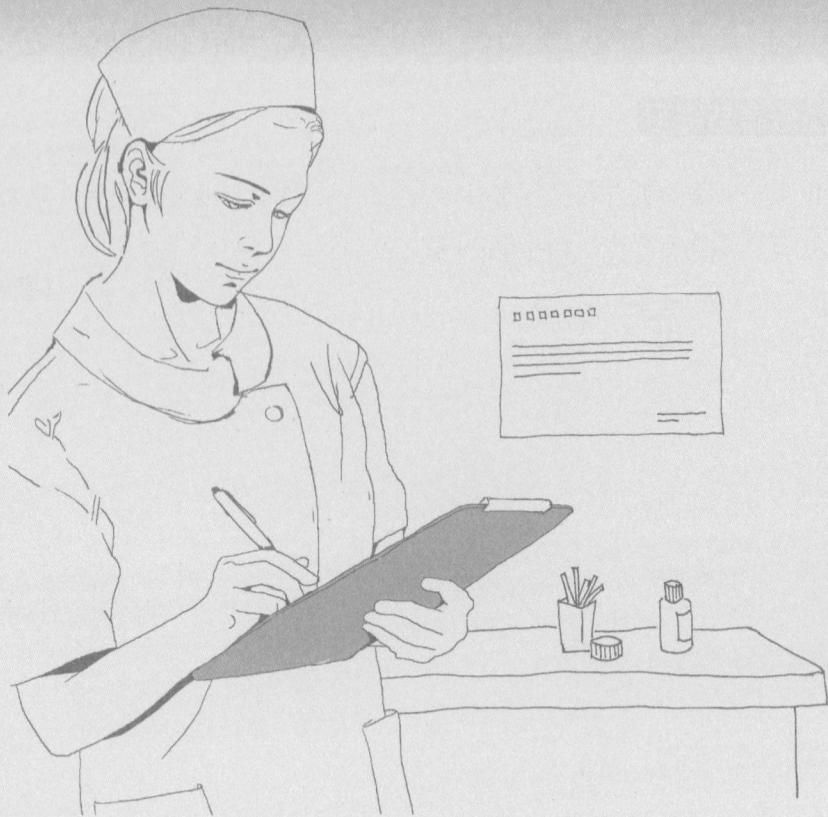

第二十一章　抗慢性心功能不全药

学习目标

1. 知识目标：熟悉强心苷的药理作用及临床应用。了解其他慢性心功能不全药的作用及临床应用。

2. 能力目标：能够观察病人服用常见抗心衰药的不良反应并正确进行用药护理；能利用所学知识正确指导心衰病人用药，对心衰病人进行健康教育。

3. 素质目标：培养学生严谨用药的习惯，对病人富有爱心的人文关怀。

病人,男性,50 岁。因心慌气短、下肢水肿、尿少入院。经体格检查和辅助检查确诊为:风湿性心瓣膜病伴心房颤动及慢性心功能不全。医生给予以下药物治疗:地高辛 0.25 mg/次,3 次/日,连用 2 日。当总量达到 1.25 mg 时,心率减慢,气短减轻,尿量增多,遂将剂量改为一次 0.25 mg,一日 1 次,治疗半月,心功能好转,但心房颤动仍然存在。

请思考:

1. 地高辛是如何改善心功能的?

2. 地高辛治疗心房颤动的目的是什么?

慢性心功能不全又称充血性心力衰竭(congestive heart failure,CHF),是指由多种病因引起心肌损伤,导致心肌收缩力降低,心脏负荷加重,使心脏排血量绝对或相对减少,不能满足机体组织器官代谢需要的一种临床综合征。由于心肌收缩和舒张功能出现障碍,心脏泵血功能降低,造成组织器官血液灌注不足,同时出现体循环和/或肺循环淤血的表现(图 21-1)。

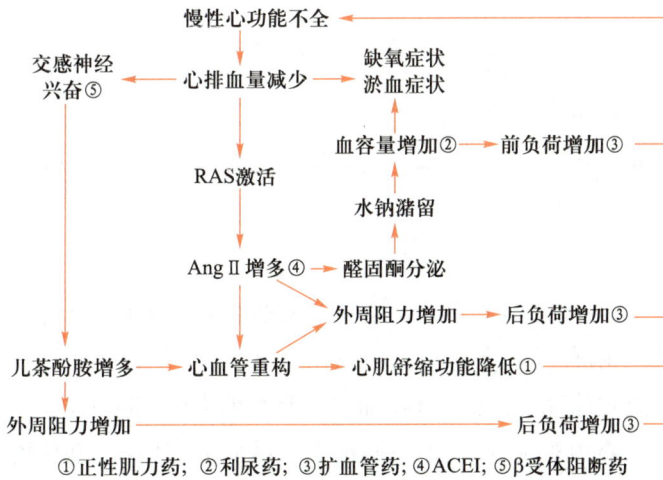

①正性肌力药; ②利尿药; ③扩血管药; ④ACEI; ⑤β受体阻断药

图 21-1　慢性心功能不全发生机制和药物作用环节

心功能不全时,由于心排血量下降,可激活交感神经系统和肾素 - 血管紧张素 - 醛固酮系统(RAAS),使心脏负荷增加而进一步加重心功能不全。此外,RAAS 的激活还可促进生长因子的产生,引起心肌重构。

抗慢性心功能不全药是一类能加强心肌收缩性,减轻心脏负荷、改善心脏泵血功能,增加心排出量,从而缓解心功能不全症状的药物。目前,常用的抗慢性心功能不全药物主要有正性肌力作用药、减轻心脏负荷药、血管紧张素转换酶抑制药和 AT_1 受体阻断药、β 受体阻断药等。

一、强心苷类

强心苷是一类选择性作用于心脏,具有正性肌力作用的苷类化合物。强心苷主要来源于植物,如毛花洋地黄和紫花洋地黄,故又称为洋地黄类药物。临床常用药物有洋地黄毒苷(digitoxin)、地高辛(digoxin)、毛花苷 C(cedilanid,西地兰)、去乙酰毛花苷 K(strophanthin K)等,在体内过程作用特点如表 21-1。

表 21-1 各类强心苷制剂的体内过程特点

分类	药物	给药途径	显效时间	高峰时间	主要消除方式	半衰期	全效量 /g	维持量 /g
长效	洋地黄毒苷	口服	2 h	8~12 h	肝	5~7 d	0.8~1.2	0.05~0.3
中效	地高辛	口服	1~2 h	4~8 h	肾	36 h	0.75~1.25	0.125~0.5
	毛花苷 C	静脉注射	10~30 min	1~2 h	肾	33 h	1~1.2	—
速效	去乙酰毛花苷	静脉注射	10~20 min	1~2 h	肾	33 h	1~1.6	—
	毒毛花苷 K	静脉注射	5~10 min	0.5~2 h	肾	19 h	0.25~0.5	—

【作用】

1. 正性肌力作用 治疗量的强心苷能选择性作用于心脏,显著加强衰竭心脏心肌的收缩力。其作用有以下特点:

(1)加快心肌收缩速度:强心苷在加强心肌收缩力的同时加快心肌收缩速度,使收缩期缩短,舒张期相对延长,这不仅有助于静脉血液的回流,也有利于冠状动脉血液灌流,从而使心肌的能量及氧的供应增加,改善心脏功能状态。同时,也使心脏获得较长时间的休息。

(2)降低衰竭心脏的耗氧量:强心苷的正性肌力作用可使衰竭心脏射血更加充分,心室内残余血量减少,室壁张力降低。同时,心率减慢,外周血管阻力下降,致使心肌耗氧量明显下降,从而抵消或超过由心肌收缩力增强所致的心肌耗氧量增加,故心肌总的耗氧量降低。这是强心苷治疗慢性心功能不全的重要依据,也是区别于儿茶酚胺类药物的主要特点。

(3)增加衰竭心脏的心排出量:强心苷通过正性肌力作用,反射性兴奋迷走神经,使交感神经活性降低,外周血管扩张,心脏射血阻力减少。同时,舒张期延长,静脉血液回流增加,此时心脏泵血功能已得到改善,因此心排出量明显增加。

强心苷正性肌力作用的机制是:治疗量强心苷能轻度抑制心肌细胞膜上 Na^+-K^+-ATP 酶(强心苷受体),阻止 Na^+-K^+ 交换,促进 Na^+-Ca^{2+} 交换,增加心肌细胞内游离的 Ca^{2+} 浓度,使心肌收缩力加强。

2. 负性频率作用 心功能不全时由于反射性引起交感神经活性增强,使心率加快。治疗量的强心苷通过加强心肌收缩力,使心排出量增加,增强对主动脉弓和颈动脉窦压力感受器的刺激,从而提高迷走神经的兴奋性,引起心率减慢。

3. 负性传导作用 强心苷因兴奋迷走神经而减慢房室传导,大剂量则可直接抑制房室传导,甚至引起不同程度的房室传导阻滞,严重者可致心脏停搏。

4. 利尿作用 强心苷通过改善心脏泵血功能,心排出量增加,肾血流和肾小球滤过率增加而产生利尿作用,还可通过直接抑制肾小管 Na^+-K^+-ATP 酶,减少肾小管对钠离子的重吸收产生利尿作用。

知识链接

慢性心功能不全与高血压、高脂血症和糖尿病

接近 2/3 的心力衰竭病人有高血压的既往史或病史,接近 1/3 有糖尿病病史。这两种疾病都能促进收缩性或舒张性功能障碍的发展,并都能直接引起冠心病的发病或在其中起作用(联合高脂血症)。长期治疗高血压和高脂血症能降低心力衰竭发病的危险性。在一个大型试验中,对高胆固醇血症合并有心肌梗死病史的病人给予降脂药物治疗能降低全因死亡率和心力衰竭发病的危险性。在两个大型、多中心试验中,不管是收缩期或舒张期高血压,对其治疗都能降低心力衰竭和死亡的危险性。对糖尿病病人降压治疗的益处更为明显。

心力衰竭可使高血压和糖尿病的治疗更为复杂。一些抗高血压药物应避免用于心力衰竭病人,因为它们能降低心功能或引起水钠潴留。另外,心力衰竭本身和胰岛素抵抗有关,并且高胰岛素血症可促进心脏和血管肥大,因而加快心力衰竭进程。这些机制能增加促进动脉粥样硬化的有害作用,改变心功能的能量代谢,并能帮助解释为什么合并糖尿病的心力衰竭病人比非糖尿病病人预后更差。

【临床应用】

1. 慢性心功能不全 强心苷通过正性肌力作用,使心排出量显著增加,解除了动脉系统的供血不足,同时舒张期延长,静脉血液回流充分,也缓解了静脉系统的淤血现象,使全身循环得以改善。

强心苷治疗心力衰竭的疗效随病因和心力衰竭程度不同而异。对心瓣膜病、先天性心脏病、高血压性心脏病等引起的低心排出量型心力衰竭疗效较好;对由甲状腺功能亢进、严重贫血、维生素 B_1 缺乏症所致的高排出量型心力衰竭疗效较差;对肺源性心脏病、活动性心肌炎、严重心肌损伤者,不但疗效较差,而且易引起强心苷中毒;

对缩窄性心包炎、严重二尖瓣狭窄等疾病所致的心力衰竭,强心苷难以改善心脏功能,故不宜使用。

2. 某些心律失常

(1) 心房颤动:是指心房各部位发生过多紊乱而细弱的纤维性颤动,每分钟可达400~600次。其主要危害是心房的过多冲动下传到心室,引起心室频率过快,妨碍心室排血,导致严重循环障碍。强心苷通过抑制房室传导,阻止过多的心房冲动传至心室,使心室率减慢,心排出量增加,消除了心房颤动的主要危害,对于心房颤动伴有心功能不全的病人为控制心室率可首选洋地黄类药物。

(2) 心房扑动:是快速而规则的心房异位节律,由于其冲动较心房颤动少而强(每分钟250~300次),更易传入心室,使心室率过快而难以控制。强心苷通过不均一地缩短心房不应期而引起折返激动,使心房扑动转为心房颤动,进而通过抑制房室传导,使心室率减慢,消除心房扑动的主要危害。部分病人停用强心苷后,可恢复窦性节律。

(3) 阵发性室上性心动过速:强心苷通过兴奋迷走神经功能,抑制房室传导而发挥作用,是治疗阵发性室上性心动过速的常用药物之一。

【不良反应及防治】

本类药物安全范围小,一般治疗量约相当于60%的中毒量,加之个体差异大,影响因素多,故易过量中毒,约25%病人在用药期间发生不同程度的不良反应。

1. 毒性作用的临床表现

(1) 消化道反应:表现为厌食、恶心、呕吐、腹泻等,是强心苷中毒的先兆症状,为强心苷兴奋延脑催吐化学感受区的结果。应注意与心力衰竭未被控制所致的胃肠道症状相鉴别,后者由胃肠道淤血所引起。

(2) 神经系统症状:表现为头痛、眩晕、失眠、乏力、疲倦、谵妄等症状。视觉障碍(黄视、绿视等)为强心苷中毒特有的神经系统反应,是停药的指征。

(3) 心脏毒性:是强心苷最严重的不良反应,也是强心苷中毒死亡的主要原因。表现为心力衰竭症状的加重及各种类型心律失常的发生。心律失常包括:① 快速型心律失常,如室性期前收缩、二联律、三联律,严重者可出现室性心动过速,甚至心室颤动。其中,最常见及最早出现的是室性期前收缩,约占心脏反应的1/3。② 缓慢型心律失常,如窦性心动过缓和房室传导阻滞。其中,频发室性期前收缩及窦性心动过缓,心率低于60次/min,是停药的指征。

2. 强心苷中毒的防治

(1) 预防:① 注意诱发强心苷中毒的各种因素如低钾血症、高钙血症、低镁血症、心肌缺氧、肝功能不全及药物的相互作用等。② 严格掌握适应证,了解心力衰竭的起因和用药情况,掌握强心苷类药物的作用特点及给药方法,积极纠正易患因素。③ 及时发现中毒的先兆症状,如室性期前收缩、窦性心动过缓、胃肠道反应及视觉障碍等,必要时减量或停药。

(2) 治疗:首先停用强心苷类及排钾利尿药;快速型心律失常者可用钾盐治疗。轻者可口服,重者可缓慢静脉滴注;严重快速型心律失常宜用苯妥英钠或利多卡因。

缓慢型心律失常，如窦性心动过缓或房室传导阻滞，不宜补钾，可用阿托品治疗。对危及生命的严重中毒者，使用地高辛抗体的 Fab 片段做静脉注射，有显著疗效。

【药物相互作用】

糖皮质激素和排钾利尿药可引起低钾血症，诱发强心苷中毒，与强心苷合用时应注意补钾。奎尼丁可使地高辛血药浓度提高 1 倍，胺碘酮、维拉帕米、普罗帕酮等也可提高地高辛血药浓度，合用时应酌情减少地高辛用量；钙剂与强心苷有协同作用，合用毒性增强。

【给药方法】

个体之间对强心苷的敏感性差异较大，应根据病情、并发症及时调整剂量，做到用量个体化。

1. **传统给药方法**　此法分两步给药。第一步：短期内给予足以控制症状的剂量，称为全效量（即洋地黄化量或饱和量）。达到全效量的标志是：心率减至每分钟 70~80 次，呼吸困难减轻，发绀消失，肺部湿性啰音开始减退，尿量增加，水肿消退等。此法又分为缓给法和速给法。缓给法适用于病情较缓的心力衰竭病人；速给法适用于病情较急，且 1 周内未用过强心苷者，24 h 内给足全效量。第二步：每日给予小剂量以维持疗效，称为维持量。

2. **逐日恒量给药法**　是目前常用的方法。每日给予恒定剂量，经 4~5 个半衰期可达到稳态血药浓度而充分发挥疗效，称为逐日恒量给药法。此法安全有效，适用于慢性、轻症和易于中毒的病人。

二、非强心苷类正性肌力药

1. β 受体激动药

多巴酚丁胺

多巴酚丁胺（dobutamine）选择性激动心脏的 β_1 受体，心肌收缩力增强，心排出量增多，治疗量对心率影响较小，很少引起心律失常。对 β_1 受体和 α 受体仅有轻微的激动作用，可轻度扩张血管，降低外周阻力，降低心脏负荷。主要用于难治性心功能不全和急性左心衰竭。剂量过大可引起血压升高、心率加快并诱发室性心律失常、心绞痛等，故应注意控制用药的剂量。

临床案例

某慢性心功能不全的病人因食用海鲜诱发荨麻疹，医生开处方如下：

1. 地高辛片 0.25 mg×10　用法：0.25 mg/次，1 次/日
2. 10% 葡萄酸酸钙注射液 10.0 mL/缓慢静脉注射
   　25% 葡萄糖注射液　20.0 mL/缓慢静脉注射

请分析：

请分析此处方是否合理？为什么？

异布帕明

异布帕明（bopamine，异波帕胺）可激动 DA 受体、β_1 受体和 α 受体，加强心肌收缩力，扩张血管，降低外周阻力，减轻心脏负荷，增加心排出量；舒张肾血管，增加肾血流量，改善肾功能，产生明显的利尿作用。适用于强心苷疗效不佳的心力衰竭，也用于伴有心率减慢或传导阻滞的病人。

2. 磷酸二酯酶抑制药

米力农和维司利农

米力农（milrinone）和维司利农（vesnarinone）均可抑制磷酸二酯酶Ⅲ，增加细胞内 cAMP 的含量，发挥正性肌力和血管扩张作用，增加心排出量，减轻心脏负荷，降低心肌耗氧量，改善心功能，缓解 CHF 症状。口服或静脉给药对急、慢性心力衰竭均有满意的疗效。临床仅短期静脉滴注用于顽固性心力衰竭及急性左心衰。长期应用不良反应较多，可出现头痛、室上性及室性心律失常、低血压等。

第二节 减轻心脏负荷药

一、利尿药

心功能不全时体内水钠潴留使心脏前负荷增加，是加重心功能不全的重要因素。利尿药通过排钠利尿，减少血容量和回心血量，减轻心脏的前负荷，消除或缓解静脉淤血及其引发的肺水肿和外周水肿。长期用药可致血管平滑肌细胞内 Na^+ 减少，Na^+-Ca^{2+} 交换减少，细胞内 Ca^{2+} 含量降低，对缩血管物质的敏感性下降，使血管平滑肌松弛，血管舒张，心脏后负荷减轻，有利于改善心脏泵血功能，增加心排血量，改善心功能不全症状。

对轻度或中度 CHF 病人，可单独应用噻嗪类利尿药或与保钾利尿药合用；对重度 CHF 可用袢利尿剂，如呋塞米。排钾利尿药与强心苷类药物合用易致中毒，应注意补钾。

二、血管扩张药

血管扩张药可舒张小静脉（容量血管），减少静脉回心血量，减轻心脏前负荷，有利于缓解 CHF 时肺淤血、肺水肿等症状；扩张小动脉（阻力血管），降低外周阻力，减轻心脏后负荷,心排出量增加,有利于缓解组织缺血等症状。主要用于对强心苷类药物和利尿药疗效较差或无效的重度及难治性心功能不全。

1. 主要扩张小动脉药 常用的有硝苯地平、肼屈嗪等,适用于外周阻力高,心排出量明显减少的 CHF 病人。

2. 主要扩张小静脉药 常用的有硝酸甘油,也可选用异山梨酯。缓解肺淤血症状明显,用药后可明显减轻呼吸急促和呼吸困难。还能选择性扩张心外膜血管,增加心肌供血,有利于心功能改善。适用于伴有冠心病及肺淤血症状明显的 CHF 病人。

3. 扩张小动脉和小静脉药 常用的有硝普钠、哌唑嗪等。通过舒张动、静脉血管,降低心脏前后负荷,改善心功能。其中,硝普钠静脉滴注对急性心肌梗死及高血压所致的 CHF 效果较好,哌唑嗪对缺血性心脏病所致 CHF 效果较好。应注意调整剂量,以免血压过度降低,引起冠状动脉灌注压下降,影响心肌供血。

第三节 肾素－血管紧张素－醛固酮系统抑制药

血管紧张素 I 转换酶抑制药(ACEI)、血管紧张素 II 受体(AT_1)阻断药(ARB)和醛固酮拮抗药具有延缓和逆转心室及血管重构作用,是目前治疗 CHF 的主要药物之一。

一、血管紧张素 I 转换酶抑制药

ACEI 具有血管扩张作用,不但能缓解心力衰竭症状,而且能降低 CHF 的病死率和改善预后。临床用于治疗 CHF 的 ACEI 有卡托普利(captopril)、依那普利(enalapril)等。

【作用】

1. 抑制血管紧张素转换酶,使血管紧张素 II 生成减少,缩血管作用减弱;减少醛固酮分泌,使水钠潴留减轻;抑制缓激肽降解,增强扩血管作用,从而减轻心脏前后负荷,缓解或消除 CHF 病人的症状。也可增加肾血流量,改善肾功能。

2. 抑制心肌及血管的肥厚、增生,延缓和逆转心室及血管重构,改善心脏及血管的舒缩功能,提高心肌及血管的顺应性,改善左心室功能,降低 CHF 病死率。

【临床应用】 ACEI 已作为治疗 CHF 的基础药物广泛地用于临床,轻度 CHF 病人可单独应用,重度 CHF 病人可与利尿药、强心苷类药物合用。

二、血管紧张素 II 受体(AT_1)阻断药

本类药物有氯沙坦(losartan)、缬沙坦(valsartan)等,通过直接阻断血管紧张素 II 与其受体结合,发挥拮抗作用,能防止和逆转心脏和血管的肥厚和重构。其抗 CHF

第二十一章 抗慢性心功能不全药

的作用与 ACEI 相似,可改善心功能,降低 CHF 者的病死率。不良反应较少,因不影响缓激肽代谢,不易引起剧烈咳嗽等不良反应。

知识链接

NYHA Ⅱ~Ⅳ级左心室射血分数下降的 心力衰竭(HF-REF)明确适用的药物

1. ACEI 所有慢性 HF-REF 均须终生使用,除非有禁忌证或不能耐受(Ⅰ类,A级)。

2. β受体阻断药 所有慢性 HF-REF,病情相对稳定,以及结构性心脏病且左心室射血分数(LVEF)≤40%,均须终生使用,除非有禁忌证或不能耐受(Ⅰ类,A级)。

3. 醛固酮受体拮抗药 所有已用 ACEI(或 ARB)和β受体阻断药,仍持续有症状且 LVEF≤35%(Ⅰ类,A级);急性心肌梗死后 LVEF≤40%,有心力衰竭症状或有糖尿病病史(Ⅰ类,B级)。

4. ARB LVEF≤40%,不能耐受 ACEI(Ⅰ类,A级);LVEF≤40%,用 ACEI 和β受体阻断药后仍有症状,不能耐受醛固酮受体拮抗药,可改用 ARB(Ⅱb类,A级)。

5. 利尿药 有液体潴留证据均应使用,且早期使用(Ⅰ类,C级)。

6. 地高辛 已用 ACEI、β受体阻断药、醛固酮受体拮抗药和利尿药后仍持续有症状,LVEF≤45%,尤其是心力衰竭合并心室率快的心房颤动(Ⅱa类,B级);窦性心律,LVEF≤45%,不能耐受β受体阻断药(Ⅱb类,B级)。

附:证据类别和分级:Ⅰ类:证据支持和/或一致认为某措施有效;Ⅱ类:对某措施的疗效证据或观点不一致;Ⅱa类:证据或意见倾向于有用;Ⅱb类:证据或意见不能充分说明有用;Ⅲ类:已证实或意见一致认为措施无效,可能有害;A级:多项随机临床试验证据;B级:单项随机临床试验或非随机研究证据;C级:专家共识或小型研究。

第四节 β受体阻断药

传统观念认为β受体阻断药具有负性肌力作用,禁用于 CHF。但在心力衰竭的病理生理过程中,交感神经系统活性长期代偿性增强,血中儿茶酚胺水平持续升高,对机体心血管系统造成有害效应。应用β受体阻断药,通过全面拮抗过度兴奋的交感神经系统活性,可显著改善 CHF 病人血流动力学变化,降低其住院率、死亡率。因此,合理应用β受体阻断药治疗 CHF,逐渐被接受,并获得了较好的评价,也是近年来CHF 治疗的重要进展之一。临床常用的治疗 CHF 的β受体阻断药,见表 21-2。

β受体阻断药主要适用于冠心病心绞痛伴有心功能不全,高血压性心脏病、风湿性心脏病等所致的心功能不全;心功能不全伴交感神经亢进者。

表 21-2　临床常用的治疗 CHF 的 β 受体阻断药

类别	代表药物	药物特点
第一代	普萘洛尔(propranolol)	对 β 受体的阻断无选择性
第二代	美托洛尔(metoprolol)	对 $β_1$ 和 $β_2$ 受体的亲和力之比为 75：1
	比索洛尔(bisprolol)	对 $β_1$ 和 $β_2$ 受体的亲和力之比为 120：1
第三代	卡维地洛(carvedilol) 布新洛尔(bucindolol)	β 受体、α 受体阻断作用

第五节　用药护理

1. 治疗心功能不全时,既要进行病因治疗(去除各种危险因素;拮抗神经内分泌系统的激活,防止心血管重构的发生),也要进行对症治疗(改善心脏负荷,增加心排出量)。

2. 应用强心苷类药物前应详细询问病人的基本情况,尽量避免诱发强心苷中毒的因素,如低钾血症、低镁血症、高钙血症、酸中毒、缺氧等。告诉病人强心苷类药物安全范围小,个体差异大,易发生中毒反应。宜从小剂量开始服用,不得擅自增加强心苷类药物的剂量。用药期间应密切观察不良反应的发生,如恶心、呕吐、视物模糊或黄视、绿视、室性期前收缩,心电图 P-R 间期延长和 Q-T 间期缩短等;有条件的可测定强心苷血药浓度,更有助于及早、及时发现强心苷中毒;服用强心苷类药物期间应慎用排钾利尿药、拟肾上腺素药,禁止静脉应用钙剂。

3. 血管扩张药应从小剂量开始使用,并严密监测病人血压、心率,防止药物扩血管引起的冠状动脉血管低灌注、反射性心率加快或心率减慢以及心肌收缩力减弱等;大多数血管扩张药由于扩张血管使病人出现心悸、头痛、头晕、面色潮红及体位性低血压等;停药时应逐渐减量,不可突然停药,避免出现反跳现象。

4. β 受体阻断药因具有负性肌力作用,应用须十分慎重。应教育病人遵从医嘱,从小剂量开始服用,逐渐增加剂量,适当长期服用,且不可擅自加大剂量,防止意外事故发生。心力衰竭伴有严重心动过缓、严重左心室功能减退、重度房室传导阻滞、低血压或支气管哮喘时,应慎用或禁用 β 受体阻断药治疗。

常用制剂及用法

地高辛　片剂:0.25 mg。一般首剂 0.25~0.75 mg,以后每隔 6 h 0.25~0.5 mg 直至洋地黄化,再改用维持量(一日 0.25~0.5 mg)。轻型慢性病例:一日 0.5 mg。

去乙酰毛花苷　注射剂:0.4 mg/2 mL。一次 0.4~0.8 mg,以 25% 或 50% 葡萄糖注射液稀释后缓慢静脉滴注。全效量 1~1.2 mg,于 24 h 内分次静脉滴注。

毒毛花苷 K　注射剂:0.25 mg/mL。一次 0.25 mg,以 25% 葡萄糖注射液 10~

20 mL 稀释后缓慢静脉滴注。全效量 0.25~0.5 mg,于 24 h 内分次静脉滴注。

多巴酚丁胺　注射剂:250 mg/5 mL。一次 250 mg 用 5% 葡萄糖注射液 500 mL 稀释后,按每分钟 2.5~10 μg/kg 的速度滴注。

米力农　片剂:2.5 mg、5 mg。一次 2.5~7.5 mg,一日 4 次。注射剂:10 mg/10 mL。一般开始 10 min 以 50 μg/kg 静脉滴注,然后以每分钟 0.375~0.75 μg/kg 维持。一日最大剂量不超过 1.13 mg/kg。小儿每分钟 2.5~1 μg/kg。

卡托普利　片剂:12.5 mg、50 mg、100 mg。开始一次 12.5 mg,一日 2~3 次(饭前服用),以后逐渐增加剂量,一日最大剂量为 450 mg。

依那普利　片剂:5 mg、10 mg。一次 2.5~10 mg,一日 2 次,最大剂量为一日 40 mg。

小结

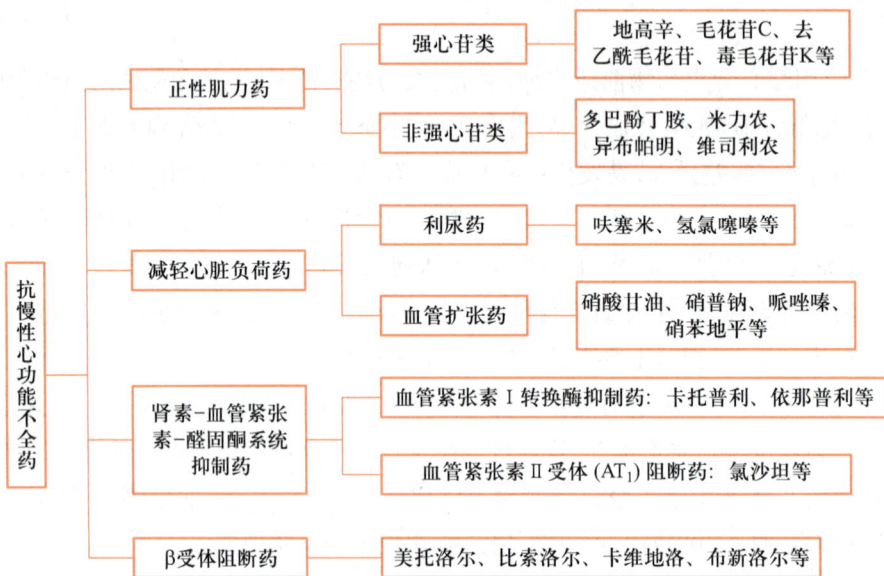

思考与练习

1. 试分析强心苷类与肾上腺素加强心肌收缩力作用及机制有何不同。

2. 强心苷类药物对不同原因引起的心力衰竭治疗效果不同,说明其原因。

3. 强心苷类药物的不良反应有哪些? 用药护理要注意什么?

（曾　慧）

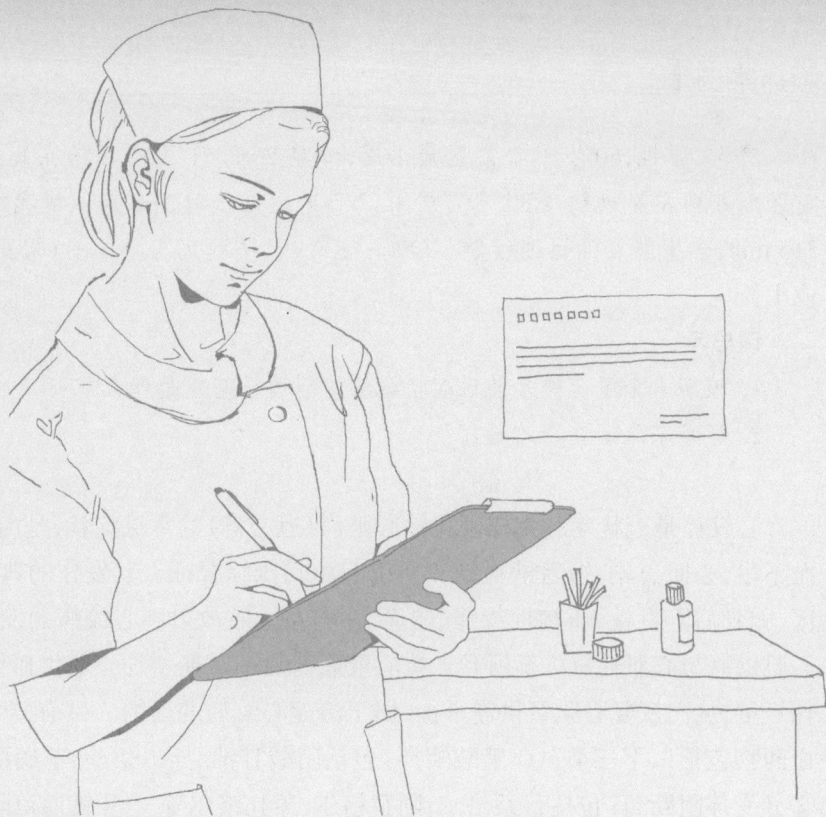

第二十二章 抗心绞痛药

学习目标

1. 知识目标：掌握硝酸酯类药的作用及其特点，作用机制，临床作用及不良反应。熟悉 β 受体阻断药及钙通道阻滞药的药理作用及临床用途。

2. 能力目标：能够说出常用抗心绞痛药的作用及特点，能利用所学知识正确指导心绞痛病人用药，对心绞痛病人开展健康教育。

3. 素质目标：培养学生严谨的工作态度，对病人有耐心，爱心的人文情怀。

病人,男性,60 岁。心前区痛 1 周,加重 2 日。1 周前开始在爬楼梯时感到心前区痛并向左肩放射,经休息可缓解,2 日来走路快时亦有类似情况发作,每次持续 3~5 min,含硝酸甘油迅速缓解。诊断:冠心病,不稳定型心绞痛(初发劳力型),心功能 I 级。

请思考:

1. 该病人含服硝酸甘油后症状缓解的药理学基础是什么?
2. 还可采取哪些药物治疗?

心绞痛是冠状动脉粥样硬化性心脏病(冠心病)的常见症状,是由于冠状动脉供血不足,心肌急剧、短暂缺血缺氧所引起的临床综合征。其发作的典型表现为心前区、胸骨后阵发性、压榨性绞痛、闷痛,并向左上肢放射。心绞痛的发作主要是由于心肌供氧与心肌耗氧失衡所致。抗心绞痛药是一类能增加心肌供血供氧、降低心肌耗氧量,从而恢复心肌氧供需平衡,用于治疗心绞痛的药物。目前,常用的抗心肌缺血药物包括以下三类:① 硝酸酯类:包括硝酸甘油、异山梨酯、单硝酸异山梨酯等。② β受体阻断药:包括普萘洛尔、阿替洛尔、美托洛尔等。③ 钙通道阻滞药:包括硝苯地平、地尔硫䓬、维拉帕米等。

知识链接

心绞痛分型

目前,心绞痛的分型已经有比较统一的看法,并多以世界卫生组织心绞痛分型为基础,临床上将心绞痛分为三种类型。① 劳累性心绞痛:其特点是常由劳累、情绪激动或其他增加心肌耗氧量的因素所诱发,休息或舌下含服硝酸甘油可缓解,此类又可分为稳定型心绞痛、初发型心绞痛及恶化型心绞痛。② 自发性心绞痛:常无明显诱因,多发生于安静状态,发作时症状较重、持续时间长,且不易被硝酸甘油所缓解,包括:卧位型(休息或熟睡时发生)、变异型(为冠状动脉痉挛所致)中间综合征和梗死后心绞痛。③ 混合型心绞痛:即劳累性心绞痛与自发性心绞痛合并存在。病人既可在心肌耗氧量增加时发生心绞痛,亦可在心肌耗氧量无明显增加时发生心绞痛。临床上常将初发型、恶化型及自发性心绞痛称为不稳定型心绞痛。

第一节 常用抗心绞痛药

一、硝酸酯类

本类药物包括硝酸甘油、异山梨酯、单硝酸异山梨酯等,其中硝酸甘油最常用。

硝 酸 甘 油

硝酸甘油(nitroglycerin)临床用于抗心绞痛已有一百多年的历史,至今仍是防治心绞痛最常用的药物。口服给药首关消除达 90% 以上,多采用舌下含服,1~3 min 显效,5 min 作用达高峰,作用维持 10~30 min。也可经皮肤给药或静脉滴注。主要经肝代谢,经肾排出。

【作用】

硝酸甘油的基本作用是松弛平滑肌,以松弛血管平滑肌作用最明显。

1. **降低心肌耗氧量**　小剂量硝酸甘油通过舒张静脉血管,减少回心血量,减轻心脏前负荷,使心室舒张末期压力降低及心室容积缩小,心室壁张力下降;较大剂量时也能扩张动脉血管,减轻心脏后负荷,左心室内压和心室壁张力下降,从而降低心肌耗氧量。

2. **增加缺血区心肌血流量**　硝酸甘油能舒张较大的心外膜血管及狭窄的冠状血管,并促进侧支循环形成,用药后可使血液由输送血管经侧支血管流向缺血区,改善缺血区的血液供应(图 22-1)。

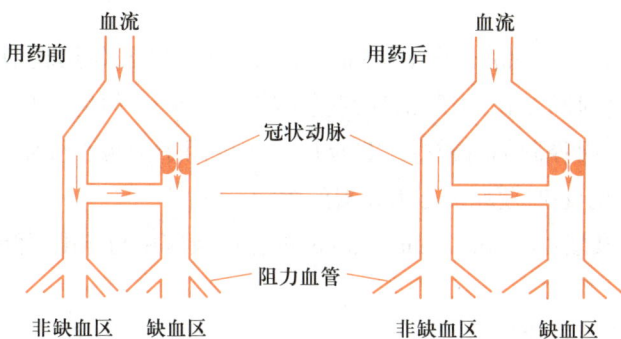

硝酸甘油的
抗心绞痛
作用

图 22-1　硝酸甘油对冠状动脉血管血流分布影响

3. **增加心内膜供血**　冠状动脉从心外膜呈直角分支穿过心室壁呈网状分布于心内膜下。因此,心内膜下区域供血易受心室壁肌张力及心室内压力的影响。心绞痛急性发作时,左心室舒张末期压力增高,心内膜下区域缺血最为严重。硝酸甘油舒张静脉血管,减少回心血量,降低左心室舒张末压,扩张动脉血管,减轻心脏后负荷,左室内压和心室壁张力下降,有利于血液由心外膜流向心内膜下缺血区。

此外,硝酸甘油还可保护缺血的心肌细胞,减轻缺血损伤。

【临床应用】

1. 心绞痛 舌下含服硝酸甘油能迅速缓解各型心绞痛发作,为首选药;皮肤外用可预防发作。

2. 急性心肌梗死 常采用静脉给药,能减少心肌耗氧,增加心肌供氧。及早应用还可抑制血小板聚集和黏附作用,缩小梗死面积,减轻心肌缺血损伤。

3. 心功能不全 扩张动、静脉,减轻心脏前后负荷,减少心肌耗氧,从而改善心脏的泵血功能。

【不良反应】

1. 扩张血管反应 如面颊部血管扩张引起皮肤潮红;颅内血管扩张引起搏动性头痛或颅内压升高,故活动性颅内出血、颅脑外伤病人禁用;眼内血管扩张可升高眼压,故青光眼病人禁用。严重者出现直立性低血压或晕厥,嘱病人取坐位或半卧位含服,不宜站立服药。

2. 心血管系统反应 剂量过大时,使血压过度下降,反射性兴奋交感神经,心率加快,心肌收缩力增强,导致心肌耗氧量增加,加重心绞痛,合用β受体阻断药可纠正。

3. 高铁血红蛋白血症 长期大剂量使用可引起高铁血红蛋白血症,表现为呕吐,口唇和指甲发绀,呼吸困难,意识丧失等,可用亚甲蓝治疗。

4. 耐受性 长期大剂量服用或连续静脉滴注数小时可产生耐受性,疗效减弱或消失,采用减少用药次数、小剂量以及间歇给药方法可预防耐受性的产生。

5. 其他 硝酸甘油应存放在棕色玻璃瓶或金属容器内,避免潮热、光照而失效。

异山梨酯和单硝酸异山梨酯

异山梨酯(isosorbidedinitrate,消心痛)属长效硝酸酯类,作用较硝酸甘油弱,显效缓慢,但作用维持时间较长,本药治疗剂量个体差异较大,剂量大时易引起头痛及低血压等不良反应,缓释制剂可减少不良反应。主要用于预防心绞痛发作及冠心病的长期治疗,也可用于心肌梗死及心力衰竭的治疗。

单硝酸异山梨酯(isosorbidemononitrate)的作用及应用与异山梨酯相似。

二、β受体阻断药

可用于治疗心绞痛的β受体阻断药较多,常用的有普萘洛尔(propranolol)、美托洛尔(metoprolol)和阿替洛尔(atenolol)等。

普 萘 洛 尔

普萘洛尔(propranolol,心得安)为β受体阻断药代表。

【作用】

1. 降低心肌耗氧量 阻断心脏的 β 受体,使心率减慢,心肌收缩力减弱,心肌耗氧量降低。

2. 改善心肌缺血区的供血 ① 应用普萘洛尔后,由于心肌耗氧量减少,非缺血区的血管阻力增高,从而使血液向已代偿性舒张的缺血区阻力血管流动,增加缺血区的供血。② 心率减慢,舒张期延长,冠状动脉灌流时间延长,有利于血液从心外膜血管流向易缺血的心内膜区,改善心肌缺血区供血。

3. 改善心肌代谢 增加心肌缺血区对葡萄糖的摄取与利用,维持心肌缺血区的能量供应,促进组织中血红蛋白结合氧的解离而增加包括心肌在内的全身组织的供氧,有利于保护缺血区心肌细胞线粒体的结构和功能的完整性,从而改善心肌能量代谢。

【临床应用】 用于稳定型心绞痛,对合并高血压或心律失常的病人更为适用。β受体阻断药还能降低近期有心肌梗死者心绞痛的发病率和死亡率。也用于心肌梗死,能缩小梗死范围。不宜用于变异型心绞痛,因其阻断 β 受体后,α 受体相对占优势,宜致冠状动脉收缩。

普萘洛尔与硝酸甘油合用,能互相取长补短,β 受体阻断药可以纠正硝酸酯类因降压引起的反射性心率加快和心肌收缩力增强;硝酸酯类可改善 β 受体阻断药抑制心肌收缩力而引起的心室容积扩大、心室射血时间延长,以及冠状动脉收缩不利于心肌供血、供氧的缺点。两种药物可协同降低心肌耗氧量,并互相抵消不良反应,适于各型心绞痛。但应注意,由于两类药物均可降低血压,如血压下降过多,冠状动脉血流减少,反而对治疗心绞痛不利。因剂量的个体差异大,应从小剂量开始逐渐增加剂量。

三、钙通道阻断药

常用于抗心绞痛的钙通道阻滞药有硝苯地平(nifedipine,心痛定)、维拉帕米(verapamil,异搏定)、地尔硫䓬(diltiazem)等。

【作用】

1. 降低心肌耗氧量 通过舒张外周阻力血管,降低后负荷,从而降低心肌耗氧量。

2. 扩张冠状动脉血管,改善缺血区供血 对冠状动脉中大输送血管和小的阻力血管均有扩张作用,解除冠状动脉痉挛,降低冠状动脉阻力,增加冠状动脉血流,还可增加侧支循环,改善心肌供血供氧。

3. 保护缺血心肌 心肌缺血时细胞内钙超负荷,引起线粒体肿胀而失去氧化磷酸化的功能。抑制 Ca^{2+} 内流,可保护心肌细胞线粒体结构与功能。

【临床应用】

变异型心绞痛是最佳适应证,也可用于稳定型心绞痛,对伴有支气管哮喘及外周

血管痉挛性疾病者更适合。

硝苯地平对变异型心绞痛疗效好,伴高血压者尤为适用;维拉帕米常用于稳定型心绞痛,不宜单独用于变异型心绞痛,与 β 受体阻断药合用虽可取得协同作用,但两药均可抑制心肌收缩力和传导系统,故合用要慎重;地尔硫䓬可用于各型心绞痛,对伴有房室传导阻滞或窦性心动过缓者应慎用。

知识链接

抗心绞痛药物的研究新进展

心绞痛通常是由心肌氧供需不平衡,血管受损,血栓形成或血管狭窄造成的。然而,线粒体 ATP 产生的损伤也是心绞痛的一个促成因素。在过去 10~20 年,抗心绞痛药物的研究和利用发生了两个重大进展。第一个进展是抗凝药物(例如阿司匹林、氯吡格雷、替格瑞洛),一些血管紧张素转换酶抑制剂(例如雷米普利和培哚普利)和 HMG-coA 还原酶抑制剂的使用,它们可以保护心脏,降低心肌梗死和心脏死亡的风险。

另一个进展是改善心肌代谢功能药物的使用。代谢功能障碍发生在各种形式的冠状动脉和心肌疾病,代谢药物有利于发挥潜在的保护作用。最初作为降糖药物开发的许多"代谢"调节剂似乎作为预防性抗心绞痛药物更能发挥有益作用。其中最引人注目的"代谢药物"是哌克昔林(perhexiline)、曲美他嗪(trimetazidine)、依托莫司(etomoxir)、二氯乙酸酯(DCA)、别嘌呤醇(allopurinol)和雷诺嗪(ranolazine)。

第二节 用药护理

心绞痛的用药护理

1. 向病人及其家属介绍硝酸酯类药物的用药知识。硝酸甘油性质不稳定,具有挥发性,应密封在有色玻璃瓶内,置阴凉处保存 3~6 个月,未用完的药物应弃去,更换新药。

2. 告诉病人避免过饱饮食、过度劳累、寒冷刺激及精神紧张等,以免诱发心绞痛;绝对禁烟,并要防止大便干燥。如果合并有高血压、高脂血症,应适当使用降压药、调脂药。

3. 告知病人要随身携带硝酸甘油,一旦心绞痛发作应立即取坐位或卧位,并将药片置于舌下含服,直至完全缓解。如果含服 1 片后疼痛仍不缓解,5 min 后可再含服 1~2 片,最多连续用 3 次。若 15 min 后仍不缓解,可能为不稳定型心绞痛或心肌梗死,应立即报告医生给予紧急处理。

4. 采用喷雾给药的病人,应将药物喷在口腔黏膜上或者舌下;口服缓释制剂时,应将药物吞服,不可嚼碎;贴膜剂应将其贴在少毛的皮肤上,如胸前区或手腕等处。

5. 告诉病人含服硝酸甘油时会出现短暂的头痛,若头痛持续不缓解且严重,应报告医生；用药期间注意监测病人的血压和心率；长期用药不能突然停药，以防反跳现象的发生；久用可出现耐受性。

6. 变异型心绞痛的病人，为防止夜间发作，可在临睡前服药。

7. β受体阻断药与硝酸酯有协同作用，合用时要减量，以免引起直立性低血压；停药时要逐渐减量；用药期间注意监测血糖、血脂等。钙通道阻滞药与硝酸酯有协同作用，使用时要减量，以免引起直立性低血压；停用钙通道阻滞药时应逐渐减量，以免引起冠状动脉痉挛；用药期间注意监测病人的血压和心率。

常用制剂及用法

硝酸甘油　片剂：0.5 mg。一次 0.5 mg，舌下含服。注射剂：1 mg/mL、2 mg/mL、5 mg/mL、10 mg/mL。一次 5~10 mg 溶于 5% 葡萄糖注射液 250~500 mL 中，开始以每分钟 5~10 μg 速度静脉滴注，以后视病情调整。

硝酸甘油　喷雾剂：一次 0.4 mg，发作时喷于口腔黏膜或舌上 1~2 次。贴膜剂：25 mg。一次 25 mg，一日 1 次，撕去保护层，贴在皮肤上，疗效可维持 24 h。

异山梨酯　片剂：5 mg。一次 5 mg，舌下含服。预防心绞痛。一次 5~10 mg，一日 2~3 次。

戊四硝酯　片剂：10 mg。一次 10 mg，一日 2~6 次，舌下含服。预防心绞痛：一次 10~20 mg，一日 3 次。

普萘洛尔　片剂：10 mg。抗心绞痛：一次 10~30 mg，一日 3~4 次。

硝苯地平　片剂：5 mg、10 mg。一次 10~20 mg，一日 3 次，含服或口服。缓释片：20 mg，一次 20 mg，一日 1~2 次。

地尔硫䓬　片剂：30 mg。一次 30~60 mg，一日 3 次。

小结

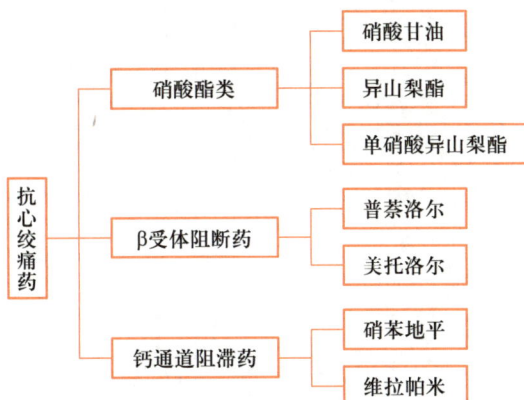

练一练

1. 硝酸甘油与普萘洛尔联合治疗心绞痛有何临床意义?
2. 硝酸甘油应如何进行用药护理?

（曾　慧）

192

护理药理学

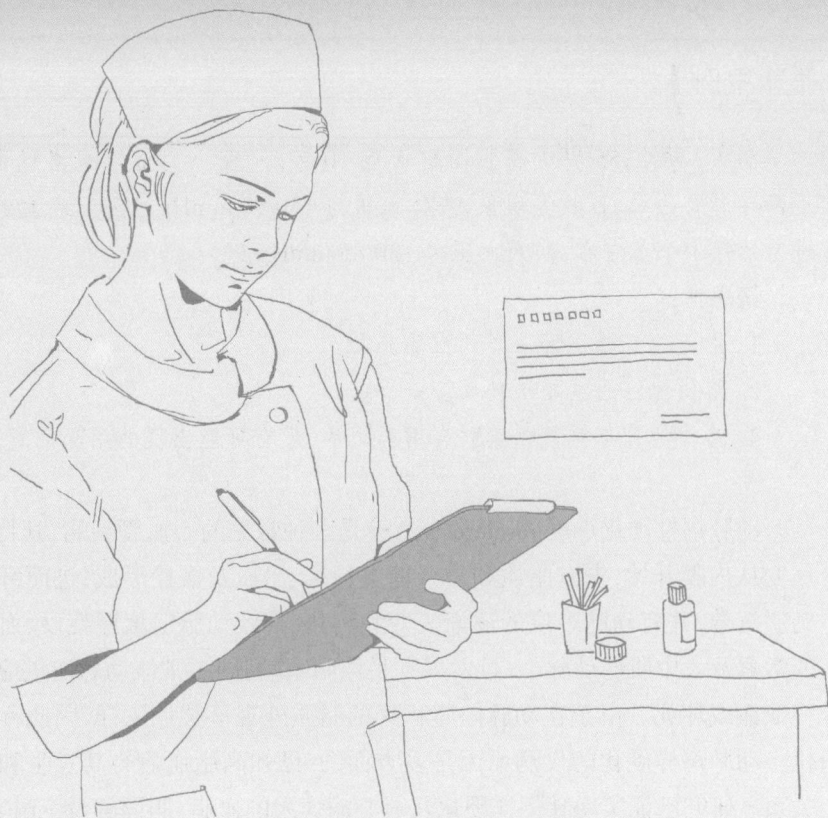

第二十三章　调血脂药

学习目标

1. 知识目标:掌握调血脂药的分类、代表药物、临床应用及不良反应;熟悉调血脂药的作用机制;了解调血脂药的用法。

2. 能力目标:学会观察病人服用调血脂药物的不良反应并正确进行用药护理;能利用所学知识开展用药咨询服务,并能正确指导病人合理用药。

3. 素质目标:树立安全合理使用调血脂药的意识。

病人，男性，55岁。高胆固醇血症10年，一直小剂量口服洛伐他汀进行治疗。近两年时有头晕、目眩等现象，查体血压为150/90 mmHg。医生给予小剂量氢氯噻嗪进行治疗1个月左右，病人血压为130/85 mmHg。

请思考：

1. 洛伐他汀属于哪一类调血脂药物？
2. 洛伐他汀的主要不良反应是什么？
3. 洛伐他汀与氢氯噻嗪联合用药之后，最有可能出现的用药问题是什么？

动脉粥样硬化（atherosclerosis，AS）是一种常见的心血管疾病，其特点是受累动脉病变从内膜开始，先有脂质和复合糖类积聚、出血及血栓形成，进而纤维组织增生及钙质沉着，并有动脉中层的逐渐蜕变和钙化，导致动脉壁增厚变硬、血管腔狭窄。病变常累及大中肌性动脉，一旦发展到足以阻塞动脉腔，则该动脉所供应的组织或器官将缺血或坏死。由于在动脉内膜积聚的脂质外观呈黄色粥样，因此称为动脉粥样硬化。动脉粥样硬化的发病原因是多方面的，已知高脂血症与其发生和发展有一定的关系。研究已证实动脉粥样硬化及冠心病病人的血脂（胆固醇及三酰甘油）含量较正常人高，动物实验也证明，高胆固醇确能引起类似人类动脉粥样硬化的病变。降低血脂，能起到防治动脉粥样硬化及冠心病的作用。目前治疗动脉粥样硬化主要采用调血脂治疗。

血脂是血浆中各种脂类的总称。血脂以胆固醇酯（CE）和三酰甘油（TG）为核心，外包胆固醇（CH）和磷脂（PL）构成的球形颗粒，与载脂蛋白（apo）结合后形成血浆脂蛋白（IP）进行转运和代谢。胆固醇包括游离胆固醇（FC）和CE，两者相加为总胆固醇（TC）。血浆脂蛋白根据密度不同可分为乳糜微粒（CM）、极低密度脂蛋白（VLDL）、中间密度脂蛋白（IDL）、低密度脂蛋白（LDL）、高密度脂蛋白（HDL）及脂蛋白（a）。

临床将高脂血症分为6型（表23-1）。

表 23-1 高脂血症的分型

分型	脂蛋白变化	血脂变化	
I	CM↑	TG↑↑↑	TC↑
IIα	LDL↑		TC↑↑
IIb	VLDL、LDL↑	TG↑↑	TC↑↑
III	IDL↑	TG↑↑	TC↑↑
IV	VLDL↑	TG↑↑	
V	CM、VLDL↑	TG↑↑	TC↑

注：↑表示升高；↑↑表示显著升高。

对血浆脂质代谢紊乱,首先要调节饮食,食用低热量、低脂肪、低胆固醇类食品。加强体育锻炼,戒烟。如血脂仍不正常,再用药物治疗,凡能使 LDL、VLDL、TC、TG、apoB 等降低,或使 HDL 和 apoA 升高的药物,都有抗动脉粥样硬化作用。

第一节　羟甲基戊二酰辅酶 A 还原酶抑制剂

羟甲基戊二酰辅酶 A(HMG–CoA)还原酶抑制剂是一类新型的调血脂药,是目前降低胆固醇的最有效的药物,也称他汀类。常用药物有洛伐他汀(lovastatin)、普伐他汀(pravastatin)、辛伐他汀(simvastatin)、氟伐他汀(fluvastatin)、阿托伐他汀(atorvastatin)、瑞舒伐他汀(rosuvastatin)等。

【作用】　羟甲基戊二酰辅酶 A(HMG–CoA)是肝脏合成胆固醇过程中的限速酶,他汀类药物抑制 HMG–CoA 还原酶活性,可减少内源性胆固醇合成,具有明显的调血脂作用。治疗剂量下,降低 LDL–C 作用最强,其次是 TC,降低 TG 作用较弱,而 HDL–C 轻度上升。调血作用呈剂量依赖性,用药 2 周出现明显疗效,4~6 周达高峰。

本类药物还可抑制血管平滑肌细胞增殖,防止动脉粥样硬化形成;抑制血小板黏附和聚集功能,从而阻止血栓形成。

【临床应用】　主要用于高胆固醇血症的首选药,是治疗 Ⅱ、Ⅲ 型高脂血症的首选药。

【不良反应】　本类药物不良反应较轻;少数病人可出现胃肠道反应、头痛、皮肤潮红;偶有无症状性转氨酶、碱性磷酸酶、肌酸磷酸激酶(CPK)升高,停药后可恢复正常。较为罕见的是横纹肌溶解症,出现全身肌肉疼痛、乏力、发热、肌红蛋白尿等,严重者甚至可致急性肾衰竭。用药期间应定期检查肝功能,有肌痛者应检查 CPK,必要时停药。孕妇、哺乳期妇女及转氨酶持续升高者禁用。

第二节　胆汁酸结合树脂类药

本类药物又称胆汁酸螯合剂,为一类碱性阴离子交换树脂。不溶于水,也不易被消化酶分解,口服后不被吸收。常用药物有考来烯胺(cholestyramine,消胆胺)和考来替泊(colestipol,降胆宁)。

考来烯胺和考来替泊

【作用和临床应用】　本类药物进入肠道后不被吸收,与胆汁酸牢固结合,阻止胆汁酸的肝肠循环和反复利用,使胆固醇大量消耗,自肠道吸收减少,导致血浆中 TC 和 LDL–C 浓度下降。

适用于 Ⅱa 型高脂血症,对 Ⅱb 型高脂血症应与降 TG 和 VLDL 的药物合用。

【不良反应】 常见的不良反应有胃肠道症状,如腹胀、便秘等。长期应用可引起脂溶性维生素缺乏,应注意补充。

第三节 苯氧酸类药

苯氧酸类药物又称贝特类。最早应用的氯贝丁酯(clofibrate)降脂作用明显,但不良反应多而严重,现已少用。目前应用的新型苯氧酸类药物,调血脂作用强且不良反应较少,常用药物有吉非贝齐(gemfibrozil)、苯扎贝特(bezafibrate)、非诺贝特(fenofibrate)等。

【作用和临床应用】 本类药物通过激活脂蛋白脂酶,促进 TG、VLDL-C 的分解,抑制 VLDL-C 合成,增加 CH 从胆汁中的排泄而发挥作用。主要降低血浆 TG、VLDL-C、TC、LDL-C,升高 HDL-C。此外,本类药物还可抗血小板聚集,抗凝血和增加纤溶酶活性等作用。

主要用于Ⅱb、Ⅲ、Ⅳ、Ⅴ型高脂血症,尤其对家族性Ⅲ型高脂血症治疗效果更好。也可用于伴有 2 型糖尿病的高脂血症。

【不良反应】 不良反应较少,有轻度腹痛、腹泻、恶心等胃肠道反应,饭后服用可减轻。偶有皮疹、肌痛、血象异常、血清谷丙转氨酶增高等,故用药期间应定期检查肝功能和血象,若有异常及时停药。肝肾功能不全,儿童及哺乳期妇女禁用。

第四节 其他调血脂药

烟 酸

烟酸(nicotinic acid)为广谱调血脂药

【作用及临床应用】 大剂量烟酸能使血中 VLDL 和 TG 水平降低,用药 5~7 日后,LDL 下降,也可使 HDL 增高。烟酸还具有抑制血小板和扩张血管作用。

烟酸对Ⅱ、Ⅲ、Ⅳ、Ⅴ型高脂血症均有效,其中对Ⅱb、Ⅳ型疗效最佳。与他汀类或贝特类合用可提高疗效。

【不良反应】 治疗初期常见皮肤潮红、瘙痒等,与阿司匹林合用可使不良反应减轻。还可出现胃肠刺激症状,如恶心、呕吐、腹泻等。大剂量可引起血糖升高、尿酸增加、肝功能异常。故长期应用应定期监测血糖及肝肾功能。消化性溃疡、糖尿病、痛风病人禁用。

阿 昔 莫 司

阿昔莫司(acipimox)为烟酸衍生物,作用与烟酸相似,但作用强而持久,可抑制

TG、VLDL 和 LDL 的合成,使血浆 TG 明显降低,HDL 升高。不良反应较少见,临床应用与烟酸相同。

依 折 麦 布

依折麦布(ezetimibe)是第一个选择性胆固醇吸收抑制药。该药主要抑制食物和胆汁中的胆固醇及植物固醇在小肠刷状缘的吸收,减少肠道胆固醇向肝脏的转运,减少肝脏胆固醇的储存,增加血液中胆固醇的清除,从而降低血浆中胆固醇的含量。依折麦布及其代谢产物可反复作用于胆固醇吸收部位,发挥持久抑制胆固醇吸收的作用。该药有肝肠循环特点,半衰期达 22 h。

本药单用或与他汀类合用,可使血浆 TC、LDL-C 水平降低,HDL 水平升高。可单用或与其他调血脂药合用治疗各型高脂血症。不良反应少,主要表现为腹痛、腹泻、乏力、关节和背部疼痛等。

第五节 用药护理

1. 告诉病人防治高脂血症不能单纯依赖药物。首先,要调节饮食,食用低热量、低脂肪、低胆固醇类食品,减少饱和脂肪酸的摄入量。其次,加强体育锻炼,积极控制高脂血症的促发因素,如高血压、吸烟、肥胖和缺乏体力活动等。若血脂仍不正常再用药物治疗。

2. 单用一种调血脂药,往往血脂达标不太理想,采用联合用药则可得到较为满意的治疗效果,但应注意联合用药的安全性,尽量避免不良反应的发生。同一类调血脂药不应联合应用。长期用药应定期监测血常规、血脂、血糖及肝功能。

3. 他汀类药物在晚餐或睡觉前服用疗效更好,因为肝合成胆固醇主要在夜间进行。极少数应用他汀类药物病人可引起横纹肌溶解、急性肾衰竭,应减少剂量或暂时停药。

4. 应用烟酸后注意观察病人有无面、颈、耳发红或皮肤瘙痒症状,阿司匹林有助于减轻或缓解;注意观察病人尿液的颜色、性状及有无关节疼痛的表现,有条件应定期检查血尿酸,以便及时发现可能的并发症。

5. 长期应用考来烯胺可干扰维生素 A、维生素 D、维生素 K 等的吸收,并可致便秘,宜多食富含纤维素的食物,如需服用其他药,并适当补充脂溶性药物,可安排在服本类药物前 1 h 或 4 h 后。

6. 注意调血脂药与其他药物发生相互作用:① 他汀类药物与免疫抑制剂、红霉素类抗生素、抗真菌药物合用,可使他汀类药物血药浓度增高,增加横纹肌病的危险。② 贝特类如吉非罗齐与华法林(抗凝血药)合用,可增加华法林抗凝血作用和毒性,应减少抗凝药的用量,并注意观察有无皮下、黏膜出血的倾向。

调血脂药物
的用药护理

洛伐他汀　片剂:10 mg、20 mg、40 mg。一次 10~20 mg,一日 1 次,晚餐时服用。必要时 4 周后根据血压变化调整剂量,最大剂量一日 80 mg,1 次或分 2 次服。

辛伐他汀　片剂:5 mg、10 mg、20 mg。一次 10~20 mg,一日 1 次,晚餐时服。必要时于 4 周内增至一日 1 次 40 mg。

考来烯胺　散剂:4 g/ 包。一次 4~5 g,一日 3 次,餐中服。

吉非贝齐　片剂:0.3 g。一次 0.6 g。一日 2 次,于早、晚餐前 30 min 服。

非诺贝特　片剂或胶囊剂:0.1 g。一次 0.1 g,一日 2~3 次。

烟酸　片剂:50 mg、100 mg。可由小剂量开始,一次 50~100 mg,渐增至 500 mg,一日 3 次,餐后服。

阿昔莫司　胶囊剂:250 mg。一次 250 mg,一日 2~3 次,餐后服。

小结

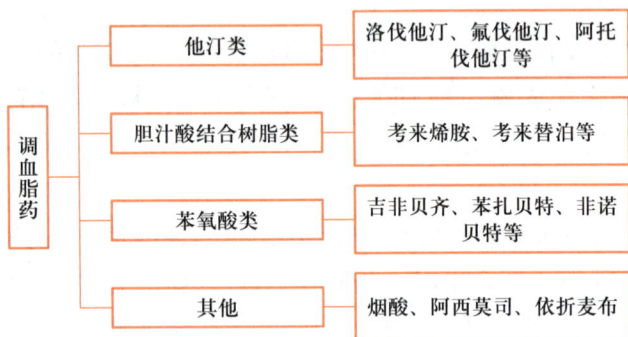

思考与练习

1. 以胆固醇升高为主的高脂血症,应选用哪类药物治疗? 应如何进行用药护理?

2. 他汀类、贝特类药物调血脂作用有哪些特点?

(秦志华)

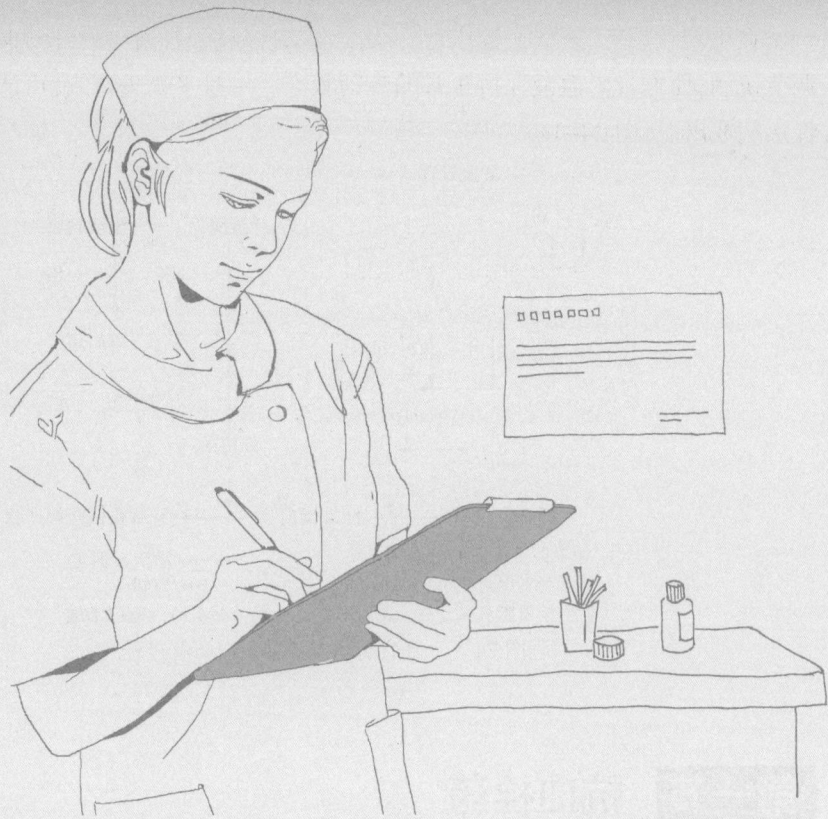

第二十四章　作用于血液与造血系统药

学习目标

1. 知识目标：掌握抗血栓药、抗贫血药的作用、临床应用和不良反应；熟悉维生素 K、氨甲苯酸、链激酶、尿激酶的作用、临床应用和不良反应；了解垂体后叶素、促白细胞增生药、血容量扩充剂的临床应用及不良反应。

2. 能力目标：学会观察病人服用抗贫血类药物的不良反应并正确进行用药护理；能区分肝素和华法林作用的不同；能利用所学知识开展用药咨询服务，并能正确指导病人合理用药。

3. 素质目标：树立安全合理使用作用于血液与造血系统类药物的意识。

在生理状态下,人体血液中存在着凝血与抗凝血、纤溶与抗纤溶两种对立统一的调节机制,使血管内血液保持正常的流动状态。一旦平衡失调,就可能出现血栓栓塞性疾病或出血(图 24-1)。

图 24-1　血液凝固和纤维蛋白溶解过程

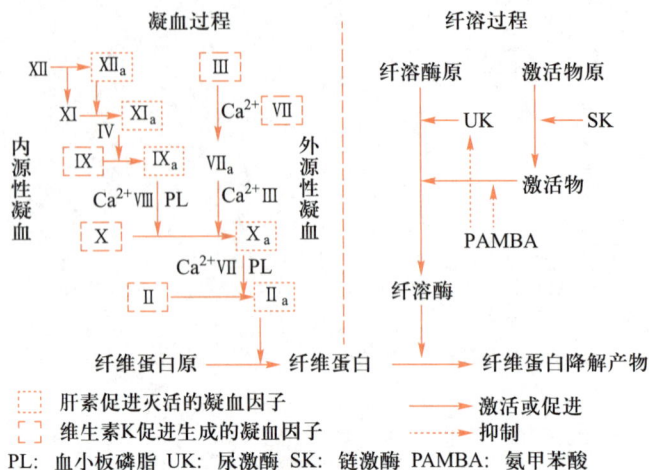

第一节　抗血栓药

临床案例

病人,男性,56 岁。因"左侧肢体乏力 3 日"入院就诊。头颅 MRI 显示脑血栓病灶,医生诊断为急性脑梗死,随即给予氯吡格雷 75 mg,一日 1 次,阿司匹林 100 mg,一日 1 次,阿托伐他汀钙 20 mg,一日 1 次。

请思考:
1. 处方中的药物在治疗中分别起什么作用?
2. 针对病人服用的药物,如何进行用药护理?

一、抗凝血药

抗凝血药是一类通过干扰凝血因子功能,阻止血液凝固的药物,主要用于血栓栓塞性疾病的预防和治疗。

(一)体内、体外抗凝血药

肝　素

肝素(heparin)是从猪肠黏膜及猪肺、牛肺中提取的一种黏多糖硫酸酯,带有大

量负电荷,呈强酸性。肝素是带大量负电荷的大分子化合物,不易通过生物膜,口服无效。皮下注射吸收差,肌内注射可致局部血肿,故一般采用静脉给药。主要经肝代谢,肾排泄。

【作用】

1. 抗凝作用　肝素在体内外均有迅速、强大的抗凝作用。静脉给药 10 min 内,即可见凝血时间明显延长。肝素能增强并激活血浆中抗凝血酶Ⅲ(AT-Ⅲ)的作用,还可抑制血小板的聚集。

2. 降脂作用　肝素促使血管内皮释放脂蛋白酯酶,使乳糜微粒和低密度脂蛋白水解从而降脂。还具有抗炎、保护动脉内皮细胞的作用。

【临床应用】

1. 血栓栓塞性疾病　用于防止血栓的形成和治疗血栓栓塞性疾病,如心肌梗死、肺栓塞、血栓性静脉炎、外周动脉栓塞等。

2. 弥散性血管内凝血(DIC)　早期应用可防止微血栓形成,改善重要器官的供血,并防止纤维蛋白和凝血因子消耗引起的继发性出血。

3. 体外抗凝　用于心导管检查、体外循环及血液透析等。

【不良反应】

1. 出血　肝素过量所致,表现为黏膜出血、关节腔积血和伤口出血等。一旦发生须立即停药,若出血严重应缓慢静脉注射硫酸鱼精蛋白对抗。

2. 血小板减少症　多发生在用药后 7~10 日。一旦发生,应停用。

3. 其他　偶见发热、荨麻疹、哮喘等过敏反应,发现后停药并抗过敏治疗。连续用药 3~6 个月可引起骨质疏松和自发性骨折。肾功能不全、血小板功能不全和血小板减少症、出血倾向者、孕妇、先兆流产、术后及血友病病人禁用。

低分子量肝素

低分子量肝素(low weight molecular heparin,LWMH)是肝素分子经化学或酶解聚的片段。作用与肝素相似,有以下特点:① 抑制抗凝血因子Ⅹa作用强、抑制抗凝血因子Ⅱa作用弱。② 抗血栓作用强,抗凝作用弱。③ $t_{1/2}$ 长,一日 1 次,皮下注射。④ 较安全,出血发生率低。临床主要用于深部静脉血栓和肺栓塞的预防与治疗、预防外科手术后静脉血栓形成、急性心肌梗死、血液透析、体外循环等。临床常用制剂有替地肝素(tedelparin)、依诺肝素(enoxaparin)等。

(二) 体内抗凝血药

香豆素类(coumarins)药物有双香豆素(dicoumarol)、华法林(warfarin)和醋硝香豆素(acenocoumarol,新抗凝)等。

华 法 林

华法林(warfarin)为香豆素类口服抗凝血药。口服后一般 12~24 h 生效,1~3 日

达高峰,停药后可维持数日。

【作用及临床应用】 华法林的化学结构与维生素 K 相似,可竞争性拮抗维生素 K 的作用,阻碍凝血因子 Ⅱ、Ⅶ、Ⅸ、Ⅹ 的激活,从而发挥抗凝作用。对已形成的凝血因子无拮抗作用,故起效较慢,体外无效。临床用于防治血栓栓塞性疾病,如心房颤动和心脏瓣膜病所致血栓栓塞。因本类药物显效慢,作用时间长,防治静脉血栓和肺栓塞一般采用先用肝素,后用香豆素类维持治疗的序贯疗法。

【不良反应】 过量易致自发性出血,如皮肤瘀斑、紫癜、牙龈出血、鼻出血,严重者可引起颅内出血,应密切监测凝血酶原时间。一旦出血严重,应立即停药并缓慢注射维生素 K 或输注新鲜血液。易通过胎盘屏障,可导致胎儿出血,孕妇禁用。

【药物相互作用】 合用肝药酶抑制剂如西咪替丁,血浆蛋白结合率高的药物如保泰松、甲苯磺丁脲等可增强抗凝作用。合用肝药酶诱导剂如苯妥英钠、利福平等可降低抗凝作用。合用血小板抑制剂阿司匹林可增加出血风险。

阿司匹林抗血栓机制

二、抗血小板药

血小板在止血、血栓形成和动脉粥样硬化等过程中起着重要的作用。抗血小板药是一类能抑制血小板黏附、聚集和释放等功能的药物。

阿 司 匹 林

阿司匹林(aspirin,乙酰水杨酸)小剂量可抑制血小板中的环氧化酶,使血栓素 A_2(TXA$_2$)合成减少,阻止血小板的聚集,防止血栓形成。用于预防和治疗心肌梗死、心绞痛、缺血性脑血管病和急性脑卒中等。减少缺血性心脏病发作和复发的危险,使一过性脑缺血发作病人的卒中发生率和死亡率降低。

双 嘧 达 莫

双嘧达莫(dipyridamole,潘生丁)通过抑制磷酸二酯酶和腺苷再摄取,增加 cAMP 浓度;轻度抑制血小板的环氧化酶,减少 TXA$_2$ 生成,从而抑制血小板聚集。主要用于防治血栓栓塞性疾病,单独应用作用较弱,常与阿司匹林或华法林合用预防心脏瓣膜置换术后血栓的形成。不良反应有胃肠道刺激以及由于血管扩张引起的血压下降、头痛、眩晕、潮红、晕厥等。

噻 氯 匹 定

噻氯匹定(ticlopidine)为 P2 Y12 受体拮抗药,不可逆地抑制血小板聚集和黏附。主要用于预防脑卒中、急性心肌梗死、脑血管和冠状动脉栓塞性疾病,疗效优于阿司匹林。常见的不良反应有腹泻、中性粒细胞减少、骨髓抑制等。同类药物氯吡格雷(clopidogrel)的作用及药理作用与其相似,但效果更强,不良反应少。

血小板膜糖蛋白Ⅱb/Ⅲa受体（GPⅡb/Ⅲa receptor）阻断药

GPⅡb/Ⅲa受体阻断药是一类新型的抗血小板药。GPⅡb/Ⅲa受体是诱发血小板聚集的黏附蛋白的特异性识别结合位点，因此阻断GPⅡb/Ⅲa受体即可有效地抑制各种诱导剂激发血小板聚集。阿昔单抗（abciximab）是较早的GPⅡb/Ⅲa受体阻断药，抑制血小板聚集作用明显，主要作为施行血管成形术等病人的辅助药。通常与肝素或阿司匹林合用。

三、纤维蛋白溶解药

促纤维蛋白溶解药（fibrinolytics）又称溶栓药（thrombolytics），是一类能使纤溶酶原转变为纤溶酶，加速纤维蛋白和纤维蛋白原降解，使血栓溶解的药物。

链 激 酶

链激酶（streptokinase，SK）是从C族β-溶血性链球菌培养液中提取的蛋白质，目前已应用基因工程技术生产的重组链激酶（recombinant streptokinase，rSK）。

【作用及临床应用】 链激酶本身没有酶活性，与血浆纤溶酶原结合后形成链激酶-纤溶酶原激活物，促使纤溶酶原转变为纤溶酶。纤溶酶能迅速水解血栓中的纤维蛋白而溶解血栓。用于心肌梗死早期治疗，静脉或冠脉内注射可使急性心肌梗死面积缩小，梗死血管重建血流，对深静脉栓塞、肺栓塞、眼底血管栓塞亦有疗效，在血栓形成不超过6 h内用药疗效最佳。

【不良反应】

1. 自发性出血 多为一处或多处的皮肤、黏膜出血，偶发颅内出血，可静脉注射抗纤维蛋白溶解药氨甲苯酸等解救。有出血性疾病或出血倾向、严重高血压、产妇分娩前后、链球菌感染者、糖尿病以及近期使用过肝素或华法林等抗凝药的病人禁用。

2. 过敏反应 链激酶为异体蛋白，有抗原性，可引起皮疹、畏寒、发热等过敏反应，甚至发生过敏性休克。通常在应用前先用肾上腺皮质激素或组胺受体阻断药，以减轻或防止严重的过敏反应。

尿 激 酶

尿激酶（urokinase，UK）是从人尿或肾细胞培养液中提取的一种蛋白水解酶，能直接激活纤溶酶原，使其成为纤溶酶而溶解纤维蛋白，对新鲜血栓效果好。无抗原性，很少发生过敏反应，但价格高，适用于链激酶过敏者。

阿 替 普 酶

组织型纤溶酶原激活剂（tissue plasminogen activator，t-PA）最初由人子宫和黑

纤维蛋白溶解药

色瘤细胞培养液中分离提取,目前已用基因工程技术生产的重组 t-PA(recombinant tissue-type plasminogen activator,rt-PA),即阿替普酶(alteplase)。rt-PA 的特点是激活血栓中已与纤维蛋白结合的纤溶酶原,使其转变为纤溶酶而溶解血栓,对血浆游离型纤溶酶原影响小,较少引起低纤维蛋白血症和出血。主要用于治疗肺栓塞和急性心肌梗死,阻塞血管再通率比链激酶高,且不良反应少。

第二节 止血药

临床案例

女婴,30 天。第 1 胎第 1 产,足月平产,出生体重 2.3 kg。因间歇性呕血、黑便 5 日入院。入院体格检查:T 36.8°C,意识清楚,精神差,贫血貌,反应尚可,前囟饱满,骨缝轻度分离,口腔黏膜少许出血点,心、肺、腹无异常,肌张力略高。经诊断为晚发性新生儿出血症伴颅内出血。

请思考:

1. 应首选何药为患儿止血? 并解释原因。

2. 应如何做好用药护理?

止血药又称促凝血药,是指能加速血液凝固,抑制纤维蛋白溶解,或收缩血管而达到止血目的的药物。

一、促进凝血因子生成药

维生素 K

维生素 K(vitamin K)包括维生素 K_1、维生素 K_2、维生素 K_3、维生素 K_4。维生素 K_1(存在于植物中)和维生素 K_2(肠道细菌合成)均为天然的脂溶性维生素,需胆汁协助吸收,维生素 K_3 和维生素 K_4 是人工合成的水溶性维生素,可直接吸收。

【作用及临床应用】 维生素 K 作为辅酶参与凝血因子 Ⅱa、Ⅶa、Ⅸa、Ⅹa 在肝内的合成。当维生素 K 缺乏时,上述凝血因子出现合成障碍,使凝血时间延长,常发生出血。临床用于维生素 K 缺乏症,如梗阻性黄疸、胆瘘、肝病及慢性腹泻等疾病,因肠道胆汁缺乏,致使肠道吸收维生素 K 障碍;早产儿、新生儿及长期应用广谱抗生素者,维生素 K 合成不足等。抗凝药过量的解毒,如长期应用香豆素类、水杨酸类等药物或杀鼠药“敌鼠钠”中毒导致的凝血酶原过低引起的出血,维生素 K 可竞争性拮抗其抗凝作用。

【不良反应】 维生素 K_1 静脉注射过速可引起面部潮红、胸闷、呼吸困难,甚至

发生虚脱。一般以肌内注射为宜。新生儿、早产儿较大剂量应用维生素 K$_3$、维生素 K$_4$ 时可发生溶血性贫血、高胆红素血症及黄疸。先天性缺乏葡萄糖 –6– 磷酸脱氢酶（G–6–PD）者可诱发溶血性贫血。

【药物相互作用】 维生素 K 不宜与香豆素类药物合用，两药合用作用互相抵消；不能与水杨酸类、奎尼丁、奎宁、磺胺类药等合用，影响维生素 K 的效应；与考来烯胺合用，干扰维生素 K 的吸收；不能与右旋糖酐在同一溶液内混合给药。

凝 血 酶

凝血酶（thrombin）是从牛血、猪血提取精制而成的无菌制剂，直接作用于血液中纤维蛋白原转变为纤维蛋白，加速血液凝固而迅速发挥止血作用，局部应用 1~2 min 即可止血，并促进创伤愈合。适用于结扎困难的小血管出血、毛细血管以及实质性脏器出血，也用于创面、口腔、泌尿道和消化道的止血。局部止血时，用溶液喷雾或敷于创面，严禁注射给药，以免血栓形成。

二、抗纤维蛋白溶解药

氨 甲 苯 酸

氨甲苯酸（aminomethylbenzoic acid，PAMBA）能竞争性抑制纤溶酶原激活因子，阻碍纤溶酶原转变为纤溶酶，抑制纤维蛋白的溶解产生止血作用，作用强而持久。用于纤溶酶活性亢进所致的出血，如产后出血，肝、胰、肺、前列腺、子宫、肾上腺等大手术后的出血。用量过大可引起血栓形成，诱发心肌梗死。有血栓形成倾向或有血栓栓塞病史者禁用。氨甲环酸（tranexamic acid，AMCHA）与其临床应用相似，但作用更强。氨甲环酸不宜与苯唑西林、口服避孕药合用。

三、作用于血管的止血药

通过收缩血管而止血的药物有垂体后叶激素、卡巴克洛、生长抑素及其类似药物等。

垂体后叶激素

垂体后叶激素（hypophysin）含加压素和缩宫素，能收缩血管及子宫。临床主要用于治疗尿崩症、肺咯血、子宫出血。静脉注射过快，可出现面色苍白、出汗、心悸、胸闷、胸痛、过敏反应等。高血压、冠心病、癫痫病人禁用。

第三节 抗贫血药

病人,男性,67 岁。因"反复便血 2 周,加重 3 日"来诊。查血常规:红细胞 3.0×10^{12}/L,血红蛋白 69 g/L,平均红细胞体积 69.5 fl,平均红细胞血红蛋白量 25.8 pg,结合肠镜检查结果,医生诊断为结直肠炎伴缺铁性贫血。

请思考:

1. 缺铁性贫血可选用哪些药物治疗? 应如何指导病人合理用药?

2. 如何做好防治贫血的宣教?

血液中血红蛋白浓度、红细胞计数和 / 或血细胞比容低于正常低限称为贫血。根据病理生理机制的分类,常见的三种类型是缺铁性贫血、巨幼红细胞性贫血及再生障碍性贫血。对贫血的治疗采用对因及补充治疗方法。

铁 制 剂

铁制剂

常用的口服铁制剂有硫酸亚铁(ferrous sulfate)、枸橼酸铁铵(ferric ammonium citrate)、富马酸亚铁(ferrous fumarate);注射铁剂有右旋糖酐铁(iron dextran)、蔗糖铁(iron sucrose)。

【作用与临床应用】 铁是红细胞成熟过程中合成血红蛋白不可或缺的原料。当铁缺乏时,血红蛋白合成减少,红细胞的体积缩小,引起缺铁性贫血,又称小细胞低色素性贫血。多见于急慢性失血(如月经过多、溃疡病、痔及钩虫病)、铁吸收障碍(如萎缩性胃炎、慢性腹泻等)、需要量增加而又补充不足者(如儿童生长期、妊娠、哺乳期)和红细胞大量破坏的疾病(如疟疾、溶血)。因上述原因造成的缺铁性贫血用铁剂治疗效果佳。

用药一周后,血液中网织红细胞即可上升,10~15 日达高峰,2~4 周血红蛋白明显增加,但达正常值常需 1~3 个月。由于恢复体内正常贮铁量需较长时间,故对重度贫血者需连续用药数月。

【不良反应】

1. **胃肠道反应** 口服可刺激胃肠道,引起恶心、呕吐、腹痛及腹泻等反应,宜饭后 30 min 服用。

2. **黑便、便秘** 服用铁剂后铁与肠中的硫化氢(H_2S)结合,肠壁缺乏 H_2S 的刺激,蠕动减慢,可引起黑便、便秘。

3. **急性中毒** 小儿误服 1 g 以上可致急性中毒,表现为坏死性肠炎、呕吐、腹泻、休克,甚至昏迷、惊厥,严重者可死亡。可用特殊解毒药去铁胺对抗解毒。

【药物相互作用】 高磷高钙食物有碍铁吸收;维生素 C 有助于铁吸收;磷酸盐、钙盐、草酸盐、四环素、鞣酸制剂及抗酸药影响铁吸收。

知识链接

如何通过食物补铁?

铁是人体必需微量元素中含量最多的一种,也是构成血红素的重要成分,缺铁会引起贫血,损害儿童的认知功能,降低机体免疫力。补铁可以通过口服铁剂和输血来改善铁的营养状况,也可以摄入含铁丰富的食物。

植物性食物中铁含量较高的是大豆、黑木耳、芝麻、菠菜、韭菜、油菜等,但是植物性食物铁为非血红素铁,利用率不高。想更高效地补铁,吃红肉是个更好的途径,如牛肉、羊肉。这些肉中的铁为血红素铁,比非血红素铁吸收、利用率高。另外,平时饮食中多补充维生素 C,能帮助吸收铁,补铁效果更好。预防铁缺乏的首要措施是合理营养、平衡膳食,注重自我观察,早期发现铁元素缺乏,早期治疗。

叶　酸

叶酸(folic acid)为 B 族维生素,广泛地存在于动物肝和肾以及绿色蔬菜中。人体不能直接合成叶酸,必须从食物中获取。人体对叶酸的需要量约为 50 μg/d。

【作用与临床应用】 叶酸在体内被还原成 5- 甲基四氢叶酸后,能传递一碳基团,参与氨基酸和核酸的合成。叶酸缺乏时,表现为巨幼红细胞性贫血。

临床用于治疗各种原因引起的巨幼红细胞性贫血,如营养不良、婴儿期或妊娠期。对于维生素 B_{12} 缺乏所致的恶性贫血,叶酸只能纠正血象,不能改善神经损害症状。甲氨蝶呤、乙胺嘧啶、苯妥英钠等二氢叶酸还原酶抑制剂长期应用所致的巨幼红细胞性贫血,因叶酸在体内不能转化为四氢叶酸,故应用叶酸无效,需用亚叶酸钙(甲酰四氢叶酸钙)治疗。

【不良反应】 较少,偶见过敏反应,长期服用可出现厌食、恶心、腹胀等。大量服用时可出现黄色尿。

维 生 素 B_{12}

维生素 B_{12}(vitamin B_{12})是含钴的 B 族维生素的总称。人体的生理需要量为 1~2 μg/d。维生素 B_{12} 口服后,必须与胃黏膜壁细胞分泌的糖蛋白,即"内因子"结合成复合物才能被吸收。故机体"内因子"缺乏者,肠道吸收维生素 B_{12} 障碍,引起恶性贫血,口服维生素 B_{12} 无效,应注射给药。维生素 B_{12} 参与机体多种代谢过程,是细胞发育成熟和维持神经髓鞘完整的必须物质。维生素 B_{12} 用于治疗恶性贫血及巨幼红细胞性贫血,也可辅助治疗神经炎、神经萎缩等神经系统疾病。偶见过敏反应。

红细胞生成素

红细胞生成素(erythropoietin,EPO)是一种调节红系干细胞生成的糖蛋白激素，主要由肾近曲小管管周细胞合成，参与红细胞生成的调节。临床所用 EPO 是利用基因技术生产的重组人红细胞生成素(rccombinant erythropoietin,r-Hu EPO)，其理化性质和作用与天然的内源性 EPO 相似。

【作用及临床应用】 EPO 可与红系干细胞表面的红细胞生成素受体结合，促使红系干细胞增殖、分化和成熟，使红细胞数量增多，血红蛋白含量增加。稳定红细胞膜，提高红细胞抗氧化能力。临床主要用于慢性肾衰竭性贫血及再生障碍性贫血，对尿毒症血液透析所致的贫血疗效显著，还常用于多发性骨髓瘤、骨髓增生异常、骨癌及结缔组织疾病所致的贫血。

【不良反应】 可引起血压升高、血凝增强，偶可诱发脑血管意外或癫痫发作。高血压病人、哺乳动物细胞衍生产品过敏、人血清白蛋白过敏者禁用。

208

第四节 促白细胞增生药

临床案例

病人，女性，43 岁。因确诊急性白血病 1 个月入院化疗，化疗第 4 日进行血常规检测，白细胞计数低至 $0.6×10^9$/L，随即进行升白细胞对症治疗。

请思考：

1. 可选用哪些升白细胞药物进行治疗？
2. 如何指导病人合理用药？

沙 格 司 亭

天然粒细胞 – 巨噬细胞集落刺激因子(granulocyte macrophage colony stimulating factor,GM-CSF)由 T 淋巴细胞、单核细胞、内皮细胞、成纤维细胞合成，临床应用的是基因技术生产的重组人 GM-CSF，即沙格司亭(sargramostim)。

【作用及临床应用】 沙格司亭可刺激粒细胞、巨噬细胞等白细胞的增殖、分化及活化，增强造血功能，还能增强中性粒细胞、单核细胞的多种功能，促进巨噬细胞和单核细胞对肿瘤细胞的裂解作用。临床上主要用于各种原因引起的中性粒细胞减少症，如肿瘤化疗、再生障碍性贫血、自体骨髓移植及骨髓再生不良等。

【不良反应】 不良反应较少，偶可引起皮疹、发热、胃痛、肌痛及皮下注射部位红斑等，一般停药后可消失。首次静脉滴注可出现面部潮红、低血压、呼吸急促、呕吐等症状，应给予吸氧及输液处理。

非格司亭

粒细胞集落刺激因子（granulocyte colony stimulating factor，G-CSF）是由血管内皮细胞、单核细胞和成纤维细胞合成的糖蛋白。临床应用的是重组技术生产的重组人粒细胞集落刺激因子（非格司亭，filgrastim）。非格司亭与靶细胞受体结合，刺激粒细胞系造血，促进中性粒细胞成熟，刺激成熟中性粒细胞从骨髓释出，使外周中性粒细胞数量增多，增强中性粒细胞的趋化及吞噬等功能。用于骨髓移植及肿瘤化疗后出现的严重中性粒细胞缺乏症。不良反应较少，偶可引起皮疹、发热、胃痛、肌痛、血清氨基转移酶（转氨酶）升高等，一般停药后消失。长期静脉滴注可引起静脉炎。

知识链接

基因工程药物

基因工程药物是指应用基因重组技术生产的药品。1982 年美国首先将重组胰岛素投放市场，标志着世界第一个基因工程药物的诞生。迄今为止，已有 50 多种基因工程药物上市，主要包括：① 细胞因子和激素，如干扰素、集落刺激因子、生长因子、生长激素等；酶类，如链激酶等。② 基因工程疫苗，如重组乙肝表面抗原疫苗等。

第五节　血容量扩充药

临床案例

病人，男性，68 岁。半月前腹泻、恶心、呕吐 4 日，以急性胃肠炎入院，入院后给予抗炎、补液对症支持治疗。入院第 2 日 12:00 出现意识模糊、烦躁、四肢发绀、血压下降，考虑感染性休克，积极补液；15:00 病人呕吐咖啡色胃内容物，潜血 +++，给予保护胃黏膜及止血治疗；21:00 病人突然呕吐大量黑褐色液体，量约 2 000 mL，HR 135 次 /min，BP 84/40 mmHg，确定为上消化道出血诱发低血容量，积极止血、补液扩充血容量、升压对症治疗后生命体征恢复正常，于 12 日后康复出院。

请思考：
1. 可选用哪类药物扩充血容量进行抗休克治疗？
2. 应如何进行用药护理？

血容量扩充药是指能使血容量增加，维持血浆胶体渗透压的药物。在大量失血或失血浆所致的血容量降低、休克等应激情况下，需要以全血、血浆或血容量扩充药来补充血容量并维持血液胶体渗透压，改善微循环。

右旋糖酐(dextran)为高分子葡萄糖的聚合物,临床常用的有中分子右旋糖酐(平均分子量 70 000,简称右旋糖酐 70)、低分子右旋糖酐(平均分子量 40 000,简称右旋糖酐 40)和小分子右旋糖酐(平均分子量 10 000,简称右旋糖酐 10)。

【作用与临床应用】

1. 扩充血容量　静脉注射后提高血浆胶体渗透压,细胞外液中的水分吸收入血,迅速扩充血容量。用于大量失血或失血浆(如烧伤)所致的低血容量性休克。一般用中分子右旋糖酐,因其分子量大,不易透过血管壁,作用持续时间长,可达 12 h。

2. 改善微循环和抗血栓　右旋糖酐分子可降低血小板的黏附、凝集,血液黏稠度,阻止血栓形成并改善微循环。用于治疗休克,如感染性休克,防止心肌梗死、脑血栓形成、血栓性静脉炎等。低分子和小分子右旋糖酐的疗效比较明显。

3. 渗透性利尿　低分子和小分子右旋糖酐的分子较小,可迅速由肾小球滤过,但不被肾小管重吸收,而产生渗透性利尿作用。用于防治急性肾衰竭、治疗脑水肿等。

【不良反应】　偶见过敏反应如发热、荨麻疹、寒战、呼吸困难,严重者可致过敏性休克。严重血小板减少症、出血性疾病、充血性心力衰竭者禁用,肺水肿及肝肾疾病慎用。

第六节　用药护理

一、抗血栓药

1. 向病人说明抗血栓药的作用和用药后可能发生的不良反应,指导病人观察出血的症状,如尿液的色泽变化,呕吐物的颜色,有无牙龈出血及淤斑、骨盆疼痛、眩晕等,一旦出现,应及时告知医生。

2. 肝素刺激性较大,皮下注射应选择细而短小的针头,静脉给药时应单独使用静脉通道,经常更换静脉注射部位,注射部位不宜按摩、揉搓;用药期间若有脉搏增快、发热、出血等情况,应及时告知医生进行处理。长期使用肝素,不可突然停药,应按医嘱逐渐减量。肝素过量易引起自发性出血,故用药期间应定期检查血象、出凝血时间等。出血一旦发生,应立即停药并给予硫酸鱼精蛋白对抗,1 mg 鱼精蛋白可中和100 U 肝素,每次剂量不应超过 50 mg,有出血倾向、消化性溃疡、严重高血压、术后、产后以及肝肾功能不全病人禁用肝素。

3. 链激酶宜冷藏保存,必须临用前新鲜配制,不可剧烈振荡,以免降低活性。配

制后的溶液在同样温度下保存不得超过 24 h。

4. 链激酶、尿激酶剂量过大导致的出血,可静脉注射抗纤维蛋白溶解药氨甲苯酸解救。

5. 香豆素类过量引起自发性出血,用维生素 K 对抗。必要时立即输新鲜血浆或全血补充凝血因子。华法林可通过乳汁,乳母用药期间应停止哺乳。用药期间应避免任何组织创伤,并定期监测凝血酶原时间。用于血栓性静脉炎时,应告知病人不要长时间站立,不穿紧身衣服。

6. 使用抗血小板药时,应定期检查血常规,重点监测血小板数量。

二、止血药

1. 应告知病人正常人肠道细菌可合成维生素 K,很多食物中都富含维生素 K,如芦笋、菜花、菠菜等,可以多摄取此类食物以满足人体的正常需要;避免长时间口服广谱抗菌药和水杨酸类药物。

2. 应用维生素 K 期间应定期检查出血、凝血时间;有冠心病或心绞痛者应严格控制用药剂量,以免加重病情。如出现过量中毒反应时,可口服香豆素类药物解救。

3. 维生素 K_1 对光敏感,静脉滴注使用时,应现配现用,避光,滴速不超过 1 mg/min。要严密监护病人的血压、心率、脉搏及体温,如有异常,应及时调整滴速,必要时停止输注,并报告医生。

4. 凝血酶局部止血时用溶液喷雾或敷于创面,严禁注射给药。

5. 注意药物的相互作用,抗凝药、水杨酸类药、奎尼丁、硫糖铝等多种药物均可影响维生素 K 作用;氨甲环酸不宜与苯唑西林、口服避孕药合用。

6. 告知病人应用止血药期间,注意观察有无血栓形成的症状和体征,定期测定凝血酶时间以调整用量和给药次数。

三、抗贫血药

1. 应对病人进行健康教育,教会病人如何从食物中获取足够的铁剂,如多食绿叶蔬菜、动物肝脏等,但烹饪时间不要超过 15 min。

2. 应告知病人口服铁剂有轻度胃肠道反应,餐后服用可减轻胃部刺激。服用糖浆剂时,可将药物溶解于橙汁中,用吸管服药,既可增加药物的吸收,又能防止牙齿变黑。服药后立即漱口、刷牙。服用缓释片时,勿嚼碎或掰开服用,以免影响疗效。勿与浓茶、牛奶及含有鞣酸的饮料同时服用,以免影响吸收。铁制剂可与肠内的硫化氢结合成黑色的硫化铁致大便变深绿或黑色,此乃正常现象,不必惊慌。

3. 注射铁剂前检查肌肉局部有无结节、硬块、压痛,宜采取深部肌内注射,并应双侧交替,如出现局部肿痛,可及时理疗、热敷以促进吸收。静脉滴注铁剂应注意防止药物渗出导致静脉炎。应用铁剂期间定期检查血红蛋白、网织红细胞及血清铁蛋白和血清铁，并注意观察疗效和不良反应。如有腹泻或便秘，应及时报告医生。如发现服用铁剂过量导致急性中毒，应立即催吐，用磷酸盐或碳酸盐溶液洗胃，并胃内注入特殊解毒药去铁胺，同时采取抗休克等对症治疗。

4. 告知病人大量服用叶酸时可出现黄色尿，但不影响治疗。维生素 B_{12} 可促进 K^+ 进入细胞内，低钾血症或使用强心苷的病人，要注意观察有无低钾血症的症状和体征，必要时补钾。

常用制剂及用法

肝素钠　注射剂:1 000 U/2 mL、5 000 U/2 mL、12 500 U/2 mL。一次 5 000 U,加入 5% 葡萄糖注射液或 0.9% 氯化钠注射液稀释后静脉滴注,每隔 4~6 h 1 次,一日总量为 25 000 U。

依诺肝素　注射液:20 mg/0.2 mL。一次 20~40 mg,一日 1 次,皮下注射。用于血液透析 1 mg/kg,从动脉导管中注入。

华法林　片剂:2.5 mg、5 mg。首日 5~20 mg,次日起用维持量,一日 2.5~7.5 mg。

枸橼酸钠　注射剂:0.25 g/10 mL。每 100 mL 全血中加 2.5% 枸橼酸钠溶液 10 mL。

链激酶　冻干粉针剂:10 万 U、20 万 U、30 万 U。负荷量:25 万 ~60 万 U 溶入 0.9% 氯化钠注射液或 5% 葡萄糖注射液 100 mL 中,静脉滴注,30~60 min 滴完。维持剂量为每小时 10 万 U,连续静脉滴注,疗程视病情而定。

尿激酶　粉针剂:1 万 U、5 万 U、10 万 U、20 万 U、50 万 U、100 万 U、150 万 U。急性心肌梗死时,一次 50 万 ~150 万 U 溶于 0.9% 氯化钠注射液或 5% 葡萄糖注射液 50~100 mL 中,静脉滴注。

组织型纤溶酶原激活剂　粉针剂:50 mg。对于发病后 6~12 h 给予治疗的病人,10 mg 静脉注射以后第 1 h 50 mg,第 2、3 h 各 20 mg 静脉滴注。

阿替普酶　粉针剂:20 mg、50 mg。静脉注射,50 mg 溶于 50 mL 灭菌注射用水;静脉滴注,100 mg 溶于 0.9% 氯化钠注射液 500 mL,在 3 h 内按以下方式滴注:前 2 分钟滴入 10 mg,之后 60 min 内滴入 50 mg,最后时间滴完所余 40 mg。

维生素 K_1　注射剂:10 mg/mL。一次 10 mg,一日 1~2 次,肌内注射。

维生素 K_3　注射剂:2 mg/mL、4 mg/mL。一次 4 mg,一日 2 次,肌内注射。

维生素 K_4　片剂:2 mg、4 mg。一次 4 mg,一日 3 次。

血凝酶　冻干粉:1 KU/ 支。一次 1~2 KU,一日 1 次,肌内、皮下或静脉注射。一日总量不超过 8 KU,疗程 1~3 日。

凝血酶　粉剂:200 U、500 U、1 000 U、5 000 U、10 000 U。溶液(50~250 U/mL)喷雾于创面或干粉末撒于创面。消化道出血:以溶液(10~100 U/mL)口服或灌注。

酚磺乙胺　注射剂:0.25 g/2 mL、0.5 g/5 mL、1 g/5 mL。一次 0.25~0.75 g,一日 2~3 次,肌内或静脉注射。片剂:0.25 g、0.5 g。一次 0.5~1 g,一日 3 次。

氨甲苯酸　注射剂:0.05 g/5 mL、0.1 g/10 mL。一次 0.1~0.3 g,静脉注射,一日最

大用量 0.6 g。片剂:0.125 g、0.25 g。一次 0.25~0.5 g,一日 3 次。

　　氨甲环酸　片剂:0.125 g、0.25 g。一次 0.25 g,一日 3~4 次。注射剂:0.1 g/2 mL、0.25 g/5 mL。一次 0.25 g,一日 1~2 次,静脉注射或静脉滴注。

　　双嘧达莫　片剂:25 mg。一次 25~100 mg,一日 3 次。注射剂:10 mg/2 mL。一次 10~20 mg,一日 1~3 次,深部肌内或静脉注射。

　　阿司匹林　片剂:50 mg、100 mg、300 mg、500 mg。预防血栓形成,一次 30~150 mg,一日 1 次。

　　噻氯匹定　片剂:125 mg、250 mg。一次 250 mg,一日 1 次,进餐时服。

　　垂体后叶素　注射剂:5 U/mL、10 U/mL。一次 5~10 U,肌内注射;一次 10 U,静脉注射或滴注,用于咯血、产后出血。

　　硫酸亚铁　片剂:0.3 g。一次 0.3 g,一日 3 次,饭后服。

　　葡萄糖酸亚铁　片剂:0.1 g、0.3 g。一次 0.3~0.6 g,一日 3 次。

　　富马酸亚铁　片剂:50 mg、100 mg、200 mg。一次 0.2~0.4 g,一日 3 次。

　　右旋糖酐铁　注射剂:50 mg/2 mL、100 mg/4 mL。一次 25~50 mg,一日 1 次,静脉注射。

　　叶酸　片剂:5 mg。一次 5~10 mg,一日 3 次。

　　亚叶酸钙　注射剂:3 mg/mL、30 mg/10 mL。一次 6~9 mg,一日 1 次,肌内注射。

　　维生素 B_{12}　注射剂:0.05 mg/mL、0.1 mg/mL、0.25 mg/mL、0.5 mg/mL、1 mg/mL。一次 0.05~0.1 mg,一日 1 次或隔日 1 次,肌内注射。

　　重组人促红细胞生成素　注射剂:2 000 U/mL、4 000 U/mL、10 000 U/mL。开始 50~150 U/kg,皮下或静脉注射,每周 3 次。剂量应个体化。

　　沙格司亭　注射用冻干粉:50 μg、100 μg、150 μg、300 μg、400 μg。一次 5~10 μg/kg,一日 1 次,皮下注射,于化疗停止 1 日后使用,疗程 7~10 日。

　　非格司亭　冻干粉针剂:50 μg、75 μg、100 μg、150 μg、250 μg、300 μg、460 μg。一次 2~5 μg/kg,以 5% 葡萄糖注射液稀释,皮下注射或静脉滴注。

　　维生素 B_4　片剂:10 mg、25 mg。一次 10~20 mg,一日 3 次。注射剂:20 mg。一次 20~30 mg,一日 1 次,肌内或静脉注射。

　　右旋糖酐 70　注射剂:30 g/500 mL。一次 500 mL,静脉滴注,20~40 mL/min,一日量不超过 1 500 mL。

　　右旋糖酐 40　注射剂:10 g/100 mL、25 g/250 mL、50 g/500 mL。一次 250~500 mL,静脉滴注,用量视病情而定。

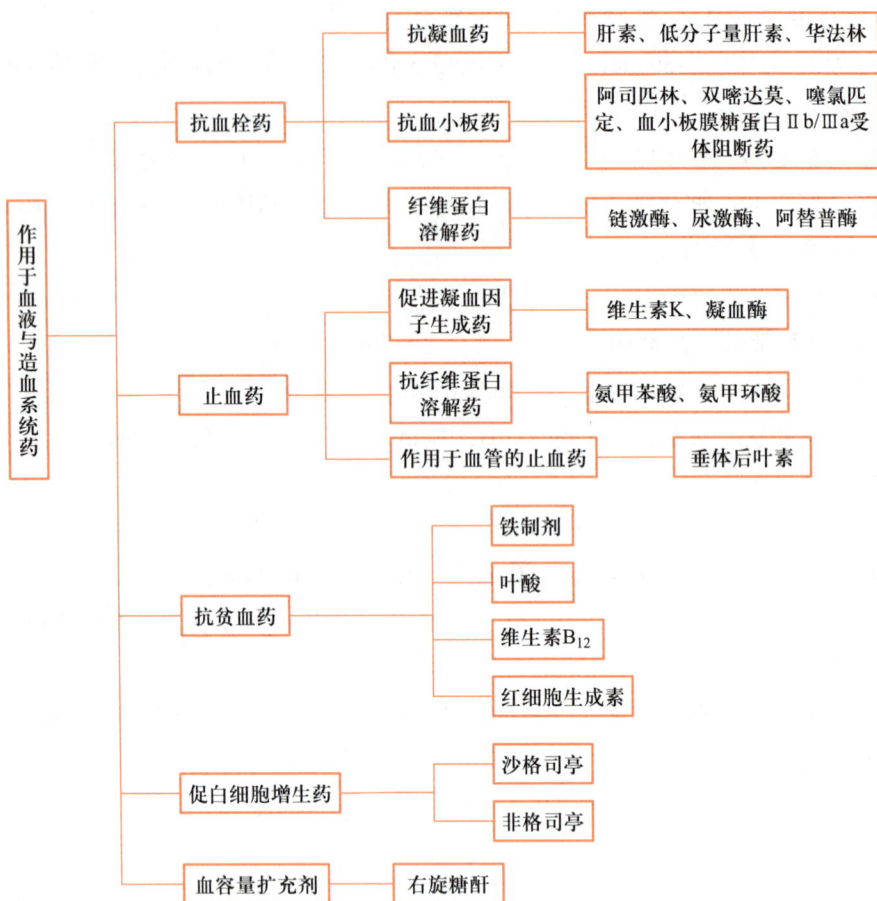

思考与练习

1. 维生素 K 可用于哪些情况的出血？

2. 影响铁在消化道吸收的因素有哪些？注射铁剂时的用药护理措施有哪些？

3. 比较肝素、华法林的抗凝作用特点、临床应用、不良反应及中毒解救药？

4. 苯妥英钠引起的巨幼红细胞性贫血,应选哪种抗贫血药物？为什么？

(陈振华)

练一练

护理药理学

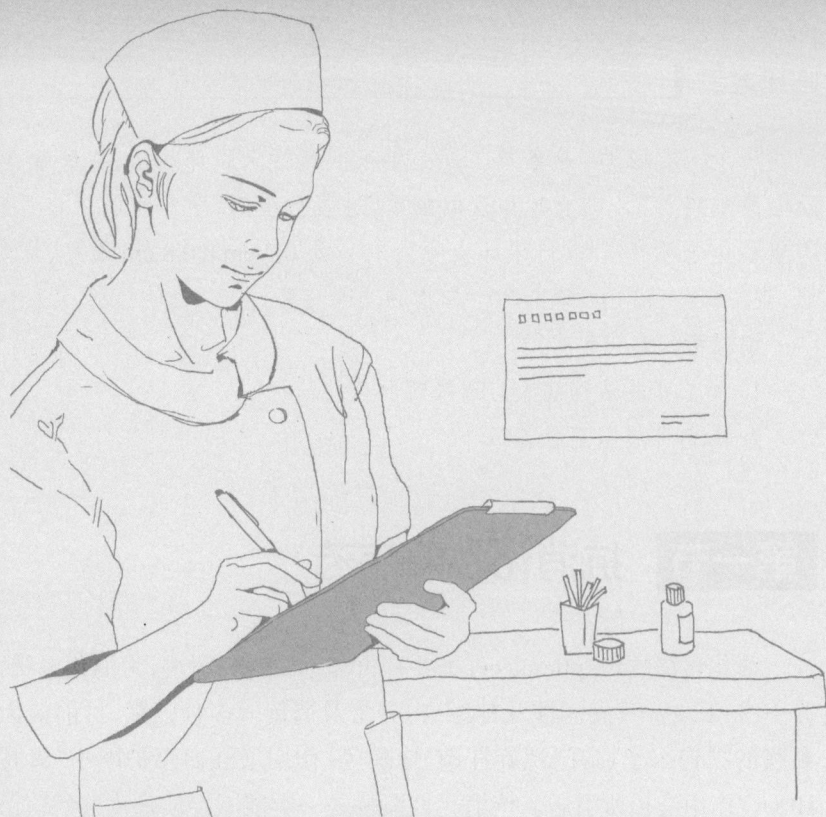

第二十五章　作用于消化系统药

学习目标

1. 知识目标:掌握抗消化性溃疡药的作用、临床应用及不良反应;熟悉泻药、止泻药的作用及临床应用;了解助消化药、止吐药、利胆药的作用与临床应用。

2. 能力目标:学会观察病人消化系统药物的疗效及不良反应并正确进行用药护理;能利用所学知识开展用药咨询服务,并能正确指导病人合理用药。

3. 素质目标:树立安全合理使用消化系统药的意识。

病人,男,42岁,业务员。近一年来间断性上腹部疼痛,伴反酸、嗳气,时有恶心及上腹部烧灼感,饥饿时和夜间加重,进餐后缓解,发作时服用雷尼替丁症状缓解。胃镜检查显示十二指肠球部大弯处有一处 0.7 cm×0.8 cm 溃疡,周边黏膜充血、肿胀,幽门螺杆菌(+)。诊断为十二指肠球部溃疡。

请思考:

1. 十二指肠溃疡病人应选择哪些药物治疗?
2. 如何开展用药护理工作?

第一节　抗消化性溃疡药

什么是消化性溃疡?

抗消化性溃疡药的作用机制

消化性溃疡(peptic ulcer)主要有胃和十二指肠溃疡,为消化系统常见病,发病率为 10%~12%。其发病涉及神经、内分泌及遗传等多种因素,目前认为主要是消化道黏膜的损伤因子(幽门螺旋杆菌、胃酸等)作用增强而保护因子(胃黏液、前列腺素、HCO_3^-)作用受损所引起。抗消化性溃疡是一类能减轻溃疡病症状、促进溃疡愈合、防止和减少溃疡病复发或并发症的药物。

根据作用机制不同可分为中和胃酸药、胃酸分泌抑制药、胃黏膜保护药、抗幽门螺旋杆菌药四类。

一、中和胃酸药

抗酸药为弱碱性药物,能直接中和胃酸,减少胃酸对胃、十二指肠黏膜溃疡面的侵蚀,同时降低幽门紧张度,缓解疼痛。常用的抗酸药有:铝碳酸镁(Magnesium aluminum carbonate)、三硅酸镁(magnesium trisilicate)、氧化镁(magnesium oxide)、氢氧化铝(aluminum hydroxide)、碳酸钙(calcium carbonate)、碳酸氢钠(sodium bicarbonate)。常用抗酸药作用特点见表 25-1。

表 25-1　常用抗酸药作用特点比较

药物	抗酸强度	起效时间/h	维持时间/h	保护溃疡面	产生 CO_2	影响排便
三硅酸镁	较弱	缓慢	持久	+	−	轻泻
氧化镁	强	缓慢	持久	−	−	轻泻
氢氧化铝	较强	缓慢	持久	+	−	便秘
碳酸钙	较强	较快	持久	−	+	便秘
碳酸氢钠	强	快	短	−	+	−

临床上单用药物疗效不佳,现已很少单独用于治疗溃疡,仅作为溃疡止痛的辅助治疗。临床常用复方制剂如复方氢氧化铝(含氢氧化铝、三硅酸镁、颠茄流浸膏)。

二、胃酸分泌抑制药

胃酸分泌主要受胃壁细胞上 3 个受体和 1 个质子泵的调节。当 M 受体、组胺受体(H_2 受体)、胃泌素受体(G 受体)分别被 Ach、组胺、胃泌素兴奋,就可激活 H^+-K^+-ATP 酶(又称质子泵),使胃酸分泌增加。而胃酸分泌抑制药主要通过阻断以上 3 个受体和 1 个质子泵的作用,使胃酸分泌减少,促进溃疡愈合。

(一)M_1 受体阻断药

常用药物有哌仑西平(pirenzepine)、替仑西平(telenzepine)。选择性阻断胃肠道 M_1 受体,抑制胃酸分泌。对其他部位 M 受体阻断作用弱,主要用于治疗胃及十二指肠溃疡,不良反应少。不透过血脑屏障,无中枢作用,孕妇禁用。

(二)H_2 受体阻断药

常用药物有西咪替丁(cimetidine, 泰胃美)、雷尼替丁(ranitidine)、法莫替丁(famotidine)、尼扎替丁(nizatidine)和罗沙替丁(rozatidine)等。

【作用与应用】 特异性阻断胃壁细胞膜上的 H_2 受体,抑制基础胃酸分泌和夜间胃酸分泌,对胃泌素和 M 受体激动剂引起的胃酸分泌也有抑制作用。因抑制胃酸分泌作用较抗胆碱药强而持久,疗效好,使用方便,价格适中,是临床治疗消化性溃疡的主要药物。常用 H_2 受体阻断药见表 25-2。

表 25-2 常用 H_2 受体阻断药

药物	分类	相对抑酸强度	主要不良反应
西咪替丁	第一代		心动过缓,抗雄激素样作用,肝肾毒性
雷尼替丁	第二代	比西咪替丁强 5~10 倍	心动过缓,无抗雄激素样作用
尼扎替丁	第二代	比西咪替丁强 5~10 倍	无抗雄激素样作用
法莫替丁	第三代	比西咪替丁强 30 倍	心率加快,血压升高,无抗雄激素样作用
罗沙替丁	第三代	比西咪替丁强 30 倍	同法莫替丁

(三)胃泌素受体阻断药

丙 谷 胺

丙谷胺(prolumide)为氨基酸衍生物,结构与胃泌素的末端相似,能竞争性抑制胃泌素受体,抑制胃酸和胃蛋白酶分泌;同时保护胃黏膜,促进溃疡愈合;对胃肠平滑肌有一定的解痉作用。用于治疗胃、十二指肠溃疡及胃炎。近年来,研究发现丙谷胺

有溶石利胆作用,是临床常用利胆药。不良反应少,偶有口干、失眠、腹胀等。

(四)质子泵抑制药

质子泵抑制药(proton-pump-inhibitor,PPI)为新型抗酸分泌药,是目前治疗消化性溃疡最好的抗酸分泌药。常用药物有奥美拉唑(omeprazole)、兰索拉唑(lansoprazole)、泮托拉唑(pantoprazole)、雷贝拉唑(rabeprazole)等。

【作用与应用】 特异性抑制胃壁细胞上分泌小管的 H^+-K^+-ATP 酶,从而阻断胃壁细胞泌酸的最后环节,是抑酸作用最强的药物。主要用于治疗胃及十二指肠溃疡、反流性食管炎、上消化道出血、卓艾综合征(胃泌素瘤)等。对消化性溃疡具有以下优点:① 口服易吸收,起效快。② 抗酸作用强而久,镇痛效果好,溃疡愈合率高,疗程短。③ 兼有抗幽门螺杆菌作用,减少溃疡复发。④ 长期治疗,安全可靠。

【不良反应】 偶致头痛、头晕、失眠、腹泻、恶心;也可致血清转氨酶升高等,但轻微,不影响继续用药;静脉注射剂只能用所附溶媒溶解供静脉注射用,不可加用其他液体;孕妇、哺乳期妇女、婴幼儿禁用。

三、胃黏膜保护药

胃黏膜保护药是一类加强胃黏膜屏障功能,促进黏膜再生的药物。常用药物有硫糖铝、米索前列醇及枸橼酸铋钾。

硫 糖 铝

硫糖铝(sucralfate)能抑制胃蛋白酶活性;可形成保护膜,覆盖在溃疡面,促进黏膜再生和溃疡愈合;还可抗幽门螺杆菌。用于治疗胃、十二指肠溃疡和急、慢性胃炎。禁与碱性药合用。

米索前列醇

米索前列醇(misoprostol)是前列腺素衍生物,具有刺激胃黏液分泌、抑制胃酸及胃蛋白酶分泌作用。可用于消化性溃疡;主要用于防治非甾体抗炎药引起的急、慢性溃疡和胃出血。主要不良反应为恶心、腹泻、腹痛等,停药后恢复。因能收缩子宫,孕妇禁用。

枸橼酸铋钾

枸橼酸铋钾(bismuth potassium citrate)可覆盖于溃疡表面,发挥保护作用;能促进前列腺素 E_2 合成;增加胃黏液及碳酸氢盐的分泌;抑制胃蛋白酶活性;抗幽门螺杆菌。临床用于胃、十二指肠溃疡,特别适用于幽门螺杆菌感染者。不良反应少,偶见恶心、腹痛、腹泻、便秘,肾功能不全者禁用。服药期间,可使口腔、舌、粪便染黑,需与上消化道出血引起的黑便相区别。不宜与牛奶和抗酸药同服。

四、抗幽门螺杆菌药

寄生于胃黏膜上的幽门螺杆菌与溃疡的发病和复发有密切关系。除前面已述的铋剂、质子泵抑制药、硫糖铝等抗消化性溃疡药有抗幽门螺杆菌作用外,抗菌药也发挥重要的作用,如阿莫西林、克拉霉素、甲硝唑、呋喃唑酮等。临床上常选不同类别的2~3种药联合用药,疗效肯定。

知识链接

幽门螺杆菌与消化系统疾病

1983年,澳大利亚两位科学家,从慢性胃炎的胃黏膜中取样,成功培养出一种病原菌,这种病原菌常常居住在胃幽门附近,外形呈螺旋形,因此称之为幽门螺杆菌(helicobacter pylori,Hp)。幽门螺杆菌感染人体后,释放出毒素,对胃肠黏膜造成损害并促进胃酸分泌增多,从而导致疾病的发生。目前,研究认为幽门螺杆菌感染是慢性胃炎的主要病因。幽门螺杆菌的根除使消化性溃疡的复发率由每年的80%降低到5%,消化性溃疡成为真正可以治愈的疾病。Hp的发现是20世纪医学上最重大的发现之一。

知识链接

抗幽门螺杆菌的四联用药方案

抗幽门螺杆菌的药物主要有三类:抗菌药、铋剂、质子泵抑制剂,这些药物单独应用抗幽门螺杆菌疗效不理想,常采用多药联合应用。目前,临床上多采用四联疗法:质子泵抑制剂+铋剂+2种抗生素。抗生素可以选择阿莫西林、克拉霉素、呋喃唑酮、甲硝唑、左氧氟沙星等。常见抗生素的组合:甲硝唑+四环素,阿莫西林+呋喃唑酮,阿莫西林+左氧氟沙星,四环素+呋喃唑酮等,疗程7~14日。

第二节　助消化药

助消化药多为消化液中成分或能促进消化液分泌的药物,可促进食物的消化,主要用于消化道分泌功能减弱、消化不良。有些药物能阻止肠道的过度发酵,也用于消化不良的治疗,常用助消化药见表25-3。

表 25-3　常用助消化药

药物	作用特点	临床应用	用药注意事项
稀盐酸	增加胃液酸度及胃蛋白酶活性,杀菌	各种原因胃酸缺乏症及发酵性消化不良	稀释后饭前 30 min 或餐间服用;用碱性液漱口,保护牙齿
胃蛋白酶	消化蛋白质	胃蛋白酶缺乏的消化不良	稀盐酸组成合剂饭前或餐间服用,酸性环境疗效增加
胰酶	消化淀粉、蛋白质、脂肪	胰酶分泌不足的消化不良	常用肠溶片,饭前服用,酸性环境易分解,宜与抗酸药同服
乳酶生	产生乳酸,抑制腐败菌生长,减少发酵和产气	消化不良、肠气胀、小儿消化不良性腹泻	忌与抗菌药、吸附药、碱性药合用;忌用 40℃ 以上开水冲服;与维生素 C 合用疗效增加
双歧三联活菌制剂	补充有益菌,调整肠道菌群,促进营养物吸收	肠道菌群失调引起的腹泻、腹胀及抗生素治疗无效的轻、中度急、慢性腹泻	不宜与抗菌药合用

220

第三节　胃肠运动功能调节药

　　胃肠运动功能调节药是指具有调节胃肠道平滑肌动力的药,可分为促进胃肠道运动和减弱胃肠道运动的药,后者又可称为胃肠解痉药。由于功能性胃肠病在消化道疾病谱中呈明显增多的流行趋势,胃肠动力障碍是这类疾病重要的发病机制之一,因而胃肠动力药成为主要的治疗措施。此类药品种多,新药研制快,临床应用广泛,药物的正确选择十分重要。

一、促胃肠动力药

　　主要增强上部胃肠动力的药有甲氧氯普胺、多潘立酮;全胃肠道动力药主要有西沙必利、莫沙必利及伊托必利等。主要用于治疗胃肠运动功能低下引起的消化道症状。

甲氧氯普胺

　　甲氧氯普胺(metoclopramide,胃复安)为中枢和外周多巴胺受体阻断药,阻断延髓催吐化学感受区(CTZ)的 D_2 受体,发挥止吐作用,高浓度也可阻断 $5-HT_3$ 受体,较氯丙嗪强。阻断胃肠多巴胺受体,可引起从食道至近端小肠平滑肌运动,加速胃的正向排空和加速肠内容物从十二指肠向回盲部推进,发挥胃肠蠕动作用。临床常用于各种呕吐,也可用于慢性功能性消化不良、反流性食管炎等疾病引起的胃肠运动障碍。

多潘立酮

　　多潘立酮(domperidone,吗丁啉)口服吸收迅速,生物利用度较低,主要经肝代谢。通过阻断外周多巴胺受体，发挥止吐作用。不易透过血脑屏障，很少引起锥体外系反应。主要用于胃排空延缓、反流性食管炎、慢性胃炎和轻度胃瘫；也可用于偏头痛、颅外伤、肿瘤放疗和化疗等引起的恶心、呕吐。不良反应轻，可见头痛，促进催乳素释放及胃酸分泌，中枢作用较小，长期用药可致乳房膨大、溢乳及闭经。

西沙必利

西沙必利（cisapride，普瑞博思）为全胃肠动力药，属 $5-HT_3$ 受体激动药。对胃和小肠的作用与甲氧氯普胺相似，但能促进食管至结肠的运动，引起腹泻。可促进肠壁肌层神经丛释放乙酰胆碱，但无阻断多巴胺受体作用。主要用于胃肠运动障碍性疾病，如反流性食管炎、胃轻瘫、胃肠反流性疾病、慢性自发性便秘等。不良反应为腹痛、腹泻、头痛、头晕、嗜睡等。剂量过大可引起心电图 Q-T 间期延长、晕厥和严重的心律失常，胃肠出血或穿孔、机械性肠梗阻、妊娠期妇女禁用。哺乳期妇女、儿童及肝肾功能不全者慎用。

同类药莫沙必利（mosapride）对上胃肠道的效应基本同西沙必利，但对小肠和结肠基本无作用，故对便秘无效；伊托必利（itopride）的作用特点与莫沙必利类似。

二、胃肠解痉药

胃肠解痉药主要为 M 胆碱受体阻断药，能解除胃肠平滑肌痉挛或蠕动亢进，缓解平滑肌痉挛性疼痛，常用药物有颠茄生物碱类，如阿托品、山莨菪碱等；还包括合成解痉药，如溴丙胺太林（普鲁本辛）、丁溴东莨菪碱（解痉灵）等，此类药阻断胃肠 M 胆碱受体的选择性较高，故在临床上较常用。

第四节　催吐药与止吐药

一、催吐药

催吐药为引起呕吐的药物。按其作用部位可分为两类：① 通过兴奋延髓催吐化学感受区催吐（如阿扑吗啡）。② 通过刺激消化道反射性兴奋呕吐中枢而催吐（如硫酸铜）。主要用于中毒急救时催吐。但对于有挥发性或腐蚀性的口服毒物则不宜使用催吐药，以免损伤消化道。目前，常采用洗胃方法代替催吐药。

二、止吐药

止吐药是指通过抑制呕吐反射的不同环节而制止呕吐的药物。

（一）M 胆碱受体阻断药

常用药物为东莨菪碱,主要用于防治晕动病及术后恶心、呕吐(见第七章)。

（二）H_1 受体阻断药

常用药物有苯海拉明、异丙嗪、美克洛嗪等。用于防治晕动病、内耳眩晕病及放射病等引起的呕吐(见抗组胺药)。

（三）多巴胺 D_2 受体阻断药

氯丙嗪通过阻断延髓催吐化学感受区多巴胺 D_2 受体,产生镇吐作用。镇吐作用强,不良反应多,对晕动病呕吐无效。多潘立酮、甲氧氯普胺用于肿瘤化疗、放疗及多种原因引起的呕吐。

（四）$5-HT_3$ 受体阻断药

昂 丹 司 琼

【作用和临床应用】 昂丹司琼(ondansetron,枢复宁)能选择性阻断中枢及迷走神经传入纤维 $5-HT_3$ 受体,产生迅速而强大的止吐作用。对一些具有强致吐作用的化疗药(如阿霉素、顺铂、环磷酰胺等)引起的呕吐有迅速、强大的抑制作用。但对晕动病和阿扑吗啡引起的呕吐无效。

临床用于肿瘤化疗和放疗等引起的恶心、呕吐,也可用于防治术后的呕吐。

【不良反应】 头痛、头晕、疲劳、腹泻或便秘等。部分病人可有暂时性氨基转移酶升高。孕妇及哺乳期妇女禁用。

格 拉 司 琼

格拉司琼(granisetron)为强效高选择性 $5-HT_3$ 受体阻断药,作用类似于昂丹司琼。对顺铂引起的严重呕吐较昂丹司琼更有效。偶见嗜睡、便秘、腹泻、氨基转移酶升高。由于本药可减慢消化道运动,故消化道运动障碍病人使用时应严密观察。婴幼儿、孕妇及哺乳期妇女禁用。

第五节　泻药与止泻药

一、泻药

泻药是增加肠内水分、软化粪便,或润滑肠道,促进肠蠕动,使之排便通畅的药物。依据作用机制不同可分为渗透性、刺激性和润滑性泻药三大类。

（一）渗透性泻药

口服不吸收，能使肠道渗透压提高，阻止水分重吸收，肠内容积增大，促进肠蠕动而排便的药物。常用药物有硫酸镁、硫酸钠及乳果糖等。

硫 酸 镁

硫酸镁（magnesium sulfate）口服不吸收，注射给药易被吸收。在肠内形成高渗透压，抑制肠内水分的吸收，刺激肠黏膜，反射性加速肠蠕动而排便。适用于治疗便秘及促进肠内毒物、寄生虫的排出；也可用于外科手术、结肠镜检查等肠内容物的排空。口服还有利胆作用，用于治疗阻塞性黄疸及慢性胆囊炎。注射硫酸镁可产生抗惊厥作用和降压作用，用于子痫、破伤风等引起的惊厥及治疗高血压危象、高血压脑病及妊娠高血压综合征。

口服硫酸镁，对肠壁刺激作用强，易致盆腔充血，月经期、妊娠期妇女禁用；Mg^{2+}对中枢神经系统有抑制作用，可导致血压下降、反射迟钝或消失等不良反应，一旦出现应立即停药，并缓慢注射钙剂解救，必要时进行人工呼吸或吸氧。

硫酸钠（sodium sulfate）作用较弱，无中枢抑制作用，较安全。适用于中枢抑制药中毒导泻。乳果糖（lactulose）用于治疗慢性便秘。

（二）刺激性泻药

通过刺激肠道，加速肠蠕动，并能改变肠黏膜的通透性，使水分向肠腔扩散，而发挥排便作用的药物。

酚 酞

酚酞（phenolphthalein）与碱性肠液形成可溶性盐，刺激肠壁，并抑制肠内水分吸收，服药后 6~8 h 排软便，作用温和。部分从胆汁排泄，形成肝肠循环，一次给药可维持 3~4 日。适用于习惯性及老年体弱便秘病人。偶致过敏反应，出现肠炎、皮炎、出血。

比 沙 可 啶

比沙可啶（bisacodyl）及其代谢物均能刺激肠黏膜感觉神经末梢，引起肠蠕动增加而排便。用于急、慢性和习惯性便秘；也用于术前肠道清洁、结肠镜检查术前准备。服时不可嚼碎，服药后 2 h 不得服用抗酸药或牛奶。孕妇慎用，急腹症病人禁用。

另外，大黄（rhubarb）、番泻叶（senna）和芦荟等植物因含有蒽醌类物质，刺激结肠蠕动，常用于急、慢性便秘，用药后 4~8 h 起效。

（三）润滑性泻药

通过局部润滑肠壁、软化粪便而发挥作用。

液 状 石 蜡

液状石蜡（liquid paraffin）为矿物油,肠道不吸收,产生润滑肠壁和软化粪便作用,易于排便。适用于老年人、痔疮病人及辅助肛门手术病人排便。长期使用影响维生素 E、维生素 A、维生素 D 及钙、磷吸收。

甘 油

甘油（glycerol）常制成 50% 溶液或栓剂注入肛门,利用其高渗透压刺激肠壁,促进肠蠕动,并局部润滑肠壁,数分钟后即可排便,适用于老年人和儿童。

二、止泻药

腹泻是多种肠道疾病的症状,除用抗菌药物对因治疗外,还应及时应用止泻药,可避免脱水和电解质紊乱。常用止泻药有地芬诺酯（diphenoxylate）、洛哌丁胺（loperamide）、十六角蒙脱石（dioctahedralsmectite）、药用炭（medicinalcharcoal）、碱性碳酸铋（bismuthsubcarbonate）、促菌生（cerebiogen）等,其作用及用药注意事项见表 25-4。

表 25-4　常用止泻药

药物	作用特点	临床应用	用药注意事项
地芬诺酯	抑制肠道运动;具收敛作用	功能性腹泻	长期应用有成瘾性
洛哌丁胺	抑制肠道运动;减少乙酰胆碱释放,作用强而迅速	急慢性功能性腹泻	偶致口干、头痛、食欲减退等
蒙脱石散	吸附病毒、细菌、气体,并覆盖肠黏膜,具保护作用	急性、亚急性腹泻,无适用于儿童	过敏者禁用
药用炭	吸附病毒、细菌、气体	腹泻腹胀和药物中毒	恶心、呕吐
碱性碳酸铋	收敛杀菌抑制肠运动	肠炎消化不良性腹泻	
促菌生	补充需氧菌,平衡肠道菌群	婴幼儿腹泻、急慢性肠炎、痢疾和肠功能紊乱	禁与抗菌药合用,禁用 40℃ 以上水送服

第六节 肝胆疾病用药

一、利胆药与胆石溶解药

（一）促胆汁分泌药

去 氢 胆 酸

去氢胆酸（dehydrocholic acid）促进胆汁分泌，使胆汁变稀，防止胆汁淤积，预防胆道感染并促使胆道小结石的排出。适用于胆囊炎、胆石症病人。禁用于胆道严重阻塞、严重肝功能不全病人。

苯 丙 醇

苯丙醇（phenylpropanol，利胆醇）促进胆汁分泌，降低血中胆固醇。用于胆囊炎、胆石症、胆道术后综合征和高胆固醇血症。胆道阻塞性黄疸病人禁用。

（二）胆石溶解药

熊去氧胆酸

熊去氧胆酸（ursodeoxycholic acid）增加胆汁酸分泌，抑制胆固醇合成，防止胆固醇结石的形成。长期用对已形成的胆固醇结石也有溶解作用。可用于不宜手术治疗的胆固醇型结石症、胆囊炎等。不良反应有皮肤瘙痒、腹泻、头痛。

二、治疗肝性脑病药

肝性脑病又称肝昏迷，是由于肝代谢障碍，血中氨及苯乙醇胺、β- 羟酪胺等假递质水平过高，透过血脑屏障，引起中枢神经功能紊乱，表现为意识改变和昏迷为主的一系列精神神经症状。目前，治疗肝性脑病的药物主要有降血氨药和抗假递质药。

（一）降血氨药

乳 果 糖

乳果糖（lactulose）不吸收，在肠道被代谢成乳酸和乙酸，降低肠道 pH 值，促使氨分子变成难吸收的氨离子，由肠道排出。同时，促使血氨向肠腔扩散，降低血氨。用于防治肝性脑病。此外,本品也可使肠内渗透压升高,促进肠蠕动而导泻,治疗慢性便秘。大剂量可致恶心、腹泻、胃肠气胀等,服用本品应从小剂量开始,以调节到一日排便 2~3 次,粪便 pH 以 5~6 为宜。

谷 氨 酸

谷氨酸(glutamic acid)能与过多的血氨结合成无毒谷氨酰胺,还参与脑组织糖、蛋白质代谢,改善脑组织功能。用于肝性脑病、癫痫小发作等。静脉滴注过快,可引起流涎、皮肤潮红、呕吐等不良反应。过量注射其钠盐可致碱血症和低钾血症。肾功能不全者慎用。

(二)抗假递质药

左 旋 多 巴

左旋多巴(levodopa)进入脑组织后转变为 DA 和 NA,竞争对抗假递质,使神经传导恢复正常,肝性脑病病人苏醒效果好。但无改善肝功能作用。要注意其常见不良反应,如胃肠反应、直立性低血压、心律失常、精神改变等。

三、治疗肝炎辅助用药

联 苯 双 酯

联苯双酯(bifendate)能提高肝脏解毒功能,减轻肝细胞损害,促进肝细胞再生,降低血清谷丙转氨酶,从而改善肝功能。适用于慢性肝炎及药物引起的转氨酶升高病人。停药后可出现血清转氨酶回升,反跳率达 50%~80%,继续服药仍有效。

门冬氨酸钾镁

门冬氨酸钾镁(potassium magnesium aspartate)促进血中氨分子变成尿素,降低血氨,改善肝细胞功能。主要用于急性黄疸型肝炎,其他急、慢性肝病,肝功能不全者。对肝性脑病也有一定的疗效。另外,还具有补充钾、镁作用,作用温和、安全。可用于纠正低钾血症、强心苷中毒引起的心律失常、慢性心功能不全、冠心病及心肌炎后遗症等。静脉滴注过快可出现胸闷、血压下降、颜面潮红等不良反应。肾功能不全、高钾血症、高镁血症禁用。不能肌内注射和静脉注射。

第七节 用药护理

1. 指导溃疡病病人改变吸烟、饮酒、喝浓茶及其他不良生活习惯,避免劳累和精神紧张,保持充足睡眠和休息。进食易消化食品,忌生冷、酸辣、油炸等刺激性食物,忌暴饮暴食,忌烟酒,养成定时进食的习惯,少量多餐,细嚼慢咽。

2. 指导病人正确地使用抗溃疡病药。黏膜保护剂应在餐前 30 min 服用;抗酸药剂型以混悬液或乳剂起效最快,片剂应先嚼碎后再吞服,以便及早起效;H$_2$ 受体阻断剂需连续用药,疗程要足够,至少 1 个疗程(4~8 周),症状缓解,继续以半量维持一个疗程。服用抗菌药时应在餐后服用,尽量减少抗菌药对胃黏膜的刺激,服用定时定量,以达到根除幽门螺杆菌的目的。避免服用对胃黏膜有损害作用的药物,如阿司匹林、吲哚美辛、醋酸泼尼松、醋酸地塞米松等。如因疾病必须服用上述药物,应尽量采用肠溶型或小剂量间断饭后服用,并进行抗酸治疗和加用黏膜保护药。

3. 西咪替丁静脉滴注速度过快可引起血压骤降和心律失常,故应注意浓度和滴速,避免与其他药物共用一个静脉滴注通道。孕妇及哺乳期妇女禁用 H$_2$ 受体阻断药。

4. 乳酶生不宜与抗菌药、吸附药及抗酸药合用,与维生素 C 合用可以增强疗效,送服时水温不超过 40℃。

5. 止吐药多可引起头晕或眩晕,一旦发生,应就地倚靠或卧床休息,并避免驾驶、机械操作或高空作业,以防发生意外。乙醇可增强止吐药的中枢抑制作用,用药期间应避免饮酒。服药后应注意观察和随访病人的治疗效果及不良反应,并定期检查心电图、肝功能等。

6. 硫糖铝在酸性环境下聚合成胶而产生作用;枸橼酸铋钾不宜与牛奶和抗酸药、含碳酸饮料及其他碱性药物同服;氢氧化铝干扰地高辛、华法林、双香豆素、普萘洛尔、四环素等药的吸收,不宜同服。

7. 对于便秘病人应先从调节饮食着手,多食含纤维素的食物,并且养成定时排便的习惯,不可依赖泻药。服用驱虫药后宜用硫酸镁导泻,中枢抑制药中毒宜选用硫酸钠导泻,脂溶性毒物如苯或磷等中毒禁用蓖麻油类泻药,而胃肠 X 线检查或外科手术前宜用硫酸镁或蓖麻油,可使肠道彻底排空。心血管疾病病人、年老体弱者,以及疝、痔等手术后的病人应避免用力排便,为维持软便可用润滑性泻药。

8. 泻药禁用于心绞痛、急性腹泻、恶心、呕吐、原因不明的腹痛或肠内有器质性病变者。刺激性泻药禁用于月经期及妊娠妇女。

9. 硫酸镁用于导泻时,应空腹用药并大量饮水。硫酸镁肌内注射可致剧痛,需深部注射。可缓慢静脉注射,并密切观察病人呼吸、血压和膝腱反射。若膝腱反射迟钝或消失,呼吸<16 次/min,应立即停药,缓慢静脉注射钙剂(10% 葡萄糖酸钙或氯化钙)急救,必要时进行人工呼吸。

10. 甲氧氯普胺注射时一日量不宜>0.5 mg/kg,以免引起锥体外系反应;注射给药可致直立性低血压,注射后宜卧床休息 1~2 h。

常用制剂及用法

三硅酸镁　片剂:0.3 g。一次 0.3~0.9 g,一日 3 次。

氢氧化铝　片剂:0.3 g。一次 0.6~1.2 g,一日 3 次,饭前或胃痛时嚼碎服。凝胶:含 4% 氢氧化铝,为白色黏稠混悬液,一次 4~8 mL,一日 3 次。

复方氢氧化铝片(胃舒平):每片含氢氧化铝 0.245 g、三硅酸镁 0.105 g、颠茄流浸膏 0.002 g/6 mL。一次 2~4 片,一日 3 次,餐前 30 min 或胃痛时嚼碎服。

碳酸钙　片剂:0.5 g。一次 0.5~2 g,一日 3 次。

氧化镁　片剂:0.2 g。一次 0.2~1 g,一日 3 次。

碳酸氢钠　片剂:0.3 g、0.5 g。治疗消化性溃疡:一次 0.5~2 g,一日 3 次,饭前服用。

硫糖铝　片剂或胶囊剂:0.25 g。一次 1 g,一日 3~4 次,餐前 1 h 及睡前服用。

哌仑西平　片剂:25 mg、50 mg。一次 25~50 mg,一日 2 次,早、晚餐前 1.5 h 服用。

枸橼酸铋钾　片(颗粒)剂:300 mg。一次 300 mg,一日 3~4 次,4~8 周为 1 个疗程。

米索前列醇　片剂:200 μg。一次 200 μg,一日 1 次,餐前或睡前服。

奥美拉唑　片剂或胶囊剂:20 mg。每晨餐前(或每晚)服 20 mg 或 10 mg,疗程 4~6 周。

稀盐酸　溶液剂:10%。一次 0.5~2 mL,饭前或饭间服用。服用时用水稀释,以免损伤牙齿。

胃蛋白酶　片剂:0.1 g。一次 0.2~0.4 g,一日 3 次,饭前或饭间服。一次 10 mL,一日 3 次。

胰酶　片剂:0.3 g、0.5 g。一次 0.3~1 g,一日 3 次。

乳酶生　片剂:0.3 g。一次 0.6~0.9 g,一日 3 次,餐前嚼服。

昂丹司琼　片剂:4 mg、8 mg。一次 8 mg,一日 1~3 次。注射剂:4 mg/mL。一次 0.15 mg/kg,于化疗前 30 min 静脉注射,之后每 4 h 1 次,共 2 次,再改口服。

甲氧氯普胺　片剂:5 mg。一次 5~10 mg,一日 2~3 次,饭前 30 min 服。注射剂:10 mg/mL。一次 10~20 mg,肌内注射。

多潘立酮　片剂:10 mg。一次 10 mg,一日 3 次,饭前 30 min 服。栓剂:60 mg。一次 60 mg,一日 2~3 次,直肠给药。注射剂:10 mg/2 mL。一次 10 mg,肌内注射。

硫酸镁　粉剂。导泻,一次 5~20 g,同时饮水 100~400 mL;利胆,用 33% 溶液,一次 10 mL,一日 3 次。注射剂:1 g/10 mL、2.5 g/10 mL。一次 1~2.5 g,肌内注射或用 5% 或 10% 的葡萄糖注射液稀释成 1% 溶液缓慢静脉滴注。

硫酸钠　粉剂。导泻,一次 5~20 g,溶于一杯水中服下,同时服用大量温水。

酚酞　片剂 50 mg、100 mg。一次 50~200 mg,睡前服用。

甘油　栓剂:1.8 g。小儿用甘油栓,1.33 g。一次 1 粒,塞入肛门内。

开塞露　溶液剂:10 mL、20 mL。一次 20 mL,小儿一次 10 mL,用时将容器顶端剪破,将药液挤入直肠内。

乳果糖　糖浆剂:60%。一次 30~40 mL,一日 2~3 次。

复方地芬诺酯　片剂：每片含地芬诺酯 2.5 mg、阿托品 0.025 mg。一次 1~2 片，一日 3 次。

碱性碳酸铋　片剂：0.3 g。一次 0.3~0.9 g，一日 3 次。

药用炭　片剂：1 g。一次 1~3 g，小儿一次 0.3~0.5 g。

去氢胆酸　片剂：0.25 g。注射剂：0.5 g/10 mL。口服 0.25~0.5 g，一日 3 次；或一日 0.5 g 静脉注射。

小结

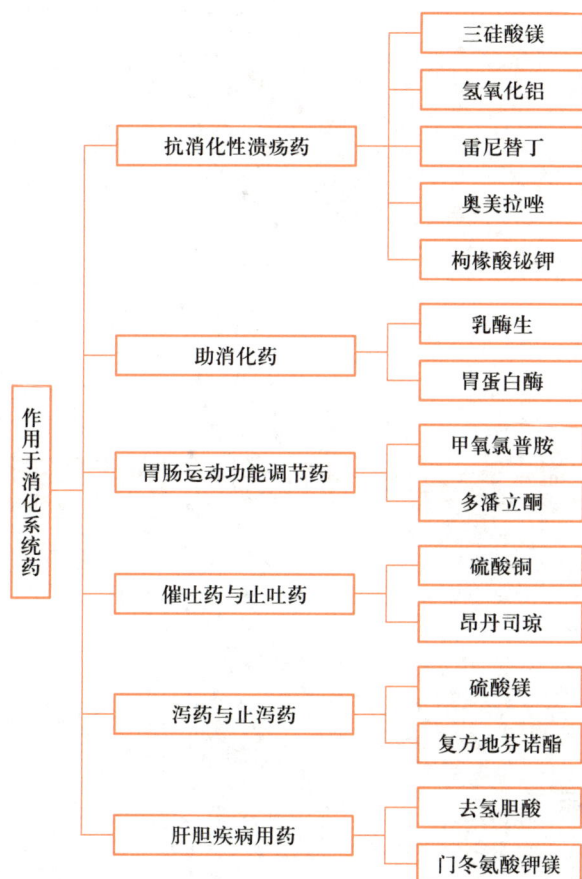

练一练

思考与练习

1. 昏迷病人导泻能否使用硫酸镁？为什么？
2. 为什么治疗消化性溃疡临床常用的是四联疗法？

（李　琴）

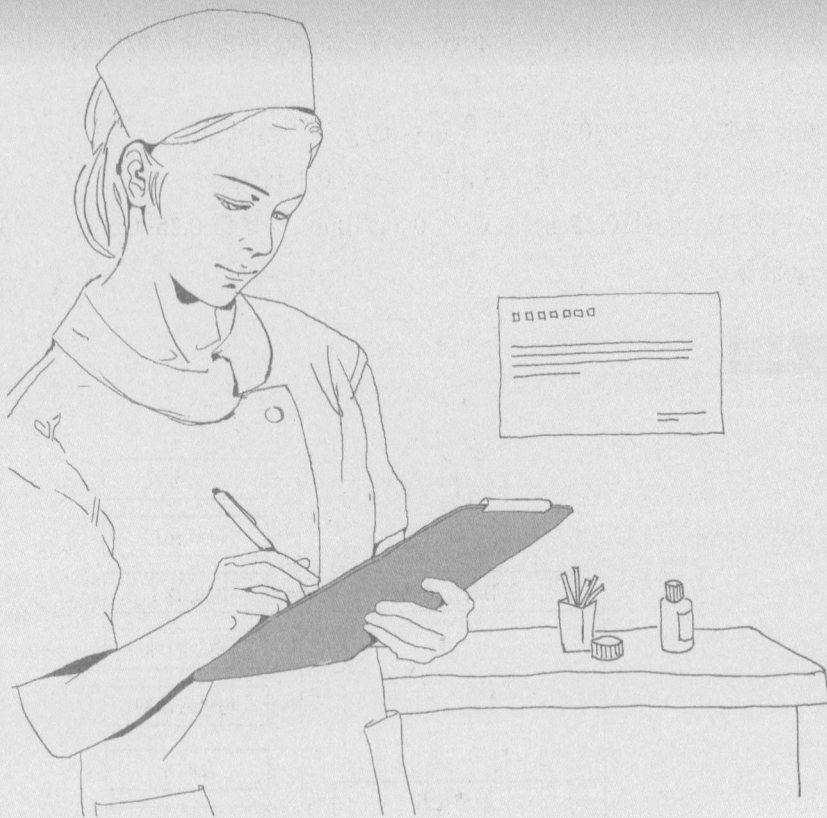

第二十六章　作用于呼吸系统药

学习目标

1. 知识目标：掌握选择性 β_2 受体激动药、氨茶碱作用、临床应用及不良反应；熟悉 M 胆碱受体阻断药、色甘酸钠的平喘作用特点、临床应用及不良反应；了解可待因、右美沙芬、喷托维林、氯化铵、乙酰半胱氨酸、溴己新的作用及临床应用。

2. 能力目标：学会观察病人呼吸系统药物的用药疗效及不良反应并正确进行用药护理；能利用所学知识开展用药咨询服务，并能正确指导病人合理用药。

3. 素质目标：树立安全合理使用呼吸系统药的意识。

病人,男性,48 岁。7 年前开始反复发作性咳嗽、咳痰,开始痰液呈黏液泡沫状,伴有喘息,以清晨和傍晚为重。近 3 年常感活动后气急,咳嗽、咳痰、气喘症状逐年加重。一周前受凉后上述症状加重,咳黄色脓性痰,黏稠,痰量多,不易咳出,稍活动后气喘加重。自服急支糖浆、甘草片等未见缓解反而逐渐加重,夜间明显以致影响睡眠。体格检查:BP 120/70 mmHg,心率 90 次 /min,精神差。双肺呼吸音粗,可闻及少许散在细小湿啰音及哮鸣音。既往有吸烟史二十余年,每天约 20 支。诊断:慢性支气管炎(喘息型)急性发作期,阻塞性肺气肿。

请思考:

1. 病人可选择的平喘药有几类? 每类药的代表药是什么?
2. 平喘药使用时的用药护理措施有哪些?

呼吸系统疾病的常见症状有咳嗽、咳痰、喘息等,各种症状可单独出现或同时存在,相互影响,给病人带来痛苦,甚至危及生命。治疗呼吸系统疾病除对因治疗外,合理使用平喘药、镇咳药和祛痰药,可以缓解症状,减轻病人痛苦,并能有效地防治肺气肿等并发症的发生。

231

呼吸系统
药物

第一节　镇咳药

咳嗽是呼吸系统疾病的主要症状,也是一种保护性反射,咳嗽能促进呼吸道痰液和异物的排出,保持呼吸道的清洁和通畅。轻度咳嗽一般不需用镇咳药,严重而频繁的咳嗽,不仅影响病人休息,还可引起并发症,应在对病因治疗的同时适当应用镇咳药。若痰多所致的咳嗽,则使用祛痰药,慎用镇咳药,否则痰液不能排出,阻塞呼吸道继发感染,可引起窒息。

镇咳药是一类能抑制咳嗽反射、缓解咳嗽的药物,也可称为非特异性镇咳药。根据其作用部位不同分为中枢性镇咳药和外周性镇咳药。

一、中枢性镇咳药

可 待 因

可待因(codeine,甲基吗啡)为阿片生物碱之一,通过抑制咳嗽中枢而发挥作用,镇咳作用是吗啡的 1/4,镇痛作用是吗啡的 1/10~1/7。镇咳剂量不引起呼吸抑制,成瘾性发生也较慢。临床主要用于刺激性干咳及中等程度疼痛,久用易成瘾。

其他中枢性镇咳药有右美沙芬（dextromethorphan，右甲吗喃）、喷托维林（pentoxyverine，咳必清）、氯哌斯汀（chloperastine，咳平），作用比较见表26-1。

表26-1　其他中枢性镇咳药作用比较

药物	作用特点	应用	主要不良反应
右美沙芬	略强于可待因，无呼吸抑制，无成瘾性，无镇痛作用	上呼吸道感染、支气管哮喘、肺结核等所致无痰性干咳	恶心、呕吐、头晕、轻度嗜睡等
喷托维林	人工合成的非成瘾镇咳药，中枢和外周双重作用，作用是可待因的1/3	无痰性干咳、阵咳、小儿百日咳效佳	口干、头晕、恶心、腹胀、便秘。青光眼、前列腺增生者禁用
氯哌斯汀	镇咳强度仅次于可待因，可缓解支气管黏膜水肿，无成瘾性	与氯化铵合用，用于急性上呼吸道炎症、慢性气管炎及肺癌等所致咳嗽	偶致口干、嗜睡

二、外周性镇咳药

苯佐那酯

苯佐那酯（benzonatate，退嗽露）为丁卡因衍生物，有较强的局麻作用。抑制肺牵张感受器，对呼吸道产生局麻作用而呈现镇咳作用。主要用于肺炎、肺癌、支气管哮喘、支气管炎所致刺激性干咳，也用于呼吸道及内镜检查时预防咳嗽。有轻度嗜睡、头晕、头痛反应。药丸咬碎可致口腔麻木。

苯丙哌林

苯丙哌林（benproperine）抑制肺牵张感受器，同时兼有抑制咳嗽中枢作用及支气管平滑肌解痉作用。镇咳作用比可待因强2~4倍。主要用于各种原因所致刺激性干咳。有头晕、药疹、口干等不良反应。

第二节　祛痰药

祛痰药是指能使痰液变稀或黏滞性降低易于排出的药物。痰的咳出，可减少对呼吸道黏膜的刺激和对支气管的阻塞作用，有利于缓解咳嗽和减轻喘息症状。常用的祛痰药按其作用机制可分为刺激性祛痰药和黏痰溶解药两类。

一、痰液稀释药

氯 化 铵

氯化铵(ammonium chloride)口服后刺激胃黏膜的迷走神经末梢,引起轻度恶心,反射性促进气管、支气管腺体分泌,使痰液稀释。该药祛痰作用较弱,很少单独使用,常与其他药物组成复方。氯化铵为酸性无机盐,吸收后可使体液和尿液呈酸性。临床用于急、慢性支气管炎痰多黏稠不易咳出的病人,也可用于代谢性碱中毒及酸化尿液。

二、黏痰溶解药

乙酰半胱氨酸

乙酰半胱氨酸(acetylcysteine,痰易净)含巯基,能使黏痰中连接黏蛋白肽链的二硫键断裂,从而降低痰的黏性,易于咳出。雾化吸入用于治疗黏痰阻塞气道,痰液难以咳出者。紧急时气管内滴入,可迅速使痰液变稀,便于咳出。

本品有特殊臭味,可引起恶心、呕吐。对呼吸道有刺激性,可导致支气管痉挛,需加用异丙肾上腺素方可避免。支气管哮喘病人慎用。滴入气管可产生大量的分泌液,故应及时吸引排痰。雾化吸入不宜与金属、橡胶、氧化剂和氧接触,应以玻璃或塑料制品作喷雾器。也不宜与青霉素、头孢菌素、四环素混合,以免降低抗生素活性。

同类药羧甲司坦(carbocysteine,去痰片)作用机制同乙酰半胱氨酸。适用于各种呼吸道疾病引起的痰液黏稠不易咳出者。

溴 己 新

溴己新(bromhexine,必嗽平)能裂解黏痰中酸性黏多糖纤维,抑制酸性糖蛋白合成,降低痰液黏稠度。同时,加速呼吸道黏膜纤毛运动,加快痰液排出。适用于急、慢性支气管炎、支气管扩张等痰液黏稠不易咳出者。偶致转氨酶升高,肝功能不全者慎用。

第三节 平喘药

喘息是一种因支气管痉挛或支气管黏膜充血水肿导致气道狭窄、通气不畅的症状,多见于支气管哮喘和喘息性支气管炎。引起哮喘的原因很多:Ⅰ型变态反应(外源性哮喘)、β受体功能低下及 M 受体功能亢进(内源性哮喘)都与其有关。近年来,

研究认为哮喘是一种继发于抗原过敏的慢性呼吸道炎症,过敏介质释放可使呼吸道平滑肌痉挛、黏膜充血水肿而致气道狭窄,炎症反应则使气道反应性增高。因此,治疗时一方面应用松弛支气管平滑肌的药物,另一方面需应用糖皮质激素及抗过敏药抑制过敏介质释放。

一、肾上腺素受体激动药

该类药物控制哮喘症状较其他药物作用强,其中,非选择性 β 受体激动药异丙肾上腺素、肾上腺素等,因对 β_1 受体和 β_2 受体无选择性,故平喘时心脏不良反应较多见,现已少用。而选择性 β_2 受体激动药,对 β_2 受体有强大的兴奋作用,对 β_1 受体作用弱,常用量较少产生心血管反应,故临床上常把选择性 β_2 受体激动药作为哮喘首选的对症治疗药物。

沙 丁 胺 醇

【作用和临床应用】 沙丁胺醇(salbutamol,舒喘灵,羟甲叔丁肾上腺素)能选择性激动支气管平滑肌 β_2 受体,松弛支气管平滑肌,作用持续时间长。而兴奋心脏的副作用仅为异丙肾上腺素的 1/10。口服 15~30 min 起效,持续 6 h 以上。气雾吸入 1~5 min 起效,持续 4~6 h。

临床用于防治支气管哮喘、喘息性支气管炎和肺气肿病人的支气管痉挛。控制发作多用气雾吸入,预防发作则可口服。

【不良反应】 剂量过大可引起心悸、心动过速、血压波动、肌肉震颤等,故用药前后应监测心率、血压,观察是否出现手指震颤,一旦出现上述症状,应减量或停药;长期应用也可产生耐受性。心功能不全、高血压、甲状腺功能亢进者慎用。

其他常用选择性 β_2 受体激动药见表 26-2。

表 26-2 选择性 β_2 受体激动药作用比较表

药物	作用特点	维持时间 /h	给药途径	临床应用
特布他林	同沙丁胺醇	1.5~5	口服、气雾吸入、皮下注射	控制哮喘急性发作
克仑特罗	比沙丁胺醇强 100 倍	4~6	口服、气雾吸入、栓剂	控制哮喘急性发作
福莫特罗	长效,比沙丁胺醇强 10 倍	>12	口服,气雾吸入	慢性哮喘及慢性阻塞性肺疾病
沙美特罗	长效,比沙丁胺醇强 2~4 倍	>12	口服,气雾吸入	慢性哮喘及慢性阻塞性肺疾病

瘦 肉 精

"瘦肉精"化学名称是羟甲基叔丁肾上腺素,通用名为克仑特罗,是一种平喘的药物。20 世纪 80 年代初,人们意外地发现,将一定量的克仑特罗添加在饲料中,可促进动物肌肉,特别是骨骼肌蛋白质的合成,抑制脂肪的合成和积累,从而使瘦肉率提高。长期使用,很容易在猪体内蓄积,食用了这种猪肉后就可能中毒。患有心脏病、高血压的病人,经常吃此类肉食品,危险性更大。所以,世界卫生组织、美国食品药品监督管理局和我国有关部门都明文规定,禁止在猪饲料中使用瘦肉精。

二、茶碱类

茶碱类是甲基黄嘌呤类衍生物,为常用的支气管扩张药。主要有氨茶碱、胆茶碱、二羟丙茶碱。本类药物作用机制:① 抑制磷酸二酯酶,阻止环磷酸腺苷(cAMP)代谢,提高细胞内 cAMP 的浓度,扩张支气管;② 阻断腺苷受体,拮抗腺苷对支气管的收缩作用;③ 增强儿茶酚胺对支气管的兴奋作用;④ 阻止钙内流,松弛支气管平滑肌。

氨 茶 碱

氨茶碱(aminophylline)为茶碱和乙二胺制成的复盐。水溶性高,吸收快;碱性较强,局部刺激大;安全范围小。

【作用与临床应用】

1. 平喘 本品松弛支气管平滑肌作用较强,平喘疗效确实、可靠,为常用平喘药。用于治疗支气管哮喘和喘息性支气管炎。严重的哮喘发作可静脉给药,对哮喘持续状态常与糖皮质激素合用。

2. 强心利尿 该药可增强心肌收缩力,增加心排出量;并能扩张肾血管,增加肾血流量,提高肾小球滤过率和抑制肾小管对 Na^+、水的重吸收而产生强心利尿作用。临床用于急性心功能不全、心源性哮喘及心性水肿的辅助治疗。

3. 松弛胆道平滑肌 治疗胆绞痛。

【不良反应】

1. 口服可引起恶心、呕吐。宜饭后服用或服用肠溶片。

2. 因有中枢兴奋作用,可致烦躁不安、失眠,可使用镇静催眠药对抗。

3. 静脉注射过快或浓度过高可致头晕、心悸、心律失常、血压骤降、谵妄、惊厥,甚至死亡。

同类药有胆茶碱,主要特点是溶解度大,刺激性小,维持时间长,不良反应少。疗效不及氨茶碱。茶碱缓释剂和控释剂主要优点为长效,可维持 12 h,且血药浓度波动

小,适用于慢性或夜间频发的病例。

三、M受体阻断药

异丙托溴铵

异丙托溴铵(ipratropine)可抑制鸟苷酸环化酶,使环磷酸鸟苷(cGMP)生成减少,使支气管平滑肌松弛。常以气雾吸入给药,用药后痰量和痰液的黏滞性均无明显改变。主要用于:① 缓解慢性阻塞性肺疾病(COPD)引起的支气管痉挛、喘息症状。② 防治哮喘,尤其适用于因用 β 受体激动药产生肌肉震颤、心动过速而不能耐受此类药物的病人。

四、过敏介质阻释剂

色甘酸钠

【作用与临床应用】 色甘酸钠(disodium cromoglycate)是一种抗气道变应性炎症药,其平喘作用机制主要有以下几方面:① 稳定肥大细胞膜,阻止过敏介质释放。② 抗炎作用,抑制巨噬细胞、嗜酸性粒细胞等介导的反应,降低气道的高反应性。③ 抑制迷走神经传导,降低气道内感受器的兴奋性。

预防各型支气管哮喘的发作,对外源性哮喘疗效显著,但对内源性哮喘疗效较差。亦可用于过敏性鼻炎、春季结膜炎、过敏性湿疹;灌肠可改善溃疡性结肠炎和直肠炎症状。

【不良反应】 不良反应少见。粉雾吸入时,少数病人有咽喉干痒、呛咳、口干、胸部紧迫感,甚至诱发哮喘,同时吸入少量异丙肾上腺素可预防。孕妇慎用。

酮替芬

酮替芬(ketotifen)为口服强效过敏介质阻释剂。除有强大的抑制肥大细胞释放过敏介质的作用外,还有强大的 H_1 受体阻断作用和拮抗 5-HT、白三烯的作用。对各型哮喘均有预防作用,尤其是对外源性哮喘和儿童哮喘疗效更佳。不良反应有嗜睡、口干、头晕等,连续用药可逐渐消失。

五、糖皮质激素类药

常用制剂有倍氯米松和布地奈德,具有强大的抗炎、抗过敏、平喘作用,是目前防治支气管哮喘最有效的药物之一。因其全身用药不良反应多,常吸入给药控制哮喘持续状态或其他药物无法控制的哮喘。

倍 氯 米 松

倍氯米松(beclomethasone)为地塞米松衍生物,局部作用比地塞米松强数百倍,疗效可靠,长期应用对肾上腺皮质功能抑制作用轻,是哮喘缓解期治疗的首选药物。用于轻、中度支气管哮喘;也可作为激素依赖性哮喘病人的常规用药;重度哮喘宜合用茶碱类或 β_2 受体激动药增强疗效。不良反应可有声音嘶哑,长期应用可致咽部白念珠菌感染,大剂量可抑制肾上腺皮质功能。用药后应及时漱口。

布 地 奈 德

布地奈德(budesonide,BUD)是不含卤素、具有高效局部抗炎作用的糖皮质激素,是目前国内防治哮喘最常用的抗炎药之一,用于控制和预防哮喘发作。对糖皮质激素依赖性哮喘病人,本品是较理想的替代口服激素的药物。常用于各种类型慢性哮喘缓解期的治疗。全身不良反应比倍氯米松小,主要为咳嗽、声音嘶哑、咽部白念珠菌感染等。

第四节 用药护理

1. 中枢成瘾性镇咳药适用于急性肺梗死,左心衰竭伴有咳嗽或痰液不多而又频繁发作的刺激性干咳,以防剧烈咳嗽导致并发症。但必须慎重使用,尽量限制用药天数和次数。呼吸系统疾病所致的刺激性干咳或阵咳,应选用非成瘾性中枢镇咳药。服用苯丙哌林和苯佐那酯,切勿嚼碎,以免引起口腔麻木。

2. 哮喘病人要避免接触过敏原,如花粉、尘土、大蒜、牛奶、鱼虾等,尤其要避免接触能引起哮喘的药物及食物。要加强锻炼,按时作息,不吸烟、不酗酒,流感流行期避免去公共场所等。

3. 哮喘急性发作时需用 β_2 受体激动药吸入, β_2 受体激动药与异丙托溴铵联合吸入,可发挥协同作用。对中、重度急性发作或 β_2 受体激动药无效者,全身应用糖皮质激素,常可缓解病情。

4. 轻度慢性哮喘应选用短效 β_2 受体激动药间歇吸入。中度慢性哮喘基本治疗是每日吸入小剂量糖皮质激素或色甘酸钠,有症状时加用 β_2 受体激动药,但每日不应超过 4 次,无效时可增加吸入糖皮质激素量,也可加用长效支气管扩张药(包括茶碱类)。严重慢性哮喘在吸入高剂量糖皮质激素和口服长效支气管扩张剂的同时,吸入长效 β_2 受体激动药。

5. 服用沙丁胺醇和氨茶碱缓释片时,应嘱病人整片以水吞服,不可嚼碎或掰开服用,以免影响疗效。喷雾吸入完毕后应立即用温水漱口,预防口干、声音嘶哑、白念珠菌感染。

6. 肾上腺素类平喘药对心脏不良反应较大,冠心病、心肌炎和甲状腺功能亢进病人禁用。氨茶碱安全范围小,静脉滴注过快可致心悸、心律失常、血压骤降,甚至猝死,宜稀释后缓慢滴注(持续 10 min),并密切监测病人的脉搏、血压变化。小儿禁用,高血压、冠状动脉粥样硬化病人慎用。

常用制剂及用法

硫酸沙丁胺醇　片剂或胶囊剂:2 mg。一次 2~4 mg,一日 3~4 次。气雾剂:0.1%。一次吸入 1~2 喷(相当于 0.1~0.2 mg),每 4 h 1 次。

硫酸特布他林　片剂:2.5 mg、5 mg。一次 2.5~5 mg,一日 3 次。注射剂:1 mg/mL。每次 0.25~0.5 mg,皮下注射。气雾剂:50 mg、100 mg。一次 0.25~0.5 mg,一日 3~4 次吸入。

盐酸克仑特罗　片剂:20 μg、40 μg。一次 20~40 μg,一日 3 次。气雾剂:2 μg。一次 20~40 μg,一日 3~4 次吸入。

溴化异丙托溴铵　气雾剂:0.025%。一次 40~80 μg,一日 3~6 次吸入。

氨茶碱　片剂:25 mg、50 mg、100 mg。一次 100~200 mg。注射剂:0.25 g/2 mL、0.5 g/2 mL。一次 0.25~0.5 g,一日 2 次,肌内或静脉注射。静脉注射时以 50% 葡萄糖注射液 20~40 mL 稀释后缓慢静脉注射,持续 10 min。

胆茶碱　片剂:0.1 g。一次 0.1~0.2 g,一日 2~3 次。

色甘酸钠　粉雾剂:20 mg。一次 20 mg,一日 4 次,用特制吸入器吸入。

酮替芬　片剂或胶囊剂:1 mg。一次 1 mg,一日 2 次。

二丙酸倍氯米松　气雾剂:10 mg。一次 1~2 喷,一日 3~4 次,气雾吸入。

布地奈德　气雾剂:10 mg。一次 1~2 喷(一喷相当于 200 μg),一日 2~4 次,气雾吸入。

磷酸可待因　片剂:15 mg、30 mg。一次 15~30 mg,一日 3 次。

枸橼酸喷托维林　片剂或滴丸:25 mg。1 次 25 mg,一日 3~4 次。糖浆剂:0.25 g、100 mL。一次 10 mL,一日 3~4 次。

氢溴酸右美沙芬　片剂:15 mg。一次 15~30 mg,一日 3~4 次。

苯佐那酯　丸剂:25 mg、50 mg。一次 50~100 mg,一日 3 次。

氯哌斯汀　片剂:10 mg。一次 20 mg,一日 3 次。

氯化铵　片剂:0.3 g。一次 0.3~0.6 g,一日 3 次。常配成合剂服用。

乙酰半胱氨酸　粉剂:0.5 g、1 g。临用前配成 10%~20% 的水溶液气雾吸入剂,一次 1~3 mL,一日 2~3 次。急救时以 5% 的溶液气管内滴入,一次 1~2 mL,一日 2~6 次。

盐酸溴己新　片剂:8 mg。一次 8~16 mg,一日 3 次。

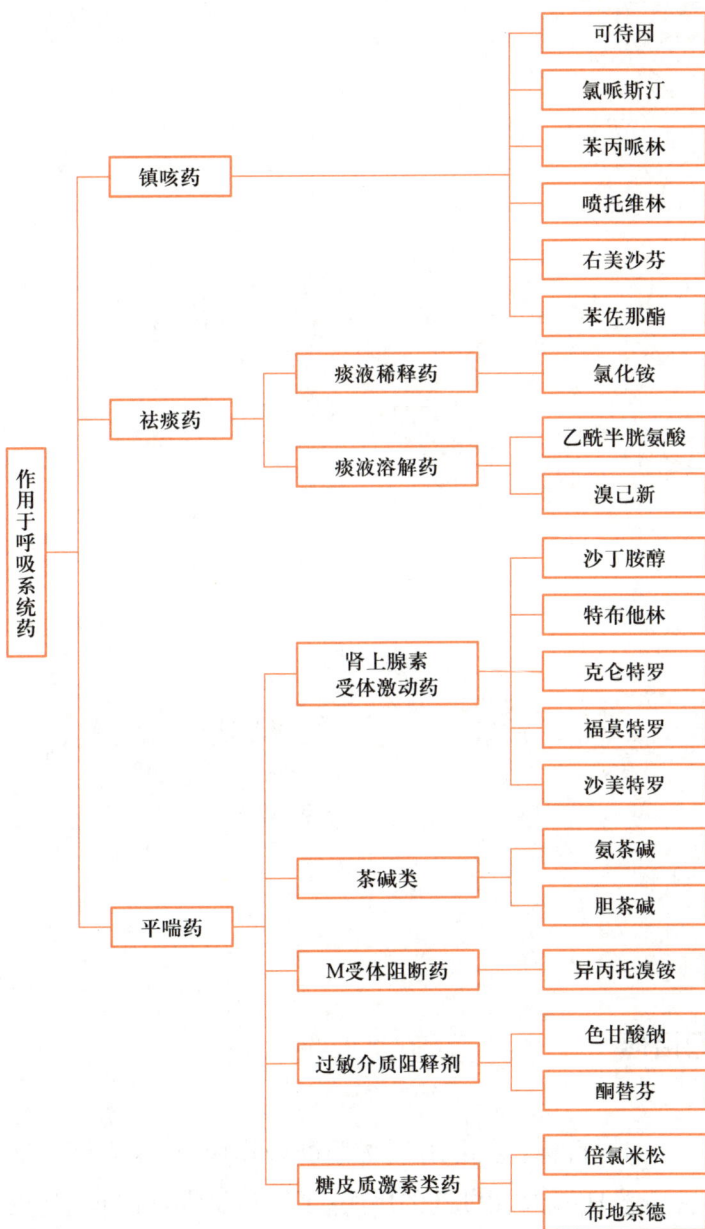

小结

```
                              ┌─ 可待因
                              ├─ 氯哌斯汀
                              ├─ 苯丙哌林
                    ┌─ 镇咳药 ─┼─ 喷托维林
                    │         ├─ 右美沙芬
                    │         └─ 苯佐那酯
                    │
                    │         ┌─ 痰液稀释药 ─ 氯化铵
作用于呼吸系统药 ─────┼─ 祛痰药 ─┤
                    │         └─ 痰液溶解药 ─┬─ 乙酰半胱氨酸
                    │                       └─ 溴己新
                    │
                    │                      ┌─ 沙丁胺醇
                    │                      ├─ 特布他林
                    │         ┌─ 肾上腺素    ├─ 克仑特罗
                    │         │  受体激动药 ─┼─ 福莫特罗
                    │         │              └─ 沙美特罗
                    │         │
                    └─ 平喘药 ─┼─ 茶碱类 ─┬─ 氨茶碱
                              │          └─ 胆茶碱
                              ├─ M受体阻断药 ─ 异丙托溴铵
                              ├─ 过敏介质阻释剂 ─┬─ 色甘酸钠
                              │                 └─ 酮替芬
                              └─ 糖皮质激素类药 ─┬─ 倍氯米松
                                               └─ 布地奈德
```

思考与练习

1. 为什么色甘酸钠仅适用于预防各型哮喘发作？采用哪种方法给药？
2. 氨茶碱为什么既可用于心源性哮喘，也可用于支气管哮喘？

（李 琴）

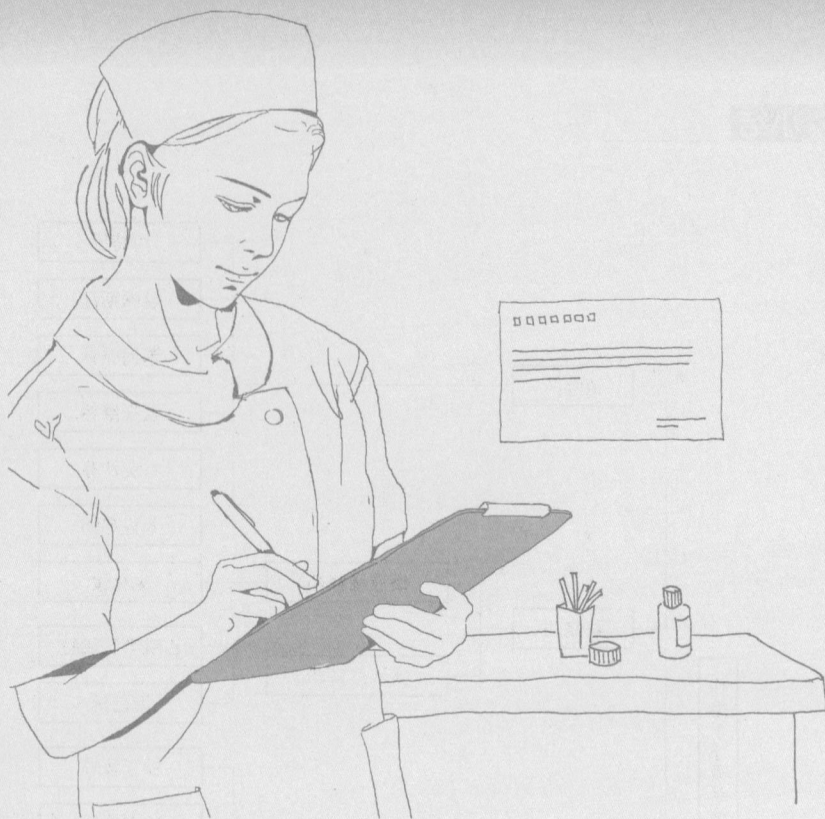

第二十七章　抗变态反应药

学习目标

1. 知识目标:掌握 H_1 受体阻断药作用、临床应用及不良反应;熟悉 H_1 受体阻断药的用法;了解其他药物的作用特点及临床应用。

2. 能力目标:学会观察病人服用抗变态反应药的不良反应并正确进行用药护理;能利用所学知识开展用药咨询服务,并能正确指导病人合理用药。

3. 素质目标:树立安全合理用药的意识,培养严谨细致的职业素养。

病人，女性，17 岁。假期随家人出门旅游 3 日。第 2 日即感觉面部皮肤瘙痒、红肿，逐渐加重。回家后即到医院就诊。

请思考：

请问该病人可能出现什么问题？应该进一步采取何种药物治疗？

组胺（histamine）是自体活性物质之一，在体内由组氨酸脱羧基而成，组织中的组胺是以无活性的结合型存在于肥大细胞和嗜碱性粒细胞的颗粒中，以皮肤、支气管黏膜、肠黏膜和神经系统中含量较多。当机体受到理化刺激或发生过敏反应时，可引起这些细胞脱颗粒，导致组胺释放，与组胺受体结合而产生生物效应。组胺受体分为 H_1、H_2、H_3 三种亚型，组胺激动组胺受体而产生广泛生物效应（表 27-1）。组胺无临床治疗价值，主要用于胃酸分泌缺乏症临床诊断和麻风病辅助诊断。

组胺受体

241

表 27-1　组胺受体分布与效应

受体的类型	分布	效应
H_1	支气管、胃肠道、子宫平滑肌	收缩
	皮肤血管	扩张、毛细血管通透性增加
	心房、房室结	收缩增强、传导减慢
H_2	胃壁细胞	胃酸分泌增加
	血管	扩张、毛细血管通透性增加
	心房、房室结	收缩增强、心率加快
H_3	中枢与外周神经末梢	负反馈性调节组胺合成与释放

组胺受体阻断药是一类能竞争性阻断组胺与其受体结合，产生抗组胺作用的药物。根据药物对组胺受体类型的选择性不同可分为 H_1、H_2、H_3 受体阻断药 3 类。

组胺受体药物分类

第一节　H_1 受体阻断药

H_1 受体阻断药分为第一代和第二代。临床常用的第一代药物有苯海拉明（diphenhydramine）、异丙嗪（promethazine）、赛庚啶（cyproheptadine）、氯苯那敏（chlorphenamine）等，对中枢作用强、阻断受体特异性差，持续时间短，故有明显的镇静和抗胆碱作用；第二代药物有西替利嗪（cetirizine）、阿司咪唑（astemizole）及特非那定（terfenadine）等，具有长效、无嗜睡，并对喷嚏、清涕及鼻痒效果好等特点。

【作用】

1. **阻断 H₁ 受体**　本类药物能竞争性地阻断 H₁ 受体,完全对抗组胺的收缩支气管及胃肠道平滑肌作用,尤其对组胺所致的毛细血管通透性增强引起水肿的抑制作用较强。

2. **中枢抑制**　本类药物多数可透过血脑脊液屏障,产生不同程度的中枢抑制作用,表现为镇静、催眠。此作用可能是由于阻断中枢的组胺受体,从而拮抗脑内源性组胺介导的觉醒反应所致,其中异丙嗪和苯海拉明的作用更加明显。

3. **防晕止吐**　部分 H₁ 受体阻断药具有中枢性抗胆碱作用,产生镇吐、抗晕动效应。常用 H₁ 受体阻断药的作用特点见表 27-2。

表 27-2　常用 H₁ 受体阻断药作用特点比较

	药物	抗组胺	镇静催眠	抗晕动止吐	抗胆碱	作用持续时间 /h
第一代	苯海拉明	++	+++	++	+++	4~6
	异丙嗪	+++	+++	++	+++	6~12
	氯苯那敏	+++	+	-	++	4~6
	曲吡那敏	+++	++	-	-	4~6
第二代	西替利嗪	+++	-	-	-	7~12
	左卡巴斯汀	+++	-	-	-	7
	阿司咪唑	+++	-	-	-	10(d)
	特非那定	+++	-	-	-	12~24
	氯雷他定	+++	-	-	-	24
	依巴斯汀	+++	-	-	-	24

注:+++ 强;++ 中;+ 弱;- 无。

【临床应用】

1. **变态反应性疾病**　对皮肤黏膜的变态反应性疾病。如荨麻疹、过敏性鼻炎、花粉症疗效好,本类药物常作为首选药。对昆虫咬伤所致的皮肤瘙痒和水肿有良好的效果,对血清病、药疹和接触性皮炎也有一定的疗效,还可用于输血、输液引起的过敏反应。但对支气管哮喘几乎无效,对过敏性休克也无效。

2. **晕动症和呕吐**　苯海拉明、异丙嗪对晕船、晕车、妊娠及放射性呕吐均有良好的止吐效果。

3. **其他**　第一代药物可短期用于失眠,适用于睡眠质量不佳病人。其中异丙嗪也可与氯丙嗪、哌替啶组成冬眠合剂,用于人工冬眠;还可与氨茶碱合用治疗支气管哮喘,既可缓解氨茶碱的中枢兴奋作用,同时也对呼吸道炎症有一定的治疗效果。

【不良反应】

1. **中枢神经系统症状**　常见困倦、嗜睡、乏力等中枢抑制反应。用药期间勿驾

驶车船和高空作业,以免发生意外(第二代 H_1 受体阻断药多无中枢抑制作用)。

2. **消化道症状** 多数药物可发生胃肠道反应,引起口干、厌食、腹泻或便秘等。

3. **心律失常** 阿司咪唑和特非那定过量可引起严重的心律失常,应慎重选用。

第二节 钙剂

临床常用的钙剂有葡萄糖酸钙(calcium gluconate)、氯化钙(calcium chloride)和碳酸钙(calcium carbonate)等。

【作用及临床应用】

1. **抗过敏** 钙离子能降低毛细血管壁的通透性,减少渗出,因而缓解过敏反应症状。适用于过敏性疾病,如荨麻疹、血清病、湿疹、血管神经性水肿及渗出性红斑等。

2. **维持神经肌肉的正常兴奋性** 当血钙含量降低时(成人正常为 2.25~2.75 mmol/L),神经肌肉的兴奋性升高,表现为手足抽搐,婴幼儿可见喉痉挛或惊厥,静脉注射钙剂可迅速缓解症状。症状较轻或惊厥控制后可采用口服给药。

3. **促进骨和牙的正常发育** 钙是构成骨骼和牙齿的主要成分,体内缺钙可引起佝偻病或软骨病,及时补充钙盐可防治此类疾病。此外,钙剂也可用于儿童生长发育期、骨质疏松、妊娠及哺乳期妇女钙缺乏的补充治疗。同时,配伍维生素 D 可促进钙的吸收。

4. **拮抗镁离子作用** 钙和镁可以相互竞争同一结合部位而产生对抗作用,静脉注射钙剂能竞争性拮抗镁离子,用于硫酸镁过量中毒时的解救。

5. **其他** 参与血液凝固过程,加强心肌收缩力,对抗氨基糖苷类抗生素引起的神经肌肉阻断作用等。

【不良反应】

1. 钙剂刺激性强,不宜进行皮下或肌内注射,静脉注射须稀释后缓慢注射。

2. 钙剂静脉注射可引起全身发热感,并兴奋心脏引起心律失常,甚至心脏停搏。

第三节 用药护理

1. 针对过敏体质病人应教会其避免或减少接触过敏原的相关知识和方法,过敏反应一旦出现应尽早明确过敏原并尽早使用药物。

2. 使用第一代药物病人应告知其可能出现的不良反应,如头晕、困倦等。在服药期间应避免进行需要注意力集中的工作,以免发生意外。预防晕动病时选用的苯海拉明一般应在乘车船前 15~30 min 用药。

3. 本类药物主要经口服给药并易出现胃肠道反应,故常采用饭后服药。氯苯那敏、苯海拉明可以肌内注射,异丙嗪应深部肌内注射或静脉滴注,为避免刺激性而不

应采用皮下注射。

4. 本类药物不宜与阿托品类、乙醇及其他中枢抑制药(镇静催眠药、镇痛药、抗癫痫药等)合用。

5. 本类药物过量服用可致急性中毒,主要表现为中枢抗胆碱作用,出现心动过速、高热、尿潴留、共济失调和惊厥。一旦出现应立即对症处理。

6. 钙剂能增加强心苷的心脏毒性,故在强心苷治疗期间或停药后一周内禁止静脉注射钙剂。静脉注射钙剂时须稀释后缓慢注射,注射过快可引起心律失常,甚至心室颤动或心搏骤停,同时应避免药液外漏以免引起剧痛或组织坏死(若有外漏可用0.5%普鲁卡因注射液局部封闭)。低血钙引起的轻微抽搐或惊厥可选择口服给药。但忌与四环素类药物同服,以免钙盐与四环素形成络合物而影响钙的吸收。

知识链接

抗过敏药的发展历程

抗过敏药的发展经历了三个时期,各时期的代表性药物如今仍各有用武之地。1950年氯苯那敏(扑尔敏)上市,成为第一代抗过敏药物的代表,至今仍作为多种复方药物的抗过敏成分广泛使用。但这一代药物有明显的镇静、嗜睡作用。1988年,第二代抗过敏药物代表——氯雷他定上市,标志着人类进入清醒抗过敏时代。这一代药物虽然使用广泛,但部分药物可能有心脏毒性,需慎用于心脏病病人(特别是心律不齐者)、肝功能不良者,同时应尽量避免与影响其代谢的药物同服。1996年上市的非索非那定片、2002年上市的左旋西替利嗪,称为第三代抗组胺药物。它们由第二代抗过敏药物改良而成,具备了不会导致心脏毒性、抗过敏效果更强、安全性更高、不导致嗜睡的特点。

常用制剂和用法

组胺 注射剂:1 mg/mL。晨起空腹皮下注射0.25~0.5 mg后化验胃液,如无胃酸分泌,即可诊断为真性胃酸缺乏症。

苯海拉明 片剂:25 mg、50 mg。一次25~50 mg,一日3次。注射剂:20 mg/1 mL。一次20 mg,一日1~2次,肌内注射。

异丙嗪 片剂:12.5 mg、25 mg。一次12.5~25 mg,一日2~3次。注射剂:25 mg/1 mL、50 mg/2 mL。一次25~50 mg,肌内注射。

氯苯那敏 片剂:4 mg。一次4 mg,一日3次。注射剂:10 mg/1 mL,一次5~20 mg,肌内注射。

西替利嗪 片剂:10 mg。一次10 mg,一日1次,或早晚各服5 mg。

赛庚啶 片剂:2 mg。一次2~4 mg,一日3次。

阿司咪唑 片剂:10 mg。一次10 mg,一日1次。

特非那定 片剂:60 mg。一次60 mg,一日2次。

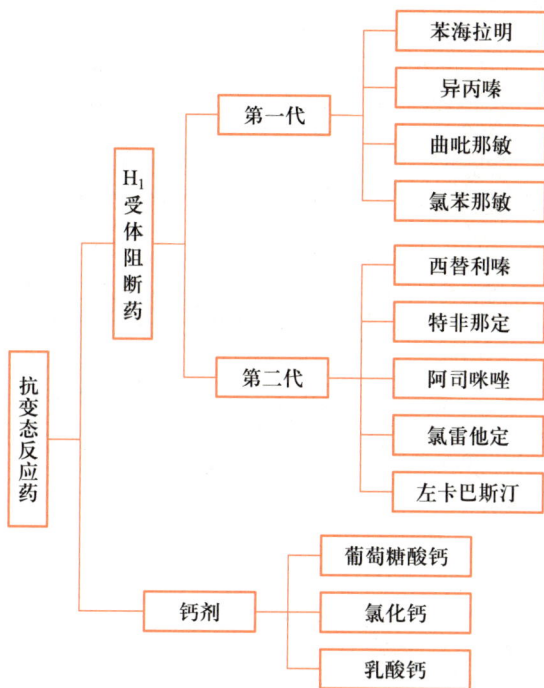

思考与练习

因昆虫咬伤引起的皮肤瘙痒,并因此入睡困难的病人选用哪类药治疗?为什么?

（徐真真）

练一练

第二十七章 抗变态反应药

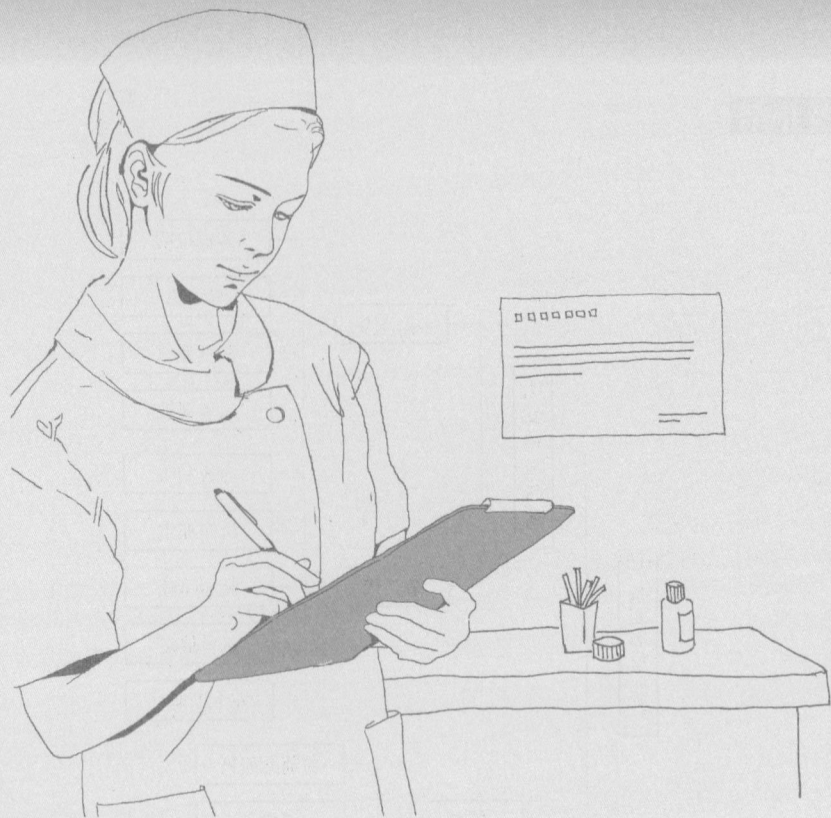

第二十八章 作用于子宫的药

学习目标

1. 知识目标：掌握缩宫素的作用、临床应用及不良反应；熟悉糖缩宫素和麦角新碱的用法；了解其他药物的作用特点及临床应用。

2. 能力目标：学会观察病人服用药物的不良反应并正确进行用药护理；能利用所学知识开展用药咨询服务，并能正确指导病人合理用药。

3. 素质目标：树立安全合理用药的意识，培养科学严谨的工作态度。

产妇,24 岁,孕 1 产 0,妊娠 39^{+6} 周,孕期产前检查正常。因规律腹痛 16 h 而入院。体格检查:血压、心肺正常;宫缩 20~30 s/5~6 min,胎心规律,骨盆内测量正常;血、尿常规等各项检查均正常。诊断:宫内孕第一胎孕 39^{+6} 周临产,左枕前位,潜伏期延长。分析病因为宫缩乏力造成。入院后,行监护未见胎儿异常。2 h 后宫口开大 3 cm,宫缩 30 s/4 min,予人工破膜,羊水清,同时静脉滴注 0.5% 缩宫素,8 滴 /min 开始。将宫缩调至 30 s/(2~3) min,4 h 后宫口开全,20 min 后顺娩一女婴,产后立即予以缩宫素,并予以抗生素预防感染,产后恢复情况良好,4 日后会阴侧切拆线出院。

请思考:

1. 使用缩宫素的依据是什么?

2. 用药过程应如何进行护理与监护?

作用于子宫平滑肌的药物分为子宫平滑肌兴奋药和子宫平滑肌抑制药,子宫平滑肌兴奋药是一类选择性兴奋子宫平滑肌的药物,包括缩宫素、麦角生物碱和前列腺素等;子宫平滑肌抑制药可抑制子宫平滑肌的收缩,包括 β_2 受体激动药、钙拮抗药、硫酸镁、前列腺素合成酶抑制药等。

第一节　子宫兴奋药

子宫平滑肌兴奋药(oxytocics)是一类能选择性兴奋子宫平滑肌,引起子宫收缩的药物。

缩 宫 素

缩宫素(oxytocin)又名催产素,是神经垂体分泌的一种多肽类激素,贮存于神经末梢,在适宜刺激下释放入血,随着血液循环到达靶器官发挥药理作用。临床应用的缩宫素多为人工合成品或从牛、猪的神经垂体中提取分离而得。性质不稳定,易被酸、碱和消化酶破坏,口服无效,多采用静脉注射给药,肌内注射吸收良好,3~5 min 起效,作用维持 20~30 min。

【作用】

1. **兴奋子宫平滑肌**　缩宫素选择性兴奋子宫平滑肌,使子宫收缩力加强,频率加快。其作用强度取决于剂量和子宫的生理状态。作用特点有:① 作用快速、短暂。② 对子宫体兴奋作用强,对子宫颈兴奋作用弱。③ 小剂量(2~5 U)引起子宫(特别是妊娠末期子宫)节律性收缩,有利于胎儿娩出。大剂量(5~10 U)则引起子宫强直性收缩,不利于胎儿娩出,甚至引起胎儿宫内窒息、子宫破裂。④ 作用强度受女性激素的

子宫平滑肌
兴奋药

缩宫素的药
动学特点

第二十八章　作用于子宫的药

影响：雌激素增强子宫对缩宫素的敏感性，而孕激素则降低子宫对缩宫素的敏感性。

2. 促进排乳　缩宫素可使乳腺导管的肌上皮细胞收缩，促进排乳。

3. 其他作用　大剂量缩宫素能松弛血管平滑肌，有短暂的降压作用。此外，尚有轻度抗利尿作用。

【临床应用】

1. 催产、引产　妊娠后期雌激素水平高，孕激素水平下降，对缩宫素的敏感性大大地增强。缩宫素小剂量就能加强子宫节律性收缩，收缩性质与正常分娩相似，有利于胎儿顺利娩出。

2. 产后止血　当胎儿娩出 24 h 内，阴道出血量达到 500 mL 以上者称为产后出血。大剂量缩宫素可对子宫底、子宫颈产生同等强度持续强直性收缩，压迫子宫肌层血管而止血。因其作用时间短，需加用麦角新碱以维持疗效。

3. 其他　缩宫素能收缩乳腺腺泡周围肌上皮细胞，哺乳前 2~3 min 滴鼻可用于催乳。

【不良反应】

1. 部分病人会发生恶心、呕吐等胃肠道反应。

2. 静脉注射过快，可引起血压下降、心率加快。

3. 用量过大，可使子宫呈强直性收缩，导致胎儿窒息或子宫破裂，故催产或引产时应严格控制剂量和滴速。产道异常、胎位不正、头盆不称、前置胎盘和有剖宫产史者禁用。

麦角生物碱类

麦角是寄生在黑麦及其他禾本科植物中的一种麦角菌的干燥菌核。其主要成分是麦角生物碱，包括麦角新碱（ergometrine）、麦角胺（ergotamine）和麦角毒（ergotoxine）。其中，麦角新碱对子宫的作用强，而麦角胺和麦角毒则对血管的作用显著。

【作用及临床应用】

1. 兴奋子宫平滑肌　麦角新碱能选择性兴奋子宫平滑肌。其作用迅速、强大、持久，尤其是临产时及新产后的子宫兴奋作用强。剂量稍大即引起子宫强直性收缩，对子宫颈和子宫体的兴奋作用无差别。临床主要用于治疗产后出血以及产后子宫复旧不全。

2. 收缩血管　麦角胺最强，麦角毒次之。麦角胺能直接收缩脑血管，减少动脉搏动的幅度，从而可用于治疗偏头痛，与咖啡因合用可增强疗效。

【不良反应】

1. 注射麦角新碱可引起恶心、呕吐、出冷汗、面色苍白等反应。静脉注射易发生心悸、胸闷、血压骤升、惊厥，甚至死亡。

2. 大剂量反复应用麦角胺和麦角毒，可损害血管内皮细胞，引起肢端坏死，故用药应注意剂量和时间，以 2~4 日为限。

缩宫素的临床应用

缩宫素的不良反应

麦角生物的临床作用

麦角生物碱的不良反应及注意事项

前列腺素类

前列腺素的种类很多,作为子宫平滑肌兴奋药的主要有地诺前列酮(dinoprostone)和地诺前列素(dinoprost)等。可引起子宫平滑肌兴奋,用于足月或过期妊娠引产或28周前的宫腔内死胎及良性葡萄胎时排除宫腔内容物。不良反应可见恶心、呕吐、腹痛等。少见畏寒、头痛、面部及皮肤发红、低血压、出汗等,也可诱发和加重支气管哮喘。

前列腺素

知识链接

流产、早产、催产、引产、产后出血

流产是指妊娠不足28周、胎儿体重不足1 000 g而终止妊娠。流产分为先兆、难免、不全和完全流产。早产是妊娠于28~37周终止者,此时娩出的新生儿称为早产儿。催产是当子宫口已开全,无禁忌证而出现低张性宫缩无力时,用药物增强子宫收缩力以促进分娩。引产是对过期妊娠或因某种原因必须提前中断妊娠者,用药物诱发子宫收缩,促使胎儿娩出。产后出血是胎儿娩出24 h内阴道出血量超过500 mL者。

第二节 子宫抑制药

子宫抑制药主要用于痛经和防止早产。目前,具有治疗价值的抑制子宫平滑肌的药物主要有 β_2 肾上腺素受体激动药、钙拮抗药、硫酸镁等。

利 托 君

利托君(ritodrine)能选择性兴奋子宫平滑肌 β_2 受体,使子宫收缩强度及收缩频率降低,具有松弛子宫平滑肌的作用。临床主要用于痛经和防治妊娠28~37周的早产。同类药物尚有特布他林、沙丁胺醇、克伦特罗等 β_2 肾上腺素受体激动药,它们除用于平喘外,也可试用于防治早产。利托君口服用药不良反应少,但静脉滴注时可有心悸、血压升高、水肿、高血糖等 β 受体兴奋症状。静脉注射过快还可引起震颤、恶心、呕吐、头痛、红斑以及神经过敏、烦躁等反应。凡妊娠不足20周和分娩进行期或伴有子痫、出血、心脏病者禁用。

子宫平滑肌
松弛药

硫 酸 镁

硫酸镁(magnesium sulfate)的 Mg^{2+} 能直接抑制子宫平滑肌,使子宫收缩强度和收缩频率减弱。可用于治疗早产,尤其适合于禁用 β_2 受体激动药的早产病人和伴有妊娠高血压综合征、子痫的病人。

第三节 用药护理

1. 缩宫素用于催产或引产时,要严格掌握禁忌证,凡产道异常、头盆不称、骨盆狭窄、前置胎盘、胎儿过大、胎位异常、有剖宫产或子宫手术史者以及有 3 次以上妊娠经历的产妇均应禁用。

2. 严格掌握缩宫素的剂量,用药过程中密切监测宫缩和胎心情况,根据子宫收缩情况调整静脉滴注速度,最大滴速 30 滴 /min,避免子宫强直性收缩的发生,以防出现胎儿窒息死亡或子宫破裂。

3. 严格遵守静脉滴注缩宫素的配药方法。先用 5% 的葡萄糖液或 10% 的葡萄糖液 500 mL 静脉滴注,按 8~10 滴 /min 调好滴速,再向输液瓶中加入 2~5 U 催产素,将其摇匀后继续滴入,切忌先将 2~5 U 缩宫素溶于葡萄糖中,直接穿刺行静脉滴注,因初始滴速不易调控,可能在短时间内缩宫素用药过量,出现强直性收缩。

4. 麦角生物碱不能与血管收缩药、升压药同用,以免出现严重高血压,甚至脑血管破裂。

5. 低钙血症可使麦角新碱的效应减弱,应谨慎静脉给予钙盐,以增强宫缩作用。

6. 利托君使用过程中,若出现心率加快或心动过速应及时告知医生调整剂量。

常用制剂和用法

缩宫素 注射剂:5 U/1 mL、10 U/1 mL。子宫出血:一次 5~10 U,肌内注射。催产和引产:一次 2.5~5 U,加入 5% 葡萄糖注射液 500 mL 中静脉滴注,根据宫缩和胎儿情况随时调节,最快每分钟不超过 0.02 U。

麦角新碱 片剂:0.2 mg、0.5 mg。一次 0.2~0.5 mg,一日 2~3 次。注射剂:0.2 mg/1 mL、0.5 mg/1 mL。一次 0.2~0.5 mg,肌内注射;或一次 0.2 mg,加入 5% 葡萄糖注射液 500 mL 中,缓慢静脉滴注。极量:每次 0.5 mg,一日 1 mg。

地诺前列酮 注射剂:2 mg/1 mL,另附一支 1 mg 的碳酸钠溶液及一支 10 mL 的 0.9% 氯化钠注射液:应用前,将地诺前列酮及碳酸钠溶液各 1 支加入 10 mL 0.9% 氯化钠注射液中,摇匀使之成稀释液,供宫腔给药或静脉滴注。静脉滴注时,将上述稀释液加入 5% 葡萄糖注射液 500 mL 中滴注,一般滴速为 15~30 滴 /min。宫腔内或羊膜腔外给药:一次 0.2 mg,2 h 给药 1 次。

米索前列醇 片剂:0.2 mg。抗早孕:在服用米非司酮 36~48 h 后,单次空腹口服 0.6 mg。

麦角胺 片剂:0.5 mg、1 mg。一次 1~2 mg,一日不超过 6 mg。注射剂:0.25 mg/1 mL、0.5 mg/1 mL。一次 0.25~0.5 mg,皮下注射,一日不超过 1 mg。

麦角胺咖啡因 片剂:每片含酒石酸麦角胺 1 mg、咖啡因 100 mg。偏头痛发作时,立即服 0.5~1.5 片,如无效,间隔 1 h 后可重复同剂量,但 24 h 内不得超过 6 片。

利托君　片剂:10 mg。注射剂:50 mg/5 mL。取本品 100 mg 用 5% 葡萄糖注射液 500 mL 稀释为 0.2 mg/mL 的溶液,于 48 h 内静脉滴注完。溶液变色或沉淀则不能再用。静脉滴注结束前 30 min,可以开始口服维持治疗,一次 10 mg,开始 24 h 内每 2 h 10 mg,此后每 4~6 h 10~20 mg,一日总量不超过 120 mg。

小结

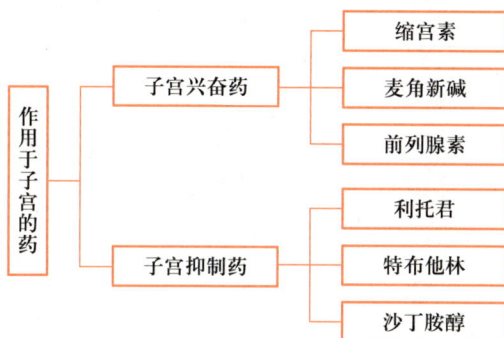

思考与练习

1. 缩宫素和麦角新碱对子宫的作用有何不同?
2. 临产妇应用缩宫素催产时应如何进行用药护理?

（徐真真）

练一练

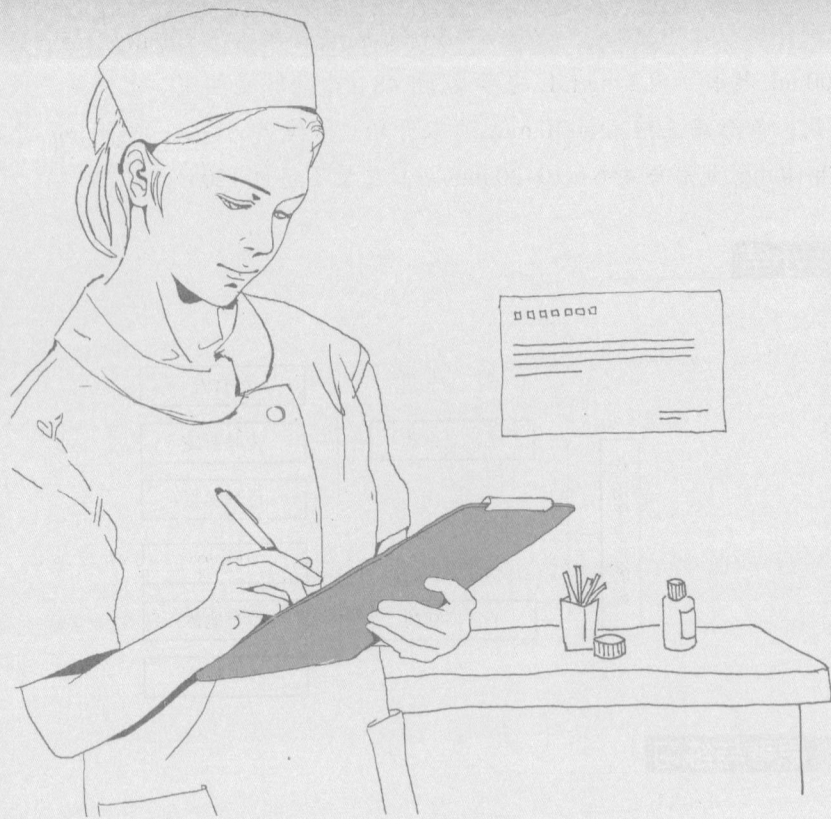

第二十九章 肾上腺皮质激素类药

学习目标

1. 知识目标:掌握糖皮质激素类药的作用、临床应用及不良反应;熟悉糖皮质激素类药物的用法;了解其他药物的作用特点及临床应用。

2. 能力目标:学会观察病人服用糖皮质激素类药物的不良反应并正确进行用药护理;能利用所学知识开展用药咨询服务,并能正确指导病人合理用药。

3. 素质目标:树立安全合理用药和爱伤意识,培养社会责任感。

患儿,男性,6岁。因发热1日,医生给予青霉素、地塞米松静脉滴注治疗。热退,停药。3日后诊断为"麻疹"。

请思考:

1. 分析病人体温降低的原因,与哪种药物作用有关?
2. 糖皮质激素能否用于病毒感染?原因是什么?

肾上腺皮质激素是由肾上腺皮质所分泌激素的总称,根据其生理功能可分为三类:① 盐皮质激素:包括醛固酮和去氧皮质酮等,主要影响水盐代谢,对糖代谢的影响很小。② 糖皮质激素:以氢化可的松和可的松为代表,其分泌受促肾上腺皮质激素(ACTH)的调节,在生理剂量时,对糖、蛋白质和脂肪代谢有明显的影响。③ 性激素:有雌激素、睾酮等。临床上常用的肾上腺皮质激素类药是糖皮质激素类药。

253

第一节　糖皮质激素类药

糖皮质激素类药种类繁多,除氢化可的松、可的松外,还有大量的人工合成品种(表29-1),本类药物在生理剂量时主要影响糖、蛋白质和脂肪等物质的代谢,在应激反应时或超生理剂量时,具有广泛而复杂的药理作用。

表 29-1　常用糖皮质激素类药的分类及作用比较

分类	常用药物	抗炎作用（比值）*	水盐代谢（比值）*	血浆半衰期 /h	生物半衰期 /h	等效剂量 /mg
短效	氢化可的松（hydrocortisone）	1.0	1.0	1.5	8~12	20
	可的松（cortisone）	0.8	0.8	1.5	8~36	25
中效	泼尼松（prednisone）	3.5	0.6	>3.3	8~12	5
	泼尼松龙（prednisolone）	4.0	0.6	>3.3	12~36	5
	曲安西龙（triamcinolone）	5.0	0	>3.3	12~36	4
	甲泼尼松龙（methylprednisolone）	5.0	0.5	5.0	12~36	4
长效	地塞米松（dexamethasone）	30	0	>5.0	36~54	0.75
	倍他米松（betamethasone）	25~35	0	>5.0	36~54	0.6
外用	氟氢可的松（fludrocortisone）	12				
	氟轻松（fluocinolone acetonide）	40				

*以氢化可的松为1计。

按作用持续时间长短可分为短效、中效和长效三类。可的松(cortisone)和氢化可的松(hydrocortisone)属短效类;中效类药物常用的有泼尼松(prednisone,强的松)、泼尼松龙（prednisolone）、甲泼尼松龙（methylprednisolone）、曲安西龙（triamcinolone，去炎松）等；长效类药物有地塞米松（dexamethasone）、倍他米松（betamethasone）等。此外，尚有外用糖皮质激素制剂，如氟氢可的松（fludrocortisone）、氟氢松（fluocinoloneacetonide）等。本类药物脂溶性大，口服、注射均可吸收。本类药物主要在肝中代谢，大部分由尿迅速排出。可的松、泼尼松等必须在肝脏分别转化为氢化可的松和泼尼松龙方可呈现活性，严重肝功能不全者，宜选用氢化可的松、泼尼松龙。

【作用】

1. 对物质代谢的影响

（1）糖代谢：促进糖异生，增加肝糖原和肌糖原的合成，减少外周组织对糖的摄取和利用，血糖升高。

（2）蛋白质代谢：促进多种组织，如胸腺、淋巴组织、肌肉、皮肤和骨组织中的蛋白质分解，减少蛋白质合成，形成负氮平衡。长期使用可导致生长缓慢、肌肉萎缩、皮肤变薄、骨质形成障碍、创伤难愈、胸腺和淋巴组织萎缩等。

（3）脂肪代谢：促进脂肪分解、抑制合成。长期大量应用能增加血中胆固醇水平，并能激活四肢皮下的脂酶，使四肢脂肪组织分解增加，重新分布于面部和躯干，形成"向心性肥胖"。

（4）水盐代谢：较弱的醛固酮样保钠、排钾的作用，大剂量应用产生较明显的水钠潴留、低钾血症。糖皮质激素还可引起低钙血症，可能与药物促进肾脏对钙的排泄，抑制肠道对钙的吸收有关，长期应用可致骨质疏松。

2. 抗炎作用

糖皮质激素对各种原因（物理性，如烧伤、射线；化学性，如酸、碱损害；生物性，如细菌、病毒；免疫性，如过敏反应等）引起的炎症都有强大的对抗作用。在炎症早期，可收缩血管，降低毛细血管通透性，减轻渗出和水肿，抑制白细胞浸润及吞噬反应，从而缓解红、肿、热、痛等局部症状。在炎症后期，可抑制毛细血管和成纤维细胞增生，抑制肉芽组织生长，防止粘连及瘢痕形成。但糖皮质激素在抗炎的同时降低了机体的防御功能，可引起感染扩散和伤口愈合迟缓。

3. 抗毒作用

糖皮质激素可以提高机体对细菌内毒素的耐受力，减轻细胞损伤，缓解毒血症状。可减少内源性致热原的释放和降低下丘脑体温调节中枢对致热原的敏感性，显著改善高热等毒血症症状，有助于机体度过严重感染的危险期。但对细菌内毒素无直接中和与破坏作用，对细菌外毒素也无对抗作用。

4. 抗免疫作用

糖皮质激素对免疫过程的多个环节均有明显的抑制作用，主要表现为抑制巨噬细胞对抗原的吞噬和处理，加速致敏淋巴细胞的解体，减少血中淋巴细胞含量等；小剂量时主要抑制细胞免疫，大剂量可抑制 B 细胞转化为浆细胞，减少抗体产生，抑制体液免疫。糖皮质激素可减少免疫过程中过敏性介质的释放，减轻过敏性症状。

5. 抗休克作用

大剂量的糖皮质激素可用于各种休克，尤其是对感染中毒性休克作用显著。其机制较复杂：① 通过抗炎、抗毒、抗免疫等综合作用，消除休克的诱发因素。② 稳定溶酶体膜，减少心肌抑制因子的形成和释放，增加心排出量。③ 降

低血管对缩血管物质的敏感性,扩张小血管,改善微循环。

6. 其他作用

(1) 对血液和造血系统的作用:可刺激骨髓造血功能,升高红细胞、血红蛋白、血小板、纤维蛋白原等成分的含量,凝血时间缩短;可使中性粒细胞数增多,但功能减弱,淋巴细胞、嗜酸性粒细胞和嗜碱性粒细胞则减少。

(2) 中枢神经系统:兴奋中枢,导致欣快、失眠、激动等反应,可诱发精神病和癫痫,大剂量可诱发儿童惊厥。

(3) 消化系统:促进胃酸、胃蛋白酶的分泌,刺激食欲,促进消化。大剂量或长期应用可诱发或加重消化性溃疡。

【临床应用】

1. **替代治疗** 用于急、慢性肾上腺皮质功能不全症(包括肾上腺危象和艾迪森病)、脑垂体功能减退症及肾上腺次全切除术后。对肾上腺危象用量较大,对艾迪森病轻者单用糖皮质激素,重者需配伍应用去氧皮质酮。

2. **严重感染** 用于中毒性感染或同时伴有休克者,如中毒性菌痢、暴发型流脑、中毒性肺炎、重症伤寒、急性粟粒性肺结核、败血症等,大剂量突击给药,通过提高机体耐受力和发挥抗炎等作用,迅速缓解中毒症状、预防休克的发生、延缓病情进展,为进一步抢救争取时间,有助于病人度过危险期。但由于药物无抗微生物作用,还可降低机体免疫力,故必须配伍足量有效的抗微生物药物。病毒性感染一般不用糖皮质激素,因缺乏理想的抗病毒药物,用后可降低机体的防御能力,反使感染扩散、加剧。特殊危重病毒感染,如非典型性肺炎、病毒性肝炎、乙型脑炎等对机体构成严重威胁时,需用糖皮质激素迅速控制症状,防止或减轻并发症和后遗症的发生。

3. **炎症及炎症后遗症** 主要用于改善重要器官或部位的炎症,如脑膜炎、胸膜炎、腹膜炎、心包炎、关节炎症或损伤、角膜炎、虹膜炎、视网膜炎、烧伤后瘢痕等,合理应用可避免组织粘连及瘢痕形成而引起严重功能障碍,防止或减少后遗症的发生。

4. **过敏性疾病、自身免疫病和器官移植反应**

(1) 过敏性疾病:如荨麻疹、血清病、支气管哮喘等,应用肾上腺素受体激动药和抗组胺药治疗,病情严重或治疗无效时,也可用本类激素做辅助治疗。吸入糖皮质激素防治支气管哮喘效果较好且安全可靠,副作用少。

(2) 自身免疫性疾病:如风湿热、风湿关节炎、类风湿关节炎、系统性红斑狼疮和肾病综合征等,应用糖皮质激素可缓解症状,但不能根治。

(3) 器官移植排斥反应:可防治异体器官移植所致的排斥反应,常需与其他免疫抑制药合用。

5. **休克** 适用于各种休克的治疗。治疗感染性中毒性休克,应同时配伍足量有效的抗菌药物,并掌握"早期、大剂量、短程突击"使用原则;过敏性休克的治疗,与首选药肾上腺素合用;低血容量性休克应先补足液体、电解质或血液;心源性休克必须结合病因治疗。

6. **血液病** 可用于治疗急性淋巴细胞性白血病、再生障碍性贫血、粒细胞减少症、血小板减少症、过敏性紫癜等,可改善症状,但停药后易复发。

7. **其他**　是治疗接触性皮炎、银屑病等的主要药物,宜选用专门的外用品种,如氟氢松等,避免或减少经皮肤黏膜的吸收;对天疱疮及剥脱性皮炎等严重疾病需全身用药。

医源性肾上腺皮质功能亢进制

【不良反应】

1. 长期大剂量应用引起的不良反应

(1) 医源性肾上腺皮质功能亢进综合征:属于长期应用者出现的物质代谢紊乱,主要表现为满月脸、水牛背、向心性肥胖,皮肤变薄、痤疮、多毛、水肿、低钾血症、月经紊乱或闭经等,停药后可自行消退,用药期间注意低盐、低糖、高蛋白、高维生素饮食,适量补钾,并定期监测体重、血糖、尿糖、血钾等指标。

知识链接

库欣综合征

库欣综合征(Cushing syndrome,CS)又称皮质醇增多症,1921 年美国神经外科医生库欣首先报告。本征是由于多种病因引起肾上腺皮质长期分泌过量皮质醇所产生的一组症候群,主要表现为满月脸、多血质外貌、向心性肥胖、痤疮、紫纹、高血压、继发性糖尿病和骨质疏松等。由于长期应用外源性肾上腺糖皮质激素或饮用大量含酒精饮料也可以引起类似库欣综合征的临床表现,且均表现为高皮质醇血症,故将器质性病变引起的称为内源性库欣综合征;药物所致称为外源性、药源性或类库欣综合征。

(2) 诱发或加重感染:长期应用可诱发新的感染或使体内潜在的感染灶扩大或扩散,有耐药菌感染、结核病潜在病灶或病毒性、真菌性隐性感染者,应高度重视。

(3) 诱发或加重消化性溃疡:本药可促进胃酸及胃蛋白酶分泌,抑制胃黏膜修复功能,可诱发或加重胃、十二指肠溃疡,严重者可出现出血、穿孔等。

(4) 诱发或加重高血压和动脉粥样硬化等心血管疾病:本药具有醛固酮样作用,通过水钠潴留升高血容量,并影响脂代谢,升高血清胆固醇含量,长期应用上述作用较为明显。

(5) 诱发或加重骨质疏松、肌肉萎缩、伤口愈合延缓:严重者可发生自发性骨折。本药抑制蛋白质合成,增加钙、磷排泄,抑制生长素分泌造成负氮平衡,使伤口愈合延迟,影响生长发育。

(6) 诱发或加重精神病和癫痫:本药具有中枢兴奋作用,可出现激动、失眠等表现,可诱发或加重有精神病史或癫痫病史病人。

(7) 诱发或加重糖尿病:本药可引起糖代谢紊乱,升高血糖,长期大量应用约50% 病人出现糖耐量受损或糖尿病(类固醇性糖尿病)。

2. 停药反应

(1) 医源性肾上腺皮质功能不全:长期大剂量应用糖皮质激素,由于激素反馈性抑制腺垂体 ACTH 的分泌,可引起肾上腺皮质萎缩。一旦减量过快或突然停药,尤其机体遇到感染、创伤、手术等应激情况时,可出现肾上腺皮质功能不全或危象,表现为恶心、呕吐、食欲不振、肌无力、低血糖、低血压等。故应逐渐减量后停药,或在停药后使用促肾上腺皮质激素(ACTH)7 日左右,减少停药反应,停药一年内如遇应激情况,应及时给予足量的糖皮质激素。

(2) 反跳现象:长期使用糖皮质激素的病人,对激素产生了依赖性或病情尚未完全控制,突然停药或减量太快可导致原有疾病复发或恶化。此时需要增加剂量及时治疗,待缓解后再逐渐减量至停药。

【禁忌证】 活动性肺结核、严重的精神病和癫痫、活动性消化性溃疡、新近胃肠吻合术、骨折、创伤修复期、角膜溃疡、肾上腺皮质功能亢进症、严重高血压、糖尿病、妊娠早期、药物不能控制的病毒性感染如水痘等、真菌性感染的病人禁用糖皮质激素,如病情危急必须应用时,应采取有关防治措施,并尽早停药或减量。哺乳期妇女用药后不宜哺乳。

【药物相互作用】 糖皮质激素类药物相互作用,见表 29-2。

表 29-2 糖皮质激素类药物相互作用

合用的药物	相互作用结果
肝药酶诱导剂,如苯妥英钠、苯巴比妥、利福平	加速糖皮质激素灭活
口服抗凝血药,如双香豆素类增强抗凝血作用	易致出血
口服降血糖药,如磺酰脲类	拮抗降血糖作用
影响血钾的药物,如弱效利尿药、强心苷、两性霉素 B	加重低钾血症
解热镇痛药类,如吲哚美辛、阿司匹林	加重消化道溃疡
性激素药物,如雌激素、口服避孕药	糖皮质激素肝代谢灭活速率减慢
抗胆碱药,如阿托品	加重眼压升高
维生素 A 类	拮抗糖皮质激素抗炎作用

【用法与疗程】 应根据病人具体情况和药物特点制订适当的给药方案。

1. 大剂量冲击疗法　适用于严重感染和各种休克。常选用氢化可的松静脉滴注,首次 200~300 mg,一日量可达 1 g 以上,疗程一般不超过 3 日。

2. 一般剂量长期疗法　适用于过敏性疾病、自身免疫性疾病和血液病的治疗等。一般开始口服泼尼松 10~20 mg,一日 3 次,产生疗效后逐渐减量至最小维持量,持续数月。

3. 小剂量替代疗法　用于腺垂体功能减退、艾迪生病(肾上腺皮质功能不全综合征)及肾上腺皮质次全切除术后等。多采用可的松每日 12.5~25 mg 或氢化可的松每日 10~20 mg 的维持量治疗方案。

4. 隔日疗法　肾上腺皮质激素的分泌具有昼夜节律性,在长程疗法中采用隔日一次给药法,即将一日或两日的总药量在隔日早晨 8 时一次给予。由于此时正值皮质激素正常分泌高峰,对肾上腺皮质分泌功能的负反馈抑制较小,产生不良反应较轻。隔日疗法以用泼尼松、泼尼松龙等中效制剂较好。

第二节　盐皮质激素类药

盐皮质激素包括醛固酮（aldosterone）和去氧皮质酮（desoxycortone），主要生理功能是促进肾远曲小管对 Na^+、Cl^- 的重吸收和 K^+、H^+ 的排出，呈现保钠排钾作用，维持机体正常的水电解质平衡。主要作为替代疗法，治疗慢性肾上腺皮质功能减退症，纠正病人失钠、失水和钾潴留现象，恢复水和电解质的平衡。一般需要每日补充食盐 6~10 g。

第三节　促皮质素及皮质激素抑制药

一、促皮质素

促皮质素（adrenocorticotropic hormone，ACTH）主要是促进肾上腺皮质分泌皮质激素，并维持肾上腺正常的形态和功能。本药口服被消化酶破坏，需注射给药。一般在给药后 2 h，肾上腺皮质开始分泌氢化可的松。临床上主要用于诊断腺垂体－肾上腺皮质功能水平，以及防治因长期使用糖皮质激素类药造成的肾上腺皮质萎缩和功能减退。

二、皮质激素抑制药

皮质激素抑制药可代替外科的肾上腺皮质切除术，临床常用的有米托坦、美替拉酮等。

米　托　坦

米托坦（mitotane），又名双氯苯二氯乙烷，为杀虫剂滴滴涕（DDT）一类化合物。可选择性作用于肾上腺皮质束状带和网状带细胞，使其萎缩、坏死，用药后血、尿中氢化可的松及代谢物迅速减少，但不影响球状带，对醛固酮分泌无影响。临床主要用于无法切除的皮质癌、切除复发癌及皮质癌术后辅助治疗。不良反应可有消化道不适、中枢抑制及运动失调等，减小剂量可消失。若由于严重肾上腺功能不全出现休克或严重创伤时，可给予肾上腺皮质类固醇类药。

美　替　拉　酮

美替拉酮（metyrapone），又名甲吡酮，为 11 β－羟化酶抑制剂，抑制氢化可的松在肾上腺皮质内的合成。临床用于治疗肾上腺皮质肿瘤和垂体肿瘤所引起的氢化可的松或 ACTH 过多症以及皮质癌,亦可用于垂体释放 ACTH 功能试验。不良反应较少,可有眩晕、胃肠道反应,也可引起高血压和低钾性碱中毒。

第四节　用药护理

1. 长期用药要加强健康评估,定期测量血钾、血钙、血糖、血脂等,指导病人注意检查基本指标,如血压、心率、体重,发现异常应及时报告医生,并配合采取纠正措施。

2. 告诉病人在用药期间应按医生所嘱时间及剂量用药,不可随意增减或停服;饮食以低钠、低糖、高蛋白、高维生素、含钾丰富的水果及蔬菜为主。

3. 为减少不良反应,长期用药者可加服维生素 D、钙片,尤其老年人、儿童及更年期妇女,预防骨质疏松;加服抗酸药及保护胃黏膜制剂预防消化性溃疡;局部用药可达到治疗目的则不作为全身用药,可减少全身性不良反应。

4. 糖皮质激素的混悬液制剂不宜在三角肌进行肌内注射,以免肌肉萎缩影响上肢功能。臀部肌内注射应注意交替更换部位。不能在感染的关节腔内注射给药以防局部脓肿,不能皮下注射给药。应用糖皮质激素期间不能做免疫接种。

5. 本类药物可以诱发和加重感染,对于病毒性和真菌性感染,更应高度重视,应缩短用药范围和时间,配伍必要的抗生素,同时加强预防感染的护理措施,注意观察病灶变化,及时提醒病人和医生,避免出现不良后果。

6. 长期用药的病人停药时,应密切观察病情,逐渐减量至完全停药,可辅助使用促肾上腺皮质激素,促进肾上腺皮质功能的恢复,防止出现肾上腺皮质功能减退症。

常用制剂和用法

可的松　片剂:5 mg、10 mg、25 mg。替代疗法,一日 12.5~37.5 mg,分 2 次服;药理治疗,开始一日 75~300 mg,分 3~4 次服,维持量一日 25~50 mg。注射剂:50 mg/2 mL、125 mg/5 mL、250 mg/10 mL。一次 25~125 mg,一日 2~3 次,肌内注射,用前摇匀。

氢化可的松　片剂:10 mg、20 mg。替代疗法,一日 20~30 mg,分 2 次服;药理治疗,开始一日 60~120 mg,分 3~4 次服,维持量一日 20~40 mg。注射剂:10 mg/2 mL、25 mg/5 mL、50 mg/10 mL、100 mg/20 mL。一次 100~200 mg,用 0.9% 氯化钠注射液或 5% 葡萄糖注射液 500 mL 稀释,静脉滴注,一日 1~2 次。软膏剂:0.5%~2.5%。外用。

泼尼松　片剂:1 mg、5 mg。口服,一次 5~15 mg,一日 3~4 次。维持量一日 5~10 mg。

泼尼松龙　片剂:1 mg、5 mg。开始一日 20~40 mg,分 3~4 次服,维持量一日

5~10 mg。注射剂：20 mg/1 mL。一次 10~25 mg 加入 5% 葡萄糖注射液 500 mL 中，静脉滴注。

地塞米松　片剂：0.75 mg。一次 0.75~1.5 mg，一日 2~4 次，维持量一日 0.5~0.75 mg。注射剂：2 mg/1 mL、5 mg/1 mL。一次 5~10 mg，一日 1~2 次，肌内注射或加入 5% 葡萄糖注射液中静脉滴注。

倍他米松　片剂：0.5 mg。开始一日 1.5~2 mg，分 3~4 次服。维持量一日 0.5~1 mg。

曲安西龙　片剂：1 mg、2 mg、4 mg。一次 4 mg，一日 2~4 次；维持量一日 4~8 mg。注射剂：40 mg/2 mL、125 mg/5 mL、200 mg/5 mL。一次 40~80 mg，每 1~4 周 1 次，肌内注射。一次 5~40 mg，关节腔内注射，每 1~7 周 1 次。

曲安奈德　注射剂：10 mg/1 mL、40 mg/1 mL。一次 40~80 mg，肌内注射，1~4 周 1 次。一次 2.5~5 mg，关节腔内注射，一周 2 次。

氟轻松　软膏、洗剂、霜剂：0.01%~0.025%。一日 3~4 次，外用。

去氧皮质酮　注射剂：5 mg/1 mL、10 mg/1 mL。一日 2.5~5 mg，维持量一日 1~2 mg，肌内注射。

促皮质素　注射剂：25 U、50 U。一次 12.5~25 U，一日 2 次，肌内注射；或一次 12.5~25 U，一日 1 次，溶于 5%~10% 葡萄糖注射液 500 mL 中，静脉滴注，于 8 h 内滴完。

美替拉酮　胶囊剂：250 mg。用于库欣综合征的鉴别诊断：一次 750 mg，小儿一次 15 mg/kg，每 4 h 服 1 次，共 6 次。用于库欣综合征的治疗：一次 0.2 g，一日 2 次；可根据病情调整用量到一次 1 g，一日 4 次。

小结

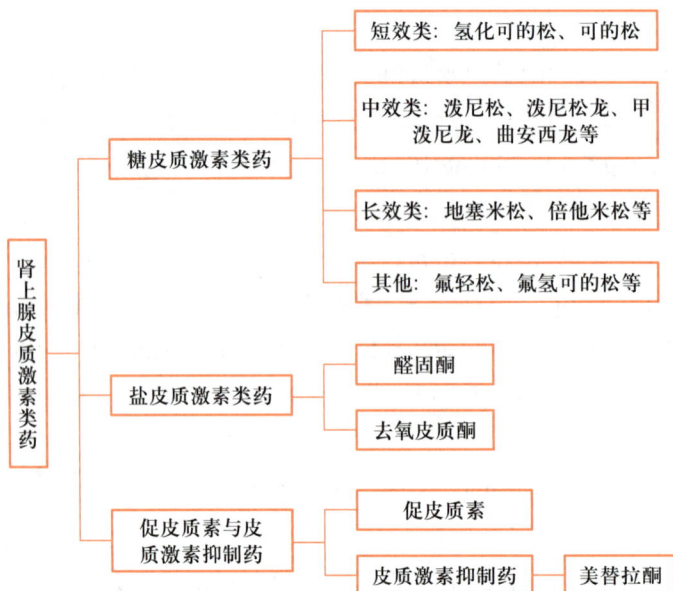

1. 试比较糖皮质激素对糖、蛋白质、脂肪代谢的作用与胰岛素有何不同?

2. 糖皮质激素能降低机体免疫力,为什么可以用于严重感染?

3. 长期应用糖皮质激素突然停药或减量过快的危害是什么?

（徐真真）

练一练

261

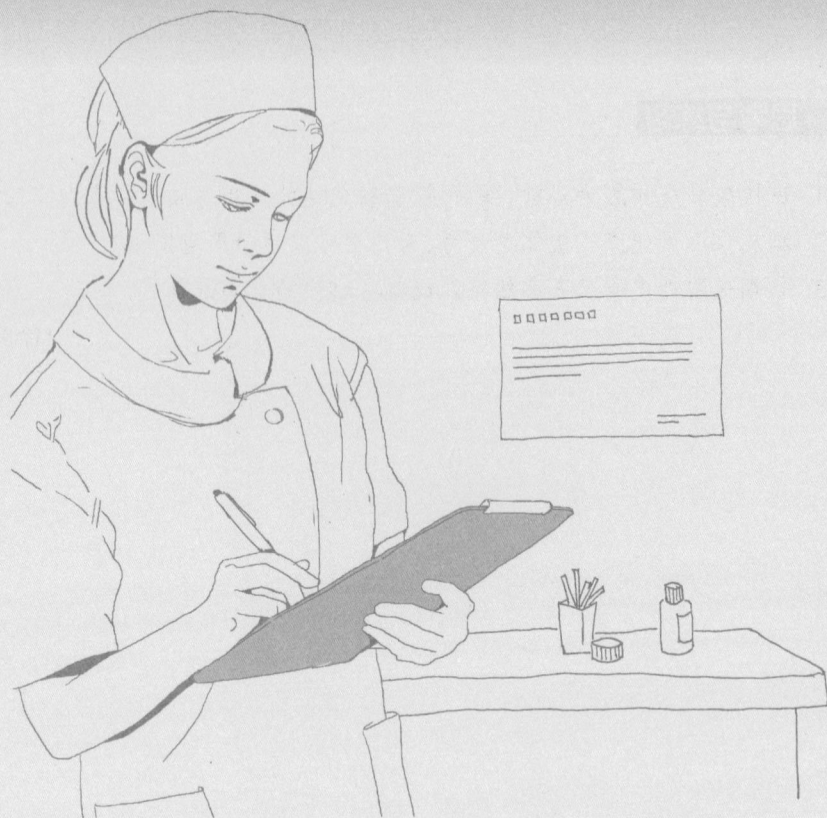

第三十章　甲状腺激素类药与抗甲状腺药

学习目标

1. 知识目标：掌握硫脲类的作用、临床应用及不良反应；熟悉甲状腺素、碘和碘化物的作用、临床应用及不良反应；了解其他抗甲状腺药的作用特点及临床应用。

2. 能力目标：学会观察病人服用药物的疗效及不良反应，能够熟练进行用药护理，并能正确指导病人安全合理用药。

3. 素质目标：树立安全合理使用甲状腺激素类药和抗甲状腺药的意识。

病人，女性，32岁。因"甲状腺功能亢进"服用甲硫氧嘧啶6个月。复诊时检查血常规显示：白细胞计数$3.5 \times 10^9/L$。医生给予腺嘌呤、鲨肝醇口服。

请思考：

1. 甲硫氧嘧啶主要不良反应有哪些？
2. 为什么服用腺嘌呤、鲨肝醇？

甲状腺激素是由甲状腺合成和分泌的，具有维持机体正常代谢、促进生长发育等重要作用。当甲状腺功能低下时，甲状腺激素合成和分泌减少，可引起克汀病和甲状腺功能减退症，需要用甲状腺激素类药治疗；当甲状腺功能亢进时，甲状腺激素合成和分泌增多，可引起甲状腺功能亢进症，需要用抗甲状腺药治疗。

第一节　甲状腺激素类药

甲状腺激素

甲状腺激素是由甲状腺合成和分泌的激素，包括三碘甲状腺原氨酸（triiodothyronine，碘塞罗宁，T_3）和四碘甲状腺原氨酸（thyroxine，T_4）两种。

知识链接

甲状腺激素的合成、贮存、分泌与调节

甲状腺腺泡上皮细胞具有高度的聚碘能力，血液循环中的碘离子（I^-）被甲状腺细胞通过碘泵主动摄取。在过氧化酶的作用下，I^-氧化成活性碘（I^0），I^0与甲状腺球蛋白酪氨酸结合，生成一碘酪氨酸（MIT）和二碘酪氨酸（DIT），又在过氧化酶的作用下，偶联成T_3和T_4。T_3、T_4与甲状腺球蛋白结合以胶质的形式贮存于甲状腺滤泡腔中。

在腺垂体分泌的促甲状腺激素（TSH）作用下，甲状腺球蛋白水解酶将甲状腺球蛋白水解并释放T_3、T_4入血。TSH的释放受下丘脑促甲状腺激素释放激素（TRH）的调节，促进甲状腺细胞增生，促进T_3、T_4合成和释放。当血液中游离T_3、T_4的浓度增高时，又能对下丘脑和垂体产生负反馈调节作用。

【作用】

1. 维持正常生长发育　适量甲状腺激素能促进蛋白质的合成，促进骨骼的生长

发育,对神经系统的发育尤为重要。

2. 促进代谢 甲状腺激素能促进蛋白质、糖、脂肪正常代谢,促进物质氧化,增加耗氧,提高基础代谢率(BMR),使产热量增加。

3. 神经系统作用 提高机体对交感神经递质和肾上腺髓质分泌激素的敏感性,甲状腺功能亢进时可引起皮肤发红、急躁、震颤、心悸等。

4. 心血管系统作用 使心率加快,心肌收缩力增强,心排出量增加,外周血管阻力降低,脉压升高。

【临床应用】

1. 克汀病(呆小症) 对婴幼儿的治疗越早,效果越明显,否则仅能使躯体发育基本正常,智力发育仍较低下。使用时应从小剂量开始,逐渐增加剂量,症状明显改善后改维持量,根据具体情况随时调整剂量。

2. 黏液性水肿 一般服用甲状腺片,从小剂量开始,逐渐增大至足量。对垂体功能低下的病人宜先用糖皮质激素再给予甲状腺激素,以防发生急性肾上腺皮质功能不全。对昏迷病人应立即静脉注射大剂量甲状腺素,待苏醒后改口服。

3. 单纯性甲状腺肿 一般无须治疗,主要是以食用含碘食盐、含碘丰富的食物预防为主。无明显诱因的单纯性甲状腺肿,可采用甲状腺激素治疗,补充内源性甲状腺激素分泌不足,同时抑制 TSH 分泌,可缓解甲状腺组织代偿性增生肥大。

【不良反应】 剂量过大可引起甲状腺功能亢进的临床表现,如心悸、多汗、失眠、手震颤、体重减轻等,重者可出现腹泻、呕吐、发热、心律失常等。对老年人和心脏病病人可致心绞痛和心肌梗死,应立即停药,必要时用 β 受体阻断药治疗。糖尿病、高血压、冠心病、快速型心律失常、肾上腺皮质功能低下、甲状腺功能亢进者禁用;孕妇、哺乳期妇女慎用。

第二节 抗甲状腺药

常用的治疗甲状腺功能亢进的药物有硫脲类、碘及碘化物、放射性碘和 β 受体阻断药。

一、硫脲类

本类药物是最常用的抗甲状腺药,可分为两类:① 硫氧嘧啶类,包括甲硫氧嘧啶(methylthiouracil, MTU)、丙硫氧嘧啶(propylthiouracil, PTU);② 咪唑类,包括甲巯咪唑(thiamazole, MMI, 他巴唑)、卡比马唑(carbimazole, CMZ, 甲亢平)等。

【作用】 本类抗甲状腺药物的作用性质相同,但作用强弱不同,甲巯咪唑效价比丙硫氧嘧啶大 10 倍。卡比马唑在体内转化成甲巯咪唑后才能发挥作用。

1. 抑制甲状腺激素的合成　通过抑制过氧化酶阻止酪氨酸碘化和碘化酪氨酸的偶联,从而抑制 T_3、T_4 的生物合成。对已合成的甲状腺激素无拮抗作用,须待已合成的甲状腺激素耗竭后才显效,一般于用药 2 周后甲状腺功能亢进症状开始减轻,1~3 个月基础代谢率可恢复正常。

2. 抑制外周组织 T_4 转化为 T_3　丙硫氧嘧啶能抑制外周组织 T_4 转化为活性较强的 T_3,能较快控制血清中的 T_3 水平。故可作为重症甲亢和甲状腺危象的首选药物。

3. 抑制甲状腺免疫球蛋白的生成　甲状腺功能亢进发生与自体免疫反应异常有关,降低甲状腺刺激性免疫球蛋白,对甲状腺功能亢进症有一定的病因性治疗作用。

【临床应用】

1. 甲状腺功能亢进的内科治疗　适用于轻症、不宜手术、不宜使用放射性碘治疗者,开始治疗常给大剂量硫脲类药物,经 1~3 个月症状缓解或 T_3、T_4 恢复正常水平时,递减药量(每 2~4 周减量一次),直至维持量,疗程 1~2 年。

2. 甲状腺功能亢进术前准备　术前先服硫脲类药,使甲状腺功能接近正常水平,防止手术病人在麻醉和术后发生甲状腺危象。因用药后血清甲状腺激素浓度降低,反馈性增加 TSH 分泌,进而刺激甲状腺组织代偿性增生、充血及变软,给手术带来一定困难,故应在手术前 2 周加服复方碘溶液。

3. 甲状腺危象的辅助治疗　甲状腺功能亢进病人,因精神刺激、感染、手术、外伤等诱因可使大量甲状腺激素突然释放入血,导致高热、虚脱、心力衰竭、电解质紊乱等现象,称为甲状腺危象。应立即给予 PTU,待症状缓解后改一般治疗剂量;同时应用大剂量碘剂,阻止甲状腺素释放,并采用综合措施消除病因、控制症状。

【不良反应】

1. 过敏反应　常见有皮疹、瘙痒和荨麻疹等轻度过敏反应。多数情况下不需停药,可用抗组胺药控制。如出现皮肤瘙痒、团块状严重皮疹时应立即停药,避免发生剥脱性皮炎。

2. 胃肠道反应　如厌食、恶心、呕吐、腹痛、腹泻等。

3. 粒细胞缺乏症　为严重不良反应,发生率为 0.3%~0.6%,多出现在治疗后 2~3 个月,及时停药可恢复。用药期间应定期查血象,并警惕发热、咽痛、感染等先兆症状。若白细胞总数低于 $3.0 \times 10^9/L$ 或中性粒细胞低于 $1.5 \times 10^9/L$,应立即停药,并给予促进白细胞生成药。

4. 甲状腺肿和甲状腺功能减退症　长期过量应用时发生,但一般多不严重,及时停药后可自愈,必要时可考虑替代治疗。

妊娠期、哺乳期妇女慎用;结节性甲状腺肿合并甲状腺功能亢进、甲状腺癌病人禁用。

二、碘与碘化物

临床常用的药物有碘化钾（potassium iodide）、碘酸钾（potassium iodate）、复方碘溶液（compound iodine solution，卢戈液）。

【作用】 碘及碘化物可因剂量不同而产生不同的作用。

1. **小剂量碘参与甲状腺激素合成** 碘为甲状腺激素合成的必需原料，碘不足可导致甲状腺素合成减少，引起单纯性甲状腺肿，甚至引起甲状腺功能减退。

2. **大剂量碘产生抗甲状腺作用** 主要通过抑制甲状腺球蛋白水解酶而抑制甲状腺激素的释放，其次通过抑制过氧化酶而抑制甲状腺激素的合成，还能拮抗 TSH 的作用。连续大剂量应用 2 周左右，甲状腺腺泡细胞的碘离子浓度增高至一定水平，其摄碘能力下降，抗甲状腺作用消失，病情加重。因此，大剂量碘剂不能单独用于甲状腺功能亢进症的内科治疗。

【临床应用】

1. **防治碘缺乏病** 补充小剂量碘可防治缺碘引起的单纯性甲状腺肿及克汀病。防治碘缺乏病的重点人群是妊娠期和哺乳期妇女。流行地区可采用碘化食盐防治，2011 年国家修改食盐加碘标准为 20~30 mg/kg。疾病早期用复方碘溶液或碘化钾即可，必要时加用甲状腺片以抑制腺体增生。

2. **甲状腺功能亢进术前准备** 在应用硫脲类药物控制的基础上，于术前 2 周加用复方碘口服溶液，能抑制垂体分泌 TSH，使腺体缩小，以纠正硫脲类药物引起的腺体增生、充血，有利于手术进行并减少出血。

3. **甲状腺危象** 大剂量碘可抑制甲状腺激素的释放，迅速控制甲状腺危象。将碘化钠 0.5~1.0 g 加入 5% 葡萄糖盐水溶液中静脉滴注 12~24 h 或服用复方碘溶液，视病情逐渐减量，一般 3~7 日停药。

【不良反应】

1. **过敏反应** 用药后立即或几小时内发生，表现为皮疹、药热、血管神经性水肿等，严重者可因上呼吸道黏膜水肿及喉头水肿而窒息。一般停药后可消退，必要时给予抗过敏治疗。碘过敏者禁用。

2. **慢性碘中毒** 表现为口腔及咽喉部烧灼感、流涎、金属味、齿和齿龈疼痛、胃部不适、剧烈头痛等，也可出现高钾血症。

3. **诱发甲状腺功能紊乱** 长期大量服用碘化物可诱发甲状腺功能亢进。碘能进入乳汁并能通过胎盘，引起新生儿甲状腺肿，严重者可压迫气管而致命，故妊娠期和哺乳期妇女慎用。

三、放射性碘

甲状腺具有很强的摄碘能力，^{131}I 口服后，被甲状腺摄取并高浓度聚集，参与甲状腺激素的合成并贮存于甲状腺中,释放出 β 射线(99%)和 γ 射线(1%)。β 射线辐射损伤仅限于甲状腺实质,很少波及周围其他组织。增生组织对辐射更为敏感。选择适当剂量使滤泡上皮破坏、萎缩、分泌减少,疗效类似手术切除。^{131}I 适用于不宜手术、术后复发及抗甲状腺药治疗无效或过敏的病人,用药 1 个月后见效,3~4 个月后甲状腺功能可恢复正常;也可用于甲状腺功能检查。

不良反应可见甲状腺功能减退症,一旦发生应补充适量甲状腺激素。白细胞低下病人、妊娠期和哺乳期妇女、碘过敏者及严重肝肾功能不全者禁用。

四、β 受体阻断药

甲状腺功能亢进病人伴有交感 – 肾上腺髓质系统过度兴奋的症状,表现为心悸、心律失常、心肌收缩力增强、多汗、震颤等。普萘洛尔等 β 受体阻断药能有效地缓解上述症状,但单独应用作用有限。临床与硫脲类合用于改善甲状腺功能亢进症状,也可作甲状腺功能亢进术前准备和甲状腺危象的辅助治疗。支气管哮喘或喘息性支气管炎病人禁用。

第三节　用药护理

1. 告知病人要遵医嘱、按剂量、按疗程服药,不可漏服、改变剂量或服药间隔时间,特别强调不能因症状消失而自动停药。甲状腺功能亢进病人服药时间最短不能少于 1 年,甲状腺功能减退病人常需终身用药。

2. 应用甲状腺素时,应观察病人有无药物过量引起的毒性反应(心悸、手震颤、怕热多汗、腹泻等甲亢症状);老年人或心脏病病人要注意有无胸痛及心肌梗死症状;若心率超过 100 次 /min,或心律有明显变化时,应及时报告医生给予处理。告诉病人服药期间不可局部涂抹碘酊、牙用碘甘油,不宜应用含碘的药物或食用含碘量高的食物(如海带、紫菜或海藻等)。如需用含碘剂做造影时,需暂停用本品 4~6 周。甲状腺素制剂应注意避光保存。

3. 儿童应用甲状腺素时,应注意观察生长情况,测量身高。因本药可促进身高的增长,导致骨骺过早闭合,造成畸形。

4. 治疗甲状腺功能亢进药物显效较慢,用药期间应注意加强健康评估,密切监测基础代谢率、血压、心率、体重及精神状态,定期查血象和测定甲状腺功能;注意甲状腺的大小、硬度及血管杂音的改变,出院时应做好相应健康教育工作。丙硫氧嘧啶与蛋白结合紧密,通过胎盘和进入乳汁的量较少,妊娠期和哺乳期伴发甲状腺功能亢进时优先选用。

5. 甲状腺激素能降低胰岛素和口服降糖药的效果,联合用药时应注意观察血糖的变化,并注意调整剂量。硫脲类不宜与导致白细胞减少的药物(如保泰松、吲哚美辛、甲苯磺丁脲等)合用,以免诱发或加重对血液系统的不良反应。

6. 注意观察碘制剂的过敏反应,一旦出现,及时报告医生,及时停药。与抗甲状腺药、锂盐合用时可能致甲状腺功能低下和甲状腺肿大。与血管紧张素转换酶抑制剂及保钾利尿剂合用时易致高钾血症,应注意监测血钾水平。

知识链接

^{131}I 治疗的护理

治疗前后 1 个月避免服用含碘的药物和食物;应空腹服用,服药后 2 h 方可进食,服药后 24 h 内避免咳嗽以减少 ^{131}I 的丢失;服药后 2~3 日,饮水 2 000~3 000 mL/d 以增加排尿;服药后第一周避免用手按压甲状腺;服用 ^{131}I 后病人的排泄物、衣服、被褥及用具等需单独存放,待放射作用消失后再做清洁处理。

常用制剂及用法

甲状腺素　片剂:0.1 mg。一日 0.1~0.2 mg。注射剂:1 mg/10 mL。一日 0.3~0.5 mg,静脉滴注。

碘塞罗宁　片剂:20 μg、25 μg、50 μg。服药首日 10~20 μg,以后渐增至一日 80~100 μg,分 2~3 次服。小儿体重在 7 kg 以下者服药首日 2.5 μg,7 kg 以上者一日 5 μg,以后每隔一周一日增加 5 μg,维持量一日 15~20 μg,分 2~3 次服。

丙硫氧嘧啶　片剂:50 mg、100 mg。服药首日 30~60 mg,分 3~4 次服,维持量一日 25~100 mg,分 1~2 次服。

甲巯咪唑　片剂:5 mg、10 mg。服药首日 30~60 mg,分 3 次服,维持量一日 5~10 mg。服药时间最短不能少于 1 年。

卡比马唑　片剂:5 mg。一次 10~20 mg,一日 3 次。维持量一日 5~10 mg。

复方碘溶液(卢戈液)　溶液剂:含碘 5%、碘化钾 10%。单纯性甲状腺肿,一次 0.1~0.5 mL,一日 1 次,2 周为一个疗程,疗程间隔 30~40 日;甲状腺功能亢进术前准备,一次 0.3~0.5 mL,一日 3 次,加水稀释后服用,连服 2 周;甲状腺危象,首次服 2~4 mL,以后每 4 h 服 1~2 mL。

碘化钾　溶液剂:10%。用于单纯性甲状腺肿,一次 0.1 mL,一日 1 次,20 天为一个疗程,连用 2 个疗程,疗程间隔 30~40 日,1~2 个月后,剂量可逐渐增大至一日 0.2~0.25 mL,总疗程 3~6 个月。

放射性碘化钠(^{131}I)溶液　做甲状腺功能试验一次用 2 微居里。治疗甲状腺功能亢进时用 5~15 微居里。

小结

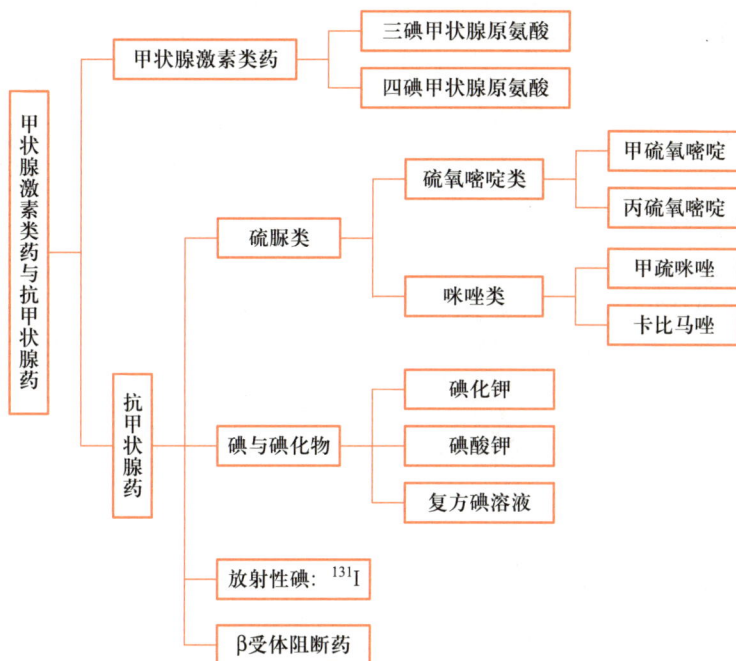

思考与练习

1. 硫脲类、大剂量碘剂抗甲状腺作用机制有何不同？作用特点是什么？

2. 治疗单纯性甲状腺肿可以应用哪些药？如果用碘剂治疗，应该使用大剂量还是小剂量？

3. 甲亢术前准备为什么合用硫脲类和大剂量碘剂？

（范业宏）

练一练

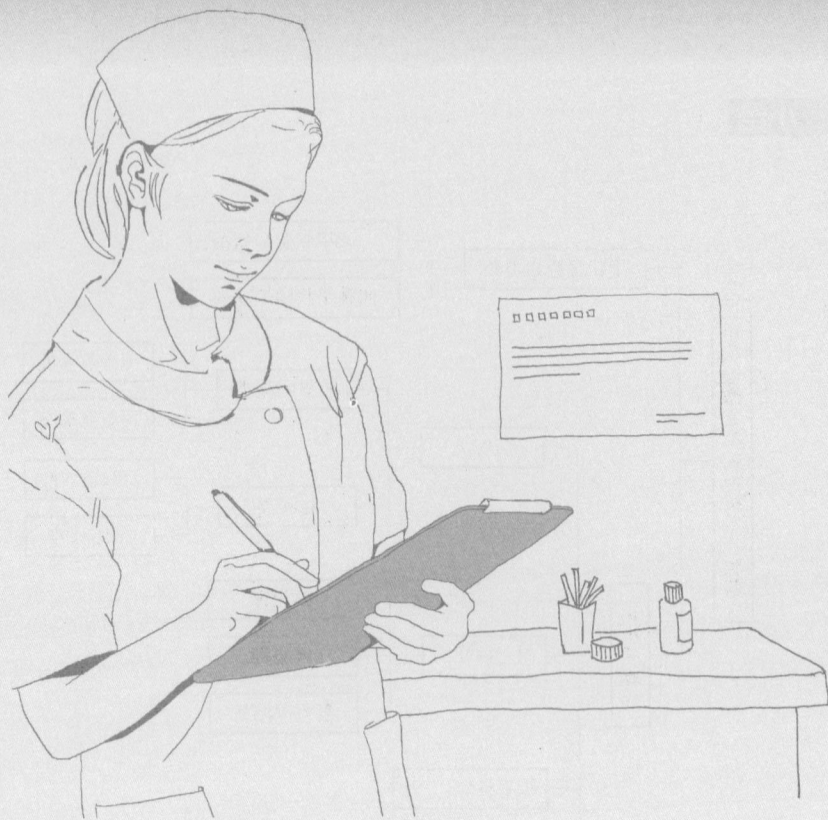

第三十一章　降血糖药

学习目标

1. 知识目标：掌握胰岛素的作用、临床应用、不良反应及用药护理；熟悉磺酰脲类、双胍类口服降糖药的作用、临床应用及不良反应；了解其他口服降糖药的作用特点、临床应用及不良反应。

2. 能力目标：具备观察病人药物的疗效、不良反应及做出正确处理的能力，能够熟练进行用药护理；能充分利用所学的知识进行健康教育，正确指导病人安全合理用药。

3. 素质目标：树立安全合理使用降糖药的意识。

病人,男性,50岁。患糖尿病20余年,长期应用胰岛素治疗。今日中午餐前30 min 皮下注射胰岛素25 U,1 h后开始感觉心慌、头晕、出冷汗、肌肉震颤,立即饮用葡萄糖水,症状缓解。

请思考:

1. 病人心慌、冷汗、肌肉震颤的原因是什么?
2. 胰岛素最常见的不良反应是什么? 如何防治?

糖尿病是一组由遗传和环境因素相互作用而引起的临床综合征。由于胰岛素分泌绝对或相对不足,以及靶组织细胞对其敏感性降低而引起糖、蛋白质、脂肪、水和电解质等一系列的代谢紊乱。糖尿病可分为:① 胰岛素依赖型糖尿病(IDDM,1 型)。② 非胰岛素依赖型糖尿病(NIDDM,2 型)。糖尿病的综合治疗包括饮食控制、运动疗法、血糖监测、药物治疗及健康教育等。常用药物有胰岛素和口服降血糖药两大类。

糖 尿 病

糖尿病是一种常见的内分泌系统疾病,临床以持续性高血糖为主要症状,出现多饮、多食、多尿,体重减轻等表现(俗称"三多一少"),继而引起心脑血管、肾、神经、眼、下肢的一系列病理变化,导致功能缺陷,甚至衰竭(慢性并发症),严重时可发生酮症酸中毒、高渗性昏迷等急性代谢紊乱(急性并发症)。

第一节 胰岛素

胰岛素

胰岛素(insulin)是由胰岛 B 细胞分泌的一种激素。药用胰岛素一般从牛、猪等家畜胰腺中提纯,还可通过 DNA 重组技术利用大肠杆菌或酵母菌人工合成。

本品口服易被消化酶破坏,故需注射给药。皮下注射易吸收,在肝内迅速灭活,维持时间短。为延长作用时间,将胰岛素与碱性蛋白质(珠蛋白、精蛋白)结合,再加入微量锌使其性质稳定,制成多种中效或长效制剂(表31-1)。由于加入胰岛素中的蛋白可增加制剂的抗原性,不可静脉注射。

【作用】 胰岛素对糖、脂肪、蛋白质及钾离子的代谢有着广泛的影响。

1. **糖代谢** 促进葡萄糖进入细胞,促进葡萄糖磷酸化和氧化,增加糖原合成和储存;抑制糖原的分解和糖异生。使血糖来源减少,去路增加,产生降血糖作用。

2. **脂肪代谢** 促进脂肪合成,促进糖转化成为脂肪;抑制脂肪分解,减少游离脂肪酸和酮体的生成。

表 31-1　胰岛素制剂分类及特点

分类	药物	注射途径	起效 /h	高峰 /h	持续 /h	给药时间
速效	普通胰岛素	静脉	立即	0.5	2	急救时
		皮下	0.5~1	2~4	6~8	餐前 0.5 h,3~4 次 / 日
中效	低精蛋白锌胰岛素	皮下	2~4	8~12	18~24	早餐或晚餐前 1 h
	珠蛋白锌胰岛素	皮下	2~4	6~10	12~18	1~2 次 / 日
	慢胰岛素锌混悬液	皮下	2~3	8~12	18~24	1~2 次 / 日
长效	精蛋白锌胰岛素	皮下	4~8	14~20	24~36	早餐或晚餐前 1 h
	特慢胰岛素锌混悬液	皮下	5~7	16~18	30~36	1 次 / 日

3. 蛋白质代谢　增加氨基酸的转运,促进核酸、蛋白质的合成,抑制蛋白质分解,与生长激素有协同作用。

4. 钾离子转运　促进钾离子内流,增加细胞内钾离子浓度,降低血钾浓度。

【临床应用】

1. 治疗糖尿病　对胰岛素缺乏的各型糖尿病均有效,主要适用于:① 1 型糖尿病(胰岛素依赖型糖尿病):胰岛素是唯一有效的治疗药物,且须终生用药。② 2 型糖尿病(非胰岛素依赖型糖尿病):经饮食控制或用口服降血糖药物疗效不满意者。③ 糖尿病急性并发症:如糖尿病酮症酸中毒、高渗性非酮症糖尿病昏迷及乳酸性酸中毒诱发的高血糖症状。④ 糖尿病合并严重感染、消耗性疾病、高热、创伤及手术、妊娠等情况。

2. 纠正细胞内缺钾　临床上将葡萄糖、胰岛素、氯化钾三者合用组成极化液(GIK)可促进 K^+ 内流,纠正细胞内缺钾,并提供能量。可用于防治心肌梗死时的心律失常。胰岛素也可与 ATP、辅酶 A 等组成能量合剂。

【不良反应】

1. 低血糖　最为常见,多为胰岛素用量过大或未按时进食所致。普通胰岛素能迅速降低血糖,此时病人出现饥饿感、出汗、心悸、焦虑、震颤等症状,严重者可出现昏迷、休克、脑损伤,甚至死亡。长效胰岛素降糖作用缓慢,一般不出现上述症状,主要表现为头痛、头晕、精神情绪失常及运动障碍。除严格控制用量外,应教会病人应对低血糖反应的相关知识,轻度反应可饮糖水或吃含糖丰富的食物;严重低血糖引起意识障碍时,应立即静脉注射 50% 葡萄糖 20~40 mL。

2. 过敏反应　一般反应轻微而短暂,表现为皮疹、血管神经性水肿;偶可引起过敏性休克。用抗组胺药和糖皮质激素治疗,或选择其他种属动物的胰岛素、高纯度制剂、人胰岛素。

3. 胰岛素耐受性　可分为急性和慢性两种类型。出现急性耐受性时,需短时间内增加胰岛素剂量达数百乃至数千单位,消除诱因后可恢复常规治疗量。慢性耐受性病人,是指无并发症的糖尿病,每日胰岛素用量在 200 U 以上。

4. 局部反应　多次在一个部位注射可出现红肿、皮下脂肪萎缩或皮下结节。应经常更换注射部位。

【药物相互作用】 胰岛素与口服降糖药、水杨酸类、单胺氧化酶抑制剂、血管紧张素转换酶抑制剂等合用时需适当减少剂量。噻嗪类、甲状腺激素、避孕药等可抑制内源性胰岛素分泌,合用时需适当增加剂量。β受体阻断药可以掩盖胰岛素引起的心率加快等早期低血糖反应。乙醇可加强和延长胰岛素降糖作用,增加其低血糖反应。

第二节 口服降血糖药

常用的口服降糖药主要有促胰岛素分泌药、胰岛素增敏剂、α-葡萄糖苷酶抑制药、胰淀粉样多肽类似物、醛糖还原酶抑制剂等。

一、促胰岛素分泌药

磺酰脲类

本类药物可分为两代,第一代代表药为甲苯磺丁脲(tolbutamide,D860)、氯磺丙脲(chlorpropamide);第二代代表药为格列本脲(glibenclamide,优降糖)、格列吡嗪(glipizide)、格列齐特(gliclazide,达美康)、格列喹酮(gliquidone)等。第二代药物活性高于第一代数十倍,甚至上百倍。口服吸收快而完全,与血浆蛋白结合率高,作用出现慢,维持时间长,多数药物在肝代谢,经肾排泄(表31-2)。

表31-2 磺酰脲类药物比较

药物	达峰时间/h	半衰期/h	维持时间/h	效价强度	消除	每日服药次数
甲苯磺丁脲	2~4	5	6~12	+	肝代谢	2~3
氯磺丙脲	10	32	30~60	+++	肾排泄	1
格列本脲	2~6	10~16	16~24	++++	肝代谢	1~2
格列吡嗪	1~2	3~7	16~24	++++	肝代谢	1~2
格列齐特	2~6	10~12	12~24	++++	肝代谢	1~2
格列喹酮	2~3	1~2	8~24	++++	肝代谢	1~2

【作用及临床应用】

1. 降血糖作用 对正常人和胰岛功能尚存在的糖尿病有效,对1型糖尿病及已切除胰腺者无作用。作用机制为:① 刺激胰岛B细胞分泌胰岛素,使血中胰岛素增多。② 增加靶细胞膜上胰岛素受体的数目与亲和力。③ 减少胰高血糖素的分泌,提高靶细胞对胰岛素的敏感性。主要用于通过饮食和运动控制无效且胰岛功能尚存在的2型糖尿病病人。

2. 抗利尿作用　氯磺丙脲能促进抗利尿激素的分泌,增强抗利尿激素的作用而产生抗利尿作用。可用于治疗尿崩症,与氢氯噻嗪合用可提高疗效。

【不良反应】

1. 消化道反应　常见胃肠不适、恶心、腹痛、腹泻等,多与剂量有关,减少剂量或继续服药可消失。

2. 过敏反应　出现皮疹、粒细胞减少、血小板减少、胆汁淤积性黄疸及肝损害。应定期检查血象和肝功能。

3. 低血糖反应　过量可发生持续性低血糖,老年人及肾功能不全者尤为多见。格列本脲、格列齐特等第二代药物较少引起低血糖。

4. 中枢神经系统反应　大剂量氯磺丙脲可引起精神错乱、嗜睡、眩晕和共济失调等症状。

非磺酰脲类促胰岛素分泌剂

非磺酰脲类促胰岛素分泌剂是新型的治疗 2 型糖尿病的口服降糖药,现用于临床的药物有瑞格列奈(repaglinide)、那格列奈(nateglinide)、米格列奈等。瑞格列奈降血糖作用比磺酰脲类强。餐前服药,刺激内源性胰岛素快速释放,作用快而短,可有效控制餐后高血糖,被称为"餐时血糖调节剂"。在两餐之间,并不刺激胰岛素释放,对控制日平均血糖水平、减少并发症、保护胰岛正常 B 细胞功能有重要的意义。适用于 2 型糖尿病早期餐后高血糖阶段或以餐后高血糖为主的老年病人。与双胍类及 α- 葡萄糖苷酶抑制剂合用有协同作用。常见的不良反应有低血糖和体重增加。

二、胰岛素增敏剂

噻唑烷二酮类化合物

包括罗格列酮(rosiglitazone)、吡格列酮(pioglitazone)、曲格列酮(troglitazone)、环格列酮(ciglitazone)、恩格列酮(englitazone)等。可增强靶细胞对胰岛素的敏感性,提高细胞对葡萄糖的利用而降低血糖。能改善胰岛 B 细胞功能,明显改善胰岛素抵抗及相关代谢紊乱。有抗动脉粥样硬化作用,对 2 型糖尿病合并心血管并发症的病人有明显疗效。

临床主要用于治疗其他降血糖药疗效不佳的 2 型糖尿病,尤其对胰岛素产生抵抗的糖尿病病人。可单用,亦可与磺酰脲类或胰岛素联合应用。主要不良反应为体重增加、水肿等,合用胰岛素时表现更明显。曲格列酮可损伤肝,甚至引起肝功能衰竭,故肝功能不全者慎用,用药期间注意检查肝功能。

双　胍　类

双胍类口服降血糖药包括二甲双胍(metformin)和苯乙双胍(phenformin)。

【作用】 双胍类药物能明显降低糖尿病病人血糖水平,但对正常人血糖无影响。其作用机制是减少葡萄糖经肠道吸收,促进组织摄取葡萄糖,增加肌肉组织中糖的无氧酵解,减少肝内糖异生使肝葡萄糖生成减少,增加胰岛素与受体的结合能力,抑制胰高血糖素的释放,同时还能降低血脂,延缓糖尿病病人并发症的发生。

【临床应用】 主要用于轻、中度 2 型糖尿病,尤其是单用饮食不能控制的伴有肥胖的病人。也可与胰岛素或磺酰脲类合用,治疗对胰岛素耐受的病人。

【不良反应】

1. 胃肠道反应 开始服药阶段可出现食欲减退、恶心、呕吐、腹胀或腹泻等症状,餐中或餐后服药,从小剂量开始可减轻胃肠道不良反应。

2. 乳酸血症 双胍类药物促进无氧糖酵解,产生乳酸,在肝肾功能不全、低血容量休克或心力衰竭等情况下,更易诱发乳酸性酸中毒,可危及生命。苯乙双胍的发生率比二甲双胍高十倍,目前很多国家已停止使用苯乙双胍。

三、α- 葡萄糖苷酶抑制药

目前,用于临床的 α- 葡萄糖苷酶抑制药有阿卡波糖(acarbose,拜糖平)、伏格列波糖(voglibose)和米格列醇(miglitol)等。

本类药物能竞争性抑制小肠葡萄糖苷酶,使淀粉类和蔗糖分解转化为单糖的速度减慢,减少葡萄糖的吸收,从而降低餐后血糖。

临床主要用于空腹血糖正常而餐后血糖升高的病人。既可单用,也可与其他降血糖药合用,对易发生低血糖的病人尤为有益。但须注意要与第一口饭同服才能取得满意的疗效。

主要不良反应为腹胀、排气多。对本类药过敏者、妊娠期、哺乳期妇女及有明显消化吸收障碍的病人禁用。

四、胰淀粉样多肽类似物

醋酸普兰林肽

醋酸普兰林肽(pramlintide acetate)是胰淀粉样多肽的一种合成类似物,是继胰岛素后第二个获得批准用于治疗 1 型糖尿病的药物。本品具有与内源性胰淀粉样多肽相同的生物学功能,还能克服天然胰淀粉样多肽不稳定、易水解、黏度大及易凝集等缺陷。可延缓肠道葡萄糖的吸收,减少胰高血糖素的分泌,减少肝葡萄糖的生成和释放,降低糖尿病病人血糖的波动幅度和频率,有利于改善总体的血糖控制。本品不能替代胰岛素,主要用于 1 型糖尿病和 2 型糖尿病的辅助治疗。主要不良反应为低血糖,尤其是与胰岛素联用于 1 型糖尿病病人时。亦可引起关节痛、头晕、头痛、咳嗽及咽炎等。

五、醛糖还原酶抑制剂

醛糖还原酶抑制剂通过抑制醛糖还原酶(聚醇代谢通路的关键限速酶),有效地改善机体聚醇代谢通路异常,进而预防和延缓糖尿病病人并发症的出现。代表药物依帕司他(epalrestat)可改善病人尾部神经和坐骨神经的传导速率,还可抑制坐骨神经纤维密度的降低,故可有效地预防和改善糖尿病并发的末梢神经障碍(麻木感、疼痛等)、振动感觉异常及心搏异常等症状。

第三节　用药护理

降糖药合理
用药

1. 告知糖尿病病人,通过长期合理的综合治疗可改善生活质量,指导病人以控制饮食为基础,结合合理运动和使用降血糖药物,重点学会自测血糖和注射药物的方法。

2. 必须严格遵医嘱使用胰岛素,并提前告知用药后可能出现的头晕、乏力、出冷汗、饥饿等低血糖症状,告诉病人及其家属出现低血糖反应时的应急措施(如可吃糖果、饼干等,严重者需静脉注射 50% 葡萄糖)。提醒病人自备糖果以防急用。用药期间经常检查血糖、肾功能、视力、眼底视网膜血管、血压、血脂及心电图等。

3. 告诉病人注意注射胰岛素与进餐的时间关系。如进餐时间改变,则必须相应改变注射胰岛素的时间。短效胰岛素餐前 30 min 皮下注射,长效胰岛素餐前 1 h 注射。

4. 正在使用的胰岛素在常温下可保存 28~30 日,应置于避光阴凉处,避免日晒、过冷、过热及剧烈摇晃等。长期保存应在 2~8℃ 条件下冷藏。注意胰岛素制剂类型、有效期,如药液有变色、凝固或出现絮状物者均不能应用。注射部位为腹部、上臂、大腿等,应注意有计划地轮流更换注射部位,以减少组织损伤。

5. 注意观察糖尿病酮症酸中毒的症状及体征,发现口腔出现烂苹果味、呼吸深大等情况及时报告医生。救治酮症酸中毒快速补液的同时应小剂量持续静脉滴注短效胰岛素,每 1~2 h 复查血糖,根据血糖情况调整胰岛素剂量。

6. 口服降血糖药也会出现较明显的低血糖反应,保泰松、水杨酸钠、吲哚美辛、双香豆素等药物与磺酰脲类合用易引起更加严重的低血糖反应,故不宜合用。

7. 磺酰脲类禁用于磺胺类药物过敏病人,且服药期间应戒酒。双胍类因大部分以原形经肾排出,禁用于肾功能不全病人。噻唑烷二酮类化合物对有潜在心力衰竭危险的病人可导致心力衰竭加重。

8. 醋酸普兰林肽不宜用于胰岛素治疗依从性差及自我血糖监测依从性差的病人;不与胰岛素用同一注射器或在同一部位注射,以减少对胰岛素药动学的影响。此药应在 2~8℃ 条件下冷藏,避光保存,不得冷冻。

护理药理学

9. α- 葡萄糖苷酶抑制药与其他降糖药合用时可出现低血糖,因可延缓双糖的消化、吸收,故出现低血糖时不应给予蔗糖,应给予葡萄糖口服或静脉注射。

10. 新型口服降血糖药长期应用后,不良反应会逐渐增多,宜定期检测血常规、血糖、尿糖、尿酮体、尿蛋白、肝肾功能及做眼科检查。要加强用药后的观察,及时报告医生。

常用制剂及用法

胰岛素　注射剂:400 U/10 mL、800 U/10 mL。剂量与给药次数视病情而定,中型糖尿病病人一日每千克体重 5~10 U,重型病人一日每千克体重 40 U 以上,饭前 30 min 皮下注射,一日 3~4 次,必要时可作静脉或肌内注射。

甲苯磺丁脲　片剂:0.5 g。首日一次 1 g,一日 3 次,第 2 日起一次 0.5 g,一日 3 次,餐前服,待尿糖小于一日 5 g 时改用维持量,一次 0.5 g,一日 2 次。

氯磺丙脲　片剂:0.1 g、0.25 g。糖尿病:一次 0.1~0.3 g,一日 1 次,早饭前服。血糖降至正常后,改用维持量,一日 0.1~0.2 g。治疗尿崩症:一日 0.125~0.25 g。

格列本脲　片剂:2.5 mg。开始一日早餐后服 2.5 mg,以后逐渐增量,但不超过一日 15 mg。增至一日 10 mg 时,即应分早晚 2 次服,出现疗效后逐渐减量至一日 2.5~5 mg 维持。

格列吡嗪　片剂:5 mg。一日 2.5~30 mg,先从小量开始,饭前 30 min 服。一日剂量超过 15 mg 时,应分成 2~3 次服。

格列喹酮　胶囊剂:15 mg。开始时一日 15 mg,早餐前 30 min 服,随后可按情况递增一日 15 mg,直至一日 45~60 mg,分 2~3 次服。

格列齐特　片剂:80 mg。一次 80 mg,开始时一日 2 次,连服 2~3 周,然后根据血糖和尿糖调整用量,一日 80~240 mg。

二甲双胍　片剂:0.25 g。一次 0.25~0.5 g,一日 3 次,饭后服。以后根据尿糖或血糖情况调整剂量。

苯乙双胍　片剂:25 mg、50 mg。开始一次 25 mg,一日 3 次,饭前服。以后酌情逐渐加量至一日 50~100 mg。用药 1 周后血糖下降,继续服 3~4 周。

阿卡波糖　片剂:50 mg、100 mg。剂量个体化,一般一次 50~200 mg,一日 3 次,与第一口饭同服。

罗格列酮　片剂:2 mg、4 mg、8 mg。一次 2~4 mg,一日 2 次。

瑞格列奈　片剂:0.5 mg、1 mg、2 mg,开始一次 0.5 mg,逐渐增至一次 4 mg,一日 3 次。

醋酸普兰林肽　注射液:5 mL:3 mg。1 型糖尿病起始剂量为 15 μg,维持量从 15 μg 起增至 30~60 μg,餐前给药。2 型糖尿病起始剂量为 60 μg,维持剂量为 120 μg,餐前给药。

依帕司他　片剂:50 mg。一日 3 次,一次 50 mg,饭前口服。

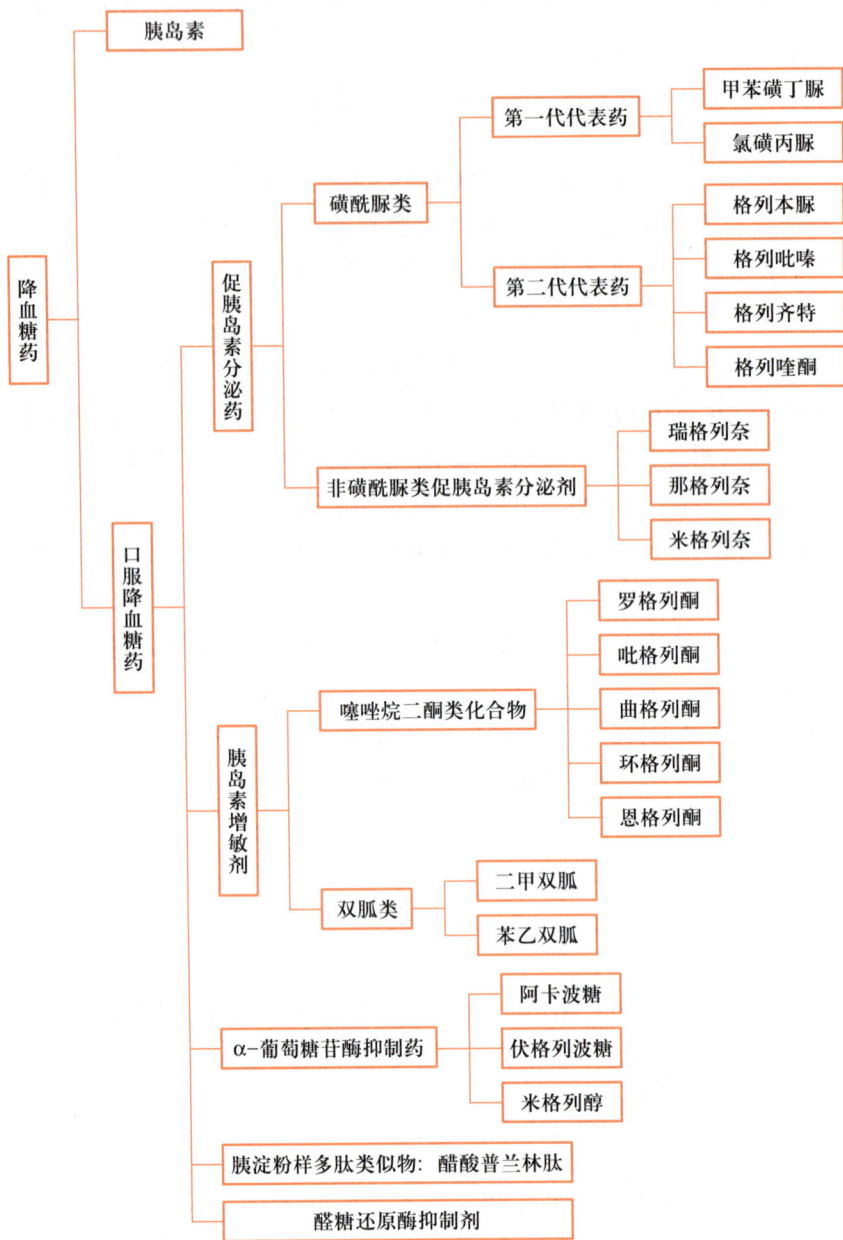

降血糖药
- 胰岛素
- 口服降血糖药
  - 促胰岛素分泌药
    - 磺酰脲类
      - 第一代代表药
        - 甲苯磺丁脲
        - 氯磺丙脲
      - 第二代代表药
        - 格列本脲
        - 格列吡嗪
        - 格列齐特
        - 格列喹酮
    - 非磺酰脲类促胰岛素分泌剂
      - 瑞格列奈
      - 那格列奈
      - 米格列奈
  - 胰岛素增敏剂
    - 噻唑烷二酮类化合物
      - 罗格列酮
      - 吡格列酮
      - 曲格列酮
      - 环格列酮
      - 恩格列酮
    - 双胍类
      - 二甲双胍
      - 苯乙双胍
  - α-葡萄糖苷酶抑制药
    - 阿卡波糖
    - 伏格列波糖
    - 米格列醇
  - 胰淀粉样多肽类似物：醋酸普兰林肽
  - 醛糖还原酶抑制剂

练一练

思考与练习

1. 胰岛素的适应证有哪些？
2. 胰岛素过量最常见的不良反应是什么？如何进行防治？
3. 口服降糖药的种类及代表药物？

（范业宏）

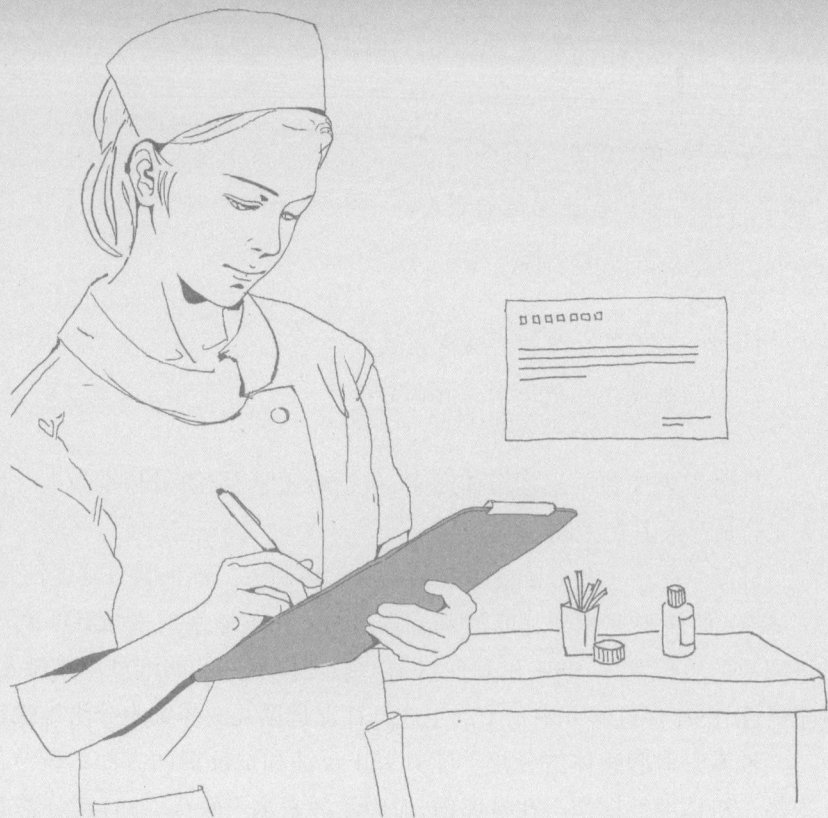

第三十二章　性激素类药与抗生育药

学习目标

1. 知识目标:熟悉雌激素、孕激素、同化激素类、避孕药的作用、临床应用及不良反应;了解其他性激素类药的作用特点、临床应用、不良反应。

2. 能力目标:学会观察病人服用性激素类药与抗生育药的不良反应,并正确进行用药护理;能利用所学知识开展用药咨询服务,并能正确指导病人合理用药。

3. 素质目标:树立安全合理使用性激素类药与抗生育药的意识。

病人,女性,10岁。8岁时,因发现母亲常服用某种药物,误以为母亲服用的是"糖果",于是自己也经常偷偷服用。一年后,开始出现月经,且身体不再长高。病人母亲服用的是抑制排卵避孕药。

请思考:

1. 常用避孕药由哪两种激素组成?

2. 以上症状发生的原因是什么?

性激素为性腺分泌的甾体激素,包括雌激素、孕激素和雄激素。目前,临床多用人工合成品及其衍生物。

性激素的产生和分泌受下丘脑 – 腺垂体调节。下丘脑分泌促性腺激素释放激素(GnRH),促使腺垂体分泌卵泡刺激素(FSH)和黄体生成素(LH)。对于女性,FSH促进卵泡的生长发育;FSH和LH共同作用,促使成熟的卵泡分泌雌激素和孕激素。对于男性,FSH促进睾丸中精子的生成;LH促进睾丸间质细胞分泌雄激素。

性激素对腺垂体的分泌功能具有正反馈和负反馈两方面的调节作用,如何调节取决于机体的性周期。在排卵前,血中雌激素水平较高,可直接分泌LH或通过下丘脑促进腺垂体分泌LH,导致排卵(正反馈);在月经周期的黄体期,由于血中雌激素、孕激素水平较高,从而减少GnRH的分泌,抑制排卵(负反馈)。常用的甾体避孕药就是根据这一负反馈机制而设计的。雄激素也可通过反馈机制抑制促性腺激素的释放。

第一节 雌激素类与抗雌激素类药

一、雌激素类药

卵巢分泌的天然雌激素主要是雌二醇(estradio,E_2),从孕妇尿中提取的雌酮(estrone,E_1)、雌三醇(estrio,E_3)及其他雌激素,多为雌二醇的代谢产物。以雌二醇为母体,人工合成了许多高效衍生物,如炔雌醇(ethinylestradiol,EE)、炔雌醚(quinestrol)、戊酸雌二醇及环戊酸雌二醇等。此外,还合成了具有雌激素样作用的非甾体类化合物,如己烯雌酚(diethylstilbestrol,乙蔗酚)。

【作用】

1. **促进女性性成熟** 促进女性性器官的发育和成熟,维持女性第二性征。

2. **促进子宫内膜增殖** 促使子宫内膜和肌层增殖变厚,雌激素引起的内膜异常增殖可引起子宫出血;在正常月经周期,和孕激素共同调节子宫内膜的周期性变化。雌激素可刺激阴道上皮增生、浅表层细胞角化,并增加子宫平滑肌对缩宫素的敏感性。

3. **促进排卵**　较大剂量(>200 pg/mL)雌激素,在排卵前促进促性腺激素分泌,形成 LH 峰,促进排卵;小剂量雌激素通过负反馈机制减少促性腺激素释放而抑制排卵。

4. **影响乳腺发育和乳汁分泌**　小剂量雌激素能刺激乳腺导管及腺泡的生长发育;大剂量能抑制催乳素对乳腺的刺激作用,减少乳汁分泌。

5. **影响代谢**　雌激素激活肾素-血管紧张素系统,使醛固酮分泌增加,促进肾小管对水、钠的重吸收,故有轻度的水钠潴留作用,使血压升高;能增加骨骼中的钙盐沉积,促进长骨骨骺线闭合;大剂量能升高血清三酰甘油和磷脂,降低血清胆固醇和低密度脂蛋白,可增加高密度脂蛋白;降低糖耐量。

6. **其他**　雌激素可促进血液凝固,还具有抗雄激素作用。

【临床应用】

1. **治疗围绝经期综合征**　雌激素可抑制垂体促性腺激素的分泌,从而减轻绝经期各种症状。老年性骨质疏松症可用雌激素与雄激素合并治疗。此外,老年性阴道炎及女阴干枯症等,局部用药也有效。

2. **治疗卵巢功能不全和闭经**　原发性或继发性卵巢功能低下病人以雌激素替代治疗,可促进外生殖器、子宫及第二性征的发育。与孕激素类合用,可产生人工月经周期。

3. **治疗功能性子宫出血**　可用雌激素促进子宫内膜增生,修复出血创面。也可适当配伍孕激素,以调整月经周期。

4. **治疗乳房胀痛**　部分妇女停止授乳后可发生乳房胀痛,可用大剂量雌激素制剂抑制乳汁分泌,缓解胀痛。

5. **治疗晚期乳腺癌**　绝经 5 年以上的乳腺癌可用雌激素制剂治疗,缓解率达 40% 左右。但绝经期以前的病人禁用,因其可能促进肿瘤的生长。

6. **治疗前列腺癌**　大剂量雌激素类可改善症状,使肿瘤病灶退化。这是其抑制垂体促性腺激素分泌,使睾丸萎缩而抑制雄激素的产生所致。

7. **治疗痤疮**　青春期痤疮是由于雄激素分泌过多所致,故可用雌激素类药抑制雄激素分泌而缓解症状。

8. **避孕**　与孕激素配合,用于避孕,详见本章第二节避孕药。

【不良反应】　常见不良反应有恶心、呕吐、食欲减退及头晕,长期大剂量应用雌激素类药可引起子宫内膜增生及子宫出血,加重和诱发血栓性疾病。因此,脑血管病、冠心病、严重高血压、糖尿病、肝功能不全者慎用。子宫内膜异位或炎症、出血者、子宫肌瘤,有生殖系统肿瘤家族史者禁用。

二、抗雌激素类药

本类药物包括氯米芬(clomiphene)、他莫昔芬(tamoxifen)和雷洛昔芬(raloxifene)

等。可与雌激素受体结合,发挥竞争性拮抗雌激素作用。氯米芬(clomiphene,克罗米芬)有较弱的雌激素活性和中等程度的抗雌激素作用,能和雌激素受体结合而竞争性拮抗雌激素的作用;能促进人的促性腺激素释放,诱发排卵。用于功能性不孕症、功能性子宫出血、月经不调及长期应用避孕药后发生的闭经等。大剂量长期应用可引起卵巢肥大,一般停药后能自行恢复。卵巢囊肿者禁用。

他莫昔芬(tamoxifen)能与乳腺癌细胞的雌激素受体结合,抑制依赖雌激素才能持续生长的肿瘤细胞。用于治疗绝经后晚期乳腺癌病人,疗效较好。

雷洛昔芬(raloxifene)是选择性雌激素受体调节药的第二代产品,用于绝经后妇女的骨质疏松症。

第二节 孕激素类与抗孕激素类药

一、孕激素类药

天然孕激素主要是由黄体分泌的黄体酮(progesterone,孕酮),药用多为人工合成品,有甲羟孕酮(medroxyprogesterone,安宫黄体酮)、甲地孕酮(megestrol)、氯地孕酮(chlormadinone)、己酸孕酮(17-hydroxyprogesterone caproate)、炔诺酮(norethisterone)、双醋炔诺酮(ethynodiol diacetate)、炔诺孕酮(norgestrel,甲炔诺酮)等。

【作用】

1. 月经后期,在雌激素作用的基础上,促使子宫内膜由增生期转变为分泌期,有利于受精卵着床和胚胎发育。

2. 降低子宫平滑肌对缩宫素的敏感性,抑制子宫收缩,有利于安胎。

3. 促进乳腺腺泡的生长发育。

4. 一定剂量的孕激素可抑制黄体生成素的分泌,抑制排卵,产生避孕作用。

【临床应用】

1. 治疗功能性子宫出血　因黄体功能不足而引起的子宫出血,应用孕激素类可使子宫内膜协调一致地转为分泌期,维持正常的月经。

2. 治疗痛经和子宫内膜异位症　通过抑制排卵并减轻子宫痉挛性收缩而止痛,也可使异位的子宫内膜退化。与雌激素制剂合用,疗效更好。

3. 治疗先兆流产与习惯性流产　黄体功能不足可致先兆流产与习惯性流产,孕激素类有安胎作用,可用于先兆流产。对习惯性流产,疗效不确切。

4. 其他　治疗子宫内膜腺癌、前列腺增生或前列腺癌。

【不良反应】　较少,偶见头晕、恶心及乳房胀痛等。长期应用可引起子宫内膜萎缩,月经量减少,并易诱发阴道真菌感染。大剂量可致胎儿生殖器畸形,肝功能障碍。肝功能不全、动脉疾患高危者禁用。

二、抗孕激素类药

抗孕激素类药物可干扰孕酮的合成和影响孕酮的代谢,本类药物有米非司酮(mifepristone)、孕三烯酮(gestrinone)、环氧司坦(epostane)、曲洛司坦(trilostane)和阿扎斯丁(azastene)。

米非司酮(mifepristone)是孕激素受体阻断剂,同时具有抗孕激素和抗皮质激素活性,还具有较弱的雄激素活性。由于米非司酮可对抗黄体酮对子宫内膜的作用,具有抗着床作用,可作为房事后避孕的有效措施。米非司酮具有抗早孕作用,用于终止早期妊娠,可引起子宫出血延长,但一般无须特殊处理。

第三节 雄激素类与抗雄激素类药

一、雄激素类药

天然雄激素为睾酮(testosterone,睾丸酮),临床多用人工合成的睾酮衍生物,如甲睾酮(methyltestosterone)、丙酸睾酮(testosterone propionate)及苯乙酸睾酮(testosterone phenylacetate)等。睾酮不仅有雄激素活性,还有促进蛋白质合成作用(同化作用)。某些人工合成的睾酮衍生物雄激素活性明显减弱,其同化作用保留或增强,这些药物称为同化激素,如苯丙酸诺龙(nandrolone phenylpropionate)、美雄酮(metandienone)和司坦唑醇(stanozolol)等。

【作用】

1. 生殖系统 睾酮可促进男性生殖器官的发育和成熟,形成并维持男性第二性征,促进精子的生成与成熟。大剂量睾酮可负反馈抑制腺垂体分泌促性腺激素,对于女性可减少卵巢雌激素的分泌,并有直接抗雌激素的作用。

2. 同化作用 睾酮能明显促进蛋白质的合成(同化作用),减少蛋白质的分解(异化作用),从而形成正氮平衡,促进肌肉的增长,体重的增加,减少尿氮的排泄,同时可引起水、钠、钙、磷的潴留。

3. 增强骨髓造血功能 骨髓造血功能低下时,大剂量睾酮可促进肾脏分泌促红细胞生成素,也可直接刺激骨髓细胞的造血功能,使红细胞的生成增加。

4. 免疫增强作用 睾酮可促进免疫球蛋白的合成,增强机体免疫功能和巨噬细胞的吞噬功能,具有一定的抗感染能力,还具有糖皮质激素样抗炎作用。

5. 其他作用 睾酮可通过激活雄激素受体和偶联 K^+ 通道,对心血管系统进行良好的调节,主要表现为影响脂质代谢,降低胆固醇;调节凝血和纤溶的过程;使血管平滑肌细胞舒张,血管张力降低等。另外,还可抑制高胰岛素血症、高血糖和代谢综合征的发生。

【临床应用】

1. **替代疗法** 对无睾症(先天或后天两侧睾丸缺如)或类无睾症(睾丸功能不足)的病人、男性性功能低下的病人,可用睾酮做替代疗法。

2. **晚期乳腺癌** 雄激素能够缓解部分病人的病情。这可能与雄激素对抗雌激素的活性以及抑制腺垂体分泌促性腺激素的作用有关。另外,雄激素还可对抗催乳素对癌组织的刺激作用。其治疗效果与癌细胞中雌激素受体的含量成正相关。

3. **围绝经期综合征与功能性子宫出血** 对抗雌激素的作用,使子宫平滑肌收缩、子宫血管收缩,并逐渐使子宫内膜萎缩而止血。围绝经期病人更为适用。对于严重出血的病人,可注射己烯雌酚、黄体酮和丙酸睾酮三种药的混合物,可以达到止血的目的,停药时应逐渐减少药量,停药后易发生撤退性的出血。

4. **贫血** 丙酸睾酮或甲睾酮可以改善骨髓的造血功能,故可被用于再生障碍性贫血以及其他贫血性疾病。

5. **虚弱** 由于雄激素的同化作用,各种消耗性疾病、骨质疏松、生长延缓、长期卧床、损伤、放疗等可用小剂量的雄激素进行治疗,可使病人食欲增加,加快病人体质恢复。

6. **预防良性前列腺增生** 雄激素可降低前列腺内双氢睾酮的水平,预防良性前列腺增生,但治疗效果不显著。

【不良反应】 雄激素长期用于女性病人,可引起多毛、痤疮、声音变粗、闭经等男性化现象,应停止用药。也可引起黄疸、水钠潴留等。

孕妇及前列腺炎、前列腺癌病人禁用。肾炎、肾病综合征、肝功能不全、高血压及心力衰竭的病人应慎用。本类药是体育运动违禁药品。

知识链接

同 化 激 素

同化激素(anabolic steroid)是由天然来源的雄性激素经化学结构改造,降低雄激素活性,提高蛋白同化活性而得到的半合成激素类药物。其特点是蛋白质同化作用强,男性化作用较弱。常用药物有苯丙酸诺龙(nandrolone phenylpropionate,南诺龙)、美雄酮(metandienone,去氢甲睾酮)和司坦唑醇(stanozolol,康力龙)等。

主要用于蛋白质同化或吸收不足,以及蛋白质分解亢进或损失过多等情况;如严重烧伤、手术后慢性消耗性疾病、老年骨质疏松和肿瘤恶病质等病人。服用时应同时增加食物中的蛋白质成分。是体育竞赛的一类违禁药。

长期应用可引起水钠潴留及女性轻微男性化现象。有时引起肝内毛细胆管胆汁淤积而发生黄疸。肾炎、心力衰竭和肝功能不全者慎用,孕妇及前列腺癌病人禁用。

二、抗雄激素类药

能对抗雄激素生理效应的药物称为抗雄激素类药,包括雄激素合成抑制剂、5-α还原酶抑制剂和雄激素受体阻断药。

环丙孕酮(cyproterone)具有较强的孕激素类作用,可反馈抑制下丘脑-垂体系统,降低血浆中的 LH、FSH 水平,从而降低睾酮的分泌水平。另外,环丙孕酮还可阻断雄激素受体,从而抑制内源性雄激素的药理作用,还可阻断雄激素受体,产生抗内源性雄激素的作用,用于抑制严重男性功能亢进。在前列腺癌治疗中,当其他药物无效或病人无法耐受时,可服用环丙孕酮治疗。与雌激素合用治疗女性严重痤疮和特发性多毛。服用由环丙孕酮 2 mg 与炔雌醇 35 μg 组成的复方避孕片,不仅避孕效果良好,并且同时可使服药妇女的 HDL 胆固醇的水平增加。因本药抑制性功能和性发育,故禁用于未成年人。因其可影响血象、肝功能、糖代谢和肾上腺皮质的功能,故用药期间需严密观察。

第四节　促性腺激素类药

促性腺激素类药物多从孕妇、绝经期妇女尿液中提取,具有促进卵泡生成、成熟和排卵作用,同时也能促进和维持黄体的功能。常用药物有绒促性素(chorionic gonadotropin,CG)、尿促性素(humn menopausal gonadotropin,hMG)和尿促卵泡素(urofollitropin)等。用于不孕症、功能性子宫出血、流产、隐睾症和男性性腺功能减退症等。

戈那瑞林(gnadorelin)对于女性可促进雌激素的分泌,有助于卵泡发育成熟;对于男性可促进雄激素的分泌,有助于精子的产生。主要作为促排卵药,治疗下丘脑性闭经所致不育、原发性卵巢功能不足,也可用于男性性器官发育不全、小儿隐睾症等。

第五节　抗生育药

抗生育药是指阻碍受孕、防止妊娠或能终止妊娠的一类药物,包括避孕药和抗早孕药。现有的避孕药大多为女性用药,男性用药较少。

一、主要抑制排卵的避孕药

本类药物多为由不同类型的雌激素和孕激素配伍组成的复方,为目前最常用的口服避孕药。主要通过抑制排卵而发挥避孕效果。如能正确地服药,避孕率可达99%以上(表32-1)。

表 32-1　主要抑制排卵的避孕药

制剂名称	孕激素	雌激素
短效口服避孕药		
复方炔诺酮片(口服避孕药片Ⅰ号)	炔诺酮 0.625 mg	炔雌醇 35 μg
复方甲地孕酮片(口服避孕药片Ⅱ号)	甲地孕酮 1 mg	炔雌醇 35 μg
复方炔诺孕酮甲片	炔诺孕酮 0.3 mg	炔雌醇 30 μg
长效口服避孕药		
复方炔诺孕酮乙片(长效避孕药)	炔诺孕酮 12 mg	炔雌醚 3 mg
复方氯地孕酮片	氯地孕酮 12 mg	炔雌醚 3 mg
复方次甲氯地孕酮片	次甲氯地孕酮 12 mg	炔雌醚 3 mg
长效注射避孕药		
复方己酸孕酮注射液(避孕针1号)	己酸孕酮 250 mg	戊酸雌二醇 5 mg
复方甲地孕酮注射液	甲地孕酮 25 mg	雌二醇 3.5 mg

可有头晕、恶心及乳房胀痛等类早孕反应,坚持用药2~3个月后减轻或消失;少数用药者发生子宫不规则出血时,可加服炔雌醇;如连续闭经2个月,应予停药。可诱发血栓性静脉炎、肺栓塞或脑血管栓塞等疾病,应予注意。偶有血压升高,哺乳期妇女用药可使乳汁减少。肝功能不全、血栓栓塞性疾病、子宫肌瘤及宫颈癌病人禁用;充血性心力衰竭及有其他水肿倾向者慎用;哺乳期及45岁以上妇女不宜应用。

二、主要阻碍受精的避孕药

本类药物为单一孕激素避孕药,如炔诺酮、炔诺孕酮、甲羟孕酮、左炔诺孕酮等。小剂量孕激素口服后,能抑制宫颈黏液的分泌,使黏液量减少但黏稠度增加,不利于精子穿透,达到阻碍受精的效果。单一孕激素避孕药避孕效果较雌激素和孕激素的复方制剂差,且不规则出血的发生率较高,现已少用。

三、主要干扰孕卵着床的避孕药

本类药物可使子宫内膜发生各种形态和功能变化,干扰孕卵着床而达到避孕目的。其优点是避孕效果不受月经周期的限制,故适用于探亲时使用,又称探亲避孕药(表32-2)。

表 32-2　主要干扰孕卵着床的避孕药

制剂名称	别名	用法
复方炔失碳酯片	53 号探亲避孕片	同居当晚服 1 片,次晨加服 1 片,以后每晚 1 片
炔诺酮片	探亲避孕片	同居当晚服 1 片,以后每晚 1 片
甲地孕酮片	探亲避孕片 1 号	同居当日中午服 1 片,晚上加服 1 片,以后每晚 1 片

不良反应有恶心、呕吐、乏力等。停药后有时可发生阴道出血,一般不需处理。宜按规定要求服用,探亲时间短者也应服满 10~12 片,一年内最多服 2 个周期,以免影响肝功能。

四、主要影响精子的避孕药

棉　酚

棉酚(gossypol)是从棉花的根、茎和种子中提取的一种黄色酚类物质,能抑制精子生成及活动,使精子数量减少,甚至无精子,因而失去生育能力。由于其可引起精子生成障碍,故限制其作为常规避孕药应用。

第六节　用药护理

1. 雌激素类药物应在医生指导下从小剂量开始使用。用药后注意观察有无水肿、黄疸、阴道不规则出血,一旦出现,要及时报告医生;用药期间应定期检查血压、肝功能。对大量或长期使用雌激素者,停药需缓慢,逐渐减量,不可骤停。停药 48~72 h 内,可出现撤药性出血,应注意护理。肝功能不全、孕妇、乳腺或女性生殖系统癌症病人禁用。乳腺增生及子宫肌瘤者慎用。不得涂于乳房、外阴及黏膜部位。卡马西平、苯巴比妥、苯妥英钠、利福平等与雌激素合用,可减弱后者的作用。

2. 应用孕激素类药物期间,应避免紫外线或长时间日光照射;用药后注意观察有无出血、褐斑及血栓形成、巩膜发黄及眼病早期症状、水肿等,发现情况应及时报告医生;糖尿病病人使用孕酮期间应监测尿糖,长期用药者须定期检查肝功能。

3. 应用雄激素类药物期间,宜摄入高热量、高蛋白质、高维生素、富含矿物质及其他营养成分的饮食;长期用药,女性病人出现持久性男性化现象、男性病人阴茎异常勃起及黄疸或肝功能障碍时,应停药。

4. 应用绒毛膜促性腺激素期间,应注意随访,用于诱导排卵时,用药前应做 B 超检查卵泡的数量和大小。雌激素浓度开始上升后,应每日复查,直到停药后 2 周,以减少卵巢过度刺激综合征发生。本品溶液很不稳定且不耐热,配成后 4 日内用完。

注射前需做过敏试验。生殖系统有炎症疾病、激素性活动性腺癌、无性腺的病人禁用。不宜长期应用，以免产生抗体和抑制垂体功能。

5. 主要抑制排卵的避孕药，服药期限以 3~5 年为宜，停药观察数月，体检正常可再服用。用药过程中如发现乳房肿块，应立即停药就诊。干扰孕卵着床药、抗早孕药，通常在没有采取避孕手段等情况下作为紧急避孕药来避免妊娠。但紧急避孕只是一种临时性补救办法，绝不能作为常规避孕方法反复使用。

常用制剂及用法

己烯雌酚　片剂：0.25 mg、0.5 mg、1 mg、2 mg。一次 0.25~1 mg，一日 0.25~6 mg，注射剂：0.5 mg/mL、1 mg/mL、2 mg/mL。一次 0.5~1 mg，一日 0.5~6 mg，肌内注射。

炔雌醇　片剂：0.02 mg、0.05 mg。用于闭经、围绝经期综合征，一次 0.02~0.05 mg，一日 0.02~0.15 mg；用于前列腺癌，一次 0.05~0.5 mg，一日 3~6 次。

黄体酮　注射剂：10 mg/ml、20 mg/mL。用于先兆流产或习惯性流产，一次 10~20 mg，一日 1 次或每周 2~3 次，肌内注射，一直用到妊娠第 4 个月；用于检查闭经的原因，一日 10 mg，共 3~5 日，停药后 2~3 日若出现子宫出血，说明闭经并非妊娠所致。

甲基孕酮　片剂：2 mg、4 mg、10 mg、100 mg、500 mg。用于先兆流产或习惯性流产，一日 8~20 mg；用于闭经，一日 4~8 mg，连用 5~10 日；用于前列腺癌、子宫内膜癌，一日 200~500 mg；用于乳腺癌，一日 1 000~1 500 mg。注射剂：150 mg/1 mL。用于长效避孕，一次 150 mg，3 个月 1 次，于月经第 1 周肌内注射。

甲地孕酮　片剂：2 mg、4 mg。一次 2~4 mg，一日 1 次。

米非司酮　片剂：25 mg。抗早孕：一次 25 mg，一日 2 次，连服 3 日，服药后禁食 2 h。

炔诺酮　片剂：0.625 mg、2.5 mg。一次 1.25~5 mg，一日 1 次或一日 2 次。

甲睾酮　片剂：5 mg、10 mg。一次 5~10 mg，一日 2~3 次，口服或舌下含服。

丙酸睾酮　注射剂：10 mg/1 mL、25 mg/1 mL、50 mg/1 mL。一次 25~100 mg，一周 2~3 次，肌内注射。

苯丙酸诺龙　注射剂：10 mg/mL、25 mg/mL。一次 25 mg，一周 1~2 次，肌内注射。

司坦唑醇　片剂：2 mg。一次 2 mg，一日 2~3 次。

棉酚　片剂：20 mg。一次 20 mg，一日 1 次，连服 2 个月。然后一次 40 mg，每周 1 次；或一次 20 mg，每周 2 次，连服 4 周。

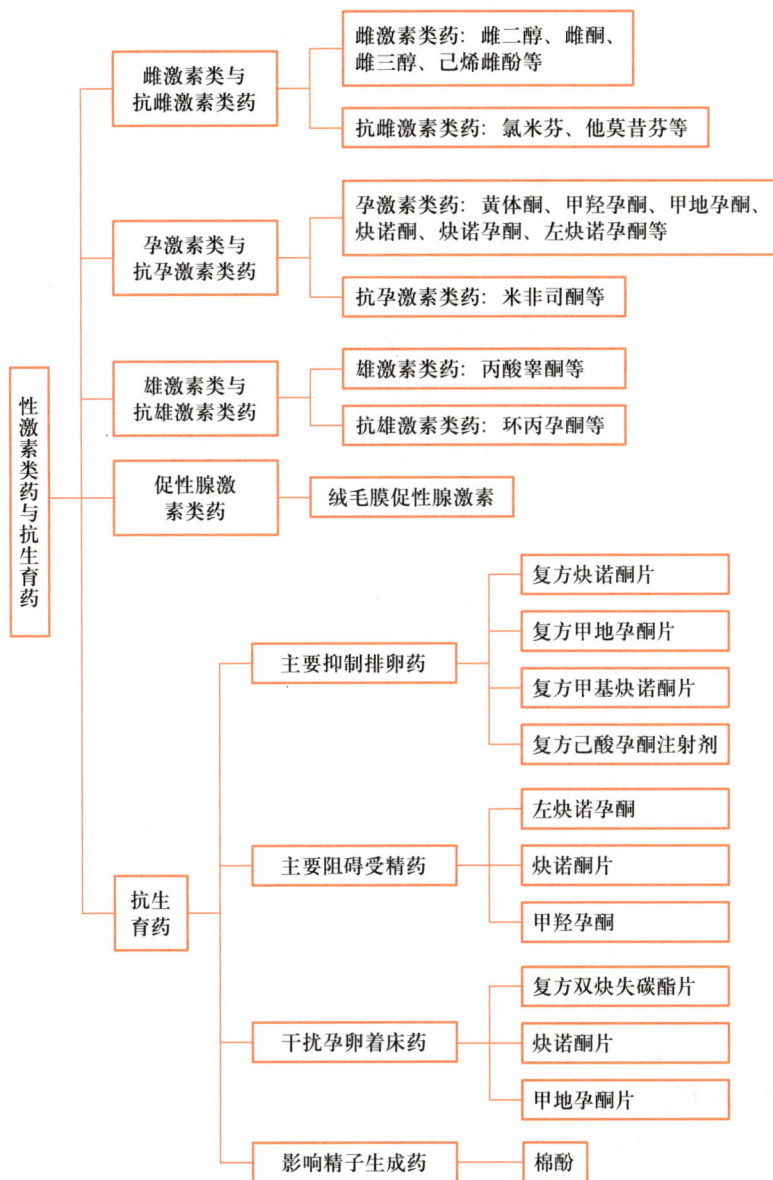

```
                              ┌─ 雌激素类与      ┌─ 雌激素类药：雌二醇、雌酮、
                              │  抗雌激素类药    │  雌三醇、己烯雌酚等
                              │                 └─ 抗雌激素类药：氯米芬、他莫昔芬等
                              │
                              │  孕激素类与      ┌─ 孕激素类药：黄体酮、甲羟孕酮、甲地孕酮、
                              ├─ 抗孕激素类药    │  炔诺酮、炔诺孕酮、左炔诺孕酮等
                              │                 └─ 抗孕激素类药：米非司酮等
                              │
     性激素类药与抗生育药 ────┤  雄激素类与      ┌─ 雄激素类药：丙酸睾酮等
                              ├─ 抗雄激素类药    └─ 抗雄激素类药：环丙孕酮等
                              │
                              ├─ 促性腺激素类药 ──── 绒毛膜促性腺激素
                              │
                              │                 ┌─ 复方炔诺酮片
                              │                 │  复方甲地孕酮片
                              │  主要抑制排卵药 ─┤  复方甲基炔诺酮片
                              │                 └─ 复方己酸孕酮注射剂
                              │
                              │                 ┌─ 左炔诺孕酮
                              │  主要阻碍受精药 ─┤  炔诺酮片
                              └─ 抗生育药        └─ 甲羟孕酮
                                 │
                                 │              ┌─ 复方双炔失碳酯片
                                 │  干扰孕卵着床药┤  炔诺酮片
                                 │              └─ 甲地孕酮片
                                 │
                                 └─ 影响精子生成药 ──── 棉酚
```

289

练一练

思考与练习

1. 比较雌激素和孕激素对月经周期的影响及对促性腺激素的分泌影响？

2. 如何使用雌激素和孕激素治疗功能性子宫出血？

3. 比较雌激素和孕激素的临床应用有哪些不同？

（许卫锋）

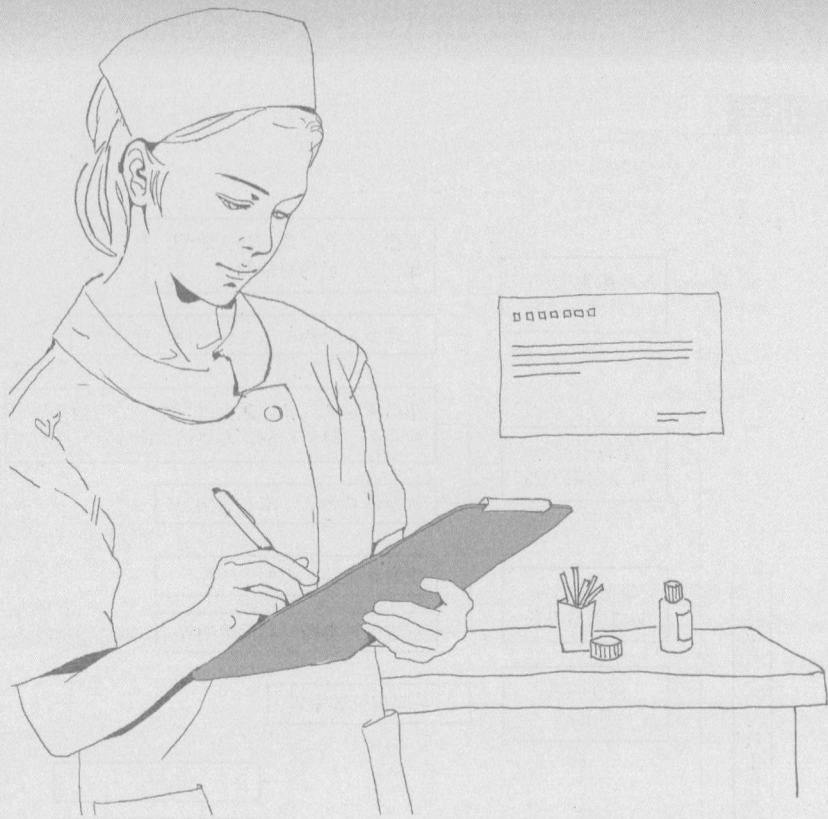

第三十三章　抗微生物药概述

学习目标

1. 知识目标：掌握抗微生物药的常用概念和术语；熟悉耐药性的概念和抗菌药的合理应用；了解机体、病原体与化学治疗药物三者之间的关系及抗微生物药的作用机制。

2. 能力目标：学会观察抗微生物药的不良反应并正确进行用药护理；能利用所学知识开展用药咨询服务，并能正确指导病人合理用药。

3. 素质目标：树立安全合理使用抗微生物药的意识。

病人,女性,35岁。5日前无明显诱因出现咽痛,近两日出现发热,体温高达39℃,于是入院治疗,经体格检查发现病人咽部充血,双侧扁桃体Ⅱ度肿大,并有针尖样脓点,两侧锁骨上窝可触及鹌鹑蛋大小的淋巴结肿大。病人有肺结核病史多年,本次入院医生给予阿奇霉素、亚胺培南、万古霉素、阿米卡星多种抗菌药联合进行治疗。2日后病情有所好转,发热减轻。

请思考:

该病人的用药是否合理?

抗微生物药是一类能抑制或杀灭病原微生物,用于防治感染性疾病的药物。临床上将抗微生物药、抗寄生虫药和抗恶性肿瘤药统称为化学治疗药,其治疗方法称为化学治疗(简称化疗)。在应用化学治疗药时,需注意机体、病原体和药物三者之间的相互关系(图 33-1),注重调动机体的防御功能,减少或避免药物的不良反应,有效控制病原体的耐药性,以充分发挥药物的治疗作用。

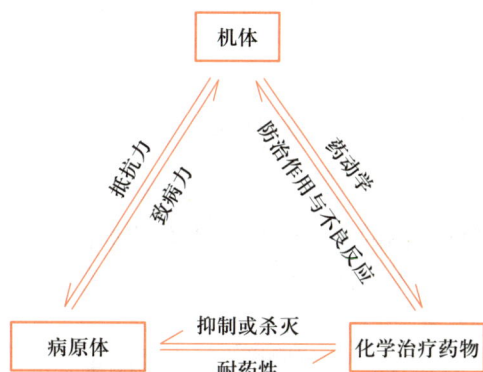

图 33-1　机体、病原体、化学治疗药物三者之间的关系

第一节　基本概念与常用术语

1. **抗生素**　是指某些微生物(如真菌、细菌、放线菌)在代谢过程中产生的具有抑制或杀灭其他病原微生物作用的化学物质。抗生素包括天然抗生素和人工半合成抗生素,前者由微生物产生,后者是对天然抗生素进行结构修饰改造获得的半合成品。

2. **抗菌谱**　是指抗菌药物的抗菌范围。药物对不同种类的细菌作用的选择性不同,某些药物仅作用于单一菌种或局限于某一菌属,称为窄谱抗菌药,如异烟肼只对结核分枝杆菌有作用;有些药物抗菌谱广,不仅对革兰氏阳性菌和革兰氏阴性菌有作用,而且对立克次体、支原体、衣原体等病原体也有效,称为广谱抗菌药,如四环素类抗生素。

3. **抗菌活性** 是指抗菌药抑制或杀灭病原微生物的能力。抗菌活性常用最低抑菌浓度(MIC,指能够抑制培养基内细菌生长的最低浓度)和最低杀菌浓度(MBC,指能够杀灭培养基内细菌的最低浓度)来表示。

4. **抑菌药** 抑菌药是指仅有抑制微生物生长繁殖而无杀灭作用的药物,如四环素类、红霉素类、磺胺类等。

5. **杀菌药** 杀菌药不仅能抑制微生物生长繁殖,且具有杀灭作用,如青霉素类、头孢菌素类、氨基糖苷类等。

6. **化疗指数** 是衡量化疗药物临床应用价值和评价化疗药物安全性的重要参数,可用化疗药物的半数致死量(LD_{50})与半数有效量(ED_{50})的比值来表示。通常,化疗指数越大,表明药物的安全性越大。但应注意,青霉素类药物化疗指数大,几乎对机体无毒性,但可能发生过敏性休克。

7. **抗菌后效应**(post antibiotic effect,PAE) 又称抗生素后效应,是指药物与细菌短暂接触,当血药浓度低于最低抑菌浓度或被消除之后,细菌生长仍受到持续抑制的现象。如青霉素、头孢菌素对革兰氏阳性菌的后效应为2~4 h,即药物脱离细菌后,作用仍维持2~4 h。抗菌后效应长的药物,给药间隔时间可延长,且疗效不减。

第二节 抗菌药物作用机制

抗菌药物通过干扰病原菌的生化代谢过程,使病原菌结构、功能及生长繁殖能力受到影响而发挥抑菌或杀菌作用(图33-2)。

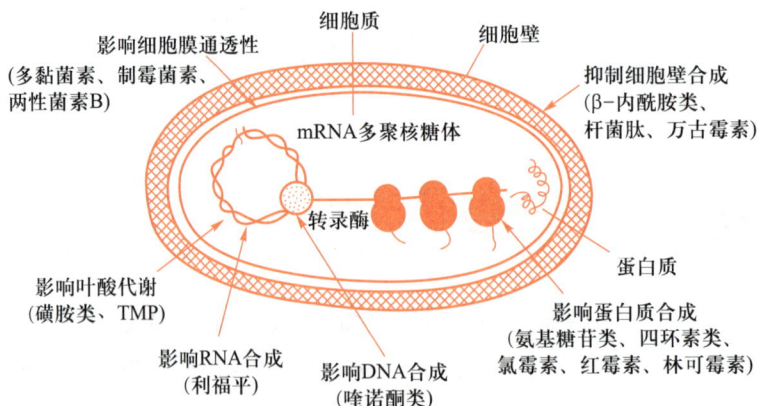

图33-2 抗菌药物的作用机制

1. **抑制细菌细胞壁的合成** 细菌具有坚韧的细胞壁,其基础成分是肽聚糖(亦称黏肽),具有维持细菌正常形态及功能的作用。有的抗菌药如青霉素类、头孢菌素类等抗生素可抑制病原菌细胞壁黏肽的合成,造成细胞壁破损而死亡。

2. 影响细菌胞浆膜的通透性　细菌胞浆膜具有渗透屏障和运输物质的功能。多黏菌素、两性霉素 B 等抗菌药可选择性地与病原菌胞浆膜中的磷脂或固醇类物质结合,使胞浆膜通透性增加,导致菌体内重要营养成分外漏,造成病原菌死亡。

3. 抑制菌体蛋白质合成　细菌的核糖体为 70S,由 30S 和 50S 亚基构成。氨基糖苷类、四环素类与核糖体 30S 亚基结合,大环内酯类等抗菌药可与核糖体 50S 亚基结合,从而有效抑制菌体蛋白质合成的不同环节而发挥抗菌作用。

4. 影响细菌叶酸代谢　磺胺类、甲氧苄啶可分别抑制二氢叶酸合成酶与二氢叶酸还原酶,妨碍叶酸代谢,进而导致核酸合成受阻而产生抗菌作用。

5. 影响细菌核酸代谢　喹诺酮类、利福霉素类可分别抑制 DNA 回旋酶与依赖 DNA 的 RNA 多聚酶,从而抑制菌体核酸合成而发挥抗菌作用。

第三节　病原菌的耐药性

耐药性又称抗药性,指病原微生物对抗菌药物敏感性降低的现象,分为天然耐药性和获得性耐药性两种。天然耐药性又称固有耐药性,是由细菌染色体基因决定的,不会改变;获得性耐药性,是指病原体与药物反复接触后,病原体产生的对抗菌药物的敏感性降低甚至消失的现象。当病原体对某种化学治疗药物产生耐药性后,对其他同类或不同类化学治疗药物也同样耐药时,称为交叉耐药性。近年来,耐药性已成为影响抗菌药物疗效的严重问题,而防止和控制耐药性产生的主要措施是严格掌握药物的适应证和避免滥用。耐药性产生机制有以下几种方式。

1. 产生灭活酶　细菌产生改变药物结构的酶,包括水解酶和钝化酶两种。水解酶如 β– 内酰胺酶,可水解青霉素和头孢菌素;钝化酶如乙酰化酶,可改变氨基糖苷类抗菌药物的结构,使其失去抗菌活性。

2. 降低细菌胞浆膜通透性　细菌可通过多种方式阻止抗菌药物透过胞浆膜进入菌体内,如铜绿假单胞菌可改变细胞壁、细胞膜非特异性的功能,使广谱青霉素类、头孢菌素类产生耐药性。

3. 细菌改变药物作用的靶位蛋白　细菌通过改变靶位蛋白的结构,降低与抗菌药物的亲和力,使抗菌药物不能与其结合;或通过增加靶蛋白数量,使未结合的靶位蛋白仍能维持细菌的正常结构和功能。如利福霉素类耐药菌株,就是通过改变抗生素作用靶位 RNA 多聚酶的 β 亚基结构而产生耐药性。

4. 细菌改变自身代谢途径　通过改变自身代谢途径而改变对营养物质的需要,如对磺胺类耐药的菌株,可直接利用外源性叶酸或产生较多的磺胺药拮抗物对氨基苯甲酸。

5. 影响主动流出系统　某些细菌能将进入菌体的药物泵出体外,这种泵因需要能量,故称为主动流出系统。由于这种主动流出系统的存在及其对抗菌药物选择性

细菌的耐药性

的特点,大肠埃希菌、金黄色葡萄球菌、表皮葡萄球菌、铜绿假单胞菌、空肠弯曲杆菌对四环素、喹诺酮类、大环内酯类、氯霉素、β-内酰胺类产生多重耐药。

知识链接

超级细菌

近年来,在一些国家和地区发现的"超级细菌"就是含有"耐药基因",对多种抗生素耐药并可在细菌中广泛复制和转染的革兰阴性细菌,今后将可能在更多的细菌中产生。由于超级细菌对多种抗生素耐药,目前尚无特效药物。因此,我们必须在医生的指导下慎用和合理使用抗生素,避免和/或延缓耐药性的产生。

第四节 抗菌药物的合理应用与注意事项

抗菌药物的发现及在临床上的应用,使过去许多致死性细菌感染性疾病得到了有效控制。但随着抗菌药物的广泛应用,尤其是临床上存在着滥用行为,也给感染性疾病的治疗带来十分严重的问题。其中,突出的问题有毒性反应、过敏反应、二重感染和耐药性等。因此,合理使用抗菌药物是临床必须注意的问题。应用抗菌药物时必须做到在全面了解病人、病原体和抗菌药物三者基本情况及相互关系的基础上,安全有效地应用抗菌药物,使病人冒最小的风险获得最大的治疗效果。

1. **尽早确定病原菌** 在病人出现症状之时,应尽早从病人的感染部位、血液、痰液等取样培养分离致病菌,并对其进行体外抗菌药物敏感试验,从而有针对性地选用抗菌药物。如果病人感染症状很重,可在临床诊断的基础上预测最可能的致病菌种,并根据细菌对各种抗菌药物的敏感度与耐药性的变迁,选择适当的药物进行经验性的治疗。

2. **严格按适应证选药** 各种抗菌药均有各自的抗菌谱,即使抗菌谱相同,也存在着抗菌活性、药效学、药动学、不良反应及耐药性的差异,故各种抗菌药物临床适应证有所不同。选药时应充分考虑到病人的生理特点、病理特点、免疫功能、肝肾功能等情况。此外,还需考虑药物的体内过程、不良反应、禁忌证以及感染细菌对拟选药物产生耐药性的可能性等诸多因素。

3. **选用适当的剂量和疗程** 在应用抗菌药物时,必须给予足够的剂量,使药物在感染部位达到有效的抗菌浓度,并选择适当的疗程,才能有效地控制感染,防止或延缓病原菌对药物产生耐药性。对药物分布较少的组织器官感染,应尽量选择可在这些部位达到有效浓度的抗菌药物。

4. **抗菌药物的预防性应用** 预防性用药应具有严格而明确的指征,仅限于经临床证明确实有效的少数情况。如风湿性心脏病病人进行口腔或泌尿道手术时,预防感染性心内膜炎；烧伤病人预防败血症；胸腹部手术后用药预防感染等。病毒感染、昏迷、休克等病人不宜常规预防性应用抗菌药物。

5. 抗菌药物的联合应用 联合用药的目的是提高疗效、扩大抗菌范围、适当减少用药剂量以降低药物的不良反应、防止或延缓耐药性的产生。联合用药的适应证如下：

（1）病原体不明的严重感染：如败血症、化脓性脑膜炎等。

（2）单一药物不能有效控制的混合感染：如胸腹严重创伤后并发的感染等。

（3）单一药物不能有效控制的严重细菌感染：如肠球菌或草绿色链球菌引起的心内膜炎等。

（4）结核病等需长期用药治疗者：抗结核病药单独使用时易产生耐药性，联合用药可以减少并延缓耐药性的发生。

知识链接

抗菌药物的滥用及其危害

抗生素被公认为是20世纪最伟大的医学发现，也是目前临床使用最为广泛的一类药物。但是过度使用抗生素甚至滥用，其危害也在不断地显现，已经导致细菌耐药性快速增长、药源性疾病日渐增多、病人住院时间延长、治疗费用增加以及社会医药资源浪费等不良后果。严重的药物滥用现象已经成为一种社会问题。

滥用抗生素最严重的危害是造成细菌等微生物的耐药，近年来结核病的"死灰复燃"、超级细菌的"诞生"已向人类敲响了警钟。面临耐药微生物的层出不穷，人们不得不研制新的抗生素，而一种新抗生素从研究开发到用于临床的时间一般为10~15年，费用5亿美元左右，给社会造成沉重的经济负担。滥用抗生素在几年内就会出现耐药微生物，新型抗生素的开发速度远没有耐药细菌产生的速度快，而新型抗生素的开发并未使耐药微生物减少，新型抗生素的滥用又产生了新的耐药微生物，如此形成恶性循环。如果现在对滥用抗菌药物不加以重视的话，将来终会有一天，人类生了病将会"无药可用"。

小结

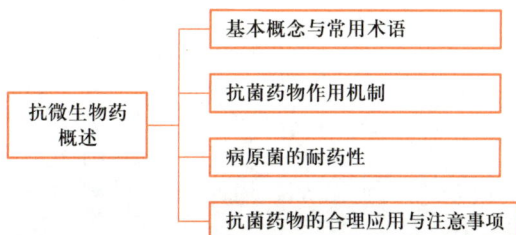

思考与练习

1. 何为抗菌谱？对临床用药有何指导意义？

2. 滥用抗菌药物有何危害？应如何防止细菌耐药性产生？

3. 应用抗微生物药时有哪些注意事项？

（许卫锋）

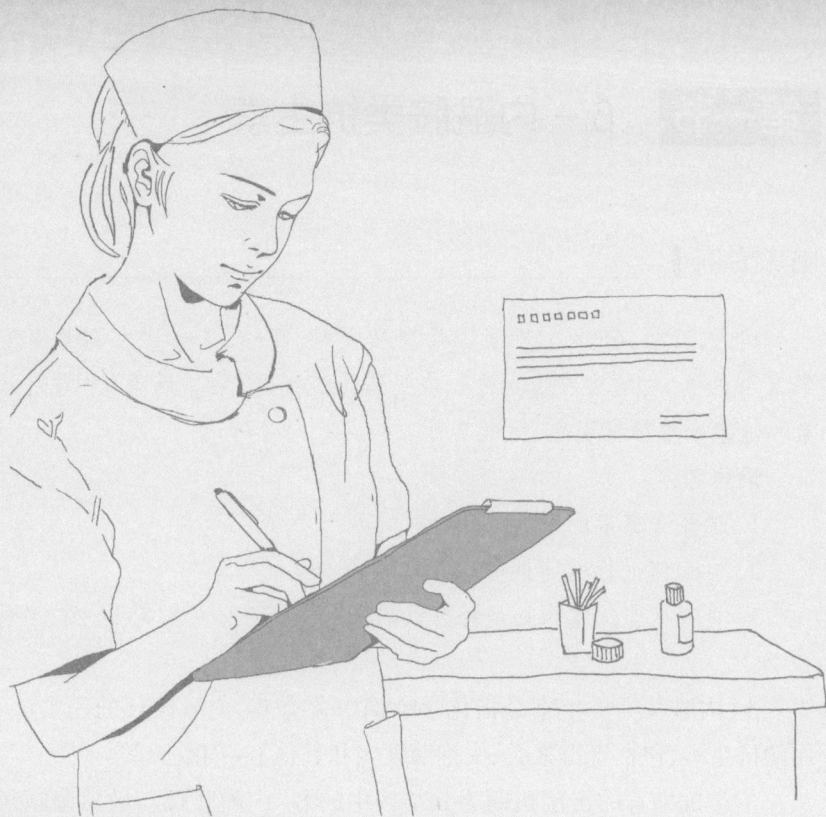

第三十四章　抗生素

学习目标

1. 知识目标：掌握青霉素类、头孢菌素类、红霉素、阿米卡星、庆大霉素、链霉素、四环素类的抗菌作用、临床应用及主要不良反应；熟悉半合成青霉素类、大环内酯类、氨基糖苷类、氯霉素、林可霉素、克林霉素的抗菌作用特点和临床应用；了解多肽类抗生素及其他抗生素药物的抗菌作用、临床应用及主要不良反应。

2. 能力目标：学会观察病人服用抗生素的不良反应并正确进行用药护理；能利用所学知识开展用药咨询服务，并能正确指导病人合理用药。

3. 素质目标：树立安全合理使用抗生素的意识。

第一节 β－内酰胺类抗生素

临床案例

病人,女性,65 岁。因受凉后突然畏寒、高热、咳喘伴右胸部疼痛 1 日入院。胸部 X 线透视,见右中肺有大片浅淡阴影。诊断为"右下肺炎"收住院治疗。给予青霉素和地塞米松静脉滴注,疗程 7 日。

请思考:

1. 选择青霉素的依据是什么?
2. 应如何进行用药护理?
3. 青霉素与地塞米松是否可以配伍到一瓶液体中同时滴注? 为什么?

β－内酰胺类抗生素是指化学结构中含有 β－内酰胺环的一类抗生素,是临床常用的抗生素,包括青霉素类、头孢菌素类和其他 β－内酰胺类。

本类抗生素的抗菌机制为其结构中的 β－内酰胺环与敏感菌胞浆膜上的青霉素结合蛋白(penicillin-bingding proteins,PBP)结合,从而抑制细菌细胞壁的生物合成,导致细胞壁成分缺损,加上自溶酶的作用,使菌体膨胀、破裂、死亡。本类药物属繁殖期杀菌剂。

细菌对 β－内酰胺类抗生素产生耐药性的机制如下:① 细菌产生 β－内酰胺酶(青霉素酶),使药物结构中 β－内酰胺环裂解而失活,或与药物牢固地结合使药物滞留在胞浆膜外不能到达作用靶位,无法发挥作用,如金黄色葡萄球菌、多数革兰氏阴性杆菌均可产生 β－内酰胺酶。② PBP 结构或数量改变,与 β－内酰胺类抗生素结合减少,抗菌作用减弱。③ 细菌改变胞浆膜通透性、增加药物外排、缺乏自溶酶等,也可产生耐药性。

一、青霉素类

青霉素类的基本结构是由母核 6－氨基青霉烷酸(6-aminopenicillinic acid,6-APA)和侧链组成(图 34-1),母核由噻唑环(A)和 β－内酰胺环(B)组成,其中 β－内酰胺环为抗菌活性必需部分,当其被破坏后抗菌活性消失。本类药物根据来源不同分为天然青霉素和人工半合成青霉素。

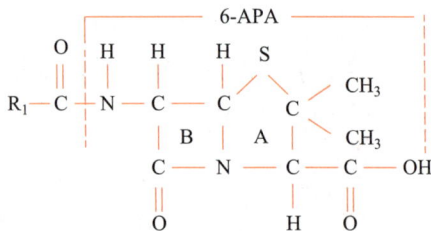

图 34-1 青霉素类的基本结构

护理药理学

（一）天然青霉素

青 霉 素 G

天然青霉素是从青霉菌培养液中获得的,其中以青霉素 G(penicillin G,苄青霉素)性质相对较稳定、抗菌作用强、毒性低、价格廉,临床常用其钠盐或钾盐。

知识链接

青霉素的发现

1928 年,英国微生物学家弗莱明偶然发现金黄色葡萄球菌培养皿中被污染了青绿色的霉菌,在此霉菌菌落周围的葡萄球菌菌落已被溶解,而离得较远的葡萄球菌菌落则完好无损。弗莱明立刻意识到这个霉菌可能分泌了一种能够裂解葡萄球菌的物质,并将这种物质命名为"青霉素"。1939 年,英国牛津大学病理学家弗洛里和德国生物化学家钱恩用青霉素重新做了实验,进一步研究了青霉素的生产、提纯与临床应用。于 1941 年在伦敦成功地治疗了第一例葡萄球菌和链球菌混合感染的病人,由此开创了抗生素治疗的新纪元。

1945 年,弗莱明、弗洛里和钱恩因"发现青霉素及其临床效用"而共同荣获了诺贝尔生理学或医学奖。

天然青霉素

青霉素口服可被胃酸及消化酶破坏,故不宜口服;肌内注射吸收迅速且完全,约 30 min 血药浓度达峰值。青霉素广泛地分布于细胞外液,不易透过血脑脊液屏障、骨组织和脓液腔中,但脑膜炎时,透入量增加,脑脊液中可达有效浓度。约 90% 由肾小管排泌,10% 由肾小球滤过。血浆半衰期为 0.5~1 h。

青霉素 G 为短效制剂,为延长青霉素 G 的作用时间,可采用难溶的混悬剂普鲁卡因青霉素(procaine benzylpenicilln, 双效西林)和油剂苄星青霉素(benzathine benzylpenicilin,biciln,长效西林),两者肌内注射后在注射部位缓慢溶解吸收。前者一次注射 80 万 U,可维持 24 h;后者一次注射 120 万 U,可维持 15 日。这两种制剂的血药浓度均很低,不适用于急性或重症感染,仅用于轻症病人或预防感染。

【抗菌作用】 主要作用于大多数革兰氏阳性菌、革兰氏阴性球菌、螺旋体和放线菌。其抗菌谱为:① 大多数 G^+ 球菌,如溶血性链球菌、草绿色链球菌、肺炎链球菌、敏感金黄色葡萄球菌和表皮葡萄球菌等。② G^+ 杆菌,如白喉棒状杆菌、炭疽芽孢杆菌、破伤风梭菌等。③ G^- 球菌,如脑膜炎奈瑟菌、淋病奈瑟菌等。④ 螺旋体、放线菌,如梅毒螺旋体、钩端螺旋体、牛放线菌等。对大多数革兰氏阴性杆菌作用弱或无效,对肠球菌不敏感,对病毒、真菌、支原体、立克次体无效。金黄色葡萄球菌、淋病奈瑟菌、肺炎球菌、脑膜炎奈瑟菌对本药极易产生耐药性。

【临床应用】 由于其高效、低毒、价廉,目前仍为治疗敏感菌感染的首选药。

1. **革兰氏阳性球菌感染**　肺炎链球菌感染如大叶性肺炎、急性支气管炎、支气管肺炎、脓胸等；溶血性链球菌感染如扁桃体炎、咽炎、中耳炎、丹毒、猩红热、蜂窝织炎等；草绿色链球菌引起的心内膜炎；敏感的金黄色葡萄球菌感染如败血症、疖、痈、脓肿、骨髓炎等。

2. **革兰氏阳性杆菌感染**　如破伤风、气性坏疽、白喉等，因青霉素对细菌产生的外毒素无效，治疗时应配合使用相应的抗毒素血清。

3. **革兰氏阴性球菌感染**　淋病奈瑟菌感染如淋病；脑膜炎奈瑟菌感染如流行性脑脊髓膜炎，常与磺胺嘧啶合用。

4. **其他感染**　如放线菌引起的放线菌病；螺旋体感染如梅毒、回归热、钩端螺旋体病等。

【不良反应】

1. **过敏反应**　为青霉素最常见的不良反应。症状以药疹、接触性皮炎、发热、哮喘、血管神经性水肿、溶血性贫血、血清病样反应多见，但多不严重，停药或服用 H_1 受体阻断药可消失；最严重的是过敏性休克，表现为心悸、胸闷、面色苍白、喉头水肿、出冷汗、脉搏细弱、血压下降、惊厥和昏迷等，发生迅速，如抢救不及时可致呼吸困难、循环衰竭及中枢抑制而死亡。

主要预防措施：① 详细询问过敏史：病人有无青霉素类过敏史，对青霉素过敏者禁用。② 做皮试：凡初次应用、用药间隔 3 日以上以及用药过程中更换不同批号者均需做皮肤过敏试验（皮试），皮试阳性者禁用。应注意，皮试过程病人也可能发生过敏反应。③ 避免在饥饿状态下注射青霉素。④ 避免滥用和局部用药。⑤ 避免在没有抢救设备和抢救药物的条件下使用。⑥ 注射液现用现配。⑦ 注射后应观察 30 min，无过敏反应者方可离开。

主要治疗措施：① 一旦发生过敏性休克，必须及时抢救，立即皮下或肌内注射 0.1% 肾上腺素 0.5~1 mg，严重者可将肾上腺素稀释后静脉注射或静脉滴注。② 必要时可加用糖皮质激素、H_1 受体阻断药。③ 呼吸困难者给予吸氧及人工呼吸，必要时做气管切开。

2. **赫氏反应**　青霉素治疗梅毒、钩端螺旋体、鼠咬热或炭疽等感染时，可出现全身不适、寒战、发热、咽痛、心跳加快等，症状突然加重，甚至危及生命。此反应可能是大量病原体被杀死后释放的物质所引起的。

3. **青霉素脑病**　静脉快速滴注大剂量青霉素时，可引起肌肉痉挛、抽搐、昏迷等反应，偶可引起精神失常，称为青霉素脑病。

4. **其他**　肌内注射时可出现局部红肿、疼痛、硬结，甚至引起周围神经炎，钾盐尤甚；大剂量静脉给予青霉素钾盐和钠盐时，尤其在肾功能不全或心功能不全时，可引起高钾血症和高钠血症。

（二）半合成青霉素

青霉素 G 虽有高效、低毒等优点，但也有抗菌谱窄、不耐酸（胃酸）、不耐酶（β- 内酰胺酶)等不足,为克服这些缺点,在天然青霉素母核 6–APA 基础上引入不同侧链,分别得到具有耐酸、耐酶、广谱、抗铜绿假单胞菌、抗革兰氏阴性菌等特点的人工半合成青霉素。其抗菌机制、不良反应与青霉素相同,并与青霉素具有交叉过敏反应,用药前需用青霉素做皮肤过敏试验。常用的半合成青霉素可分为以下五类。

1. **耐酸青霉素** 主要有青霉素 V(penicillin V)。抗菌谱与青霉素相似,但抗菌作用弱于青霉素;耐酸,口服吸收好,可用于轻度敏感菌感染、恢复期的巩固治疗和防止感染复发的预防用药。

2. **耐酶青霉素** 主要有苯唑西林(oxacillin,新青霉素Ⅱ)、甲氧西林(methicillin,新青霉素Ⅰ)、氯唑西林(cloxacillin,邻氯青霉素)、双氯西林(dicloxacillin,双氯青霉素)和氟氯西林(flucloxacillin)等。本类药物的特点是:① 抗菌谱与青霉素相似,但抗菌作用不及青霉素。② 耐酸,可口服,不易透过血脑屏障。③ 耐酶。④ 主要用于耐青霉素的金黄色葡萄球菌引起的肺炎、心内膜炎、败血症等。

3. **广谱青霉素** 常用的有氨苄西林(ampicillin,氨苄青霉素)、阿莫西林(amoxicillin,羟氨苄青霉素)等。本类药物的特点是:① 抗菌谱广,对革兰氏阳性菌的作用比青霉素弱,对多种革兰氏阴性菌作用较青霉素强,对铜绿假单胞菌无效。② 不耐酶,故对耐药金黄色葡萄球菌无效。③ 耐酸,可以口服。④ 与青霉素有交叉过敏反应,还可出现恶心、呕吐等消化道症状以及皮疹,少数人可出现氨基转移酶升高,偶有嗜酸粒细胞增多。⑤ 主要用于敏感菌所致的伤寒、副伤寒、呼吸道、泌尿道和胆道感染等。

4. **抗铜绿假单胞菌青霉素** 本类药物包括羧苄西林(carbenicillin,羧苄青霉素)、磺苄西林(sulbenicillin,磺苄青霉素)、替卡西林(ticarcillin,羧噻吩青霉素)、呋布西林(furbenicillin,呋布青霉素)、哌拉西林(piperacillin,氧哌嗪青霉素)、阿洛西林(azlocillin)、美洛西林(mezlocillin)等。其特点有:① 抗菌谱广,对革兰氏阳性菌和革兰氏阴性菌均有作用,对铜绿假单胞菌作用强。② 不耐酸,均需注射给药。③ 不耐酶,对耐青霉素的金黄色葡萄球菌无效。④ 主要用于铜绿假单胞菌、奇异变形杆菌及大肠埃希菌及其他肠杆菌引起的感染,如腹腔感染、泌尿道感染、肺部感染及败血症等。

5. **抗革兰氏阴性菌青霉素** 本类药物包括美西林(mecillinam)、匹美西林(pivmecillinam)、替莫西林(temocillin)等。对革兰氏阴性菌产生的 β– 内酰胺酶稳定,主要用于革兰氏阴性菌所致的泌尿道感染、软组织感染等。

二、头孢菌素类

头孢菌素(又称先锋霉素)类抗生素是由冠头孢菌培养液中提取的头孢菌素 C,在其母核 7– 氨基头孢烷酸(7–ACA)上连接不同侧链而制成的半合成抗生素。其化学结构中含有与青霉素相同的 β– 内酰胺环。根据头孢菌素的抗菌谱、抗菌强度、对 β– 内酰胺酶的稳定性及对肾脏的毒性,可分为五代(表 34–1)。

表 34-1　头孢菌素类药物分类及特点

类别	药物	特点
第一代	头孢噻吩（cefalothin） 头孢氨苄（cefalexin） 头孢唑林（cefazolin） 头孢拉定（cefradine） 头孢羟氨苄（cefadroxil）	① 对革兰氏阳性菌的作用强,对革兰氏阴性菌的作用弱,对铜绿假单胞菌无效 ② 对β-内酰胺酶较稳定,但不及第二、三、四代 ③ 肾毒性较第二、三、四代大
第二代	头孢孟多（cefamandole） 头孢呋辛（cefuroxime） 头孢克洛（cefaclor） 头孢替安（cefotiam） 头孢尼西（cefonicid） 头孢雷特（ceforanide）	① 对革兰氏阳性菌的作用略逊于第一代,强于第三代,对革兰氏阴性菌作用较强,对厌氧菌有一定的作用,对铜绿假单胞菌无效 ② 对多种β-内酰胺酶较稳定 ③ 肾毒性较第一代轻
第三代	头孢噻肟（cefotaxime） 头孢曲松（ceftriaxone） 头孢他啶（ceftazidime） 头孢哌酮（cefoperazone） 头孢克肟（cefixine）	① 对革兰氏阳性菌的作用较第一代、第二代弱,对革兰氏阴性菌包括肠杆菌类、铜绿假单胞菌及厌氧菌作用均较强 ② 对多种β-内酰胺酶稳定性较高 ③ 对肾基本无毒性
第四代	头孢唑肟（ceftizoxime） 头孢吡肟（cefepime） 头孢匹罗（cefpirome） 头孢利定（cefelidin）	① 对革兰氏阳性菌、革兰氏阴性菌均有高效 ② 对β-内酰胺酶高度稳定 ③ 无肾毒性
第五代	头孢洛林（ceftaroline） 头孢吡普（ceftobiprole）	① 对革兰氏阳性菌的作用强于前四代,尤其对耐甲氧西林金黄色葡萄球菌、耐万古霉素金黄色葡萄球菌、耐甲氧西林的表皮葡萄球菌、耐青霉素的肺炎链球菌有效,对一些厌氧菌也有很好的抗菌作用,对革兰氏阴性菌的作用与第四代头孢菌素相似 ② 对大部分β-内酰胺酶高度稳定

【临床应用】

1. 第一代头孢菌素主要用于敏感菌所致呼吸道、尿道、皮肤、软组织感染。

2. 第二代头孢菌素主要用于敏感菌所致的肺炎、胆道感染、败血症及泌尿道感染,腹腔和盆腔感染时需与抗厌氧菌药合用。

3. 第三代头孢菌素主要用于敏感肠杆菌科细菌等革兰氏阴性杆菌所致严重感染,头孢他啶、头孢哌酮尚可用于铜绿假单胞菌所致的各种感染。

4. 第四代头孢菌素头孢吡肟主要用于对第三代头孢菌素耐药的细菌感染。对铜绿假单胞菌作用与头孢他啶相仿,对革兰氏阳性球菌作用较第三代头孢菌素略强。

5. 第五代头孢菌素主要用于复杂性皮肤与软组织感染以及革兰氏阴性菌引起的糖尿病足感染、社区获得性肺炎和医院获得性肺炎等。

【不良反应】

1. 过敏反应　多为出现药热、皮疹、荨麻疹等,严重者可发生过敏性休克,但发

生率较青霉素低。头孢菌素类与青霉素类之间有部分交叉过敏反应,必要时做皮试,并密切观察。发生过敏性休克的处理同青霉素。

2. **肾毒性** 大剂量应用第一代头孢菌素可出现肾毒性,表现为蛋白尿、血尿、血中尿素氮升高,甚至肾衰竭。应避免与氨基糖苷类、强效利尿药等合用,并定期检测尿蛋白、血尿素氮。肾功能不全者可适当调整剂量。

3. **胃肠反应** 口服可引起恶心、呕吐、食欲减退等胃肠道反应。应在饭前 1 h 或饭后 2~3 h 服药,避免食物影响其吸收。

4. **二重感染** 长期应用第三、四代药物可引起肠道菌群失调,导致二重感染,如肠球菌、铜绿假单胞菌和念珠菌的增殖现象,临床应严格掌握其适应证。

5. **双硫仑样反应** 头孢哌酮、头孢孟多、头孢曲松钠等有抑制乙醛脱氢酶的作用,服药期间饮酒或含乙醇的饮料、药物可出现双硫仑样反应。

6. **其他** 长期大量应用头孢哌酮、头孢孟多可致低凝血酶原血症,与抗凝血药、水杨酸制剂等合用时,可致出血倾向,静脉注射时可见静脉炎。

三、其他 β-内酰胺类

1. **碳青霉烯类** 碳青霉烯类的化学结构与青霉素相似,具有广谱、强效、耐酶、毒性低的特点。本类药中常用的为亚胺培南(imipenem,亚胺硫霉素)、美罗培南(meropenem)等,作用机制与青霉素相似,可由特殊的外膜通道快速进入靶位,杀菌作用强。亚胺培南在体内可被肾脱氢肽酶灭活而失效,故需与抑制肾脱氢肽酶的西司他丁(cilastatin)1:1 联合应用才能发挥作用。适用于多重耐药菌引起的严重感染、医院内感染、严重需氧菌与厌氧菌混合感染。常见不良反应有恶心、呕吐、药疹、静脉炎、一过性氨基转移酶升高,大剂量应用可致惊厥、意识障碍等中枢神经系统不良反应。

美罗培南的抗菌谱和抗菌作用与亚胺培南相似,但对肾脱氢肽酶稳定,可单独给药。

2. **头霉素类** 本类药物化学结构与头孢菌素相类似,但对 β-内酰胺酶的稳定性较头孢菌素高,包括头孢西丁(cefoxitin)、头孢美唑(cefmetazole)、头孢替坦(cefotetam)等。本类药物抗菌谱与第二代头孢菌素相似,对厌氧菌有高效,对耐青霉素的金黄色葡萄球菌及头孢菌素的耐药菌有较强的活性。主要用于厌氧菌和需氧菌所致的盆腔、腹腔及妇科的混合感染。不良反应有皮疹、静脉炎、蛋白尿、嗜酸性粒细胞增多等。

3. **氧头孢烯类** 主要包括拉氧头孢(latamoxef)和氟氧头孢(flomoxef)。本类药为广谱抗菌药,对革兰氏阳性球菌、革兰氏阴性杆菌、厌氧菌和脆弱类杆菌均有较强的抗菌活性。临床主要用于敏感菌所致的泌尿道、呼吸道、胆道、妇科感染及脑膜炎、败血症。不良反应以皮疹多见,偶见低凝血酶原血症和出血症状,可用维生素 K 预防。

4. **单环 β-内酰胺类** 氨曲南(aztreonam)是人工合成的第一个应用于临床的单

环β-内酰胺类抗生素。其抗菌谱窄,主要对革兰氏阴性菌如大肠埃希氏菌、肺炎克雷伯菌、奇异变形菌、流感嗜血杆菌、铜绿假单胞菌、淋病奈瑟菌等具有强大抗菌活性,对革兰氏阳性菌和厌氧菌作用差,并具有耐酶、低毒、与青霉素无交叉过敏反应等优点,故可用于青霉素过敏的病人。临床常用于革兰氏阴性杆菌所致的下呼吸道、尿路、软组织感染及脑膜炎、败血症等,尤其是耐药菌株所致的各种感染。不良反应少而轻,主要为皮疹、氨基转移酶升高、胃肠道不适等。

四、β- 内酰胺类抗生素的用药护理

1. 应用青霉素类药物前应详细询问病人有无用药过敏史及变态反应性疾病,如哮喘、荨麻疹等,对β-内酰胺类药物过敏者禁用。有其他药物过敏史或有变态反应疾病者须谨慎。

2. 青霉素水溶液不稳定,20℃放置24 h大部分降解,还可产生具有抗原性的物质,故应临用时配制。青霉素最适 pH 值为 5~7.5,pH 值过高或过低都会加速其降解,故静脉滴注时最好选用 0.9% 氯化钠注射液稀释。此外,青霉素遇酸、碱、醇、重金属离子及氧化剂易被破坏,应避免配伍使用。

3. 青霉素 G 盐有较强刺激性,宜选深部肌内注射或缓慢静脉注射,且每次应更换注射部位,必要时热敷。鞘内注射或大剂量静脉滴注青霉素时,应注意观察有无头痛、喷射性呕吐、肌震颤、惊厥、昏迷等症状出现。婴儿、老年人及肾功能不全病人尤其对应注意。

4. 长期应用或大剂量静脉注射含钠、钾的β-内酰胺类,必须监测血清钾和钠,尤其对合并心血管疾病的感染病人,防止出现水、钠潴留及血钾过高。禁用青霉素钾盐静脉注射。

5. 口服头孢菌素类制剂应在饭前 1 h 或饭后 2~3 h 服药,避免食物影响其吸收。用药期间不要饮酒及含乙醇的饮料,以免发生"酒醉样"反应。

6. 头孢菌素类药物可抑制肠道细菌合成维生素 K,长期用药可能并发出血,避免与抗凝血药、非甾体抗炎药、镇痛药合用,用药期间发现病人有出血倾向时应及时报告医生,酌情补给维生素 K。

7. 使用第一代头孢菌素类前应确认病人的肾功能良好,避免与氨基糖苷类、强效利尿药等合用,并告知病人定期监测尿蛋白、血尿素氮的必要性。

知识链接

双硫仑样反应

双硫仑是一种戒酒药物,服用后即使饮用少量的酒,身体也会产生严重不适,而达到戒酒的目的。双硫仑与乙醇结合可抑制肝中的乙醛脱氢酶,使乙醇在体内氧化为乙醛后,不能再继续分解氧化,导致体内"乙醛蓄积"而产生双硫仑样反应。

许多药物具有与双硫仑相似的作用,用药后若饮酒,会引起面部潮红、头昏、头痛、视物模糊、出汗,重者可出现呼吸困难、血压下降、心律失常、心力衰竭、休克,甚至死亡等。引起双硫仑样反应的药物主要有头孢类和咪唑衍生物,如头孢曲松、头孢哌酮、头孢噻肟等。另外,甲硝唑、替硝唑、异烟肼、酮康唑、呋喃唑酮、氯霉素、甲苯磺丁脲、格列本脲、苯乙双胍等均可引起双硫仑样反应。

第二节　大环内酯类抗生素

临床案例

病人,女性,5 岁。2 周前受凉后发热、咳嗽,口服阿莫西林治疗 1 周未见好转,遂入院。体格检查:T 39℃,阵发性刺激性咳嗽,少痰,不易咳出,自诉胸痛。血常规检查:白细胞总数在正常范围内。X 线胸片:双肺纹理增粗,右上肺片状阴影,边界不清。诊断:支原体肺炎。用阿莫西林治疗效果不佳。

请思考:

1. 本病用阿莫西林治疗后为何疗效不佳? 根据诊断应选择哪类药物治疗?

2. 选择的药物在治疗中如何进行用药护理?

本类药物系一类具有 14~16 元大内酯环结构的抗生素。20 世纪 50 年代发现了第一代药物——红霉素,后因其抗菌谱窄、不良反应大、耐药性等问题,20 世纪 80 年代起又陆续发展了第二代半合成大环内酯类抗生素,最具代表性的是阿奇霉素、罗红霉素和克拉霉素,由于具有良好的抗生素后效应(PAE),现已广泛地用于治疗呼吸道感染。然而,由于细菌对大环内酯类耐药性日益严重,促使人们加紧开发第三代大环内酯类,代表药有泰利霉素和喹红霉素。

一、常用药物

红　霉　素

红霉素(erythromycin)是从链丝菌培养液中提取,在酸性环境下不稳定,碱性条件下抗菌作用增强。为避免被胃酸破坏,常制成红霉素的肠溶片、琥乙红霉素(erythromycin ethylsuccinate)、依托红霉素(erythromycin estolate,无味红霉素)等制剂。口服易吸收,胆汁中浓度较高,可通过胎盘,也可进入乳汁,不易透过血脑屏障。大部分经肝代谢,经胆汁排泄,可形成肝肠循环,少量以原形由肾排出,半衰期约 2 h。

【抗菌作用】　红霉素通过抑制细菌蛋白质的合成而呈现快速抑菌作用。抗菌谱与青霉素相似且广,但抗菌效力不如青霉素。对大多数革兰氏阳性菌如耐药金黄色葡萄球菌、表皮葡萄球菌、链球菌以及梭状芽孢杆菌、白喉杆菌、炭疽杆菌等有较强的抑制作用;对部分革兰氏阴性菌如脑膜炎奈瑟菌、淋病奈瑟菌、流感嗜血杆菌、百日咳杆菌、布鲁氏菌、军团菌等高度敏感;对某些螺旋体、肺炎支原体、螺杆菌、立克次体、衣原体也有抑制作用。

细菌对红霉素易产生耐药性,但停药数月后,又可恢复对其的敏感性。本类药物间存在不完全交叉耐药性。

【临床应用】 主要用于对青霉素过敏病人或对青霉素耐药的革兰氏阳性菌如金黄色葡萄球菌、肺炎球菌和其他链球菌引起的感染;对军团菌肺炎、白喉带菌者、支原体肺炎、沙眼衣原体所致的婴儿肺炎和结膜炎、弯曲菌所致的肠炎或败血症,本药可作为首选药;还可用于百日咳、厌氧菌和需氧菌引起的口腔感染。

【不良反应】

1. **局部刺激性** 红霉素刺激性大,口服可出现恶心、呕吐、腹痛、腹泻等胃肠道反应,饭后服用可减轻。

2. **肝毒性** 长期或大量使用红霉素,尤其是酯化红霉素如依托红霉素、琥乙红霉素可引起肝损害,主要表现为黄疸、胆汁淤积和转氨酶升高等,及时停药可自行恢复。应定期检测肝功能,如有异常应立即通知医生,肝功能不全、妊娠期妇女和哺乳期妇女慎用。

3. **其他** 少数病人可出现过敏性皮疹、药热、耳鸣、暂时性耳聋等。

乙酰螺旋霉素

乙酰螺旋霉素(acetylspiramycin)抗菌谱与红霉素相似,但作用较弱。耐酸,口服易吸收,组织中浓度较高。主要用于敏感菌引起的呼吸道、泌尿道及软组织感染,也可用于军团菌病及弓形体病的治疗。不良反应较红霉素轻,大剂量可产生胃肠道反应。

罗 红 霉 素

罗红霉素(roxithromycin,罗希红霉素)。空腹服用吸收良好,血与组织浓度均高于红霉素,半衰期长达 12~14 h。本药抗菌谱与红霉素相似,对肺炎支原体、衣原体作用较强,但对流感嗜血杆菌的作用较红霉素弱。主要用于敏感菌所致的呼吸道、泌尿生殖系统、皮肤软组织及耳鼻咽喉部位的感染。多见胃肠道反应,偶见皮疹、皮肤瘙痒、头痛、头昏等。

阿 奇 霉 素

阿奇霉素(azithromycin)是唯一半合成的 15 元大环内酯类抗生素。对胃酸稳定,口服吸收快,生物利用度较红霉素高,组织分布广,血浆蛋白结合率低。大部分以原形自胆汁排入肠腔随粪便排出,少部分经肾排泄,半衰期长达 35~48 h,一日仅需给药

1次。抗菌谱较红霉素广,对多种革兰氏阳性球菌、支原体、衣原体及军团菌等有效,对肺炎支原体的作用是本类药物中最强的:对革兰氏阴性菌作用明显比红霉素强,甚至对某些细菌表现出快速杀菌作用。

临床主要用于治疗敏感菌所致的急性扁桃体炎、咽炎、中耳炎、鼻窦炎、支气管炎、肺炎、皮肤及软组织感染、沙眼等。

本药不良反应轻,主要为腹痛、恶心、呕吐等胃肠道反应,偶见肝功能异常及白细胞减少。

克 拉 霉 素

克拉霉素(clarithromycin)口服吸收迅速而完全,广泛地分布于组织中,主要经肾排泄,半衰期为 3.5~4.9 h。抗菌活性强于红霉素。本药对革兰氏阳性菌、嗜肺军团菌、肺炎衣原体的作用强大,对沙眼衣原体、肺炎支原体、流感嗜血杆菌及厌氧菌的作用也较红霉素强。

临床主要用于治疗化脓性链球菌所致的咽炎、扁桃体炎;肺炎链球菌所致的急性中耳炎、肺炎、支气管炎;流感嗜血杆菌所致的支气管炎;支原体肺炎及衣原体肺炎;葡萄球菌、链球菌所致的皮肤、软组织感染。与其他药物合用,还可用于治疗幽门螺杆菌感染。

本药不良反应主要为胃肠道反应,偶见头痛、皮疹、转氨酶暂时升高、胆汁淤积性肝炎、二重感染、过敏反应等。

二、大环内酯类抗生素的用药护理

1. 本类药物口服可引起胃肠道反应,饭后服用可减轻。因食物可影响吸收,一般应在餐前或餐后 3~4 h 服用。肠溶片应整片吞服,且不能与酸性药同服。静脉给药刺激性大可引起局部疼痛或血栓性静脉炎,故应稀释后缓慢静脉滴注。

2. 本类药物有肝毒性,如长期使用,应定期检测肝功能,如有异常应立即通知医生。肝功能不全、孕妇和哺乳期妇女慎用,对大环内酯类过敏者禁用。

3. 乳糖酸红霉素静脉滴注时,应先用注射用水配制成 5% 的溶液,再用 5% 葡萄糖溶液稀释后静脉滴注。不宜用 0.9% 氯化钠溶液稀释,否则可析出沉淀。

4. 红霉素过量应用(>4 g/d) 有一定的耳毒性,用药期间注意观察病人有无眩晕、耳鸣等症状,一旦出现,应立即通知医生。并嘱病人多饮水。

5. 注意药物的相互作用。本类药属于快速抑菌药,与磺胺类药物合用可增强疗效;与繁殖期杀菌药青霉素类合用可降低后者的杀菌作用,与四环素类合用加重肝损害。

6. 应用罗红霉素期间应嘱病人尽量避免驾驶、机械操作或高空作业。

第三节 氨基糖苷类抗生素

临床案例

病人,男性,5岁。因听力减退由其母亲领来就诊,孩子聪明活泼,身体发育良好。经听力检查,双耳听力重度减退。据病人母亲叙述回忆:1年前曾患肺炎,当地医生给予静脉滴注阿米卡星治疗1周,其后不久,家人发现孩子说话能力较以前下降,回答问题缓慢,不爱说话,且日益加重,引起家长警觉,遂来就诊。

请思考:

1. 病人听力减退与曾用过阿米卡星是否相关?为什么?
2. 使用氨基糖苷类药物如何进行用药护理?

一、氨基糖苷类抗生素的共性

氨基糖苷类抗生素是由氨基糖分子和氨基醇环以苷键连接而成的碱性化合物。根据来源可分为两类:一类为天然品,包括卡那霉素、妥布霉素、大观霉素、巴龙霉素、庆大霉素、小诺米星、西索米星等;另一类为半合成品,包括奈替米星、依替米星、依帕卡星、阿米卡星等。本类药物结构基本相似,因此在药动学、抗菌作用及不良反应方面有许多共同特性。

本类药物均为有机碱,制剂为硫酸盐,水溶性好,性质稳定,在碱性环境中抗菌作用增强。口服难吸收,仅用于肠道感染。肌内注射吸收迅速而完全,主要分布在细胞外液,在肾皮质及内耳内、外淋巴液中有高浓度聚积,可透过胎盘屏障,不易透过血脑屏障。大部分(约90%)以原形经肾排泄,半衰期为2~3 h,因尿药浓度较高,适用于治疗敏感菌所致的泌尿系统感染。

【抗菌作用】 本类药物抗菌谱较广,对革兰氏阴性杆菌如大肠埃希氏菌、克雷伯菌属、肠杆菌属、变形杆菌属、志贺菌属等具有强大抗菌作用,对枸橼酸菌属、沙雷菌属、沙门氏菌属、产碱杆菌属、不动杆菌属、分枝杆菌属等也有一定的抗菌活性;对革兰氏阴性球菌如淋病奈瑟菌、脑膜炎奈瑟菌等作用较差;对链球菌作用强。此外,链霉素对结核分枝杆菌敏感。

抗菌机制主要是抑制菌体蛋白质合成,还能抑制细菌胞浆膜蛋白质的合成,增加通透性,使药物易于进入胞浆,导致胞浆内容物外渗而死亡。属于静止期杀菌药,与β-内酰胺类药物有协同作用。

细菌对本类药物可产生不同程度的耐药性,本类药物之间有部分或完全交叉耐

氨基糖苷类

药性。

【不良反应】

1. **耳毒性** 包括前庭神经和耳蜗听神经损害。其中前庭神经损害多见于链霉素和庆大霉素，出现较早，表现为眩晕、恶心、呕吐、眼球震颤和平衡失调等；耳蜗神经损害多见于庆大霉素和阿米卡星，出现较迟，表现为耳鸣、听力减退，严重者可致耳聋。耳毒性与内耳淋巴液中药物浓度过高，造成毛细胞损伤有关。

2. **肾毒性** 本类药物可大量聚集在肾皮质，导致肾小管上皮细胞损害，轻则引起肾小管肿胀，重则产生急性坏死。通常表现为蛋白尿、管型尿等，严重者可导致无尿、氮质血症和肾衰竭。庆大霉素和阿米卡星较易发生。

3. **过敏反应** 皮疹、发热、嗜酸性粒细胞增多多见，过敏性休克发生率较低，一旦发生死亡率较高。

4. **神经肌肉麻痹** 常见于大剂量腹膜内或胸膜内应用后，或静脉滴注速度过快，也偶见于肌内注射后。可引起心肌抑制、血压下降、四肢软弱无力、呼吸困难，甚至呼吸停止。

知识链接

药源性耳毒性

药源性耳毒性多为感音神经性耳聋，是由于用药不当引起的耳蜗毒性和前庭毒性反应，其中耳蜗毒性可引起听力损害，已成为发展中国家致耳聋的主要原因之一。在我国每年约有 2 万儿童因药物致聋。

氨基糖苷类抗生素是引起耳毒性最多的一类药物，其发生率为 0.7%~2.2%。其他有耳毒性的药物包括万古霉素类抗生素、红霉素、高效利尿药等。

二、常用氨基糖苷类抗生素

阿 米 卡 星

阿米卡星（amikacin，丁胺卡那霉素）肌内注射 45~90 min 血药浓度达峰值，静脉滴注 15~30 min 达峰值。在体内不被代谢，主要经肾排泄，半衰期为 2~2.5 h。

阿米卡星在氨基糖苷类抗生素中抗菌谱最广，对革兰氏阴性杆菌和金黄色葡萄球菌均有较强的抗菌活性，但作用较庆大霉素弱。其显著优点是对革兰氏阴性杆菌和铜绿假单胞菌产生的多种氨基糖苷类灭活酶稳定。

临床主要用于治疗对其他氨基糖苷类抗生素耐药菌株所致的泌尿道感染、肺部感染及铜绿假单胞菌、变形杆菌所致的菌血症；与羧苄西林或头孢噻吩合用，治疗中性粒细胞减少或其他免疫缺陷者严重革兰氏阴性杆菌感染。

本药不良反应以听力损害较常见，肾毒性较庆大霉素低，偶见过敏反应。

妥 布 霉 素

妥布霉素(tobramycin)抗菌谱与庆大霉素相似,对大多数肠杆菌属、铜绿假单胞菌及葡萄球菌有良好的抗菌作用,但对铜绿假单胞菌的作用比庆大霉素强,且对庆大霉素耐药的铜绿假单胞菌仍有效。临床主要用于治疗铜绿假单胞菌引起的心内膜炎、烧伤、败血症、骨髓炎等,对其他敏感革兰氏阴性杆菌所致的感染也可应用。

本药不良反应与庆大霉素类似,但比庆大霉素轻。

奈 替 米 星

奈替米星(netilmicin,奈替霉素)的抗菌谱与庆大霉素相似,对多种革兰氏阴性杆菌如大肠埃希菌、铜绿假单胞菌、克雷伯菌属、沙门菌属、奇异变形杆菌等都具有较强的抗菌活性;对耐其他氨基糖苷类的革兰氏阴性杆菌及耐青霉素的金黄色葡萄球菌也有效。临床主要用于敏感菌所致的呼吸道、泌尿道、消化道、皮肤软组织等部位的感染。

本药的肾、耳毒性在氨基糖苷类抗生素中最小,但仍需注意。孕妇禁用,哺乳妇女用药期间应停止哺乳。

大 观 霉 素

大观霉素(spectinomycin,淋必治)是链霉菌产生的氨基环醇类抗生素,因作用机制与氨基糖苷类相似而列入本类。仅对淋病奈瑟菌有强大的杀灭作用,临床主要用于治疗对青霉素耐药或过敏的淋病病人。

本药不良反应有注射部位疼痛、荨麻疹、眩晕、恶心、发热、寒战等不良反应。孕妇、新生儿、肾功能不全者禁用。

三、氨基糖苷类抗生素的用药护理

1. 本类药物有耳毒性。用药期间应注意询问病人有无耳鸣、眩晕等早期症状,并进行听力监测,一旦出现早期症状,应立即停药;避免与有耳毒性的药物如强效利尿药、甘露醇等合用,也应避免与能掩盖耳毒性的药物如苯海拉明等抗组胺药合用,也不宜用于原有听力减退的病人。老年人、儿童、哺乳期妇女慎用,孕妇禁用。

2. 本类药物有肾毒性。用药期间应定期检查肾功能,一旦出现肾功能损害,应调整用量或停药,并避免与有肾毒性的药物如磺胺药、呋塞米等合用。老年人、小儿毒性反应尤其明显,更应注意观察尿量及颜色变化,告诉病人要多饮水。老年人及肾功能不全者禁用。

3. 大剂量静脉滴注或腹腔给药可阻断神经肌肉接头,用药前应准备好钙剂和新斯的明等解救药。

4. 链霉素可引起过敏性休克,用药前应做皮肤过敏试验。一旦发生过敏性休克应立即抢救,即静脉缓慢注射葡萄糖酸钙,其他措施同青霉素过敏性休克的抢救。

5. 本类药物局部刺激性强,应采用深部肌内注射,并注意更换注射部位。静脉滴注时应稀释并缓慢滴注。不宜与青霉素类同瓶滴注或混合注射,以免降低本类药物活性。本类药物不宜联合应用,以免毒性相加。

第四节 四环素类及氯霉素

临床案例

病人,女性,20 岁。患有缺铁性贫血,按医嘱口服硫酸亚铁治疗,疗程 1 个月,1 个月后再做血常规检查。病人规律用药已近半月。近来因发热、阵发性刺激性咳嗽前来就诊,诊断为支原体肺炎。

请思考:

1. 你认为应选择哪种药物治疗?
2. 用药过程中应注意哪些问题? 应如何进行用药护理?

一、四环素类

本类药物在酸性溶液中较稳定,碱性溶液中容易被破坏,临床一般用其盐酸盐。根据来源分为天然品和半合成品。天然品有四环素(tetracycline)、土霉素(oxytetracycline)和金霉素(aureomycin)等;半合成品有多西环素(doxycycline,强力霉素)、美他环素(metacycline)和米诺环素(minocycline,二甲胺四环素)等。半合成四环素类的抗菌活性高于四环素。

本类药物口服易吸收,不宜同服牛奶、奶制品及含多价阳离子如 Mg^{2+}、Ca^{2+}、Fe^{2+}、Al^{3+} 的食物,可使药物吸收减少。酸性药物如维生素 C 可促进四环素吸收,碱性药、H_2 受体阻断药或抗酸药可降低药物溶解度而影响吸收。吸收后广泛地分布于各组织和体液中,但不易透过血脑脊液屏障,可沉积于骨及牙组织内,口服给药时,除多西环素主要经胆汁排泄外,其余四环素类大部分以原形由肾排泄。

【抗菌作用和临床应用】

本类药物抗菌谱广,对革兰氏阳性菌、革兰氏阴性菌、立克次体、支原体、衣原体、螺旋体及放线菌均有抑制作用。但对革兰氏阳性菌作用不如青霉素和头孢菌素类,对革兰氏阴性菌则不如氨基糖苷类和氯霉素。抗菌作用的强弱依次为米诺环素、多西环素、美他环素、金霉素、四环素、土霉素。本类药物的作用机制为抑制细菌蛋白质的合成,属快速抑菌药。高浓度时有杀菌作用。本类药物之间存在交叉耐药性,但在天然品和部分半合成品之间无完全交叉耐药性。

四环素类药物可用于下列疾病的治疗,多西环素是本类药物的首选药物。

1. **立克次体病**　四环素类药物是治疗立克次体病的首选药物。
2. **支原体感染**　对肺炎支原体引起的非典型肺炎及非特异性尿道炎,有良好的疗效。
3. **衣原体感染**　包括衣原体肺炎、鹦鹉热、性病淋巴肉芽肿及沙眼衣原体感染等,四环素类药物可作为首选药。
4. **其他感染**　包括回归热螺旋体所致的回归热、布鲁氏菌病(需与氨基糖苷类联合应用)、霍乱、土拉热杆菌所致的兔热病、鼠疫耶尔森菌所致的鼠疫;四环素类亦可用于对青霉素类抗生素过敏的破伤风、气性坏疽、梅毒、淋病、非淋菌性尿道炎和钩端螺旋体病的治疗。

【不良反应】

1. **胃肠道反应**　可引起恶心、呕吐、上腹不适及食道烧灼感等。
2. **二重感染**　常见的有两种:① 真菌感染;多见,表现为鹅口疮、肠炎,一旦出现,应立即停药并同时用抗真菌药治疗。② 假膜性肠炎,表现为肠壁坏死、体液渗出、剧烈腹泻,甚至脱水或休克等。对免疫功能低下的老年病人及幼儿尤易发生,一旦发生,立即停药,并选用万古霉素或甲硝唑治疗。
3. **影响骨、牙齿生长**　四环素类能与新形成的骨、牙齿中所沉积的钙结合,从而影响婴幼儿牙齿发育和骨骼的生长。
4. **其他**　长期大剂量应用,可引起肝、肾损伤;偶见皮疹、药热、血管神经性水肿等过敏反应。多西环素易致光敏反应,应提醒病人注意;米诺环素有独特的前庭反应,用药期间不宜从事高空作业、驾驶车辆等。

知识链接

二 重 感 染

二重感染也称为菌群交替症。长期使用广谱抗生素,使体内敏感菌受到抑制,打乱了体内的菌群平衡,而那些不敏感菌或具有抗药性的病菌、真菌乘机在体内大量生长繁殖,体外的某些病菌也会乘虚而入,一旦机体免疫力下降便可致病,而引起新的感染,称为二重感染,如鹅口疮、呼吸道、泌尿道炎、真菌性肺炎等。老幼和体弱,抵抗力低的病人,与肾上腺皮质激素、抗代谢药或抗肿瘤药物合用时更容易发生。

二、氯霉素

氯 霉 素

氯霉素(chloramphenicol)口服吸收快而完全,可广泛地分布至全身各组织和体液中,脑脊液中分布浓度较其他抗生素高,主要经肝代谢,经肾排泄。

【抗菌作用和临床应用】　氯霉素的抗菌谱广,对革兰氏阳性菌和革兰氏阴性菌均有抑制作用,对后者作用较强,尤其对伤寒沙门氏菌、流感嗜血杆菌作用最强,在高浓度时有杀菌作用;对厌氧菌(脆弱类杆菌)、百日咳杆菌、布鲁氏菌也有较强作用;对立克次体和沙眼衣原体、肺炎衣原体等也有效。氯霉素的作用机制为抑制菌体蛋白质合成,属速效抑菌药。

因氯霉素毒性反应严重,全身应用可作为伤寒、副伤寒的用药选择,但不作为首选,临床现已基本停用。局部滴眼可用于各种敏感菌所致的眼内感染、全眼球感染、沙眼和结膜炎。

【不良反应】

1. **抑制骨髓造血功能** 氯霉素应用的最严重的毒性反应,表现为红细胞、粒细胞及血小板减少。有两种类型:一是可逆性抑制,表现为白细胞和血小板减少,并伴有贫血,与剂量和疗程有关,停药后即可逐渐恢复;二是不可逆的再生障碍性贫血,与剂量和疗程无直接关系,发生率低,一旦发生常难逆转,死亡率高。

2. **其他** 新生儿、早产儿由于肝缺乏葡萄糖醛酸转移酶,肾排泄功能不完善,对氯霉素的解毒能力差,用药剂量过大可致灰婴综合征,表现为循环衰竭、呼吸困难、进行性血压下降、皮肤苍白和发绀;也可发生胃肠道反应、二重感染、中毒性精神病、皮疹、药热等。

三、四环素类和氯霉素的用药护理

1. 四环素类口服应饭后服或与食物同服以减轻其胃肠道反应,不宜与牛奶、奶制品同服,若与抗酸药同服,至少间隔 2~3 h 为宜。对年老、体弱、免疫功能低下、合用糖皮质激素者慎用。孕妇、哺乳期妇女、8 岁以下儿童及肝肾功能不全者禁用。

2. 多西环素易致光敏反应,应提醒病人注意;米诺环素有独特的前庭反应,用药期间不宜从事高空作业、驾驶车辆等。

3. 氯霉素用药应严格掌握适应证,一般不作首选药物。用药前后及用药期间应系统监测血象,发现异常立即停药。避免长期用药。肝肾功能不全者、新生儿(尤其是早产儿)、孕妇、哺乳期妇女禁用。

4. 氯霉素可抑制肝药酶,减少华法林、甲苯磺丁脲、苯妥英钠等药物的代谢,合用时应监测凝血酶原时间、血糖。

第五节 林可霉素类抗生素

临床案例

病人,男性,9 岁。1 周前因车祸右侧胫骨开放性骨折。近日突发高热、寒战,右下肢膝关节肿胀、剧痛,活动受限。体格检查:局部深压痛,T 39℃。血常规白细胞计数 $20 \times 10^9/L$。诊断为化脓性骨髓炎。

请思考：

1. 本病应选择哪类抗菌药物治疗？选择的依据是什么？
2. 治疗过程中护士应如何进行用药护理？

一、常用药物

林可霉素和克林霉素

林可霉素类

314

本类抗生素包括链丝菌产生的林可霉素（lincomycin，洁霉素）和半合成品克林霉素（clindamycin，氯洁霉素）。克林霉素口服吸收快而完全，但林可霉素口服吸收不完全，且易受食物影响。吸收后，两药体内分布较广，骨组织、乳汁、胆汁中浓度较高，并能透过胎盘屏障，但不易透过血脑屏障。主要在肝代谢，经胆汁和粪便排出，小部分经肾排泄。

【抗菌作用和临床应用】　二者抗菌谱相同，对葡萄球菌、各型链球菌、肺炎球菌等革兰氏阳性球菌及各类厌氧菌具有强大的抗菌作用，对白喉棒状杆菌、产气荚膜杆菌、人型支原体和沙眼衣原体、多数放线菌也有抑制作用。

抗菌机制是抑制细菌蛋白质合成。因与大环内酯类竞争同一结合位点而产生拮抗作用，故不宜与红霉素合用。其中，克林霉素抗菌作用较强，且毒性较小，故较林可霉素常用。两药之间有完全交叉耐药性。

本类药物主要用于治疗金黄色葡萄球菌引起的骨髓炎，为首选药，还可用于链球菌引起的咽喉炎、中耳炎、肺炎等以及厌氧菌引起的腹腔、口腔和妇科感染等。

【不良反应】　不良反应主要为胃肠道反应，表现为恶心、呕吐、腹痛、腹泻，口服给药较注射给药多见；长期用药也可发生严重的假膜性肠炎，可用万古霉素类和甲硝唑治疗。偶见皮疹、一过性中性粒细胞减少和血小板减少、黄疸等。

二、林可霉素类抗生素的用药护理

1. 林可霉素类抗生素应空腹或饭后 2 h 口服，用药期间应多喝水；静脉滴注时不应与其他药物配伍，稀释浓度不超过 6 mg/mL，静脉滴注速度不应过快。
2. 用药期间如出现腹泻或便中带血，应立即停药，并报告医生处理。
3. 本类药不宜与红霉素合用。肝功能不全者慎用。小儿、孕妇、哺乳期妇女禁用。

第六节 多肽类抗生素

一、常用药物

（一）万古霉素类

万古霉素类属糖肽类抗生素，包括万古霉素（vancomycin）、去甲万古霉素（norvancomycin）和替考拉宁（teicoplanin）。

万古霉素和去甲万古霉素

【抗菌作用和临床应用】　万古霉素和去甲万古霉素对革兰氏阳性菌有强大的杀菌作用，对厌氧的难辨梭菌亦有较好的抗菌作用，其抗菌机制是与细胞壁肽聚糖结合，抑制细菌细胞壁的合成。

临床主要用于耐药革兰氏阳性菌引起的严重感染，特别是抗甲氧西林金黄色葡萄球菌、抗甲氧西林表皮葡萄球菌、耐青霉素肠球菌属及耐青霉素肺炎链球菌所致感染如败血症、肺炎、心内膜炎、结肠炎、脑膜炎、骨髓炎及某些抗生素如克林霉素引起的假膜性肠炎。也可用于对青霉素类过敏的严重革兰氏阳性菌感染。

【不良反应】　较大剂量应用可出现耳鸣、听力减退，甚至耳聋；也可损伤肾小管，出现蛋白尿、管型尿、少尿、血尿等；尚可出现恶心、寒战、药物热、皮疹、皮肤瘙痒及血栓性静脉炎等不良反应。

（二）多黏菌素类

多黏菌素类是从多黏杆菌培养液中提取的一组多肽类抗生素，含有多黏菌素 A，多黏菌素 B，多黏菌素 C，多黏菌素 D，多黏菌素 E，多黏菌素 M 等，临床仅用多黏菌素 E（polymyxin E）和多黏菌素 B（polymyxin B）。

【抗菌作用和临床应用】　本类药物对多数革兰氏阴性杆菌，如铜绿假单胞菌、大肠埃希氏菌、流感嗜血杆菌、沙门菌属等有强大的杀灭作用，对革兰氏阴性球菌、革兰氏阳性菌和真菌无作用。其中，多黏菌素 B 的抗菌作用较多黏菌素 E 略高。

本类药物的作用机制是作用于细菌胞浆膜，使膜的通透性增加，菌体重要成分外漏，导致细菌死亡。属慢性窄谱杀菌药，对繁殖期和静止期细菌均有作用。

因本药毒性较大，临床多局部用于敏感菌引起的眼、耳、皮肤、黏膜感染及烧伤后铜绿假单胞菌感染。

【不良反应】　不良反应主要为肾损害及神经系统毒性。肾损害表现为蛋白尿、血尿等;神经系统的毒性为眩晕、手足麻木、共济失调等,但停药后可消失。也可出现瘙痒、皮疹、药物热等;偶可诱发粒细胞减少和肝毒性。

二、多肽类抗生素的用药护理

1. 应用万古霉素类期间应注意听力变化,一旦出现耳鸣应立即停药。老年人、孕妇、哺乳期妇女、听觉障碍和肾功能不全者慎用。

2. 万古霉素类避免与氨基糖苷类抗生素及高效能利尿药合用,以免增加耳、肾毒性。

3. 多黏菌素类应缓慢静脉滴注。用药期间应注意药物对神经系统和肾的损害,如出现眩晕、视物模糊、运动失调等症状时,应立即停药。应检测尿量,查尿常规时如出现蛋白尿、血尿、管型尿等,应及时停药。

4. 多黏菌素类忌与麻醉剂、肌松剂、氨基糖苷类等对肾、听神经有毒性的药物合用。用药期间不应进行高空作业等危险工作。

常用制剂和用法

青霉素　注射剂:40万U、80万U、100万U。临用前配成溶液,一般一次40万~80万U,一日2次,肌内注射;小儿一日2.5万~5万U/kg,分2~4次肌内注射。严重感染一日4次肌内注射或静脉给药,静脉滴注时,每160万U~400万U;小儿一日5万~20万U/kg。

青霉素V　片剂:0.25g(相当于40万U)。一次0.5g,小儿一次0.25g,一日3~4次。

苯唑西林　胶囊剂:0.25g。一次0.5~1g,一日4~6次;小儿一日50~100mg/kg,分4~6次服。宜在饭前1h或饭后2h服用,以免食物影响其吸收。注射剂:0.5g、1g。一次1g,一日3~4次肌内注射或一次1~2g溶于100mL溶液内静脉注射0.5~1h,一日3~4次;小儿一日50~100mg/kg,分3~4次静脉滴注。

氯唑西林　胶囊剂:0.25g。一次0.25~0.5g,一日2~3次;小儿一日30~60mg/kg,分2~4次服。注射剂:0.25g、0.5g。一次0.5~1g,一日3~4次,肌内注射或静脉滴注。

双氯西林　片剂:0.25g。一次0.25~0.5g,一日4次;小儿一日30~50mg/kg,分4~6次服。

氟氯西林　胶囊剂:0.125g、0.25g。一次0.125g,一日3次;或一次0.5~1.0g,一日3次。

氨苄西林　片剂:0.25g。一次0.25~0.5g,一日4次;小儿一日50~80mg/kg,分4次服。注射剂:0.5g、1g。一次0.5~1g,一日4次肌内注射;或一次1~2g溶于100mL等渗氯化钠溶液中静脉滴注,一日2~3次,必要时4h1次。小儿一日100~150mg/kg,分次给予。

阿莫西林　胶囊剂:0.25g。一次0.5~1g,一日3~4次;小儿一日50~100mg/kg,分3~4次服。片剂的剂量用法同胶囊剂。

羧苄西林　注射剂:0.5g、1g。一次1g,一日4次,肌内注射。严重铜绿假单胞菌感染时，一日 10~20 g，静脉注射。小儿一日 100 mg/kg，分 4 次肌内注射或一日 100~400 mg/kg 静脉注射。

磺苄西林　注射剂 1 g、2 g。一日 4~8 g，分 4 次肌内或静脉注射，亦可静脉滴注。肌内注射时需加利多卡因 3 mL 以减轻疼痛。小儿一日 40~160 mg/kg，分 4 次注射。

替卡西林　注射剂：0.5 g、1 g。肌内或静脉注射，剂量同羧苄西林。

呋布西林　注射剂：0.5 g。一日 4~8 g，小儿一日 50~150 mg/kg，分 4 次静脉注射或滴注。

哌拉西林　注射剂：1 g、2 g。一日 4~5 g，小儿一日 80~100 mg/kg，分 3~4 次肌内注射。一日 8~16 g，小儿一日 100~300 mg/kg，分 3~4 次静脉注射或滴注。

阿洛西林　粉针剂：2 g、3 g、4 g。一日 150~200 mg/kg，重症感染一日 200~300 mg/kg，小儿一日 50~150 mg/kg，分 4 次肌内注射、静脉注射或静脉滴注。

美洛西林　粉针剂：1 g。一日 50~150 mg/kg 或一次 3 g，一日 4 次；重症感染一日 50~100 mg/kg 或一次 3 g，一日 6 次，肌内注射、静脉注射或静脉滴注。

美西林　注射剂：0.5 g、1 g。一日 1.6~2.4 g，小儿一日 30~50 mg/kg，分 4 次静脉或肌内注射。

匹美西林　片剂或胶囊剂：0.25 g。轻症：一次 0.25 g，一日 2 次，必要时可用 4 次，重症加倍。

替莫西林　注射剂：0.5 g、1 g。一次 0.5~2 g，一日 2 次，肌内注射，为减轻疼痛，可用 0.25%~0.5% 利多卡因注射液作溶剂。

头孢噻吩　注射剂：0.5 g、1 g。一次 0.5~1 g，一日 4 次，肌内或静脉注射。严重感染时，一日 2~6 g，分 2~3 次稀释后静脉滴注。

头孢氨苄　片剂或胶囊剂：0.25 g。一日 1~2 g，分 3~4 次服；小儿一日 25~50 mg/kg，分 3~4 次服。

头孢唑林　注射剂：0.5 g。一次 0.5~1 g，一日 3~4 次，肌内或静脉注射。小儿一日 20~40 mg/kg，分 3~4 次给药。

头孢拉定　胶囊剂：0.25 g、0.5 g。一日 1~2 g，分 4 次服。小儿一日 25~50 mg/kg，分 3~4 次服。注射剂：0.5 g、1 g。每日 2~4 g，分 4 次肌内注射、静脉注射或静脉滴注；小儿一日 50~100 mg/kg，分 4 次注射。

头孢羟氨苄　胶囊剂：0.125 g、0.25 g。一次 1 g，每日 2 次；小儿一日 30~60 mg/kg，分 2~3 次服。

头孢孟多　注射剂：0.5 g、1 g、2 g。一日 2~6 g，小儿一日 50~100 mg/kg，分 3~4 次肌内注射。严重感染时一日 8~12 g，小儿一日 100~200 mg/kg，分 2~4 次静脉注射或滴注。

头孢呋辛　注射剂 0.25 g、0.5 g、0.75 g、1.5 g。一次 0.75 g，一日 3 次，肌内注射。小儿一日 30~60 mg/kg，分 3~4 次肌内注射。严重感染时一日 4.5~6 g，小儿一日 50~100 mg/kg，分 2~4 次，静脉注射。

头孢克洛　胶囊剂：0.25 g。一日 2~4 g，分 4 次服；小儿一日 20 mg/kg，分 3 次服。

头孢噻肟　注射剂：0.5 g、1 g。一日 2~6 g，小儿一日 50~100 mg/kg，分 3~4 次，

肌内注射。每日 2~8 g，小儿一日 50~150 mg/kg，分 2~4 次静脉注射。

头孢曲松　注射剂：0.5 g、1 g。一次 1 g，一日 1 次，溶于 1% 利多卡因 3.5 mL 中深部肌内注射，或一日 0.5~2 g 溶于 0.9% 氯化钠注射液或 5% 葡萄糖注射液中静脉滴注，30 min 内滴完。

头孢他啶　注射剂：0.5 g、1 g、2 g。一次 0.5~2 g，一日 2~3 次，小儿一次 25~50 mg/kg，一日 2 次，静脉或肌内注射。静脉滴注时以 0.9% 氯化钠注射液 500 mL 稀释后 30 min 内滴完，肌内注射一般溶于 1% 利多卡因 0.5 mL，深部肌内注射。

头孢哌酮　注射剂：0.5 g、1 g、2 g。一日 2~4 g，小儿一日 50~150 mg/kg，肌内注射、静脉注射或静脉滴注。严重感染时，一日 6~8 g，分 2~3 次肌内或静脉注射。

头孢吡肟　一次 1~2 g，一日 2 次，肌内注射或静脉滴注。

头孢匹罗　一次 1~2 g，一日 1~2 次，肌内注射或静脉滴注。

头孢西丁　注射剂 1 g。一次 1~2 g，一日 3~4 次，肌内或静脉注射。

亚胺培南 - 西司他丁注射剂：0.25 g、0.5 g、1 g（以亚胺培南计量，其中含有等量的西司他丁钠）。一次 0.25~1 g，一日 2~4 次肌内注射或静脉滴注。

美罗培南　注射剂：0.25 g、0.5 g。一次 0.5~1 g，一日 3~4 次肌内注射或静脉滴注。

氨曲南　注射剂：0.5 g、1 g。一日 1.5~6 g，分 3 次肌内注射、静脉注射或滴注，静脉滴注时加入 0.9% 氯化钠注射液 100 mL 中，于 30 min 内滴完。

拉氧头孢　注射剂：0.25 g、0.5 g、1 g。一次 0.5~1 g，一日 2 次，肌内注射、静脉注射或滴注，重症加倍。小儿一日 40~80 mg/kg，分 2~4 次，静脉注射或滴注。

氟氧头孢　注射剂：0.5 g、1 g、2 g。一日 1~2 g。小儿一日 60~80 mg/kg，分 2 次静脉注射或滴注；重症一日 4 g，小儿一日 150 mg/kg，分 2~4 次静脉注射或滴注。

舒他西林　片剂：0.375 g。一次 0.375 g，一日 2~4 次，饭前 1 h 或饭后 2 h 服。注射剂 0.75 g、1.5 g。一次 0.75 g，一日 2~4 次，肌内注射。一次 1.5 g，一日 2~4 次静脉注射或滴注。

奥格门汀　片剂：0.375 g、0.625 g。一次 0.375~0.625 g，一日 3~4 次。

红霉素　肠溶片剂：0.125 g、0.25 g。一次 0.25~0.5 g，一日 3~4 次，小儿一日 30~50 mg/kg，分 3~4 次服。注射剂（乳糖酸盐）：0.25 g、0.3 g。一日 1~2 g。小儿一日 30~50 mg/kg，分 3~4 次静脉滴注。

依托红霉素　片剂：0.125 g（按红霉素计）、胶囊剂：0.05 g、0.125 g（按红霉素计）、颗粒剂：0.075 g。一日 1~2 g。小儿一日 30~50 mg/kg，分 3~4 次服。

琥乙红霉素　片剂：0.1 g、0.125 g（按红霉素计）。一次 0.25~0.5 g，一日 4 次。小儿一日 30~40 mg/kg，分 3~4 次服。

乙酰螺旋霉素　片剂或胶囊剂：0.1 g、0.2 g。一次 0.2~0.3 g，一日 4 次。小儿一日 20~30 mg/kg，分 4 次服。

罗红霉素　片剂：0.15 g。一次 0.15 g，一日 2 次，餐前服。颗粒剂、悬浮剂：0.05 g。一次 0.15 g，一日 2 次。小儿一次 2.5~5 mg/kg，一日 2 次。

阿奇霉素　片剂：125 mg、250 mg。一次 0.5 g，一日 1 次。小儿一次 10 mg/kg，

一日 1 次。

克拉霉素　片剂:0.2 g。一日 0.25~0.5 g。小儿一日 7.5 mg/kg,分 2 次服。

庆大霉素　片剂:2 万 U、4 万 U。一次 8 万 ~16 万 U,一日 3~4 次。注射剂:2 万 U、4 万 U、8 万 U。一日 16 万 ~24 万 U。小儿一日 3 000~5 000 U/kg,分 2~3 次肌内注射。静脉滴注剂量同上。滴眼剂:4 万 U/8 mL,一次 1~2 滴,一日 3~4 次滴眼。

阿米卡星　注射剂 0.1 g、0.2 g。一日 0.2~0.4 g。小儿一日 4~8 mg/kg,分 1~2 次肌内注射,静脉滴注剂量同肌内注射,不可静脉注射。

妥布霉素　注射剂:40 mg、80 mg。成人或小儿一次 1.5 mg/kg,每 8 h 1 次,肌内注射或静脉滴注,疗程一般不超过 7~10 日。

奈替米星　注射剂:150 mg。一日 3~6.5 mg/kg,分 2 次肌内注射。小儿一日 5~8 mg/kg,分 2~3 次肌内注射。

大观霉素　注射剂:2 g。一次 2 g 溶于 0.9% 苯甲醇溶液 3.2 mL 中,深部肌内注射,一般 1 次即可,必要时一日 2 次,即总量 4 g。

319

土霉素　片剂:0.125 g、0.25 g。一次 0.5 g,一日 3~4 次。

多西环素　剂或胶囊剂:0.1 g。首次 0.2 g,以后一日 0.1~0.2 g,分 1~2 次服。8 岁以上小儿首剂 4 mg/kg,以后一次 2~4 mg/kg,一日 1~2 次。

米诺环素　片剂 0.1 g。一次 0.1 g,一日 2 次,首剂加倍。

氯霉素　片剂或胶囊剂:0.25 g。一次 0.25~0.5 g,一日 3~4 次。眼膏、滴眼液、滴耳液:局部外用。

林可霉素　片剂或胶囊剂 0.25 g、0.5 g。一次 0.5 g,一日 3~4 次,饭后服。小儿一日 30~60 mg/kg,分 3~4 次服。注射剂:0.2 g、0.6 g。一次 0.6 g,一日 2~3 次,肌内注射,或一次 0.6 g 溶于 100~200 mL 5% 葡萄糖液中缓慢静脉滴注,一日 2~3 次。小儿一日 15~40 mg/kg,分 2~3 次肌内注射或静脉滴注。

克林霉素　胶囊剂:0.075 g、0.15 g。一次 0.15~0.3 g,一日 3~4 次。小儿一日 10~20 mg/kg,分 3~4 次服。注射剂:0.15 g。一日 0.6~1.8 g,分 2~4 次肌内注射或静脉滴注。

万古霉素　粉针剂:0.5 g。一日 1~2 g,分 3~4 次静脉注射或滴注。一日量不超过 4 g。小儿一日 40 mg/kg,分 3~4 次静脉注射或滴注。静脉注射速度应慢,持续时间不少于 1 h。

盐酸去甲万古霉素　粉针剂:0.4 g。一日 0.8~1.6 g,一次或分次静脉滴注。小儿一日 16~24 mg/kg,一次或分次静脉滴注。滴注速度应慢。

硫酸黏菌素　片剂:50 万 U、100 万 U、300 万 U。一日 150 万 ~300 万 U,分 3~4 次服。

多黏菌素 B　注射剂:50 万 U、100 万 U(含丁卡因者供肌内注射,不含丁卡因者供静脉滴注用)。一日 100 万 ~150 万 U,小儿一日 1.5 万 ~2.5 万 U/kg,分 2~3 次肌内注射。静脉滴注时,一日 50 万 ~100 万 U,分 2 次,小儿一日 1.5 万 ~2.5 万 U/kg,分 1~2 次静脉滴注。

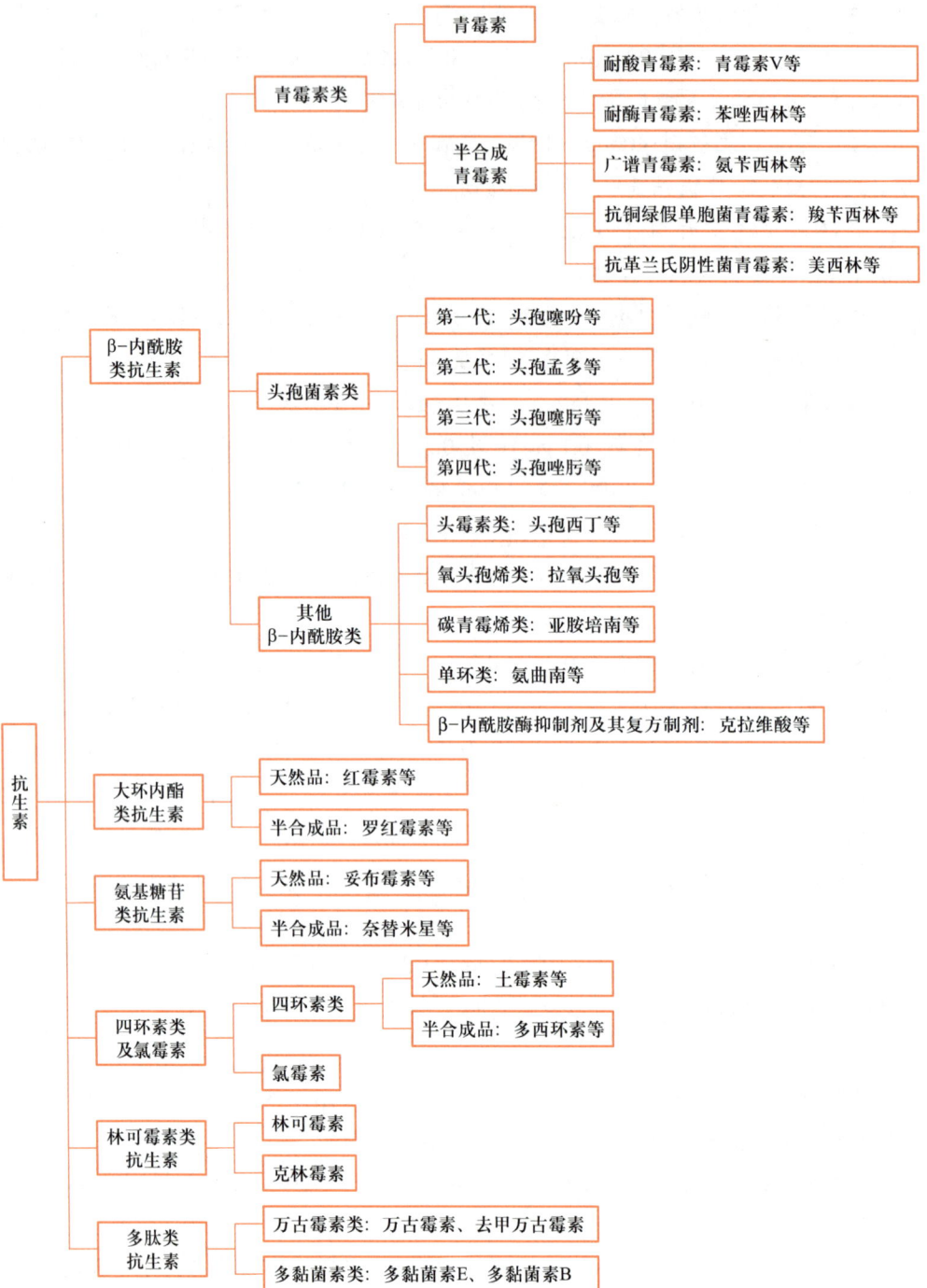

抗生素
- β-内酰胺类抗生素
  - 青霉素类
    - 青霉素
    - 半合成青霉素
      - 耐酸青霉素：青霉素V等
      - 耐酶青霉素：苯唑西林等
      - 广谱青霉素：氨苄西林等
      - 抗铜绿假单胞菌青霉素：羧苄西林等
      - 抗革兰氏阴性菌青霉素：美西林等
  - 头孢菌素类
    - 第一代：头孢噻吩等
    - 第二代：头孢孟多等
    - 第三代：头孢噻肟等
    - 第四代：头孢唑肟等
  - 其他β-内酰胺类
    - 头霉素类：头孢西丁等
    - 氧头孢烯类：拉氧头孢等
    - 碳青霉烯类：亚胺培南等
    - 单环类：氨曲南等
    - β-内酰胺酶抑制剂及其复方制剂：克拉维酸等
- 大环内酯类抗生素
  - 天然品：红霉素等
  - 半合成品：罗红霉素等
- 氨基糖苷类抗生素
  - 天然品：妥布霉素等
  - 半合成品：奈替米星等
- 四环素类及氯霉素
  - 四环素类
    - 天然品：土霉素等
    - 半合成品：多西环素等
  - 氯霉素
- 林可霉素类抗生素
  - 林可霉素
  - 克林霉素
- 多肽类抗生素
  - 万古霉素类：万古霉素、去甲万古霉素
  - 多黏菌素类：多黏菌素E、多黏菌素B

思考与练习

练一练

1. 应用青霉素时需要注意哪些方面的问题？如何做好用药护理？
2. 半合成青霉素有何特点？使用中应注意哪些问题？
3. 头孢菌素类药物如何分类？与青霉素相比有哪些抗菌特点？
4. 红霉素临床有哪些应用？应注意哪些问题？
5. 应用氨基糖苷类药物时,应如何实施用药护理？
6. 四环素类药物主要用于哪些感染？用药中应注意哪些问题？

（许卫锋）

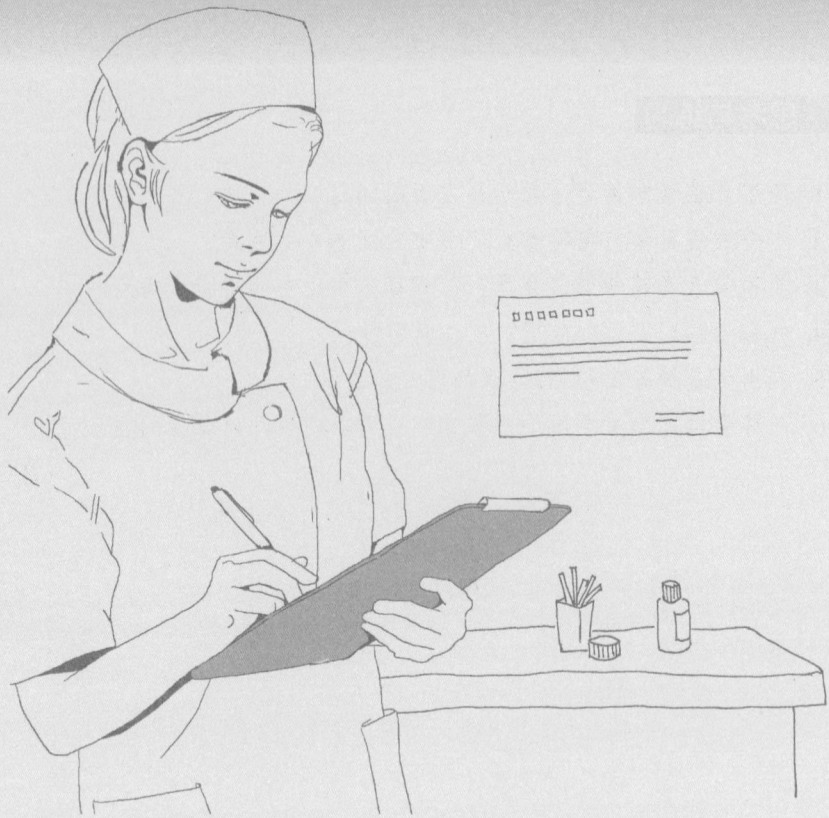

第三十五章　人工合成抗菌药

学习目标

1. 知识目标：掌握喹诺酮类药物的作用、临床应用及不良反应；熟悉磺胺类、硝基咪唑类药物的作用、临床应用及不良反应；了解甲氧苄啶、硝基呋喃类药物的作用特点及临床应用。

2. 能力目标：学会观察病人服用人工合成抗菌药的疗效和不良反应；能够熟练进行用药护理并能正确指导病人合理用药。

3. 素质目标：具备人工合成抗菌药规范用药意识和合理使用抗菌药的责任感。

病人,男性,43 岁。前天晚饭后突然出现上腹部持续性疼痛。疼痛难忍,且向右肩部放射,伴恶心、呕吐 3 次,呕吐物有胃内容物及黄色苦味液体,曾用阿托品治疗,腹痛无缓解。既往身体健康。经检查诊断为急性胆道感染。医生给予氧氟沙星治疗。

请思考:

1. 氟喹诺酮类有哪些不良反应?
2. 应如何进行用药护理?

第一节 喹诺酮类药

一、概述

喹诺酮类(quinolones)是含有 4 - 喹酮母核的人工合成抗菌药,按其临床应用先后分为四代。

1. **第一代** 1962 年研制出萘啶酸(nalidixic acid),仅对大肠埃希氏菌等少数革兰氏阴性杆菌有抑制作用,仅用于泌尿道感染,因疗效不佳,目前临床已淘汰。

2. **第二代** 1973 年合成吡哌酸(pipemidic acid),抗菌谱较第一代有所扩大,对革兰氏阴性杆菌作用强,对革兰氏阳性菌也有效,抗菌作用也稍强。口服易吸收,但因血中游离药物浓度低,而尿中药物浓度高,故仅限于治疗敏感菌所致泌尿道和肠道感染。

3. **第三代** 1979 年合成诺氟沙星,随后又合成了一系列含氟的喹诺酮类药物,即氟喹诺酮类药物。具有抗菌谱广、抗菌力强、口服吸收好、不良反应较少等特点。目前常用的氟喹诺酮类包括诺氟沙星(norfloxacin)、环丙沙星(ciprofloxacin)、氧氟沙星(ofloxacin)、左氧氟沙星(levofloxacill)、洛美沙星(lomefloxacin)、氟罗沙星(fleroxacin)、司帕沙星(sparfloxacin)等。

4. **第四代** 20 世纪 90 年代后期新研制的喹诺酮类莫西沙星(moxifloxacin)、加替沙星(gati-floxacin)和加雷沙星(garenoxacin)等,抗菌谱进一步扩大,对包括部分厌氧菌、革兰氏阳性菌和铜绿假单胞菌的抗菌活性也明显提高。

【抗菌作用】 氟喹诺酮类属广谱杀菌药。氟喹诺酮类对革兰氏阴性杆菌,如铜绿假单胞菌、大肠埃希氏菌、伤寒沙门氏菌、流感嗜血杆菌、军团杆菌属及革兰氏阴性球菌如淋病奈瑟菌等均有强大的抗菌作用;对革兰氏阳性球菌如金黄色葡萄球菌、肺炎链球菌及厌氧菌也有较强的抗菌作用;某些品种对铜绿假单胞菌、结核分枝杆菌、衣原体、支原体及厌氧菌也有作用。

喹诺酮类药

喹诺酮类的抗菌机制是抑制 DNA 回旋酶,影响 DNA 的合成而导致细菌死亡。

知识链接

细菌 DNA 回旋酶

细菌的 DNA 是以高度紧密卷曲的螺旋形式存在于细菌体内,才能进行正常的 DNA 的复制、转录和重组。DNA 回旋酶的作用是使 DNA 形成负超螺旋结构。抑制 DNA 回旋酶,使细菌的 DNA 无法保持正常形态和功能。

哺乳动物细胞内的拓扑异构酶 Ⅱ(topoisomerase Ⅱ)在功能上类似于菌体内的 DNA 回旋酶,但喹诺酮类仅在很高浓度才能影响该酶,故治疗浓度的喹诺酮类不影响人体细胞的生长代谢。

长期应用本类药物,耐药菌株呈增长趋势,以金黄色葡萄球菌、肺炎链球菌、大肠埃希氏菌、铜绿假单胞菌等耐药菌株多见。本类药物之间有交叉耐药性,与其他抗菌药之间无交叉耐药性。

【临床应用】 氟喹诺酮类药临床应用广泛。用于治疗各种敏感菌所致呼吸系统感染、胃肠道感染、泌尿生殖系统感染、淋病、皮肤和软组织感染等;药物渗入骨组织超过其他抗菌药物,故急、慢性骨髓炎和化脓性关节炎的治疗以本类药物为首选;伤寒杆菌对本类药物高度敏感,可替代氯霉素作为治疗伤寒的首选药;也可作为青霉素和头孢菌素等的替代药品治疗全身感染;氧氟沙星与其他抗结核药联合用,已广泛地用于多重耐药结核菌感染的治疗;左氧氟沙星也具有良好的抗结核分枝杆菌活性,且与其他抗结核药之间无交叉耐药。体外试验证实,同等剂量其抗结核活性是氧氟沙星的 72 倍。

【不良反应】 大多轻微,特别是氟喹诺酮类的发生率较低,为 3%~5%,能被大多数病人所耐受。

1. 消化道反应 较常见,如食欲减退、恶心、呕吐、腹痛、腹泻等,常与剂量相关,有胃溃疡史者应慎用。

2. 中枢神经系统反应 少数出现中枢兴奋症状,表现为焦虑、烦躁、失眠、头痛、头晕,甚至惊厥等,并可致精神症状。有精神病或癫痫病史者禁用。

3. 骨、关节病变 可引起关节痛、关节肿胀和肌腱炎等症状,因影响软骨发育,故孕妇与 14 岁以下儿童不宜应用。

4. 其他 有些病人出现皮疹、瘙痒等过敏反应,对喹诺酮类过敏者禁用。大剂量或长期应用可出现转氨酶增高、周围神经刺激症状。静脉注射给药可引起局部刺激、肾功能损害、脉管炎等。

【药物相互作用】 依诺沙星、环丙沙星、培氟沙星等可减慢茶碱在体内的清除,出现茶碱中毒症状,甚至惊厥,临床应尽量避免与茶碱合用。可增加阿霉素、呋喃妥因、华法林的血药浓度;增加非甾体抗炎药的中枢毒性反应,不宜合用;也不宜与 H_2 受体阻断药合用。

二、常用药物

诺 氟 沙 星

诺氟沙星（norfloxacin，氟哌酸）口服生物利用度较低，抗菌作用强，对革兰氏阴性菌如大肠埃希氏菌、志贺氏菌、肠杆菌科、弯曲菌、沙门氏菌和奈瑟菌均有较强的杀灭作用。临床主要用于敏感菌所致的胃肠道、泌尿道感染，也可外用治疗皮肤和眼部的感染。

环 丙 沙 星

环丙沙星（ciprofloxacin，环丙氟哌酸）口服生物利用度约70%，必要时静脉滴注以提高血药浓度。体外抗菌实验中，本品对铜绿假单胞菌、流感嗜血杆菌、大肠埃希氏菌等革兰氏阴性菌的抗菌活性高于多数氟喹诺酮类药物。多数厌氧菌对环丙沙星不敏感，对氨基糖苷类或第三代头孢菌素类耐药的菌株有效。主要用于革兰氏阴性杆菌所致的呼吸道、泌尿生殖道、消化道、骨与关节和皮肤软组织感染。因可诱发跟腱炎和跟腱撕裂，老年人和运动员慎用。

氧 氟 沙 星

氧氟沙星（ofloxacin）口服生物利用度高达95%，80%以上以原形由尿液排泄，胆汁中药物浓度约为血药浓度的7倍。具有环丙沙星的抗菌特点和良好的抗耐药菌特性外，还对结核分枝杆菌、沙眼衣原体和部分厌氧菌有效。临床主要用于敏感菌所致的呼吸道感染、泌尿生殖道感染、胆道感染、皮肤软组织感染及盆腔感染等，亦可用于结核病的治疗。偶见转氨酶升高，也可诱发跟腱炎和跟腱撕裂。肾功能减退或老年病人应减量。

左 氧 氟 沙 星

左氧氟沙星（levofloxacin）是消旋氧氟沙星的左旋体，口服生物利用度近100%，85%的药物以原形由尿液排泄。其抗菌活性是氧氟沙星的两倍。临床用于治疗敏感菌引起的各种急慢性感染、难治性感染。不良反应发生率较少且轻微。

洛 美 沙 星

洛美沙星（lomefloxacin）口服生物利用度约为98%，70%以上的药物以原形由尿液排泄。对革兰氏阴性菌、表皮葡萄球菌、链球菌和肠球菌的抗菌活性与氧氟沙星相似；对多数厌氧菌的抗菌活性低于氧氟沙星。诱发光敏反应和跟腱毒性的发生率较高；可使裸鼠皮肤发生癌变。

氟 罗 沙 星

氟罗沙星（fleroxacin，多氟沙星）口服吸收好，生物利用度近100%。具有广谱、高效、长效的特点,体内抗菌活性强于诺氟沙星、氧氟沙星和环丙沙星,半衰期长,主要以原形经肾排泄。临床用于敏感菌所致呼吸系统、泌尿生殖系统、外科等感染,也可用于艾滋病病人的细菌感染。不良反应较多见,主要是关节损伤、胃肠道反应和神经系统反应。

司 帕 沙 星

司帕沙星(sparfloxacin,司氟沙星)口服吸收良好,肝肠循环明显。对革兰氏阳性菌、厌氧菌、结核分枝杆菌、衣原体和支原体的抗菌活性明显强于环丙沙星,优于氧氟沙星;对军团菌和革兰氏阴性菌的抗菌活性与氧氟沙星相近。临床用于敏感菌所致的呼吸系统、泌尿生殖系统和皮肤软组织感染,也可用于骨髓炎和关节炎等。易产生光敏反应、心脏毒性和中枢神经毒性,临床应严格控制应用。

莫 西 沙 星

莫西沙星(moxifloxacin)口服生物利用度约90%,对大多数革兰氏阳性菌、厌氧菌、结核分枝杆菌、衣原体和支原体具有很强的抗菌活性,强于司帕沙星。对大多数革兰氏阴性菌的作用与诺氟沙星相近。临床可用于敏感菌所致的慢性支气管炎急性发作、社区获得性肺炎、急性鼻窦炎、泌尿生殖系统和皮肤软组织感染等。不良反应少而轻,最常见的是一过性轻度呕吐和腹泻。

加 替 沙 星

加替沙星(gatifloxacin)口服生物利用度为90%~96%,对大多数革兰氏阳性菌、厌氧菌、结核分枝杆菌、衣原体和支原体的抗菌活性与莫西沙星相近。对大多数革兰氏阴性菌的作用较莫西沙星强。临床应用同莫西沙星。不良反应发生率低,几乎没有光敏反应,但可引起血糖紊乱和心脏毒性。

吉 米 沙 星

吉米沙星(gemifloxacin)是一种强效的新喹诺酮类抗菌药,与其他同类药相比,该药对耐甲氧西林的金黄葡萄球菌和关键呼吸系统病原菌(如流感嗜血杆菌、黏膜炎莫拉菌和肺炎球菌)有很好的疗效。有关体外试验资料证实,本品抗肺炎链球菌的活性较环丙沙星、司帕沙星、莫西沙星等要强,对青霉素和红霉素耐药的不同肺炎菌株的抗菌活性比环丙沙星高 16~64 倍,是首个获准用于多药耐药肺炎链球菌菌株(MDRSP)所引起的社区获得性肺炎的抗生素。常见的不良反应为恶心、呕吐、消化道不适、厌食、味觉失常、腹泻、腹痛、头晕、头痛、皮疹,偶见过敏反应、一过性 AST 或 ALT 升高。

三、用药护理

1. 避免与抗酸药、含金属离子的药物同服,必须合用时,应间隔 2~4 h 服用,以免降低本类药物的生物利用度。嘱病人服药后多喝水。

2. 部分药物有明显的光敏反应,用药期间应嘱咐病人要避免阳光和紫外线的直接或间接照射。如发现过敏症状,应及时停药。

3. 注意药物相互作用。依诺沙星、培氟沙星、环丙沙星可抑制茶碱类、咖啡因和口服抗凝血药在肝内代谢,应避免联合应用,若必须联用时,应进行血药浓度监测。与非甾体类抗炎镇痛药并用,可增加中枢的毒性反应,如果因病情需要合用,应密切观察病人反应,及时进行护理诊断和采取护理措施。

4. 本类药物主要经肾排泄,肾功能不全者应适当减少用量。

5. 注意病人用药后有否出现胃肠道反应、有无烦躁焦虑、有无过敏、有无关节肿胀等,一旦出现应立即报告医生。

6. 本类药物有中枢神经系统反应,用药后不要从事带危险性操作的工作。

7. 用药 30 日以上应注意是否出现关节痛、关节肿胀等,一旦出现应立即报告医生。

第二节　磺胺类药和甲氧苄啶

一、磺胺类药

磺胺类药物(sulfonamides,磺胺药)是最早用于治疗全身性细菌感染的抗菌药物,近年来因耐药菌株明显增多,应用受到限制。但由于磺胺类药与甲氧苄啶合用后,治疗某些感染性疾病(如流行性脑脊髓膜炎、鼠疫)疗效好,故仍有应用。

知识链接

磺胺药的问世

1932 年,德国化学家合成了一种名为"百浪多息"的红色染料。同年,德国生物化学家杜马克在试验过程中发现,"百浪多息"对于感染溶血性链球菌的小白鼠具有很好的疗效。后来,他又用兔、狗进行试验,都获得成功。正在这时,杜马克唯一的女儿感染了链球菌,生命垂危,无药可救。紧急关头,杜马克给女儿服用了"百浪多息",挽救了爱女的生命。原来"百浪多息"在体内能分解磺胺基团——对氨基苯磺酰胺(简称磺胺)而抗菌,故称磺胺药。1939 年,杜马克被授予诺贝尔生理学或医学奖。

【抗菌作用】　磺胺药属广谱抑菌药,对大多数革兰氏阳性菌和阴性菌有良好的抗菌活性,对沙眼衣原体、疟原虫、卡氏肺孢子菌和弓形体滋养体也有抑制作用。但对支原体、立克次体和螺旋体无效,甚至可促进立克次体生长。磺胺米隆和磺胺嘧啶银对铜绿假单胞菌有效。

磺胺药敏感的细菌不能直接利用周围环境中的叶酸,必须以二氢蝶啶、对氨基苯甲酸(PABA)为原料,在二氢叶酸合成酶的作用下生成二氢叶酸,再由二氢叶酸还原酶还原为四氢叶酸。四氢叶酸活化后,可作为一碳单位转移酶的辅酶参与嘧啶和嘌呤核苷酸的合成。磺胺药与PABA的结构相似,可与之竞争二氢叶酸合成酶,阻止细菌二氢叶酸合成,进而影响核酸的生成,发挥抑制细菌生长繁殖的作用。磺胺药属慢效抑菌药(图35-1)。

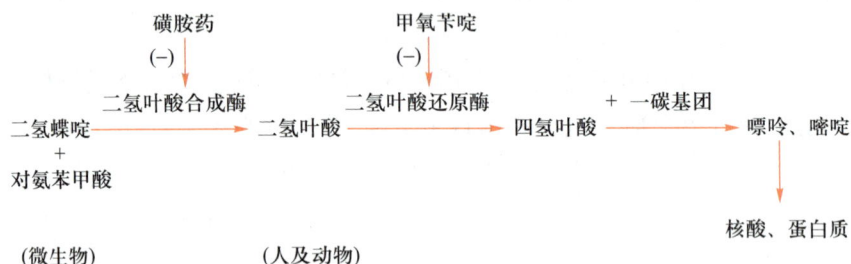

图 35-1 叶酸代谢过程及磺胺药和甲氧苄啶作用环节

PABA与二氢叶酸合成酶的亲和力比磺胺药强数千倍以上,使用磺胺药时,应首剂量加倍。脓液或坏死组织中含有大量的PABA,局麻药普鲁卡因在体内也能水解产生PABA,它们均能减弱磺胺药的抗菌作用。

细菌对磺胺类药易产生耐药性,尤其在用量不足时更易发生。磺胺类药之间有交叉耐药性,但与甲氧苄啶或其他抗菌药间无交叉耐药性。

【磺胺类药的分类和临床应用】 根据药物被肠道吸收的程度和临床应用,通常将磺胺药分为三类。

1. 治疗全身感染的磺胺类药

磺 胺 嘧 啶

磺胺嘧啶(sulfadiazine,SD)口服易吸收,血浆蛋白结合率为45%,易透过血脑屏障。抗菌谱较广,对多种革兰氏阳性菌和阴性菌都有较强的抑制作用。主要用于流行性乙型脑炎治疗,可作为首选药之一。

磺胺甲噁唑

磺胺甲噁唑(sulfamethoxazole,SMZ,新诺明)半衰期为10~12 h,脑脊液浓度不及SD,尿中浓度较高,常与甲氧苄啶合用于泌尿道、呼吸道、消化道感染。

2. 用于肠道感染的磺胺药类

柳氮磺吡啶

柳氮磺吡啶(sulfasalazine,SASP)口服吸收较少,在肠道分解释放出磺胺吡啶和

5-氨基水杨酸。前者有抗菌作用,后者有抗感染和免疫抑制作用。可用于治疗溃疡性结肠炎、节段性回肠炎或肠道术前预防感染。

3. 外用磺胺药

磺胺嘧啶银

磺胺嘧啶银(sulfadiazinesilver,SD-Ag,烧伤宁)具有磺胺嘧啶的抗菌作用和银盐的收敛作用。SD-Ag抗菌谱广,抗菌作用不受脓液PABA的影响。临床用于预防和治疗Ⅱ度、Ⅲ度烧伤或烫伤的创面感染,并可促进创面干燥、结痂及愈合。

【不良反应】

1. **泌尿系统损害** 用于全身感染的磺胺药及其乙酰化产物,在尿中溶解度较低,易析出结晶损伤肾,出现结晶尿、血尿、尿痛、尿路阻塞和尿闭等症状,尿液呈酸性时尤甚。

2. **血液系统反应** 长期用药可抑制骨髓造血功能,导致白细胞减少症、血小板减少症,甚至再生障碍性贫血,虽然发生率极低,但可致死。用药期间应定期检查血常规。对葡萄糖-6-磷酸脱氢酶缺乏者可致溶血反应,应禁用。

3. **过敏反应** 较多见,可见皮疹、发热等,严重者可出现剥脱性皮炎、多形性红斑等。

4. **神经系统反应** 可见头晕、头痛、乏力、精神不振等。

5. **其他** 可引起恶心、呕吐等,餐后服或同服碳酸氢钠可减轻。可致肝损害甚至急性重症肝炎,肝功能受损者避免使用。新生儿、早产儿可引起核黄疸。药物也可透入乳汁中,故新生儿、临产妇及哺乳期妇女禁用。

【药物相互作用】 与磺酰脲类降血糖药、香豆素类抗凝剂或抗肿瘤药甲氨蝶呤合用时,磺胺药竞争它们与血浆蛋白的结合,使游离血药浓度升高,严重者出现低血糖、出血倾向或甲氨蝶呤中毒。

二、甲氧苄啶

甲 氧 苄 啶

甲氧苄啶(trimethoprim,TMP,抗菌增效剂)抗菌谱与磺胺药相似,抗菌机制是抑制二氢叶酸还原酶,使二氢叶酸不能还原为四氢叶酸,从而阻止细菌核酸的合成。单用易产生耐药性,与磺胺药同用,可使细菌叶酸代谢受到双重阻断,使磺胺药的抗菌作用增强数倍至数十倍,甚至呈现杀菌作用,且可延缓细菌耐药性的产生。由TMP和SMZ组成的复方制剂——复方磺胺甲噁唑,主要用于呼吸道、泌尿道及肠道感染。对伤寒、副伤寒疗效不低于氨苄西林。

甲氧苄啶对人体毒性小,大剂量长期应用,可影响人体叶酸代谢,出现中性粒细胞减少、巨幼红细胞性贫血等。本药可能致畸,故妊娠早期禁用,早产儿、新生儿、哺乳期妇女、骨髓造血功能不全及严重肝肾功能不全者禁用。

三、磺胺类药和甲氧苄啶的用药护理

1. 告诉病人应用磺胺药期间多饮水,或同服碳酸氢钠以减少药物对泌尿系统的损害。每周查尿常规 2~3 次,注意观察病人尿量及尿液颜色,记出入量,一旦出现异常必须及时报告。老年人及肝肾功能不全者慎用或禁用。

2. 应用磺胺药前应询问有无药物过敏史,用药期间观察病人有无皮炎、皮疹,如发现应及时停药并给予抗过敏治疗。

3. 长期应用磺胺类药应检查血常规,并嘱病人注意有无喉痛、发热、全身乏力、面色苍白等造血系统反应,有反应须立即报告,及时停药。葡萄糖 –6– 磷酸脱氢酶缺乏者禁用。用药后嘱病人不宜驾驶车辆或从事高空作业。告诉病人遵医嘱,不可自行停药。

4. 大剂量长期应用甲氧苄啶,应注意查血象,必要时可用四氢叶酸钙治疗。

第三节　硝基咪唑类

硝基咪唑类为人工合成的咪唑衍生物,包括甲硝唑、替硝唑、尼莫唑、奥硝唑等。抗菌机制是通过抑制敏感菌的 DNA 合成或使已合成的 DNA 变形、断裂,而使细菌死亡,属杀菌剂。

一、常用药

甲 硝 唑

甲硝唑(metronidazole,灭滴灵)口服吸收迅速而完全,生物利用度几乎为 100%,体内分布广。部分经肝转化,代谢产物和原形经肾排泄,可使尿液呈红棕色。

【作用及临床应用】

1. 抗厌氧菌　对大多数厌氧菌包括革兰氏阴性厌氧杆菌、革兰氏阳性厌氧芽孢梭菌和所有厌氧球菌均有杀灭作用,对脆弱类杆菌尤为敏感。高效、低毒,应用方便。临床常用于治疗厌氧菌引起的败血症、菌血症、坏死性肺炎、盆腔炎、腹膜炎、腹腔感染、骨髓炎、中耳炎及口腔感染等。

2. 抗阿米巴原虫　对肠内、肠外阿米巴滋养体均有强大的杀灭作用,是治疗肠内、肠外阿米巴病的高效、低毒首选药。

3. 抗滴虫　对阴道滴虫有强大的杀灭作用,又不影响阴道内的正常菌群,是治疗阴道滴虫病的首选药。对反复发作的病人应夫妇同时服药,以达根治。

4. 抗贾第鞭毛虫 为目前治疗贾第鞭毛虫最有效的药物,治愈率可达 90%。

【不良反应】

1. 胃肠反应 表现为食欲减退、恶心、呕吐、腹痛、腹泻、舌炎、口有金属味等,停药后可消失。

2. 神经系统反应 出现头痛、头晕、肢体麻木、感觉异常、共济失调及惊厥等。

3. 过敏反应 少数人可发生荨麻疹、潮红、白细胞轻度减少等,停药后可自行恢复。

4. 致癌、致畸 动物实验表明,长期大量口服有致癌、致畸作用。

替 硝 唑

替硝唑(tinidazole)口服吸收好,口服一次,有效血药浓度可维持 72 h。对厌氧菌有较强的作用,对脆弱类杆菌及梭杆菌属的作用较甲硝唑为强。常用于厌氧菌的系统感染和局部感染,如腹腔、妇科、皮肤软组织、肺等部位的感染及败血症、肠道或泌尿生殖道毛滴虫病、梨形鞭毛虫病以及肠道和肝阿米巴病。不良反应少而轻,偶有恶心、呕吐、食欲减退、皮疹等。

奥 硝 唑

奥硝唑(ornidazole)为第三代硝基咪唑类衍生物,抗感染比甲硝唑、替硝唑强,药效持续时间长,其血浆消除半衰期为 14.4 h,高于甲硝唑的 8.4 h 和替硝唑的 12.7 h,致突变和致畸作用低于甲硝唑与替硝唑,对乙醛脱氢酶无抑制作用。不良反应少,优于同类药物替硝唑。禁用于对本品及其他硝基咪唑类药物过敏的病人,脑和脊髓发生病变的病人,癫痫及各种器官硬化症病人。

二、用药护理

1. 用药期间注意观察病人是否出现头痛、头晕、肢体麻木、感觉异常、共济失调及惊厥等,一旦出现异常必须及时报告医生,立即停药。

2. 观察病人有无荨麻疹、面色潮红、白细胞轻度减少等过敏反应。告知病人停药后可自行恢复,以消除顾虑。

3. 告知病人服药期间禁饮酒和含乙醇的饮料,以避免中毒。孕妇、哺乳期妇女、器质性中枢神经系统疾病和血液病病人禁用。

第四节 硝基呋喃类

本类药抗菌谱广,抗菌机制是抑制乙酰辅酶 A,干扰菌体糖代谢而呈现作用。对革兰氏阳性菌和革兰氏阴性菌均有效。细菌不易产生耐药性,与其他抗菌药之间无交叉耐药性。因本类药物毒性较大,血中浓度低,不适用于全身性感染。

一、常用药物

硝基呋喃类药物的常用药及临床应用见表35-1。

表35-1 硝基呋喃类药物临床应用、毒性、制剂和用法比较

药物名称	临床应用	毒性	制剂和用法
呋喃妥因 (nitrofurantoin,呋喃 坦啶)	口服吸收完全,尿中浓度高。仅用于泌尿道感染,如急性肾炎、膀胱炎、前列腺炎、尿道炎等。尿液 pH 值为 5.5时,抗菌作用最佳。棕色代谢产物使尿液变色	较小	片剂:0.05 g、0.1 g。一次 0.05 g~0.1 g,一日 3~4 次
呋喃唑酮 (furazolidone,痢特灵)	口服吸收少,肠腔浓度高,适用于肠炎、痢疾、伤寒、副伤寒及胃、十二指肠溃疡	小	片剂:0.1 g。一次 0.1 g,一日 3~4 次
呋喃西林 (furacilin)	因毒性大,仅作表面消毒剂,用于化脓性中耳炎、伤口感染等	大	溶液剂:0.02%~0.1%。外用

二、用药护理

1. 告知病人本类药的主要不良反应及其防治措施。与食物或牛奶同服可缓解胃肠道反应;如出现头痛、眼球震颤、足下垂等神经系统症状,应及时告诉医生。

2. 呋喃妥因可引起急性肺炎,长期治疗者也可出现肺间质纤维化等肺部反应,应注意检查。葡萄糖 -6- 磷酸脱氢酶缺乏的病人可致溶血反应,应禁用。

常用制剂及用法

吡哌酸　片剂或胶囊剂:0.25 g、0.5 g。一次 0.5 g,一日 3~4 次。18 岁以下未成年人不宜使用。

诺氟沙星　片剂或胶囊剂:0.1 g。一次 0.1~0.2 g,一日 3~4 次。1% 软膏剂:10 g/支,外用。0.3% 滴眼液:8 mL/ 支。点眼。

氧氟沙星　片剂:0.1 g。一日 0.2~0.6 g,分 2 次服。注射剂:0.4 g。一次 0.4 g,一日 2 次,静脉滴注。

左氧氟沙星　片剂:0.1 g。一次 0.1 g,一日 3 次。

依诺沙星　片剂 0.1 g、0.2 g。一日 0.4~0.6 g,分 2 次服。

培氟沙星　片剂:0.2 g。一次 0.4 g,一日 2 次。注射剂 0.4 g。一次 0.4 g 稀释于 5% 葡萄糖注射液 250 mL 中静脉滴注,一日 2 次。

环丙沙星　片剂 0.25 g、0.5 g、0.75 g。一次 0.25~0.5 g,一日 2 次。注射剂:

0.1 g、0.2 g。一次 0.1~0.2 g 溶于 0.9% 氯化钠注射液或 5% 葡萄糖注射液中静脉滴注。静脉滴注时间不少于 30 min，一日 2 次。

氟罗沙星　胶囊剂：0.2 g、0.4 g。一次 0.4 g，一日 1 次。

莫西沙星　片剂：0.4 g。一次 0.4 g，一日 1 次。

柳氮磺吡啶　片剂：0.25 g。一次 1.0~1.5 g，一日 3~4 次，症状好转后改为一次 0.5 g。栓剂：0.5 g。一次 0.5 g，一日 1~1.5 g，直肠给药。

磺胺嘧啶银　1% 软膏（乳膏）：涂敷创面或用软膏油纱布包扎创面。粉剂可直接撒布于创面。

复方磺胺甲噁唑（复方新诺明）　片剂：每片含 SMZ 0.4 g、TMP 0.08 g。一次 2 片，一日 2 次，首剂 2~4 片。儿童用片：每片含 SMZ 0.1 g，TMP 0.02 g，2~6 岁一次 1~2 片，6~12 岁一次 2~4 片，一日 2 次，服药期间多饮水。

甲硝唑　片剂 0.2 g。阿米巴病：一次 0.4~0.8 g，一日 3 次，5~7 日为一个疗程。滴虫病一次 0.2 g，一日 3 次，7 日为一个疗程。厌氧菌感染一次 0.2~0.4 g，一日 3 次。注射剂：50 mg/10 mL、100 mg/20 mL、500 mg/100 mL、500 mg/250 mL、1.25 g/250 mL。厌氧菌感染：一次 500 mg，静脉滴注，于 20~30 min 滴完，8 h 1 次，7 日为一个疗程。小儿一次 7.5 mg/kg。

替硝唑　片剂：0.5 g。阿米巴病：一日 2 g，服 2~3 日；小儿一日 50~60 mg/kg，连用 5 日。滴虫病一次 2 g，必要时重复 1 次；或一次 0.15 g，一日 3 次，连用 5 日，须男女同治以防再次感染；小儿一次 50~75 mg/kg，必要时重复 1 次。厌氧菌感染：一次 2 g，一日 1 次。非特异性阴道炎：一日 2 g，连服 2 日。梨形鞭毛虫病：一次 2 g。注射剂：400 mg/200 mL、800 mg/400 mL（含葡萄糖 5.5%）。重症厌氧菌感染：一日 1.6 g，分 1~2 次静脉滴注，于 20~30 min 滴完。

奥硝唑　片剂：0.25 g。防治厌氧菌感染：成人 500 mg/ 次，一日 2 次（早晚各服 1 次，以下同）；儿童，每 12 h 10 mg/kg。阿米巴虫病：成人 500 mg/ 次，一日 2 次；儿童一日 25 mg/kg。贾第虫病：成人 1.5 g/ 次，一日 1 次；儿童一日 40 mg/kg。毛滴虫病：成人 1.0~1.5 g/ 次，一日 1 次；儿童一日 25 mg/kg；或遵医嘱。注射剂：10 mL：0.5 g。预防术后厌氧菌感染：术前一次静脉滴注 1.0 g。治疗厌氧菌感染，首剂静脉滴注 0.5~1.0 g，以后每 12 h 滴注 0.5 g，共 5~10 日；儿童按每 12 h 10 mg/kg 剂量静脉滴注。无论成人或儿童，一旦病情许可，均应尽早改为口服治疗。治疗重症阿米巴痢疾或阿米巴肝脓肿，首剂静脉滴注 0.5~1 g，然后每 12 h 滴注 0.5 g，共 3~6 日；儿童按一日 20~30 mg/kg 剂量静脉滴注。

小结

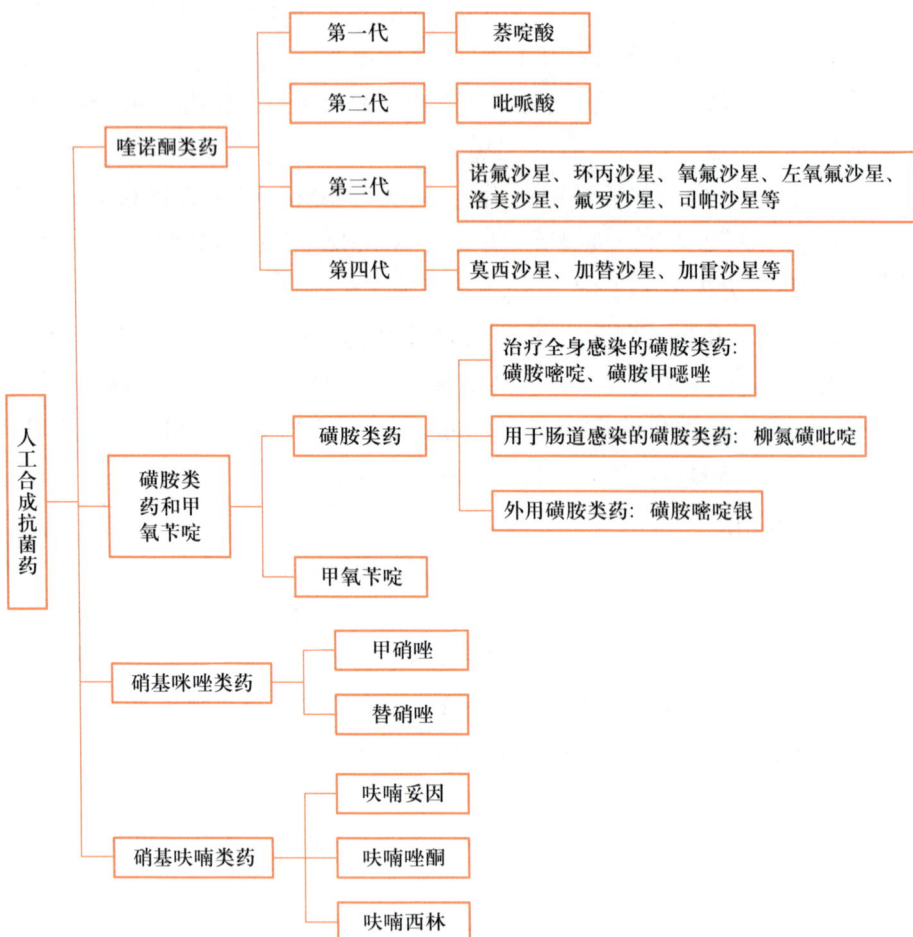

人工合成抗菌药

- 喹诺酮类药
  - 第一代 —— 萘啶酸
  - 第二代 —— 吡哌酸
  - 第三代 —— 诺氟沙星、环丙沙星、氧氟沙星、左氧氟沙星、洛美沙星、氟罗沙星、司帕沙星等
  - 第四代 —— 莫西沙星、加替沙星、加雷沙星等
- 磺胺类药和甲氧苄啶
  - 磺胺类药
    - 治疗全身感染的磺胺类药：磺胺嘧啶、磺胺甲噁唑
    - 用于肠道感染的磺胺类药：柳氮磺吡啶
    - 外用磺胺类药：磺胺嘧啶银
  - 甲氧苄啶
- 硝基咪唑类药
  - 甲硝唑
  - 替硝唑
- 硝基呋喃类药
  - 呋喃妥因
  - 呋喃唑酮
  - 呋喃西林

思考与练习

1. 第三、第四代喹诺酮类药物和第一代及第二代喹诺酮类药物相比有哪些特点？

2. 临床上为什么常将 SMZ 与 TMP 合用？

3. 对需要服用甲硝唑的病人应该告诉他哪些注意事项？

（陈 群）

练一练

护理药理学

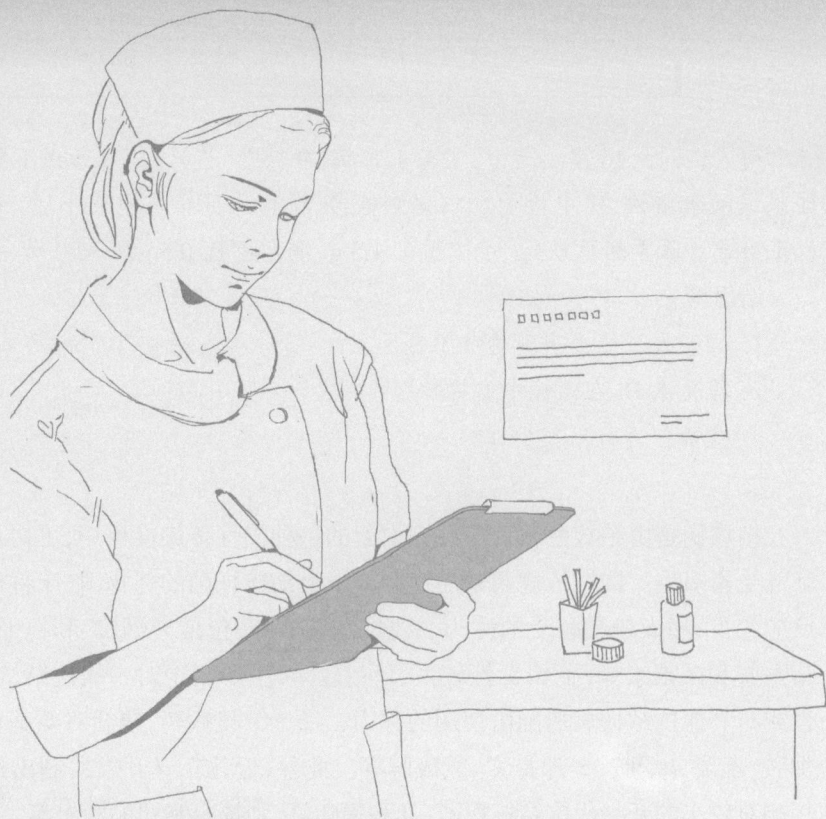

第三十六章　抗结核病药

学习目标

1. 知识目标：掌握异烟肼的作用、临床应用及不良反应；熟悉利福平、乙胺丁醇、吡嗪酰胺的作用、临床应用及不良反应；了解二线抗结核病药的作用特点及临床应用。

2. 能力目标：学会观察病人服用抗结核病药的疗效与不良反应，能够正确实施用药护理并能正确指导病人合理用药。

3. 素质目标：具备抗结核病药联合应用的安全意识。

病人，女性，26岁。乏力，咳嗽1月余，伴低热、盗汗、痰中带血1周，检查发现红细胞沉降率增快，痰中检测结核菌阳性，X线胸片见结核空洞形成，诊断为肺结核。医生给予口服异烟肼0.3 g、吡嗪酰胺1.5 g、维生素 B$_6$ 0.5 g，一日1次。

请思考：

1. 该病人可能会出现哪些不良反应？
2. 维生素 B$_6$ 在治疗中发挥什么作用？
3. 应如何进行用药护理？

结核病是由结核分枝杆菌感染引起的一种慢性传染性疾病，可侵及多个脏器，以肺部受累多见。抗结核病药是能抑制或杀灭结核杆菌的药物，临床将疗效较高、不良反应较少、病人较易耐受的称为一线抗结核病药，包括异烟肼、利福平、乙胺丁醇、吡嗪酰胺和链霉素等；而将毒性较大、疗效较差，主要用于对一线抗结核病药产生耐药性或与其他抗结核病药配伍使用的称为二线抗结核病药，包括对氨基水杨酸、丙硫异烟胺、乙硫异烟胺、卡那霉素、氨硫脲等。此外，近几年又开发研制出疗效好、毒副作用相对较小的新一代抗结核病药，如利福喷汀、利福定和司帕沙星等。

肺 结 核

肺结核是由结核分枝杆菌引发的肺部感染性疾病，主要通过呼吸道传播。其全身症状主要表现为倦怠、乏力、消瘦、午后37.4~38.0℃的低热、盗汗；局部症状表现为咳嗽、咳痰、咯血及胸痛等。近年来，由于不少国家对结核病的忽视，加上人口的增长、流动人口的增加、艾滋病病毒感染的传播，使结核病的流行开始回升。因此，世界卫生组织于1993年宣布"全球结核病紧急状态"，确定每年3月24日为"世界防治结核病日"。

第一节 常用抗结核病药

异 烟 肼

异烟肼（isoniazid，NH，雷米封）口服吸收快而完全，穿透力强，可透入细胞内、骨组织、关节腔、胸腔积液、腹水及纤维化或干酪化的结核病灶中。主要在肝内乙酰化代谢灭活，其受遗传因素决定，故有明显的人种和个体差异，快代谢型（中国人中约

占 49.3%),半衰期为 30 min~1.6 h,尿中乙酰化异烟肼较多;慢代谢型(中国人中约占 25.6%),半衰期为 2~3 h,血药浓度较高,显效较快,尿中游离异烟肼较多,不良反应多。

【抗菌作用】 为窄谱抗菌药,对结核分枝杆菌具有高度选择性。抗菌力强,对静止期结核菌表现为抑菌作用,而对繁殖期结核菌有杀灭作用。单用时易产生耐药性,宜与其他抗结核病药联用以增强疗效、延缓耐药性的产生。抗菌机制可能是选择性抑制分枝菌酸(分枝杆菌细胞壁所特有的成分)的生物合成而使细菌死亡。

【临床应用】 目前,该药仍是治疗各型结核病的首选药。除早期轻症肺结核或预防用药可单独使用外,均宜与其他一线抗结核病药联合应用。

【不良反应】

1. 周围神经炎 该反应与剂量有关,并多见于营养不良及慢乙酰化型病人。表现为四肢震颤、麻木,反应迟钝,共济失调,随后出现肌肉萎缩。其原因是异烟肼与维生素 B_6 结构相似,能竞争同一酶系或促进维生素 B_6 的排泄,导致体内维生素 B_6 缺乏。同服维生素 B_6 可防治。

2. 肝毒性 可见氨基转移酶升高、黄疸,甚至肝细胞坏死,多见于 50 岁以上病人、快代谢型和嗜酒者。若与利福平合用可增加肝毒性。故用药期间应定期检查肝功能,肝功能不全者慎用。

3. 过敏反应表现为发热、皮疹、狼疮样综合征等。

4. 中枢神经系统毒性反应表现为功能障碍、失眠、精神兴奋、神经错乱,甚至惊厥等。嗜酒、有精神病及癫痫病史者慎用。

【药物间相互作用】 异烟肼是肝药酶抑制剂,可抑制苯妥英钠和卡马西平在肝中代谢,导致苯妥英钠或卡马西平中毒,慢乙酰化病人更为多见。

利 福 平

利福平(rifampicin,RFP,甲哌利福霉素)口服吸收迅速,食物与对氨基水杨酸影响其吸收。本药分布广,穿透力强,能进入细胞、结核空洞、痰液及胎儿体内。脑膜炎时,脑脊液中浓度可达有效治疗浓度。主要经肝代谢,代谢产物可使尿、粪、泪液、痰液和汗液染成橘红色。

【抗菌作用】 抗菌谱广。对结核分枝杆菌、麻风分枝杆菌和大多数革兰氏阳性球菌,特别是耐药性金黄色葡萄球菌有强大的抗菌作用;对某些革兰氏阴性菌如脑膜炎奈瑟菌、大肠埃希氏菌、流感嗜血杆菌等也有很强的抗菌作用;大剂量对沙眼衣原体和沙眼病毒也有抑制作用。抗菌机制是特异性抑制细菌依赖 DNA 的 RNA 多聚酶,阻碍 mRNA 的合成,从而产生抗菌作用,对人和动物细胞内的 RNA 多聚酶无明显影响。单用易产生抗药性,与异烟肼、乙胺丁醇合用有协同作用,并能延缓耐药性的产生。

【临床应用】 常与异烟肼、乙胺丁醇等抗结核病药联合治疗各型结核病,包括初治和复治病人及重症病人。可用于耐药性金黄色葡萄球菌及其他敏感菌所致的感染,还可用于无症状脑膜炎奈瑟菌带菌者,以消除鼻咽部脑膜炎奈瑟菌。外用治疗沙眼及敏感菌所致的眼部感染。可与氨苯砜等抗麻风病药合用治疗麻风病。

【不良反应】

1. 胃肠道反应　较为常见,表现为恶心、呕吐、腹痛、腹泻等。

2. 肝毒性　少数病人可出现黄疸、氨基转移酶升高、肝大等,与异烟肼合用时较易发生,老年人、营养不良者、慢性肝病病人、酒精中毒者也较易发生。用药期间应定期检查肝功能,严重肝病、胆道阻塞病人禁用。

3. 过敏反应　如皮疹、药物热,偶见白细胞和血小板减少等,出现时应立即停药。对本品过敏者及妊娠期妇女禁用。

4. 其他　大剂量间歇疗法偶见发热、寒战、头痛、全身酸痛等流感样综合征。偶见疲乏、嗜睡、头昏和运动失调等。

【药物相互作用】　利福平为肝药酶诱导剂,如与地高辛、避孕药、抗凝血药、普萘洛尔、维拉帕米、皮质激素、酮康唑、氟康唑等合用,可降低后者的疗效。

利福喷汀和利福定

利福喷汀(rifapentine)和利福定(rifandin)抗菌作用和临床应用与利福平相似,而抗菌活性分别比利福平强8倍和3倍以上,与利福平之间有交叉耐药性,不良反应较少。肝功能不全及孕妇禁用。

乙 胺 丁 醇

乙胺丁醇(ethambutol)抗菌谱窄,对结核分枝杆菌具有高度选择性和抗菌活性,对大多数耐异烟肼和链霉素的结核分枝杆菌仍具抗菌活性。单用可缓慢产生耐药性,与其他抗结核病药无交叉耐药,临床主要与异烟肼或利福平合用治疗各型结核病。

不良反应发生率较低。主要的不良反应是视神经炎,表现为视物模糊、眼痛、红绿色盲或视野缩小等,停药可恢复。用药期间应定期做眼科检查。偶有过敏、周围神经炎、关节肿痛。

吡 嗪 酰 胺

吡嗪酰胺(pyrazinamide,PZA)抗菌谱窄,对结核分枝杆菌有抑制和杀灭作用,在酸性环境中抗菌作用增强,与利福平和异烟肼合用,有明显的协同作用。单用易产生耐药性,与其他抗结核病药之间无交叉耐药性。常与其他抗结核病药联用,以缩短疗程。长期、大量使用可产生严重的肝损害,出现氨基转移酶升高、黄疸,甚至肝坏死,故用药期间应定期检查肝功能。可引起高尿酸血症,诱发痛风。肝功能不全者慎用,孕妇、痛风病人禁用。

其他抗结核病药见表36-1。

表 36-1　其他抗结核病药

药物	作用特点及临床应用	主要不良反应
对氨基水杨酸	抗结核分枝杆菌作用弱,穿透力弱,耐药性出现缓慢,与其他抗结核病药合用可增强疗效、延缓耐药性出现	胃肠道反应,代谢产物在尿液中可析出结晶,损害肾,偶见过敏反应、肝损害、血小板或白细胞减少
丙硫异烟胺	抗菌活性弱,穿透力强,与其他抗结核病药联合用于一线药无效者或不耐受其他抗结核病药治疗者	周围神经炎、抑郁、肝损害、胃肠道反应,偶见视觉障碍
氧氟沙星	广谱抗菌药,对抗结核分枝杆菌作用较一线药弱,无明显肝毒性,临床与其他抗结核病药合用	恶心、呕吐、腹泻、眩晕
左氧氟沙星	抗菌作用是氧氟沙星的2倍,其他同氧氟沙星	恶心、呕吐、腹泻、眩晕
司帕沙星	抗结核菌作用较左氧氟沙星强,其他同氧氟沙星	恶心、呕吐、腹泻、眩晕

第二节　临床应用原则

结核病治疗的目标是治愈个体病人,并将传播结核分枝杆菌给他人的可能性最小化。可通过以下治疗原则来达到目标。

1. **早期用药**　早期病灶内血液循环良好,药物易渗入病灶中,且结核分枝杆菌正处于繁殖期,对药物敏感,此时机体的抗病能力和修复能力也较强,故疗效显著。

2. **联合用药**　联合用药可以延缓耐药性的产生,而且可提高疗效,降低毒性。依病情需要,可采用二联或三联,甚至四联的治疗方案。通常是在选用异烟肼的基础上加用其他药物,如利福平、吡嗪酰胺等。

3. **规律、适量用药**　足够的疗程和剂量是保证疗效和防止复发的关键。若时停时用或中途更换药物或变换用量都可导致结核病治疗的失败,而且易发生耐药或复发。目前,广泛采用的是6个月短期强化(标准化)疗法,即先给予异烟肼、利福平、吡嗪酰胺联合强化治疗2个月;后期继续给予异烟肼和利福平治疗4个月。

4. **全程督导治疗**　是一种治疗和管理结核病人的现代有效方法,是当今控制结核病的重要策略,即用药期间病人的病情、用药、复查等都应遵医嘱进行,在全程治疗期间(6个月)均有医务人员指导、监督。

第三节　用药护理

1. 用药前应详细询问病人用药史和过敏史。了解病人辅助检查有关的结果,特别是肝功能状况。

2. 注意病人有无用药禁忌证。孕妇及肝功能不全者慎用异烟肼；严重肝功能不全、胆道阻塞、妊娠早期及哺乳期妇女禁用利福平、吡嗪酰胺；胃、十二指肠溃疡者禁用对氨基水杨酸。

3. 用药时检查药物制剂的外观质量、批号、有效期和失效期，如利福平胶囊遇湿不稳定，光照易氧化，一旦变色、变质不宜服用。本类药静脉滴注时应新鲜配制，对氨基水杨酸静脉滴注时应避光、避热。

4. 告诉病人对氨基水杨酸口服对胃刺激性大，可和食物同服；利福平和吡嗪酰胺应晨起顿服；利福平不可与对氨基水杨酸同服，宜间隔 6~8 h；其他药应在一日同一时间餐前 1 h 或餐后 1 h 顿服，亦可晨起顿服。

5. 多数抗结核药具有肝毒性，故要定期检查肝功能，一旦出现发热、乏力及肝区不适等症状要及时报告医生。

6. 服用异烟肼时，应注意观察有无周围神经炎症状，并加服维生素 B_6。因本药可干扰正常糖代谢，糖尿病病人应注意血糖的变化，防止病情恶化。因异烟肼可抑制乙醇代谢，故用药期间不宜饮酒。

7. 应用利福平时，宜提前告知病人该药排泄物可将泪液、唾液、尿液等染成橘红色，但对健康无影响。服用乙胺丁醇期间应注意病人视力的变化，发现异常应立即报告医生，遵医嘱停药。服用期间每 2~4 周做一次眼科检查。吡嗪酰胺可诱发痛风，应注意关节症状，并定期检查血尿酸。对氨基水杨酸服用期间应嘱咐病人多饮水，以防出现结晶尿或血尿。

常用制剂及用法

异烟肼　片剂：0.1 g、0.3 g、0.5 g。一次 0.1~0.3 g，一日 0.2~0.6 g。小儿一日 10~20 mg/kg，分 3~4 次服。对急性粟粒性肺结核或结核性脑膜炎，一次 0.2~0.3 g，一日 3 次。注射剂：0.1 g。一次 0.3~0.6 g，加 5% 葡萄糖或 0.9% 氯化钠注射液 20~40 mL 缓慢静脉注射，或加入 250 mL 中静脉滴注。

利福平　片剂或胶囊剂：0.15 g、0.3 g、0.45 g、0.6 g。一日 0.45~0.6 g，一日 1 次，清晨空腹顿服。小儿一日 20 mg/kg，分 2 次服。眼药水：10 mL/ 支。

利福定　胶囊剂：0.1 g、0.15 g。一次 0.15~0.2 g，清晨空腹顿服。小儿一日 3~4 mg/kg。

利福喷汀　片剂或胶囊剂：0.15 g、0.3 g。一次 0.6 g，1 周 1~2 次，清晨空腹服。

乙胺丁醇　片剂：0.25 g。一次 0.25 g，一日 2~3 次。小儿一日 15~20 mg/kg，分 2~3 次服。

吡嗪酰胺　片剂或胶囊剂：0.25 g、0.5 g。一日 35 mg/kg，分 3~4 次服。

对氨基水杨酸钠　片剂：0.5 g。一次 2~3 g，一日 4 次。小儿一日 0.2~0.3 g/kg，分 4 次。注射剂：2 g、4 g、6 g。一日 4~12 g 加入 5% 葡萄糖或 0.9% 氯化钠注射液中，稀释为 3%~4% 的溶液，2 h 内静脉滴注完。

丙硫异烟胺　片剂:0.1 g。一次 0.1~0.2 g,一日 3 次。小儿一日 10~15 mg/kg,分
3 次服。

小结

```
                                    ┌─ 异烟肼
                                    │
                        ┌─ 一线药物 ├─ 利福平
                        │           │
                        │           ├─ 乙胺丁醇
                        │           │
                        │           └─ 吡嗪酰胺
            抗结核病药 ─┤
                        │           ┌─ 对氨基水杨酸
                        │           │
                        └─ 二线药物 ├─ 丙硫异烟胺
                                    │
                                    ├─ 氧氟沙星
                                    │
                                    └─ 左氧氟沙星
```

思考与练习

1. 护士给病人应用异烟肼时应注意什么?
2. 利福平有哪些不良反应? 应用时应如何进行用药护理?

(陈　群)

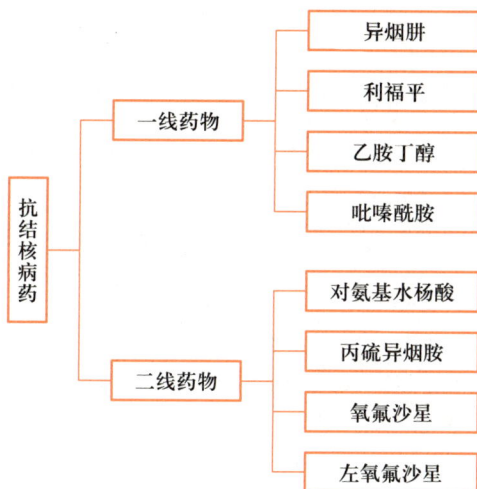

练一练

341

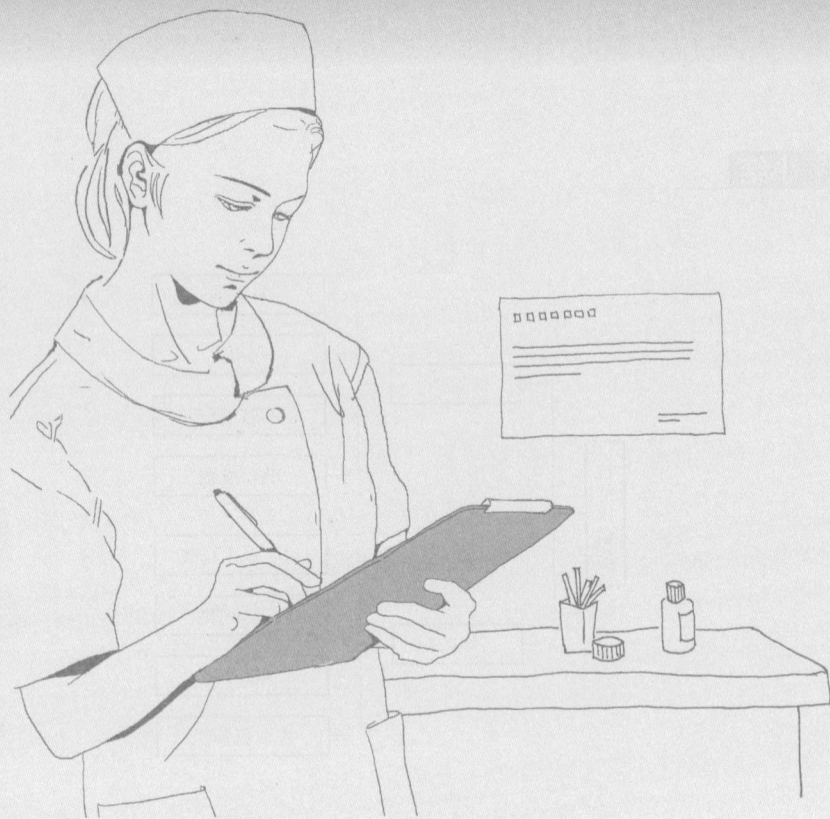

第三十七章　抗真菌药

学习目标

1. 知识目标:熟悉氟康唑、伊曲康唑、两性霉素 B 的作用特点、临床应用及不良反应;了解其他抗真菌药的作用特点及临床应用。

2. 能力目标:学会观察病人服用抗真菌药的疗效与不良反应;能够熟练实施用药护理并能正确指导病人安全合理用药。

3. 素质目标:具备真菌疾病预防和药物治疗安全意识。

病人,男性,36 岁。因腹部外伤入院,经 2 次手术,使用右锁骨下静脉置留导管,施行全静脉营养。入院第 6 日开始使用甲泼尼龙琥珀酸钠,于 3 日前发热,T 39.0℃,伴寒战,收缩压较入院前降低 28 mmHg,右手腕附近见一直径约 0.5 cm 的红丘疹,行皮肤活检,同时进行真菌培养,诊断为全身念珠菌感染。医生给予两性霉素 B 0.3 g/kg 每日静脉滴注,6 h 后病人出现发热、寒战。

请思考:

1. 该病人出现发热、寒战的原因是什么? 如何克服?
2. 在治疗过程中还可能出现哪些不良反应? 如何进行用药护理?

真菌感染可分为浅部感染和深部感染两类。浅部真菌感染较多见,常侵犯皮肤、毛发、指(趾)甲,引起各种癣症,发病率高,治疗药物多,疗效较好。深部真菌感染常见致病菌为白色念珠菌和新型隐球菌,主要侵犯内脏器官和深部组织,发病率低,但危害性大。抗真菌药物是指具有抑制真菌生长繁殖或杀灭真菌的药物。根据临床应用可分为抗浅部真菌药、抗深部真菌药、抗浅部和深部真菌药三类。

343

抗真菌药

第一节 抗浅部真菌药

特 比 萘 芬

特比萘芬(terbinafine)为广谱抗真菌药,对皮肤癣菌有强大的杀灭作用。口服吸收好,具有速效、高效、低毒、复发率低等优点。主要适用于浅表真菌引起的皮肤、指甲感染,如毛癣菌、犬小孢子菌、絮状表皮癣菌等引起的体癣、股癣、足癣、甲癣及皮肤白念珠菌感染。不良反应少且轻微,主要为胃肠道反应,也可出现皮疹、荨麻疹,偶见肝损伤。

克 霉 唑

克霉唑(clotrimazole)属咪唑类广谱抗真菌药,口服吸收差,不良反应多且严重,临床主要供局部应用治疗皮肤癣菌引起的体癣、手足癣和耳道真菌病。

第二节 抗深部真菌药

两性霉素 B

两性霉素 B(amphotericin B)对多种深部真菌,如新型隐球菌、球孢子菌、皮炎芽

第三十七章 抗真菌药

生菌、白色念珠菌、荚膜组织胞浆菌等具有良好的抗菌作用。为治疗深部真菌感染的首选药。因细菌的细胞膜不含麦角固醇,所以对细菌无作用。但可与哺乳动物细胞膜中的固醇结合,故对人体毒性大。

主要用于各种深部真菌感染,如肺炎、心内膜炎、脑膜炎及尿路感染等,应静脉滴注给药。治疗真菌性脑膜炎时,尚需加用小剂量鞘内注射。

不良反应较多见而严重。静脉滴注时可出现寒战、高热、头痛、恶心、呕吐、眩晕等;有肾毒性,表现为蛋白尿、无尿、管型尿、血尿素氮升高等;也可出现白细胞减少、肝损害、复视、皮疹等。用药期间应定期做血钾、血常规、尿常规、肝功能、肾功能和心电图检查。

氟 胞 嘧 啶

氟胞嘧啶(flucytosine)口服吸收快而完全,分布广泛,可通过血脑屏障,也可进入感染的腹腔、关节腔和房水中。单独应用易产生耐药性,主要与两性霉素 B 合用治疗白色念珠菌、新型隐球菌、假丝酵母菌等敏感菌株所致的深部真菌感染。

主要不良反应是骨髓抑制,白细胞和血小板减少,与两性霉素 B 合用时,此药不良反应较多见。其次,还有胃肠道反应、皮疹及肝毒性等。小儿和孕妇禁用。

制 霉 菌 素

制霉菌素(nystatin)毒性大,不作注射给药。目前,仅局部应用治疗皮肤、口腔、阴道白色念珠菌感染。口服不易吸收,用于治疗消化道白色念珠菌病,但较大剂量口服有恶心、胃痛、腹泻等反应,阴道用药可见白带增多。局部用药刺激性不大。

第三节 抗浅部、深部真菌药

常用抗真菌药见表 37-1。

表 37-1 常用广谱抗真菌药

种类	药物	作用特点及临床应用	主要不良反应
咪唑类	酮康唑	用于敏感菌引起的浅表和深部真菌感染,尤其用于经灰黄霉素治疗无效或对灰黄霉素呈现过敏及难以耐受的病人	严重肝毒性、胃肠道反应、过敏反应(皮疹等)
	咪康唑	口服吸收差,局部用药治疗皮肤、黏膜真菌感染;静脉滴注治疗两性霉素 B 不能耐受或无效时的深部真菌感染	血栓性静脉炎、胃肠道反应、过敏反应(皮疹等)、局部刺激

种类	药物	作用特点及临床应用	主要不良反应
三唑类	氟康唑	抗菌活性比酮康唑强 10~20 倍,脑脊液浓度高,主要治疗各种白色念珠菌、隐球菌及各种真菌引起的脑膜炎及消化道、泌尿道和阴道白色念珠菌感染,还可治疗体癣、甲癣	毒性低,常见轻度胃肠道反应、皮疹、偶见剥脱性皮炎、一过性的转氨酶升高
	伊曲康唑	对深部真菌及多种皮肤真菌有强抑制活性作用。临床主要用于治疗皮肤真菌病、真菌性角膜炎和口咽部、食道、阴道等处的白色念珠菌感染;指(趾)甲部癣症及深部真菌引起的系统感染	不良反应少,主要为胃肠道反应,如厌食、恶心、腹痛和便秘等。偶见肝毒性

345

第四节　用药护理

1. 用药前应详细询问病人的用药史和过敏史。了解病人辅助检查有关的结果,注意有无禁忌证。心、肝、肾病病人及孕妇禁用两性霉素 B。哺乳期妇女、妊娠期妇女及儿童全身用药禁止选用唑类抗真菌药。

2. 用药时两性霉素 B 应先用灭菌注射用水配制,再用 5% 葡萄糖注射液稀释,禁用生理盐水稀释,否则发生沉淀;静脉滴注时应避光缓慢滴入,并经常更换注射部位,以防发生血栓性静脉炎。

3. 注意药物相互作用。酮康唑不能与抗酸药、H_2 受体阻断药及抗胆碱药同时服用,必要时至少间隔 2 h。

4. 两性霉素 B 静脉滴注过程中可能出现寒战、高热等症状,静脉滴注前预防性应用解热镇痛药和抗组胺药,或与生理剂量的氢化可的松或地塞米松一同静脉滴注,预防急性输液反应。因其可引起肾损害,用药期间应定期检查尿常规和肾功能。

5. 酮康唑肝毒性大,用药期间每隔 2 周应进行肝功能复查,有异常者立即停药。

常用制剂及用法

克霉唑　软膏、霜剂(3% 或 5%)等供外用。

特比萘芬　片剂:125 mg、250 mg。一次 50 mg,一日 1 次。疗程 1~12 周不等。霜剂 1%。一日 1~2 次,疗程 1~2 周。

两性霉素 B　粉针剂:10 mg、25 mg、50 mg。临用前先用 10 mL 注射用水溶解,然后用 5% 葡萄糖液稀释为 0.1 mg/mL,静脉滴注,必要时可加入地塞米松。成年人与儿童剂量均按体重计算。从一日 0.1 mg/kg 开始，逐渐增至一日 1 mg/kg 为止。药液宜避光缓慢静脉滴注。疗程视病情遵医嘱而定。鞘内注射：首次 0.1~0.2 mg，渐增至一次 0.5~1.0 mg，浓度不超过 0.3 mg/mL，应与地塞米松合用。

氟胞嘧啶　片剂：250 mg，500 mg。1 日 50~150 mg/kg，分 3~4 次服，疗程数周至数月。

制霉菌素　片剂：25 万 U、50 万 U。一次 50 万~100 万 U，一日 3~4 次。此外，尚有软膏，阴道栓剂、混悬剂供局部用。

酮康唑　片剂：200 mg。成年人一日 200~400 mg，1 次顿服。疗程视病情而定，可长达 1 个月至 1 年。儿童一日 3.3~6.6 mg/kg，1 次顿服。

咪康唑　针剂：10 mg/mL。霜剂、洗剂：硝酸咪康唑 2%。阴道栓剂：100 mg/ 栓。

氟康唑　胶囊剂（或片剂）：50 mg、100 mg、150 mg。一日 50~400 mg，1 次服用。注射剂：200 mg/100 mL，静脉滴注，剂量与口服相同。

伊曲康唑　胶囊剂：100 mg、200 mg。一日 100~200 mg，1 次顿服。疗程视病情而定。

小结

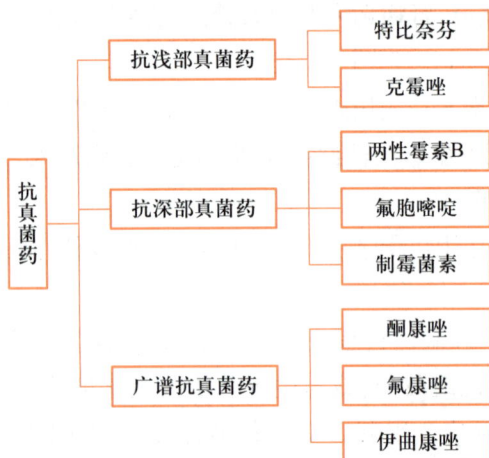

练一练

思考与练习

1. 试比较酮康唑、氟康唑、伊曲康唑的抗菌特点及不良反应。

2. 应用抗真菌药治疗头孢哌酮引起的白色念珠菌感染时，护士应如何进行用药护理？

（陈　群）

护理药理学

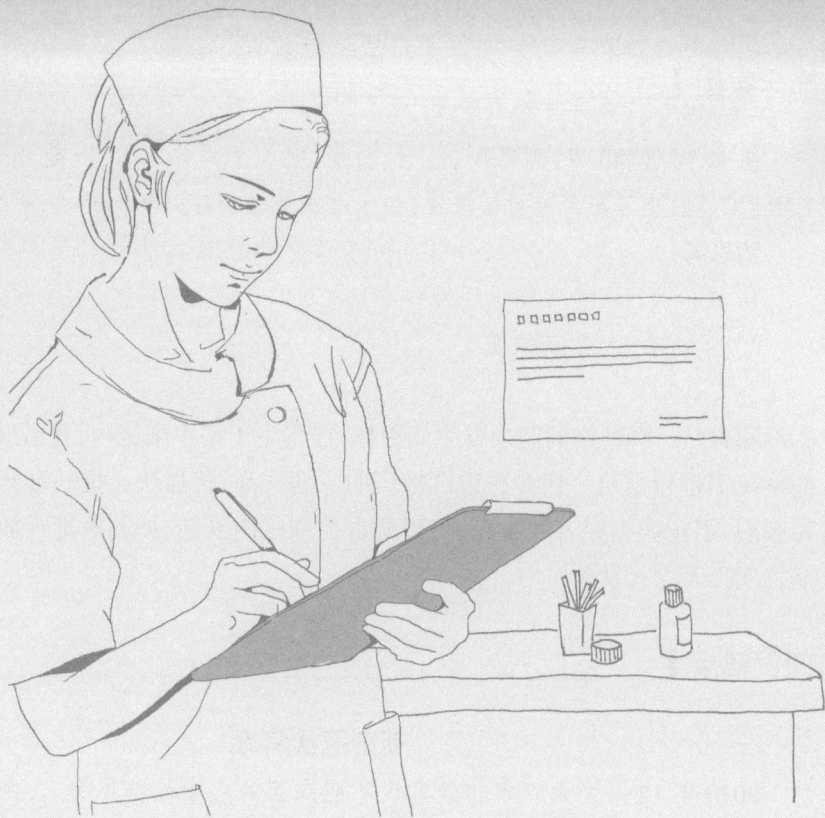

第三十八章　抗病毒药

学习目标

1. 知识目标：熟悉利巴韦林、金刚烷胺和干扰素的作用、临床应用及不良反应；了解其他抗病毒药的作用特点及临床应用。

2. 能力目标：能正确指导病人合理应用抗病毒药，能够实施用药护理。

3. 素质目标：树立安全合理使用抗病毒药的意识。

临床案例

病人，男性，40岁，因寒战、咳嗽、头痛、肌肉酸痛伴乏力、食欲减退等症状就诊。T 38.8℃。医生诊断为流行性感冒，给予金刚烷胺治疗，100 mg/次，一日2次。

请思考：

1. 在治疗过程中可能出现哪些不良反应？
2. 应如何进行用药护理。

病毒是一种严格的胞内寄生病原体，需寄生于宿主细胞内，并借助宿主细胞的代谢系统而进行繁殖。病毒感染性疾病的发病率高、传播快。抗病毒药可通过干扰病毒吸附、阻止病毒穿入和脱壳、阻碍病毒在细胞内复制、抑制病毒释放或增强宿主抗病毒能力等方式发挥作用。

知识链接

新型冠状病毒

2019年12月在武汉市相继发现不明病因的感染性肺炎病人，主要临床表现是发热、T ≥ 38℃、干咳、肺炎影像学特征，发病早期外周血白细胞总数正常或降低，或淋巴细胞计数减少。进一步病原学研究证实是一种新的冠状病毒感染所致，称为新型冠状病毒（2019 novel coronavirus，2019-nCoV）。病毒基因序列比对显示，该病毒与2003年引起SARS的SARS冠状病毒（SARS coronavirus，SARS-CoV）同源性达79.5%以上，世界卫生组织宣布将该病毒所致疾病称为COVID-19（corona virus disease 2019），国家卫生健康委员会将该病毒所致肺炎命名为新型冠状病毒感染（英文名统一为COVID-19）。

第一节 常用抗病毒药

利巴韦林

利巴韦林（ribavirin，病毒唑，三氮唑核苷）为鸟苷类似物。对多种RNA病毒和DNA病毒有抑制作用，属于广谱抗病毒药，如甲型或乙型流感病毒、副流感病毒、呼吸道合胞病毒、麻疹病毒、甲型肝炎病毒、乙型脑炎病毒、流行性出血热病毒、腺病毒等。临床用于治疗呼吸道合胞病毒引起的支气管炎及肺炎、流行性出血热、甲型或乙型流感、疱疹、麻疹、眼角膜炎、结膜炎及小儿腺病毒肺炎等。

口服可引起胃肠道反应，表现为恶心、呕吐、腹痛等，可引起头痛、皮疹、血清胆红素升高等。长期大剂量可致可逆性贫血、白细胞减少。孕妇禁用。

金 刚 烷 胺

金刚烷胺(amantadine)口服吸收良好,能特异性抑制甲型流感病毒,而对乙型流感及其他病毒无效。主要用于甲型流感的防治。对已发病者48 h内用药可缩短病程,改善症状,亦可治疗帕金森病。不良反应有恶心、呕吐、厌食、腹痛、失眠及头晕、共济失调、惊厥等。有致畸报道。妊娠期妇女、幼儿、脑血管硬化与癫痫病人禁用。

阿 昔 洛 韦

阿昔洛韦(aciclovir,无环鸟苷)为广谱抗疱疹病毒药。对单纯疱疹病毒作用最强,其次为水痘带状疱疹病毒,对乙型肝炎病毒有一定的抑制作用,对巨细胞病毒不敏感,仅药物浓度高时有效。本品体内分布广泛,易透过生物膜,在脑脊液、水疱液、生殖道分泌物和组织中均可达到治疗浓度。临床作为治疗单纯疱疹病毒感染的首选药;局部应用治疗疱疹性角膜炎、单纯疱疹和带状疱疹;对疱疹性脑炎病人静脉滴注给药可降低死亡率,对免疫缺陷者和免疫抑制病人应用本药可预防单纯疱疹病毒和水痘 – 带状疱疹病毒感染的发生;还可与其他药物联合应用治疗乙型病毒性肝炎。

常见不良反应有恶心、呕吐、腹泻、厌食等,偶有发热、头痛、皮疹等。刺激性较大,局部用药可有轻微疼痛,注射剂仅供静脉滴注给药,但可致静脉炎,偶见血尿素氮和肌酐水平升高、低血压等反应。对本品过敏者和妊娠期妇女禁用,肾功能不全者慎用。

更 昔 洛 韦

更昔洛韦(ganciclovir,丙氧鸟苷)对单纯疱疹病毒和水痘带状疱疹病毒抑制作用与阿昔洛韦相似,但在受巨细胞病毒感染的细胞内浓度比阿昔洛韦高十倍以上。口服吸收较差,多采用静脉滴注给药。主要用于防治免疫缺陷和免疫抑制病人的巨细胞病毒感染,如巨细胞视网膜炎、艾滋病和器官移植病人的巨细胞病毒感染。本品毒性较大,可诱发骨髓抑制,也可发生中枢神经系统毒性反应。

碘 苷

碘苷(idoxuridine,疱疹净)抑制病毒DNA的复制,对RNA病毒无效。因全身应用可引起脱发和骨髓抑制。目前仅限于局部用药,主要制成滴眼液或眼膏,用于治疗单纯疱疹性角膜炎、牛痘病毒性角膜炎和带状疱疹病毒感染。可引起眼睛畏光、刺痛、眼睑水肿等症状。偶见过敏反应。对本品及碘制剂过敏者禁用。

干 扰 素

干扰素(interferon,IFN)具有广谱抗病毒作用,对RNA和DNA病毒均有效。此外,还有免疫调节作用和抗肿瘤作用。临床用于治疗乙型和丙型病毒性肝炎、人乳头瘤病毒引起的尖锐湿疣、流行性感冒及其他上呼吸道感染、病毒性心肌炎、流行性腮腺炎等。

阿德福韦酯

阿德福韦酯(adefovir dipivoxil)是阿德福韦的前体,在体内水解为阿德福韦发挥抗病毒作用。临床主要用于治疗慢性乙型病毒性肝炎,尤其适合于需长期用药或拉米夫定耐药者。常见不良反应为胃肠道反应、虚弱、头痛、腹痛等。亦可出现白细胞减少、脱发。

其他抗病毒药见表38-1。

表38-1　常用抗人类免疫缺陷病毒药

药物分类	常用药物	临床应用	常见不良反应
反转录酶抑制剂	齐多夫定(zidovudine,AZT)	用于治疗艾滋病及重症艾滋病相关症候群,常与拉米夫定合用	骨髓抑制主要表现为贫血、中性粒细胞和血小板减少;治疗初期常出现头痛、恶心、呕吐、肌痛
	奈韦拉平(nevirapine,NVP)	常与其他反转录酶抑制剂联合治疗HIV感染	主要表现为皮疹,亦可出现头痛、腹泻、转氨酶升高等
入胞抑制药	恩夫韦地(enfuvirtide)	用于抢救治疗	失眠、焦虑、周围神经炎、疲乏等
HIV蛋白酶抑制剂	沙奎那韦(Saquinavir)	常与核苷类HIV反转录酶抑制剂、核苷类似物及非核苷类似物等药物联合治疗HIV感染	恶心、呕吐、腹泻、味觉障碍,血糖升高、高血脂、肾结石及肝功能异常等
HIV整合酶抑制剂	雷特格韦(raltegravir)	用于对其他抗HIV高效联合治疗有多重耐药性的成年病人,必须与其他HIV敏感的药物联合应用	腹泻、恶心、疲倦、头痛及皮肤瘙痒等

第二节　用药护理

1. 用药前应详细询问病人的用药史和过敏史,注意病人有无禁忌证。孕妇禁用利巴韦林、金刚烷胺、阿昔洛韦、更昔洛韦;孕妇、哺乳期及小儿慎用干扰素;哺乳期禁用利巴韦林、齐多夫定等。

2. 阿昔洛韦粉针剂应先用注射用水配制成2%溶液,然后再用生理盐水或葡萄糖注射液稀释,在1 h内恒速静脉滴注,以免发生肾小管内药物结晶。静脉滴注2 h后嘱咐病人多饮水,防止药物沉积于肾小管内。

3. 静脉给药期间应经常更换注射部位,以减少血栓性静脉炎的发生。

4. 用药后密切观测不良反应,如应用金刚烷胺要防止病人因眩晕、体位性低血压引起的跌倒及损伤。

常用制剂和用法

利巴韦林　口含片:20 mg。一次1片,一日4~6次,口含。注射剂:100 mg/mL。肌内或静脉注射,一日10~15 mg/kg,分2次。滴鼻液(防治流行性感冒)0.5%。每小时1次。滴眼液(治疱疹感染):0.1%,一日数次。

盐酸金刚烷胺　片剂:0.1 g。一次0.1 g,口服,早晚各1次。儿童酌减,可连用3~5日,最多10日。

阿昔洛韦　胶囊剂:200 mg。一次200 mg,一日5~6次。注射剂(冻干制剂):500 mg。一次5 mg/kg,加入输液中,1 h内滴完,一日3次,疗程7日。滴眼液、眼膏、霜膏剂,外用。

更昔洛韦　粉针剂:500 mg。一日5~10 mg/kg,稀释后分1~2次静脉注射。

α-干扰素　注射剂:300万U、450万U。一次100万~300万U,一周2~4次,皮下或肌内注射。

碘苷　眼膏:0.5%。滴眼液:0.1%。白天每隔1 h 1次,夜间每隔2 h 1次。症状显著改善后,滴眼次数分别减半。

拉米夫定　片剂:150 mg。一次150 mg,一日2次,空腹时服用。

齐多夫定　胶囊剂:0.1 g、0.25 g。注射剂:0.2 g。成人口服本品与其他抗反转录病毒药物合用的推荐剂量为一日500 mg或600 mg,分2~3次给药。

奈韦拉平　片剂:100 mg、200 mg。口服每次200 mg,一日1次,连用14日,在未出现皮疹的情况下,可增加至200 mg,一日2次。

小结

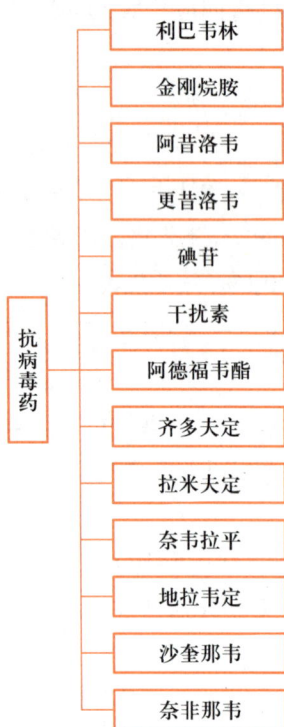

抗病毒药
- 利巴韦林
- 金刚烷胺
- 阿昔洛韦
- 更昔洛韦
- 碘苷
- 干扰素
- 阿德福韦酯
- 齐多夫定
- 拉米夫定
- 奈韦拉平
- 地拉韦定
- 沙奎那韦
- 奈非那韦

思考与练习

练一练

1. 简述阿昔洛韦的主要临床应用。如何开展用药护理？

2. 金刚烷胺有哪些作用及临床应用？试检索查找含有金刚烷胺的复方感冒药制剂。

（范业宏）

护理药理学

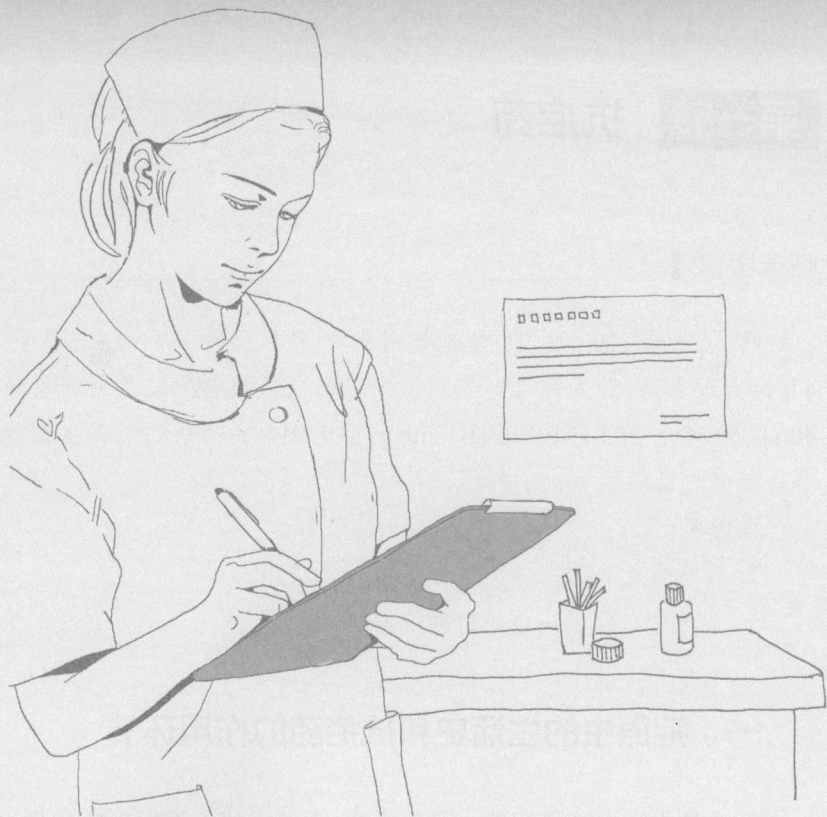

第三十九章　抗寄生虫病药

学习目标

1. 知识目标：熟悉氯喹、伯氨喹、乙胺嘧啶、阿苯达唑、甲苯咪唑的作用、临床应用及不良反应；了解其他抗寄生虫病药的作用特点及临床应用。

2. 能力目标：学会观察病人服用药物的疗效及不良反应，能够熟练实施用药护理，并能正确指导病人合理用药。

3. 素质目标：树立安全合理使用抗寄生虫药的意识。

第一节 抗疟药

病人，男性，30岁。两周前曾到南方某县出差一周，一日前突然寒战、高热，4 h后大汗淋漓，后发热自行消退。今日再次寒战、发热，故前来就诊。体格检查：T 40℃，P 104次/min，BP 126/80 mmHg，面色潮红，皮肤干热，病人烦躁不安。医生初步诊断为间日疟。

请思考：

1. 应采用什么治疗方案？为什么？
2. 治疗过程中护士应如何进行用药护理？

一、疟原虫的生活史和抗疟药的作用环节

疟疾是由疟原虫引起的一种传染病，主要由雌性按蚊叮咬传播，分为间日疟、卵形疟、三日疟和恶性疟四类。我国以间日疟和恶性疟为主，其他两类少见。常用抗疟药（antimalarial drugs）的作用环节及用药目的见表39-1。

表39-1　常用抗疟药的作用环节及用药目的

生活史	肝细胞内		红细胞内		蚊体内
	速发型	迟发型	裂殖体	配子体	配子体
分期	红细胞外期		红细胞内期		
临床表现	潜伏期	复发	症状发作	传播	传播
治疗药物	乙胺嘧啶	伯氨喹	氯喹、奎宁、青蒿素	伯氨喹	乙胺嘧啶
用药目的	病因性预防	防止复发	控制症状	阻止传播	阻止传播

知识链接

疟疾在全世界的流行状况

疟疾是世界上流行最广、发病率和致死率最高的热带寄生虫传染病。世界卫生组织的报告指出，全球近25亿人生活在疫区，临床病例数达3亿~5亿人，年死亡人数超过300万，其中50%为5岁以下儿童，非洲死亡人数占70%。近几十年来，由于全球气候的明显变暖，疟疾有高速蔓延趋势。疟疾的流行给发展中国家带来了巨大

的经济损失,防治疟疾成为这些国家消除贫困、提高人民健康水平的艰巨任务。

二、常用抗疟药

(一)控制症状药

氯　喹

氯喹(chloroquine)口服吸收快而完全,血药浓度达峰时间为 1~2 h,为弱碱性药物,抗酸药可影响其吸收。分布广泛,主要浓集于被疟原虫入侵的红细胞。肝内代谢,消除较慢,酸化尿液可促进其排泄。

【作用和临床应用】

1. **抗疟作用**　氯喹能杀灭红内期的疟原虫,是控制各型疟疾症状的首选药。具有起效快、疗效高、作用持久的特点,用药 24~48 h 后,病人的发热、寒战症状大多消退,48~72 h 后血中疟原虫消失,对无迟发型红外期的恶性疟有根治作用,但良性疟需与伯氨喹合用才能根治。部分恶性疟原虫对氯喹产生耐药性,需改用其他抗疟药治疗。

2. **抗肠外阿米巴病作用**　可杀灭阿米巴滋养体,用于阿米巴肝脓肿的治疗。

3. **免疫抑制作用**　大剂量具有免疫抑制作用,可用于类风湿性关节炎、系统性红斑狼疮等自身免疫性疾病的治疗。

【不良反应】　用于治疗疟疾的剂量不良反应较少且轻微,偶有轻度头晕、胃肠不适和皮肤瘙痒、皮疹等,一般能耐受,停药后迅速消失。大剂量或长期应用可致粒细胞减少、视觉障碍、皮炎,偶见精神失常、心律失常及阿－斯综合征。有致畸作用,孕妇禁用。

奎　宁

奎宁(quinine)为奎尼丁的左旋体。因较氯喹作用弱,且不良反应严重,已不作控制疟疾发作的首选药。主要用于耐氯喹或耐多药的恶性疟,尤其是脑型疟。

【不良反应】　奎宁毒性大,一次剂量超过 3 g 即可中毒,致死量约为 8 g。

1. **金鸡纳反应**　表现为恶心、呕吐、耳鸣、头痛、视力减退等,重复给药时多见。停药后可恢复。

2. **心血管系统反应**　大剂量抑制心肌,可导致低血压、心律失常等。静脉滴注速度过快会引起严重低血压和心律失常,故应慢速滴注,并密切观察病人的心脏和血压的变化。心肌病病人不宜用。

3. **特异质反应**　葡萄糖 –6– 磷酸脱氢酶(G–6–PD)缺乏者用药后可出现急性溶血。

4. **其他**　刺激胰岛素释放,引起低血糖;对妊娠子宫有兴奋作用,孕妇禁用。

甲　氟　喹

甲氟喹（mefloquine）通过改变奎宁的结构而获得，其半衰期较长（约 30 日）。主要用于耐氯喹或多药耐药的恶性疟，与磺胺多辛和乙胺嘧啶合用可增强疗效，延缓耐药性产生。可用于症状抑制性预防，每 2 周给药一次。

青　蒿　素

青蒿素（artemisinin）是从植物黄花蒿中提取的一种倍半萜内酯类过氧化物，由我国药理学家根据祖国医学"青蒿截疟"的记载研发出来的。脂溶性高，易透过血脑屏障。抗疟作用与氯喹类似，能杀灭红内期疟原虫，作用短暂，复发率高（近期复发率高达 30%），与伯氨喹合用可使复发率降至 10%。主要用于对耐氯喹的疟疾和凶险脑型疟的抢救。不良反应少，偶见恶心、呕吐、腹痛、腹泻、四肢麻木及血清转氨酶轻度升高，未见对重要脏器有损害作用。

同类药物蒿甲醚（artemether），作用同青蒿素而较强，且复发率低，可用于耐氯喹的恶性疟及危重病人的抢救。

知识链接

青蒿素与疟疾

我国在 20 世纪 70 年代开始研究的青蒿素及其衍生物，已成为当今必不可少的抗疟武器。1995 年，世界卫生组织（WHO）评价其是治疗恶性疟疾"唯一真正有效的药物"，被认为"这项研究是整个 20 世纪后半叶最伟大的医学创举"，并将它们列入国际药典，成为我国创新药物被国际承认的首例。WHO 推荐控制疟疾的重要干预措施包括：用以青蒿素为基础的联合疗法进行迅速和有效的治疗；让有危险的人群使用经杀虫剂处理的蚊帐；用杀虫剂进行室内滞留喷洒以控制病媒蚊子。

咯　萘　啶

咯萘啶（pyronaridine，疟乃停）能杀灭裂殖体，抗疟疗效显著，用于治疗各种疟疾包括脑型疟和凶险疟疾的危重病人。对氯喹有耐药的病人亦有效。

蒿甲醚和青蒿琥酯

蒿甲醚（artemether）为青蒿素的脂溶性衍生物，其抗疟作用机制与青蒿素相同，但作用强于青蒿素，且复发率低，可用于耐氯喹的恶性疟及危重病人的抢救。青蒿琥酯（artesunate）为青蒿素的水溶性衍生物，可以经口服、静脉、肌内、直肠等多种途径给药。作用及临床应用同蒿甲醚。

（二）控制复发与传播药

伯 氨 喹

伯氨喹（primaquine）为人工合成的8-氨基喹啉类衍生物，是目前用于预防复发、根治良性疟和控制疟疾传播的最有效药物，对疟原虫的迟发型子孢子和配子体都有较强的杀灭作用。治疗量不良反应较少，可出现头晕、恶心、呕吐、腹痛等，停药后逐渐消失。G-6-PD缺乏者可发生严重的急性溶血性贫血和高铁血红蛋白血症。有G-6-PD缺乏症病史和家族史者禁用。

（三）病因性预防药

乙 胺 嘧 啶

乙胺嘧啶（pyrimethamine）能杀灭疟原虫的红外期速发型子孢子发育、繁殖而成的裂殖体，用作病因预防药，作用持久，服药一次预防作用可维持一周以上。本药并不能直接杀灭配子体，但含药血液随配子体被按蚊吸入后，能阻止疟原虫在蚊体内的孢子增殖，起到控制传播的作用。治疗量毒性小，偶见皮疹。长期大剂量应用时可干扰人体的叶酸代谢，出现巨幼红细胞性贫血或白细胞减少症，停药或服用亚叶酸钙可逐渐恢复。

三、用药护理

1. 氯喹长期用药可引起角膜浸润，少数影响视网膜，导致视觉障碍，用药中应嘱咐病人戴墨镜，密切观察病人的视力情况，定期进行眼科检查。

2. 氯喹、奎宁肌内注射时浓度过高会产生疼痛和无菌性脓肿，故应稀释成50~100 mg/mL溶液注射为宜。静脉滴注速度过快会引起严重低血压和心律失常，故须稀释后缓慢静脉滴注，并密切观察病人的心率、血压和呼吸。禁止静脉注射。

3. G-6-PD缺乏的人群，应在医务人员的监护下服用伯氨喹、奎宁。一旦发现贫血或溶血，或尿液有异常变化，特别是变成酱油色时，应立即报告医生，及时停药和处理。孕妇、1岁以下婴儿、有溶血史或其家属中有溶血史者应禁用。

4. 乙胺嘧啶长期应用要定期检查血象，以便及早发现对造血功能的影响。可透过胎盘屏障，也可进入乳汁，引起胎儿畸形和干扰叶酸代谢，孕妇和哺乳期妇女禁用。

5. 目前，尚无一种抗疟药在疟原虫生活史的各个环节均有杀灭作用，因此临床上需要根据病情采取联合用药。

本节小结

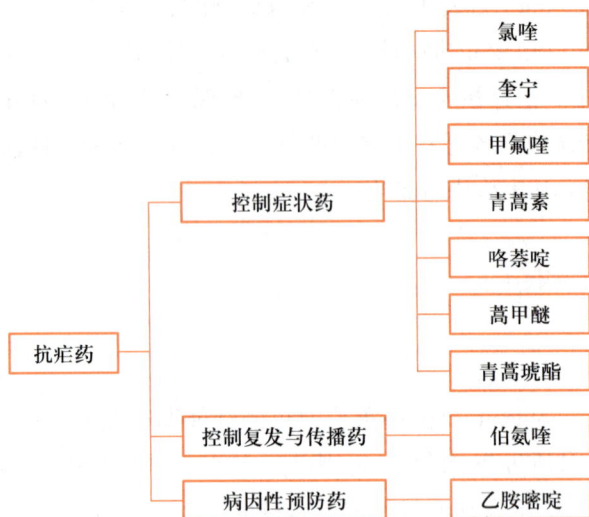

第二节 抗阿米巴病药和抗滴虫病药

临床案例

病人，女性，30岁，已婚。3日前外出洗浴后，白带增多呈稀薄泡沫状，伴外阴瘙痒，医生诊断为滴虫性阴道炎。

请思考：

1. 本病应首选何种药物治疗？
2. 治疗中如何进行用药护理？

一、抗阿米巴病药

阿米巴病是由溶组织内阿米巴原虫感染人体所致的疾病。溶组织内阿米巴存在包囊和滋养体两个发育时期。阿米巴原虫发育包括小滋养体、包囊和大滋养体三种类型，小滋养体在不同的条件下分别转变成传染源包囊和具有侵袭力的大滋养体。大滋养体破坏肠壁引起阿米巴痢疾和肠炎，称为肠内阿米巴病；也可由血液进入肝、肺等组织形成脓肿，称为肠外阿米巴病。抗阿米巴病药主要作用于滋养体，多对包囊无直接作用。

(一)抗肠内、肠外阿米巴病药

甲 硝 唑

甲硝唑（metronidazole，灭滴灵）口服吸收良好，分布广泛，可进入唾液、乳汁、肝脓肿的脓液中，也可进入脑脊液。对阿米巴滋养体有强大的杀灭作用，具有高效、低毒的特点，是治疗急性阿米巴痢疾、肠外阿米巴病的首选药。由于肠腔内药物浓度低，不能杀灭包囊，故单独用于治疗肠道阿米巴痢疾时，复发率较高，且无根治作用。

(二)抗肠内阿米巴病药

二 氯 尼 特

二氯尼特（diloxanide）是目前最有效的杀阿米巴包囊药，对无症状或轻微症状的排包囊者有良好的疗效。临床上与甲硝唑合用于肠内阿米巴感染的根治，可有效防止复发。对肠外阿米巴感染无效。本药不良反应轻微，偶见胃肠道反应和皮疹。

(三)抗肠外阿米巴病药

氯 喹

氯喹对阿米巴滋养体有强大的杀灭作用，由于口服后肝内药物浓度比血浆药物浓度高 200~700 倍，而肠壁分布极少，故仅用于肠外阿米巴感染的治疗，对肠内阿米巴病无效。

二、抗滴虫病药

阴道滴虫既可寄生在阴道，也可寄生在尿道内，导致阴道炎、尿道炎和前列腺炎。甲硝唑是治疗阴道滴虫的最有效药物。

甲 硝 唑

甲硝唑口服和局部应用疗效均佳。在 2.5 μg/mL 浓度时，24 h 即可杀灭 99% 的阴道滴虫，是治疗阴道滴虫病的首选药物。

乙 酰 胂 胺

乙酰胂胺（acetarsol）为五价胂剂，能直接杀灭滴虫。毒性较大，外用治疗阴道滴虫病。有局部刺激性，可使阴道分泌物增多。

三、用药护理

1. 治疗肠内阿米巴病时,可先用甲硝唑控制症状,再用二氯尼特肃清肠道内的阿米巴包囊,能有效地防止复发。

2. 甲硝唑不良反应较轻,一般停药后即可消失。用药期间如出现头晕、肢体麻木和感觉异常,需报告医生,立即停药。神经系统疾病、血液系统疾病及孕妇禁用。本药代谢物由肾排泄时可使尿液呈红棕色,应事先向病人说明。

3. 甲硝唑治疗滴虫病失败原因多为配偶未同时治疗,故夫妻必须同查同治。

4. 甲硝唑可干扰乙醇代谢,有致酒精中毒的危险,服药期间和停药一周内应禁用含醇饮料和药品。

本节小结

```
                                     ┌─ 抗肠内、肠外 ──┬─ 甲硝唑
                                     │  阿米巴病药     └─ 替硝唑
                    ┌─ 抗阿米巴病药 ──┼─ 抗肠内 ───────┬─ 双碘喹啉
抗阿米巴病药         │                │  阿米巴病药     └─ 二氯尼特
和抗滴虫病药 ───────┤                └─ 抗肠外 ─────── 氯喹
                    │                   阿米巴病药
                    └─ 抗滴虫病药 ─────┬─ 甲硝唑
                                       └─ 乙酰胂胺
```

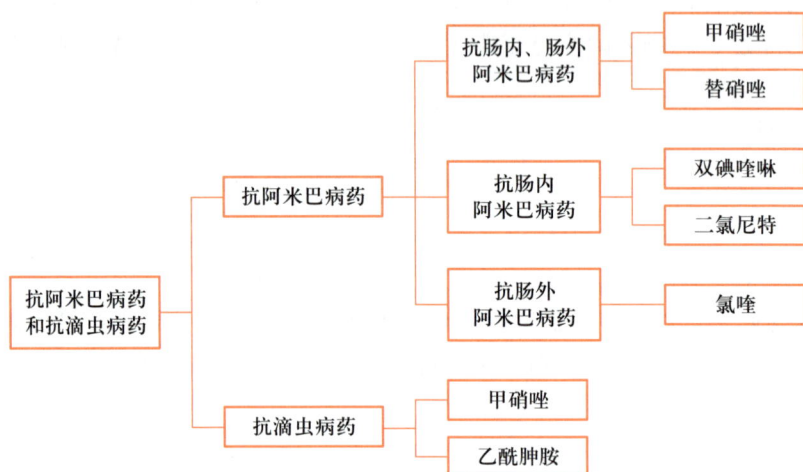

第三节　抗血吸虫病药与抗丝虫病药

一、抗血吸虫病药

血吸虫的成虫寄生在人或其他哺乳动物的肠系膜静脉和门静脉的血液中,可严重危害人类健康。在我国流行的血吸虫病多由日本血吸虫所致,主要分布于长江流域及其以南地区。吡喹酮是治疗血吸虫病的首选药。吡喹酮因具有高效、低毒、疗程短、口服有效等优点,是目前治疗血吸虫病的首选药。

吡 喹 酮

吡喹酮(praziquantel,环吡异喹酮)为吡嗪异喹啉衍生物,广谱抗吸虫病药,兼有抗绦虫作用。具有疗效高、不良反应少、疗程短和口服方便等特点,在治疗血吸虫病时,可使虫体失去吸附能力而随血流"肝移",在肝内被单核巨噬细胞系统所消灭,部分成虫可在寄生部位死亡。服药后短期内可见腹部不适、恶心、腹痛以及头昏、头痛、肌肉颤动等,偶见心电图异常;治疗脑囊虫病时,大量虫体迅速死亡可诱发颅内压升高和癫痫发作等神经系统症状,严重者可发生脑疝。孕妇禁用。

二、抗丝虫病药

丝虫病是由丝虫寄生于人体淋巴系统引起的疾病,在我国流行的有班氏丝虫和马来丝虫两种。丝虫病急性期表现为淋巴管炎、淋巴结炎和发热,慢性期会出现淋巴管阻塞症状。

乙 胺 嗪

乙胺嗪(diethylcarbamazine,海群生)对班氏丝虫和马来丝虫的微丝蚴和成虫均有杀灭作用。可抑制微丝蚴的活动能力,使其从寄生部位脱离,迅速聚集到肝微血管中,被单核 – 吞噬系统吞噬,起到阻止传播和减轻症状的效果。对成虫作用弱,需连续数年反复治疗方能彻底杀灭。仅用于丝虫病的治疗,对马来丝虫病的疗效优于班氏丝虫病。该药本身无明显毒性,主要为一般胃肠道反应。

三、用药护理

1. 吡喹酮治疗脑血吸虫病时,应采取低剂量长疗程和间歇给药的方法,同时应住院观察,发现颅内压升高或癫痫症状时立即停药并使用糖皮质激素和甘露醇治疗。

2. 乙胺嗪治疗丝虫病时,成虫和微丝蚴死亡后释出大量异体蛋白导致的明显变态反应,表现为皮疹、淋巴结肿大、血管神经性水肿、发热、肌肉酸痛、心率加快等,一般用地塞米松对症处理。

知识链接

我国血吸虫病防治形势不容乐观

血吸虫病通过接触疫水而被感染,病人主要分布于亚洲东部和南部、非洲和拉丁美洲的 79 个国家和地区,约有 6 亿人受到血吸虫感染的威胁,全球患病人数约 2 亿。

我国流行的是日本血吸虫病,病人主要分布在长江流域及其以南 12 个省、自治区、直辖市,是严重危害人民健康的慢性寄生虫病。血吸虫病主要以预防为主。20世纪 50 年代以来,国家大力度加强血防工作,使我国感染率一度明显下降。近年来,感染率又呈现增长趋势。2006 年《血吸虫病防治条例》颁布,国家对农民免费提供基本预防药物,对经济困难农民的血吸虫病治疗费用予以减免,为广大疫区有效控制血吸虫病提供了强有力的支持。据抽样调查显示,全国尚有 8 个流行省份,118 个流行县(市),受威胁人口 4 400 万人。2007 年 1~10 月血吸虫病治疗和扩大治疗人数为 289.5 万人。目前,全国尚有血吸虫病病人 150 万人左右,其中晚期病人约 5.5 万人。

本节小结

```
                        ┌─ 抗血吸虫病药 ── 吡喹酮
抗血吸虫病药
与抗丝虫病药  ─┤
                        └─ 抗丝虫病药 ──── 乙胺嗪
```

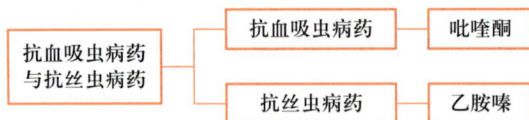

第四节　抗肠蠕虫药

一、抗线虫药

寄生在人体的线虫包括钩虫、蛔虫、蛲虫、鞭虫等肠道线虫和旋毛虫、丝虫等肠道外线虫。近年来,随着广谱、高效、低毒的驱虫药不断问世,使多数肠蠕虫病得到有效的治疗和控制。

阿 苯 达 唑

阿苯达唑(albendazole,肠虫清)可选择性抑制虫体的糖代谢过程,减少 ATP 生成,最终导致虫体能量耗竭而死亡。本药不仅对寄生在肠道内的钩虫、蛔虫、蛲虫、鞭虫等多种线虫和绦虫有强大的杀灭作用,还对囊虫病、华支睾吸虫病、旋毛虫病、棘球蚴病、肺吸虫病等肠道外寄生虫病也有很好的疗效。与吡喹酮相比,治疗脑囊虫病时不良反应相对较轻,对华枝睾吸虫病的疗效稍逊于吡喹酮。

不良反应较少,有轻微的消化道症状和头晕、头痛、嗜睡和皮肤瘙痒等,多在数小时内缓解。大剂量应用偶见白细胞减少和肝功能异常,停药后可逐渐恢复。本品有致畸作用和胚胎毒性,孕妇禁用。肝肾功能不全病人禁用。对 2 岁以下小儿的安全性未确定,2 岁以下小儿不宜使用。

甲苯咪唑

甲苯咪唑（mebendazole）杀虫机制、疗效和不良反应同阿苯达唑。由于首过消除明显，仅用于钩虫、蛔虫、蛲虫、鞭虫和绦虫等肠道内寄生虫病的治疗。

左旋咪唑

左旋咪唑（levamisole，LMS）为广谱驱肠虫药，可选择性抑制虫体糖代谢和能量代谢，导致痉挛性麻痹而丧失附着力后随粪便排出。驱蛔虫效果最好，对钩虫和微丝蚴有效，对其他肠虫作用弱，无临床意义。此外，尚有免疫调节作用。

治疗量不良反应短暂而轻微，偶见恶心、呕吐、腹痛、乏力、失眠及皮疹等。大剂量或长期应用则可出现流感样症状（发热、关节肌肉疼痛）、白细胞和血小板减少、视神经炎、光敏性皮炎、血清氨基转移酶升高等。孕妇和活动性肝炎病人禁用。

噻嘧啶

噻嘧啶（pyrantel，驱虫灵）为广谱驱肠虫药，有胆碱样作用，可选择性兴奋虫体肌肉，导致痉挛性麻痹而丧失附着力后随粪便排出，对鞭虫和绦虫无效。不良反应短暂而轻微，主要为胃肠不适，其次为头昏、发热。

哌嗪

哌嗪（piperazine，驱蛔灵）是一种高效的驱蛔虫、蛲虫药物，对其他寄生虫无效。驱虫机制是选择性阻断蛔虫、蛲虫体肌的胆碱受体，使肌肉产生弛缓性麻痹而不能附着于宿主肠壁而随肠蠕动排出体外，故不可与噻嘧啶合用。

本药毒性很低，偶见流泪、流涕、皮疹、支气管痉挛等过敏反应和恶心、呕吐、上腹不适等消化道反应。中毒剂量时可见眩晕、肌颤、共济失调、癫痫小发作等神经系统反应，有癫痫病史者禁用。为避免药物迅速排泄，一般不合用泻药。

二、驱绦虫药

寄生在人体的绦虫有猪肉绦虫和牛肉绦虫两种。吡喹酮是首选的抗绦虫药（见本章第三节），其他可供选用的药物有甲苯咪唑和氯硝柳胺。

氯硝柳胺

氯硝柳胺（niclosamide，灭绦灵）对各种绦虫均有杀灭作用，尤以牛肉绦虫最敏感。由于不能杀死虫卵，为防猪肉绦虫死亡节片被消化后，释出虫卵逆流入胃继发囊虫病的危险，服药 1~3 h 内应服用硫酸镁导泻。该药口服不易吸收，故不良反应少，偶见消化道反应。

常用的抗肠蠕虫药选药时可参考表 39-2。

表 39-2　常用抗肠蠕虫药的合理选药

寄生虫	首选药物	次选药物
蛔虫	甲苯咪唑、阿苯达唑	噻嘧啶、哌嗪、左旋咪唑
蛲虫	甲苯咪唑、阿苯达唑	噻嘧啶、哌嗪
钩虫	甲苯咪唑、阿苯达唑	噻嘧啶
鞭虫	甲苯咪唑	—
囊虫	吡喹酮、阿苯达唑	—
包虫	阿苯达唑	吡喹酮、甲苯咪唑
绦虫	吡喹酮	氯硝柳胺

三、用药护理

1. 驱虫药应在半空腹状态时服用,用药后应查看病人排便,了解排虫情况,以便确认疗效。用药期间不宜饮酒及进食过多的脂肪性食物,可酌情给予泻药,以促进虫体的排出。驱虫结束后应检查大便中有无虫卵,未根治者需进行第二疗程的治疗。教育病人平时应养成良好的卫生习惯。

2. 服用甲苯咪唑、阿苯达唑期间,病人有胃肠道反应时应与食物同服。服用甲苯咪唑 3 周内若无效,可再用一个疗程。2 岁以下小儿禁用甲苯咪唑、阿苯达唑、噻嘧啶。妊娠早期、肝肾功能不全者禁用左旋咪唑。肝功能不全者禁用噻嘧啶。

3. 氯硝柳胺对虫卵无效,为了防止由于呕吐虫卵逆流入胃及十二指肠引起囊虫病,用药前应先服镇吐药。服药时嘱咐病人尽量少饮水。如果服药 7 日后大便中无虫卵和节片,应再加服一个疗程,治疗 3 个月以上大便检测阴性,方可认为治愈。

4. 哌嗪与吩噻嗪类药物合用可使后者的锥体外系症状加重,和噻嘧啶合用,会发生相互拮抗作用。哌嗪大剂量应用可出现中枢神经中毒症状,表现为眩晕、震颤、共济失调、乏力、幻觉和惊厥等,一旦出现,应立即停药。用药前向病人说明用药方法及大剂量时可能发生的不良反应。

5. 治疗脑型囊虫病时,因虫体死亡后的炎症反应会引起脑水肿、颅内压升高。因此,应同时使用脱水药和糖皮质激素以防意外。

本节小结

```
                                    ┌─── 阿苯达唑
                                    │
                                    ├─── 甲苯咪唑
                                    │
                        抗线虫药 ────┼─── 左旋咪唑
                        │           │
                        │           ├─── 噻嘧啶
                        │           │
                        │           └─── 哌嗪
            抗肠蠕虫药 ──┤
                        │           ┌─── 吡喹酮
                        │           │
                        驱绦虫药 ────┼─── 甲苯达唑
                                    │
                                    └─── 氯硝柳胺
```

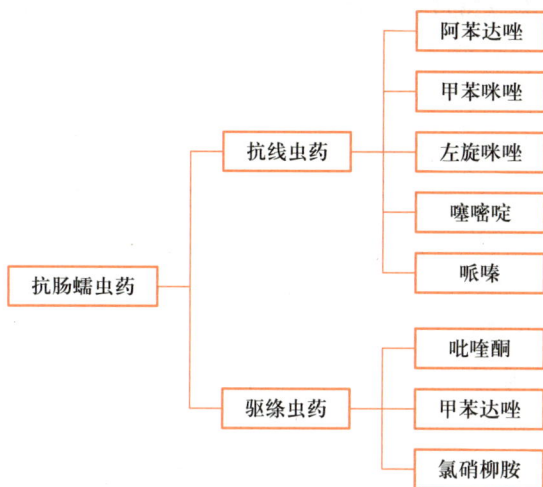

常用制剂与用法

氯喹　片剂:0.25 g。注射剂:0.129 g/2 mL、0.25 g/2 mL。治疗疟疾:① 间日疟:成人首剂 1 g,8 h 后及第 2、第 3 日各服 0.5 g。小儿首剂 16 mg/kg,6 h 后及第 2~3 日分别重复半量。全疗程 3 日。② 恶性脑型疟:静脉滴注 3 日。成人日剂量依次为 1.5 g、0.5 g、0.5 g。小儿日剂量分别 18~24 mg/kg、12 mg/kg、10 mg/kg。临用前用 5% 葡萄糖注射液或等渗盐水 500 mL 稀释后缓慢滴注。③ 预防:一次 0.5 g,一周 1 次。治疗阿米巴病:第 1 日 1 g,第 2 日后一日服 0.5 g,一日 2 次,2~3 周为一个疗程。

奎宁　片剂:0.3 g。一日 1.8 g,分 3 次服,疗程 14 日。注射剂:0.25 g、0.5 g。一次 0.25~0.5 g,用葡萄糖溶液稀释成 0.5~1 mg/mL 后缓慢静脉滴注。

甲氟喹　片剂:0.25 g、0.5 g。1~1.5 g 顿服。

青蒿素　片剂:0.1 g。胶囊剂:0.25 g。首剂 1 g,6~8 h 后服 0.5 g,第 2、第 3 日各服 0.5 g。注射剂:0.1 g。首次 0.2 g,6~8 h 后 0.1 g,第 2、第 3 日各 0.1 g,深部肌内注射。

咯萘啶　片剂:0.1 g。一次 0.3 g,第 1 日服 2 次(间隔 6 h),第 2、第 3 日服 1 次,总剂量 1.2 g。

蒿甲醚　油注射剂:80 mg/1 mL。胶囊:40 mg。片剂:40 mg。成人常用量,首剂 160 mg,第 2 日起一日 1 次,每次 80 mg,连用 5 日。小儿常用量首剂按 3.2 mg/kg 给药;第 2~5 日,每次按 1.6 mg/kg 给药,一日 1 次。

青蒿琥酯　片剂:50 mg。一次 0.1 g,一日 1 次,首剂量加倍,连服 5 天。注射剂:60 mg。一次 60 mg(或 1.2 mg/kg),7 岁以下小儿 1.5 mg/kg,临用前用所附的 5%

碳酸氢钠注射液 0.6 mL,振摇 2 min,待完全溶解后,加 5% 葡萄糖注射液或葡萄糖氯化钠注射液 5.4 mL,使每 1 mL 溶液含青蒿琥酯 10 mg,缓慢静脉注射。首次剂量注射后 4 h、24 h、48 h 各重复注射 1 次。极度严重者,首剂量可加倍。

伯氨喹　片剂:13.2 mg。4 日疗法:一日 4 片,连服 4 日。8 日疗法:一日 3 片,连服 8 日。14 日疗法:一日 2 片,连服 14 日。

乙胺嘧啶　片剂:6.25 mg、25 mg。预防疟疾:一日 25 mg,一周 1 次。

二氯尼特　片剂:0.25 g、0.5 g。一次 0.5 g,一日 3 次,共 10 日。

复方乙酰胂胺　片剂:每片含乙酰胂胺 0.25 g、硼酸 0.03 g。一次 1~2 片,塞入阴道穹隆部,一日 1~3 次,10~14 日为 1 疗程。

双碘喹啉　片剂:0.2 g、0.6 g。一次 0.6 g,一日 3 次,共 14~21 日。

吡喹酮　片剂:0.25 g。治疗血吸虫病:一次 10 mg/kg,一日 3 次。急性血吸虫病连服 4 日,慢性血吸虫病连服 2 日。肺吸虫、华支睾吸虫或其他肝吸虫病:总量 120 mg/kg,1 日或 2 日疗法。绦虫病:10~25 mg/kg 顿服。皮下-肌肉型囊虫症:总量 120 mg/kg,4 日疗法。脑型囊虫症:总量 180 mg/kg,9 天疗法。间隔 3~4 个月进行下一个疗程,共 3 个疗程。姜片虫:5~15 mg/kg 顿服。包虫的术前准备:25~30 mg/kg,共 6~10 日。

阿苯达唑　片剂:0.1 g、0.2 g。蛔虫、钩虫、蛲虫感染:0.4 g,顿服。绦虫感染:一日 0.8 g,共 3 日。囊虫病:0.2~0.3 g,一日 3 次,10 日为 1 疗程,间隔 15~21 日,共 2~3 个疗程。棘球蚴病:一次 5~7 mg/kg,一日 2 次,30 日为 1 疗程,重复数疗程,间隔 2 周。华支睾吸虫病:一日 8 mg/kg,共 7 日。旋毛虫病:一日 24~32 mg/kg,共 5 日。

甲苯咪唑　片剂:0.1 g。蛔虫、钩虫、鞭虫感染:一次 0.1 g,早晚各 1 次,共 3 日。蛲虫感染:0.1 g 顿服。绦虫病:一次 0.3 g,一日 3 次,共 3 日。

左旋咪唑　片剂:25 mg、50 mg。蛔虫感染:0.1~0.2 g 顿服。钩虫感染:一日 0.2 g,连服 3 日。丝虫病:一日 0.2~0.3 g,分 2~3 次服,连服 2~3 日。

噻嘧啶　片剂:0.3 g。蛔虫、钩虫、蛲虫感染:一次 1.2~1.5 g,一日 1 次睡前顿服。小儿一日 30 mg/kg,睡前顿服。

枸橼酸哌嗪　片剂:0.25 g、0.5 g。蛔虫感染:一日 75 mg/kg,极量 4 g,儿童一日 75~150 mg/kg,极量 3 g,睡前顿服,连服 2 日。蛲虫感染:一次 1.0~1.2 g,一日 2 次、儿童一日 60 mg/kg,分 2 次服,连服 7 日。

乙胺嗪　片剂:50 mg、100 mg。1 日疗法:1.5 g,1 次或分 2 次服。7 日疗法:一次 0.2 g,一日 3 次,连服 7 日。

氯硝柳胺　片剂:0.5 g。猪肉、牛肉绦虫病:1 g,晨空腹顿服,1 h 后再服 1 g,1~2 h 后服硫酸镁导泻。短膜壳绦虫病:清晨空腹嚼服 2 g,1 h 后再服 1 g,连服 7~8 日。

思考与练习

1. 疟疾的生活史较为复杂,抗疟药是分别作用在哪些环节的?

2. 在应用抗疟药时病人出现酱油尿的原因是什么,哪些药物会出现此种情况?如何进行用药护理?

3. 请写出阿米巴痢疾和肠外阿米巴病的首选治疗方案。

4. 治疗滴虫病时应如何指导病人正确用药?

5. 吡喹酮可治疗哪些寄生虫感染? 其治疗血吸虫病有何优点?

6. 应用抗血吸虫病药与抗丝虫病药时如何进行用药护理?

7. 小儿蛔虫病的发病率较高,常用的驱虫药有哪些?

8. 应用抗肠蠕虫药时应提醒病人注意哪些问题?

练一练

（范业宏）

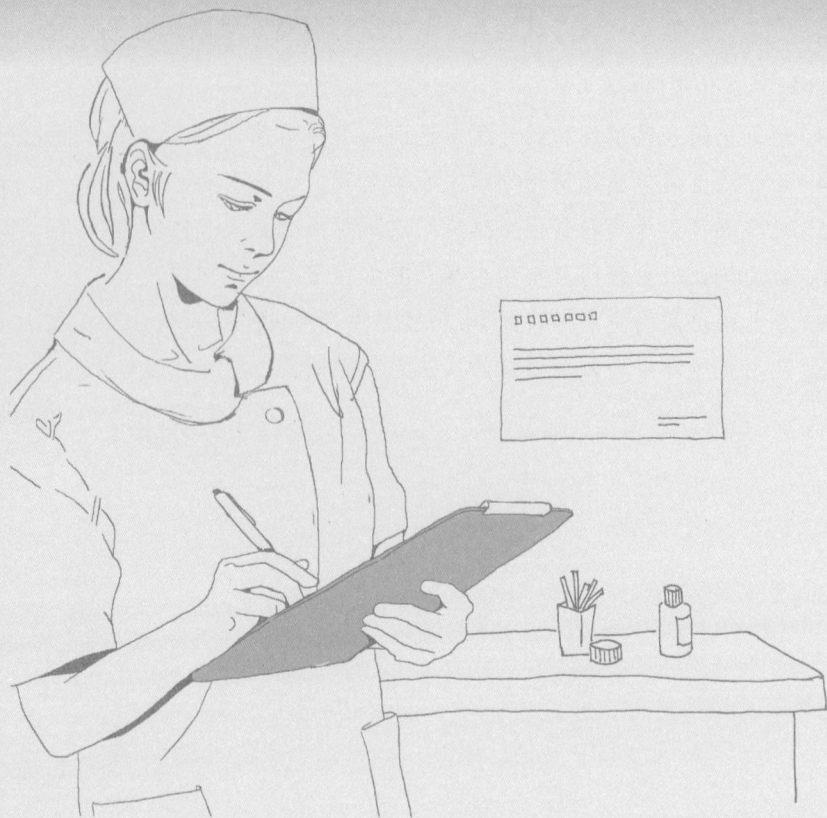

第四十章　抗恶性肿瘤药

学习目标

1. 知识目标:掌握抗恶性肿瘤药的不良反应;熟悉常用抗恶性肿瘤药的分类、代表药物及临床应用;了解抗恶性肿瘤药的作用机制。

2. 能力目标:学会观察病人服用抗恶性肿瘤药的不良反应并正确进行用药护理;能利用所学知识开展用药咨询服务,并能正确指导病人安全合理用药。

3. 素质目标:树立安全合理使用抗恶性肿瘤药的意识。

临床案例

病人,女性,52 岁。发热,鼻出血 10 日;体格检查:牙龈增生似海绵状,胸骨压痛明显。血常规:血红蛋白 60 g/L,白细胞计数 $42×10^9$/L,血小板计数 $20×10^9$/L;骨髓:原始细胞 0.9,POX(−),PAS 阳性呈粗颗粒状,非特异性酯酶阴性,血清溶菌酶正常。诊断为急性淋巴细胞白血病。

请思考:

1. 针对此病人可以选用哪些药物进行治疗?
2. 用药期间应如何做好用药护理?

恶性肿瘤是严重威胁人类健康的常见病、多发病。治疗恶性肿瘤的三大主要方法为药物治疗、手术治疗和放射治疗。其中,抗恶性肿瘤药物(简称化疗药物)作为临床综合治疗的重要组成部分,可明显延长恶性肿瘤病人的生存时间、改善生活质量。目前,传统的细胞毒抗肿瘤药在肿瘤化学治疗中仍起主导作用,而以分子靶向药物为代表的新型抗肿瘤药物治疗手段也已取得突破性进展,其重要性不断上升。

知识链接

肿瘤免疫治疗

肿瘤免疫治疗(cancer immunotherapy)是利用人体的免疫机制,通过主动或被动的方法来增强病人的免疫功能,达到杀伤肿瘤细胞的目的,为肿瘤生物治疗方法之一。基本原理是通过增强抗肿瘤免疫应答和打破肿瘤的免疫抑制产生抗肿瘤作用。

主动免疫治疗,主要是利用肿瘤细胞或肿瘤抗原物质免疫机体,使宿主免疫系统产生针对肿瘤抗原的抗肿瘤免疫应答,从而阻止肿瘤生长、转移和复发。常用的有肿瘤细胞疫苗、肿瘤多肽(蛋白)疫苗、树状突细胞疫苗(DC 疫苗)、抗独特型抗体疫苗、DNA 疫苗。

被动免疫治疗,是被动地将具有抗肿瘤活性的免疫制剂或细胞转输给肿瘤病人,以达到治疗肿瘤的目的,包括单克隆抗体(如利妥昔单抗、曲妥珠单抗)治疗和过继性细胞治疗。

非特异性免疫调节剂治疗,如使用 α 干扰素、卡介苗等效应细胞刺激剂,免疫负调控抑制剂等。

越来越多的证据表明免疫治疗与传统治疗间具有相互增效的潜能。

第一节　抗恶性肿瘤药的分类

一、根据细胞增殖周期分类

(一) 细胞增殖周期

细胞从一次分裂结束到下一次分裂完成称为细胞增殖周期。肿瘤细胞按其增殖能力可分为增殖期细胞、静止期细胞和无增殖能力细胞三类。

1. **增殖期细胞**　此类细胞是指正处于不断按指数分裂增殖的细胞,是肿瘤组织不断扩大的根源,而此类细胞对抗恶性肿瘤药敏感性较高。增殖期细胞群占肿瘤全部细胞群的比例称为生长比率(GF)。增长迅速的肿瘤,GF 较大,对抗恶性肿瘤药敏感,增长较慢的肿瘤,GF 较小,对抗恶性肿瘤药较不敏感。增殖期细胞的分裂过程分为四期:G_1 期(DNA 合成前期)、S 期(DNA 合成期)、G_2 期(DNA 合成后期)、M 期(有丝分裂期)。

2. **静止期细胞(G_0 期)**　处于此期的细胞不进行分裂,对抗恶性肿瘤药物不敏感。但是,一旦增殖周期中对药物敏感的细胞被杀灭后,静止期细胞即可进入增殖周期中。此期细胞是肿瘤复发的根源所在。

3. **无增殖能力细胞**　此类细胞不能进行分裂增殖,通过老化而死亡,与药物治疗关系不大。

(二) 按细胞增殖周期分类

1. **周期非特异性药物**　周期非特异性药物见图 40-1。这类药主要杀灭增殖各期细胞及 G_0 期细胞,包括抗肿瘤抗生素(如丝裂霉素、博来霉素等)、烷化剂(如环磷酰胺、塞替派、白消安等)及激素类药。

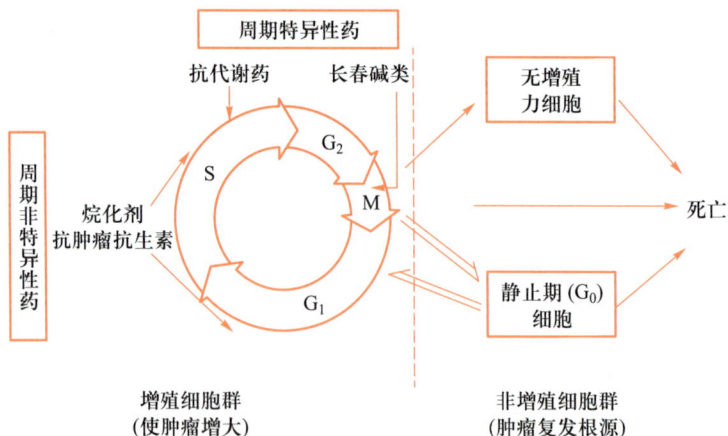

图 40-1　细胞增殖周期及药物作用

2. 周期特异性药物　仅选择性杀灭某一期增殖细胞,如甲氨蝶呤、巯嘌呤、氟尿嘧啶、羟基脲等抗代谢药对 S 期细胞作用显著;长春碱、长春新碱、秋水仙碱主要作用于 M 期。

二、根据作用机制分类

1. 影响核酸合成的药物　药物分别在不同环节阻断核酸的合成和利用,属于抗代谢药。如抗叶酸药甲氨蝶呤;抗嘌呤药 6- 巯基嘌呤;抗嘧啶药氟尿嘧啶;DNA 多聚酶抑制剂阿糖胞苷;核苷酸还原酶抑制药羟基脲等。

2. 直接破坏 DNA 并阻止其复制的药物　常用的有烷化剂,如环磷酰胺、塞替派、白消安以及抗癌抗生素,如丝裂霉素、博来霉素等。

3. 嵌入 DNA 干扰核酸合成的药物　抗肿瘤抗生素如放线菌素 D、阿霉素、柔红霉素等。

4. 影响蛋白质合成的药物　如长春碱、长春新碱、左旋门冬酰胺酶等。

5. 影响激素功能的药物　如肾上腺皮质激素、雄激素、雌激素等。

第二节　常见不良反应及用药护理

一、抗肿瘤药物的常见不良反应

抗恶性肿瘤药选择性低,在抑制和杀灭肿瘤细胞的同时,对正常组织细胞,特别是增殖旺盛的组织细胞也同样引起损害,产生不同程度的不良反应,主要表现为:

1. 骨髓抑制　常见白细胞、血小板及红细胞减少,可导致出血、贫血、感染等。可见于大多数抗恶性肿瘤药,但长春新碱、博来霉素的毒性较小。激素类、门冬酰胺酶无骨髓抑制作用。应定期监测血象,如白细胞计数低于 $4 \times 10^9/L$,血小板计数低于 $80 \times 10^9/L$,应停止用药。

2. 消化道反应　胃肠道黏膜上皮细胞增殖旺盛,对化疗药物极为敏感,不同程度地出现食欲减退、厌食、恶心、顽固性呕吐、腹痛、腹泻,严重的发生肠黏膜坏死、出血,甚至穿孔。

3. 肝损害　可引起肝大、黄疸、肝区疼痛、肝功能减退,严重的会引起肝硬化、凝血机制障碍等。

4. 肾损害　化疗药对肾毒性反应的表现为急性或慢性血尿素氮升高、管型尿、蛋白尿、血尿,甚至肾功能不全。

5. 口腔黏膜损害及脱发　口腔黏膜损害引起的充血、水肿、炎症、糜烂、坏死,是化疗中最常见的并发症,严重的会导致全身感染。影响病人的心理状态和进食。大多数药物都损伤毛囊上皮细胞,常在用药后 1~2 周出现脱发,1~2 个月后脱发最明显,影响病人形象和心理状态。

6. 其他 大剂量应用时,可抑制机体免疫功能,使机体抵抗力下降,易诱发感染。某些药物还可引起皮肤损伤、肺纤维化、心脏毒性及听力损害。亦可引起畸胎、致癌等。

二、抗肿瘤药物的用药护理

保持病人良好的精神状态和营养状态,及时、准确、安全给药。密切观察,预防和减轻各种不良反应,确保化疗顺利完成,是肿瘤化疗用药护理的主要任务。

1. 病人的配合是化疗安全顺利的主要因素之一,用药前,应告知病人病情、治疗方案、治疗效果及可能发生的不良反应,消除病人对化疗的担心和恐惧感,对治疗充满信心,用积极的态度配合治疗。

2. 大多数化疗药对血管有刺激性,如不慎误入血管外,可致难愈性组织坏死和局部硬结;同一处血管反复给药常引起静脉炎,导致血管变硬,血流不畅,甚至闭塞。护理人员在用药时首先要做好解释工作以消除病人恐惧心理,要求病人在注射时感到疼痛或有异常感觉应立即告知,防止病人因勉强忍受而造成不良后果。多次用药时,应制订合理的静脉使用计划,由远端小静脉开始,左、右臂交替使用,因下肢静脉易于栓塞,除特殊情况外,避免使用下肢静脉给药。如不慎药液溢出或可疑溢出时,局部立即注射 0.9% 氯化钠注射液稀释,同时使用大剂量糖皮质激素局部浸润注射,冰敷 4 h 以上。疼痛严重者可用氯乙烷表面麻醉止痛。

知识链接

防止化疗药漏到血管外护理须知

1. 用药前建立可靠的静脉通道,确保针头在血管内,针头固定妥善后方可注入药物。

2. 为防止化疗药局部浓度过高、血管内滞留时间过长、拔针时药液漏到皮下,应用化疗药前,可先输入少量的 5% 葡萄糖注射液或 0.9% 氯化钠注射液,应用化疗药后再输入少量的 5% 葡萄糖或 0.9% 氯化钠注射液冲刷血管,从而减轻对血管的刺激。

3. 嘱病人少活动、少翻身,以免针头滑脱。

4. 拔针后用手指实施有效的局部压迫 3~5 min。

3. 预防感染和出血是化疗期间骨髓抑制的用药护理重点。用药期间定期检查血象,白细胞计数一般不低于 $2.5 \times 10^9/L$;应严格执行无菌操作,注意环境、个人和饮食卫生,密切监测病人的体温、血象等感染先兆和出血倾向,防止意外损伤,做好各种抢救准备,及时处理各种继发感染和出血症状。

4. 由于消化道上皮细胞增殖旺盛,化疗时几乎不可避免会遭受化疗药的杀伤,不同程度地出现食欲减退、恶心、呕吐、腹泻、腹痛等消化道症状,严重时发生肠黏膜坏死、出血,甚至穿孔。多数病人第一次用药反应较重,以后逐渐减轻。给药时间宜安排在饭后或睡前,以易消化、少油腻的清淡食物为主,以免影响病人的食欲和进食,同时给予镇静止吐药对减轻消化道反应有一定的作用。反应严重者可采取少量多餐或随意餐的形式,必要时禁食补液。

5. 用药期间应观察病人有无黄疸、肝大、肝区疼痛等临床表现。用药前和用药期间,要检查肝功能。

6. 化疗期间要定期检查肾功能,鼓励病人大量饮水,每日摄入量保持在3 000 mL 以上,保持每日尿量 2 000~3 000 mL 以上,对于摄水量已够但尿量不足者,可酌情给予利尿药,并给予别嘌呤醇抑制尿酸生成。每日准确记录水出入量,对摄入量足够,尿量少者,按医嘱给予利尿剂,以便及时排出药物。

7. 化疗期间,要保持口腔清洁,给予无刺激性软食,采用消毒液漱口。合并真菌感染时可用制霉菌素 10 万 U/mL 或 3% 碳酸氢钠水溶液含漱,溃疡疼痛者餐前可用2% 利多卡因喷雾或外涂。用药过程中应重视心理护理,说明化疗结束后头发可再生,解除其精神压力。化疗时头颅置冰帽或扎一严紧的充气止血带可减轻脱发。注意头部防晒,避免用刺激性洗发液。

知识链接

化疗药物的用药原则

1. 联合用药　因为癌细胞往往处于不同时期,因此尽量采取作用于不同环节和时期的药物联合用药。

2. 大剂量间歇疗法　对于早期、健康程度较好的病人采取大剂量间歇疗法一般比小剂量连续用药效果好。

3. 序贯疗法　根据细胞增殖动力学的特点,按一定顺序依次使用不同的抗肿瘤药物进行治疗可取得较好的效果。

第三节　常用抗恶性肿瘤药

一、影响核酸生物合成的药物

本类药物化学结构与核酸合成代谢所必需的物质如叶酸、嘌呤、嘧啶相似,因此可与这些物质产生特异性拮抗作用,干扰核酸代谢而阻止肿瘤细胞分裂增殖,又称抗代谢药。一般作用于 S 期,属周期特异性药物。

甲 氨 蝶 呤

甲氨蝶呤(methotrexate,氨甲蝶呤)结构与二氢叶酸类似,与其竞争二氢叶酸还原酶,干扰叶酸的代谢,主要抑制 dTMP 合成,继而影响 S 期的 DNA 合成代谢,属周期特异性药物。主要用于急性白血病、绒毛膜上皮癌、恶性葡萄胎、骨肉瘤、卵巢癌、睾丸癌、头颈部及消化道肿瘤的治疗;也可作为免疫抑制剂用于器官移植和自身免疫性疾病的治疗。

不良反应较多,除严重的骨髓抑制、消化道、口腔溃疡外,大量应用可致肝肾损害,妊娠早期用药可致畸胎,孕妇禁用。用药期间应严格监测血象及肝肾功能,大剂量应用时需配合亚叶酸钙,减轻其毒性反应。

氟 尿 嘧 啶

氟尿嘧啶(fluorouracr,5- 氟尿嘧啶,5-FU)可与 dUMP 竞争 dTMP 合成酶,影响 S 期的 DNA 合成代谢,是常用的周期特异性药物。对食管癌、胃癌、结肠癌等消化道肿瘤和乳腺癌疗效好,对肝癌、卵巢癌、绒毛膜上皮癌等也有效。该药一般不单独使用,常与其他抗癌药合用,提高疗效,与亚叶酸钙合用可产生显著的协同效应。常见不良反应有胃肠道反应、骨髓抑制、脱发等。长期全身给药可见"手足综合征",表现为手掌和足底部红斑和脱屑。偶见共济失调等神经毒性。刺激性大,注射部位可出现静脉炎。

巯 嘌 呤

巯嘌呤(mercaptopurine,6- 巯嘌呤,6-MP)为抗嘌呤药,干扰体内嘌呤代谢,阻碍 DNA 的合成,主要用于治疗急性白血病,对儿童急性淋巴细胞性白血病疗效较好,常用于缓解期的维持治疗。大剂量可治疗绒毛膜上皮癌和恶性葡萄胎。主要不良反应是骨髓抑制和胃肠道反应。少数病人可出现黄疸,孕妇可致畸胎。

阿 糖 胞 苷

阿糖胞苷(cytarabine)为 DNA 多聚酶抑制剂,能显著抑制 DNA 的生物合成,也可干扰 DNA 的复制和 RNA 的功能。具有抗肿瘤和免疫抑制作用。对于成人急性粒细胞白血病特别有效,也可用于消化道肿瘤、眼部带状疱疹、疱疹性角膜炎。主要不良反应是骨髓抑制和胃肠道反应。口服容易破坏,常采用静脉给药。

羟 基 脲

羟基脲(hydroxycarbamide)为核苷酸还原酶抑制药,阻止胞苷酸还原为脱氧核苷酸,从而抑制 DNA 合成,杀伤 S 期细胞。主要用于慢性粒细胞白血病,对白消安无效者或发生急性变者,可选用本药。也可用于黑色素瘤以及细胞的同步化。主要不良反应是骨髓抑制,其他不良反应较少发生。

二、直接影响 DNA 结构和功能的药物

环 磷 酰 胺

环磷酰胺(cyclophosphamide,CTX)在体外无活性,进入体内后转化成有活性的磷酰胺氮芥,可与 DNA 起烷化作用,从而抑制各期肿瘤细胞的生长繁殖。抗癌谱较广,对恶性淋巴瘤疗效显著,对淋巴细胞白血病、肺癌、乳腺癌、卵巢癌以及多发性骨髓瘤也有效。此外,还可作为免疫抑制剂用于自身免疫性疾病,如肾病综合征、系统性红斑狼疮、类风湿关节炎和器官移植排斥反应等。骨髓抑制较严重,脱发发生率高,胃肠道反应较轻,膀胱刺激性较强,能引起化学性膀胱炎,久用可抑制性腺,引起闭经和精子减少。大剂量应用可引起肺毒性、心脏的毒性等。

白 消 安

白消安(busulfan,马利兰)对骨髓有选择性抑制作用,可明显抑制粒细胞的生成,而对淋巴系统的抑制作用较弱,故对慢性粒细胞白血病疗效显著,缓解率高。主要毒性反应是骨髓抑制,重者可引起再生障碍性贫血。久用可导致肺纤维化、闭经、睾丸萎缩。急性白血病、再生障碍性贫血或其他出血性疾患病人禁用。肾上腺皮质功能不全病人慎用。

塞 替 派

塞替派(thiotepa)选择性高、抗瘤谱广、局部刺激性小,可肌内注射。对各期肿瘤细胞均有杀灭作用,主要用于乳腺癌、卵巢癌、肝癌、膀胱癌等实体瘤的治疗。不良反应主要是骨髓抑制、消化道反应。

顺 铂

顺铂(cisplatin,DDP)可破坏 DNA 的功能,抑制细胞的有丝分裂,抗癌谱广,主要用于生殖和泌尿系统的恶性肿瘤,如睾丸癌、卵巢癌、宫颈癌、膀胱癌等,也可用于肺癌和头颈部癌。为联合化疗的常用药,与多种药物合用具有协同作用。不良反应主要是胃肠道反应、骨髓抑制等,大剂量或连续用药可致严重而持久的肾毒性。

博 来 霉 素

博来霉素(bleomycin,争光霉素)可抑制 DNA 的合成,干扰细胞的分裂增殖。临床主要用于各种鳞状上皮癌的治疗。不良反应较轻,几乎无骨髓抑制作用。

丝 裂 霉 素

丝裂霉素(mitomycin)为直接破坏 DNA 的抗生素,抗癌谱广,作用较强而迅速。对多种实体瘤有效,特别是消化道癌,为目前常用的药物之一,也用于慢性粒细胞白血病、恶性淋巴瘤等。主要不良反应是骨髓抑制和消化道反应,偶见心脏的毒性。

三、干扰转录过程和阻止 RNA 合成的药物

放线菌素 D

放线菌素 D(dactinomycin)能阻碍 RNA 多聚酶的功能,阻止 mRNA 和蛋白质的合成,进而抑制肿瘤细胞的生长。抗癌谱较窄,对霍奇金病、绒毛膜上皮癌和肾母细胞瘤有较好疗效,对恶性葡萄胎、横纹肌肉瘤、神经母细胞瘤等有效。可引起骨髓抑制、恶心、呕吐、口腔炎等。

多 柔 比 星

多柔比星(doxorubicin,ADM,阿霉素)影响 DNA 复制和 RNA 合成,属周期非特异性药物,对 S 期和 M 期作用最强,对免疫功能也有抑制作用。抗癌谱广,疗效高。对急性白血病、淋巴瘤、乳腺癌及多种实体瘤有效。常见的不良反应有脱发、骨髓抑制、胃肠反应等。

柔 红 霉 素

柔红霉素(daunorubicin,DNR,正定霉素)与阿霉素作用相似,临床主要用于治疗急性淋巴细胞白血病和急性粒细胞白血病。不良反应主要是骨髓抑制、心脏的毒性和消化道反应,最严重的是心脏的毒性。

四、影响蛋白质合成的药物

长 春 碱 类

长春碱(vinblastine,VLB)和长春新碱(vincristine,VCR)是从中药长春花中提取的两种抗癌生物碱,作用于 M 期,抑制细胞的有丝分裂,妨碍纺锤丝的形成。常与其他化疗药物联合应用。长春碱主要对恶性淋巴瘤疗效显著,也可用于急性白血病、绒毛膜上皮癌等。长春新碱主要对急性淋巴细胞白血病疗效好,起效快,可单用,也可与其他抗癌药合用。

长春碱可引起骨髓抑制,长春新碱骨髓抑制不明显,而对外周神经的损害较重,可引起四肢麻木、感觉异常、跟腱反射消失、眼睑下垂、声带麻痹等。

高三尖杉酯碱

高三尖杉酯碱（homoharringtonine）能明显而迅速抑制蛋白质合成的起始阶段，并使核糖体分解，蛋白质合成及有丝分裂停止，主要用于急性粒细胞白血病及单核细胞白血病的治疗。主要不良反应有胃肠道反应、骨髓抑制和心脏的毒性。

门冬酰胺酶

门冬酰胺酶（asparaginase，左旋门冬酰胺酶）可水解血液中的门冬酰胺，造成缺乏。正常细胞可自行合成门冬酰胺，几乎不受影响，而某些不能自己合成，需从细胞外摄取门冬酰胺的肿瘤细胞生长却受到严重抑制。主要用于急性淋巴细胞白血病。单用缓解期短，易产生耐药，多与其他药物合用。常见的不良反应有消化道反应及精神症状，偶见过敏反应，用药前应做皮试。

五、影响激素平衡的药物

肾上腺皮质激素

糖皮质激素可使血液淋巴细胞迅速减少，对急性淋巴细胞白血病和恶性淋巴瘤有较好的短期疗效，对其他恶性肿瘤无效。但与其他抗癌药少量短期合用，可减少血液系统并发症以及癌肿引起的发热等毒血症表现。需要注意的是，可能因抑制机体免疫功能而促进肿瘤的扩展。

雄 激 素

雄激素可抑制垂体分泌促卵泡激素，减少雌激素的生成，还可对抗催乳素对肿瘤的促进作用，主要用于晚期乳腺癌，尤其骨转移者疗效较好。

雌 激 素

雌激素不仅直接对抗雄激素，尚可反馈性抑制下丘脑、垂体释放促间质细胞激素，从而减少雄激素的分泌。临床主要用于前列腺癌和绝经5年以上乳腺癌的治疗。绝经前的乳腺癌病人禁用雌激素类药物。

他 莫 昔 芬

他莫昔芬（tamoxifen，TAM）为人工合成的抗雌激素药，能与雌激素竞争雌激素受体，可阻断雌激素对乳腺癌的促进作用，抑制乳腺癌生成。适用于晚期、复发、不能手术的乳腺癌，特别是绝经期的高龄病人。也用于子宫体癌，乳腺小叶增生等。不良反应轻。

常用制剂和用法

甲氨蝶呤　片剂:2.5 mg。一次 5~20 mg,一日或隔日 1 次。注射剂:5 mg。一次 5~20 mg,一日或隔日 1 次,肌内或静脉注射。

氟尿嘧啶　注射剂:0.25 g/10 mL。一次 0.25~0.5 g,一日或隔日一次,静脉注射,一个疗程总量 5~10 g。一次 0.25~0.75 g,一日或隔日 1 次,静脉滴注,一个疗程总量 8~10 g。

巯嘌呤　片剂:25 mg、50 mg、100 mg。白血病:一日 1.5~2.5 mg/kg,分 2~3 次服,病情缓解后用原量 1/3~l/2 维持。绒癌:一日 6.0~6.5 mg/kg,10 日一个疗程。

阿糖胞苷　注射剂:50 mg/1 mL。一次 1~2 mg/kg,一日 1 次,静脉注射或静脉滴注,一个疗程 10~14 日。一次 25 mg,一周 2~3 次,鞘内注射,连用 3 次,6 周后重复。

羟基脲　片剂:500 mg。胶囊剂:400 mg。一次 0.5 g,一日 2~3 次,4~6 周为一个疗程。

环磷酰胺　片剂:50 mg。一次 50~100 mg,一日 2~3 次,一个疗程总量为 10~15 g。粉针剂:100 mg、200 mg,临用药前加氯化钠注射液溶解后立即静脉注射,一次 0.2 g,一日或隔日 1 次,一个疗程 8~10 g。大剂量冲击疗法为一次 0.6~0.8 g,一周一次,8 g 为一个疗程。

白消安　片剂:0.5 mg、2 mg。一日 2~8 mg,分 3 次空腹服用,有效后用维持量一日 0.5~2 mg,一日 1 次。

塞替哌　注射剂:10 mg/1 mL。一次 10 mg,一日 1 次,肌内或静脉注射,5 日后改为每周 3 次,总量为 200~400 mg。一次 20~40 mg,一周 1~2 次,腔内注射,一个疗程 3~4 周。

顺铂　粉针剂:10 mg、20 mg、30 mg。一次 20 mg,一日或隔日一次,静脉注射或静脉滴注,一个疗程总量 100 mg。

丝裂霉素　片剂:1 mg。一日 2~6 mg,一个疗程总量为 100~150 mg。粉针剂:2 mg、4 mg。静脉注射,一次 2 mg,一日 1 次;或一次 10 mg,一周 1 次,总量为 60 mg。

博来霉素　粉针剂:15 mg、30 mg。一次 15~30 mg,一日或隔日 1 次,缓慢静脉注射,总量 450 mg。

多柔比星　注射剂:10 mg、20 mg、50 mg。一次 20~30 mg/m^2,一周 1 次,连用 2 周。用 0.9% 氯化钠注射液或葡萄糖注射液溶解后静脉注射或滴注。一个疗程 2 周,停药 2 周可再用。

高三尖杉酯碱　注射剂:1 mg/1 mL、2 mg/2 mL。一次 1~4 mg,加 10% 葡萄糖液 250~500 mL 稀释后静脉滴注,日 1 次。一个疗程 4~6 日,隔 1~2 周重复用药。

门冬酰胺酶　注射剂:1 000 U、2 000 U。一次 20~200 U/kg,一日或隔日 1 次,用 0.9% 氯化钠注射 20~40 mL 稀释后静脉注射。

放线菌素 D　注射剂:0.2 mg。一次 0.2~0.4 mg,一日或隔日 1 次,静脉注射或静脉滴注,一个疗程 4~6 mg。

柔红霉素　粉针剂:10 mg、50 mg。开始一日 0.2 mg/kg,静脉注射或静脉滴注,渐增至一日 0.4 mg/kg,一日或隔日 1 次,3~5 次为一个疗程,间隔 5~7 日再给下一个疗程,最大总量 600 mg/m²。

长春碱　粉针剂:10 mg。一次 10 mg,一周 1 次,静脉注射,一个疗程总量为 60~80 mg。

长春新碱　粉针剂:1 mg。一次 1~2 mg,一周 1 次,静脉注射,一个疗程总量为 6~10 mg。

小结

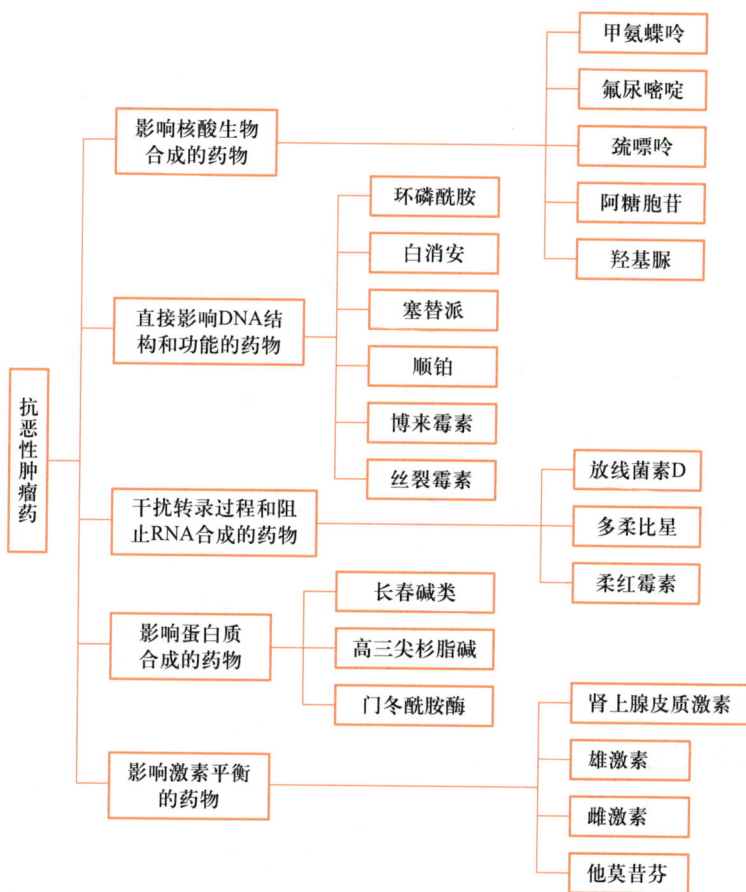

练一练

思考与练习

1. 抗恶性肿瘤药的主要不良反应有哪些? 应如何进行用药护理?
2. 简述抗恶性肿瘤药的分类,并说出其代表药物。

（刘新平）

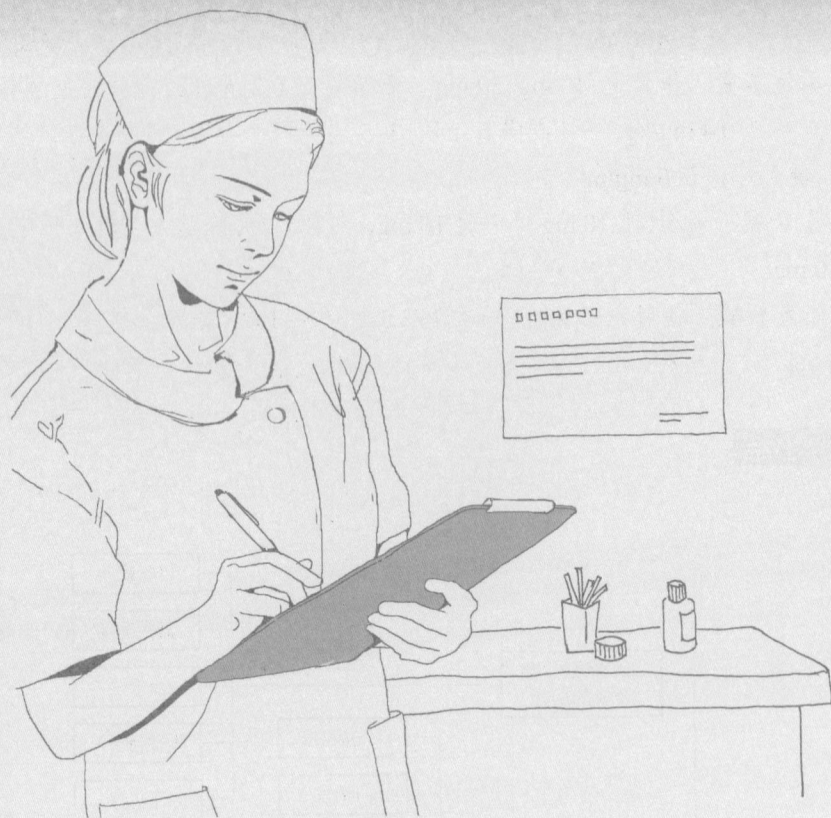

第四十一章　免疫功能调节药

学习目标

1. 知识目标：掌握环孢素和卡介苗的作用、临床应用及不良反应；熟悉其他免疫功能调节药的作用特点及临床应用；了解免疫功能调节药的分类。

2. 能力目标：学会观察病人服用环孢素、卡介苗的疗效与不良反应并正确进行用药护理；能利用所学知识开展用药咨询服务，并能正确指导病人合理用药。

3. 素质目标：树立安全合理使用环孢素、卡介苗的意识。

病人,女性,29 岁。因患急性淋巴细胞性白血病,进行了骨髓移植手术,为避免术后排斥反应,术前 3 日应用了环孢素,但术后病人出现肌酐和尿素氮增高。

请思考:

1. 病人出现异常的原因是什么?
2. 应用环孢素应注意什么问题?

免疫系统由参与免疫反应的各种免疫器官(如胸腺、骨髓、淋巴结、脾、扁桃体)、细胞(如淋巴细胞和浆细胞等)和免疫分子(如抗体、补体等)组成。免疫系统的功能是通过免疫应答完成的。免疫应答是指免疫活性细胞识别抗原产生应答(活化、增殖、分化等)并将抗原破坏和 / 或清除的整个过程。免疫系统对抗原的不适当应答,即过高或过低的应答,或对自身组织抗原的应答,均会导致免疫性疾病,包括变态反应、自身免疫性疾病、免疫缺陷病等,此时应用免疫功能调节药可以调节机体的免疫过程。

第一节　免疫抑制药

免疫抑制药(immunosuppress ants)是指具有非特异性抑制机体免疫功能的药物,临床用于防治器官或组织移植后的排斥反应和自身免疫性疾病。长期应用本类药物,可致免疫功能低下,诱发感染、肿瘤、致畸和不育等严重不良反应。目前,免疫抑制药可分为:糖皮质激素类、烷化剂、抗代谢药、钙调磷酸酶抑制剂、抗体类、其他类,其中糖皮质激素、烷化剂、抗代谢药、氯喹等具有免疫抑制作用的药物已在有关章节中讲述,本节不再赘述。

知识链接

器 官 移 植

器官移植是将健康的器官移植到另一个人体内,使之迅速恢复功能的手术,目的是代偿受者相应器官因致命性疾病而丧失的功能。广义的器官移植包括细胞移植和组织移植。若献出器官的供者和接受器官的受者是同一个人,则这种移植称为自体移植。供者与受者虽非同一人,但供、受者有着完全相同的遗传素质(即同卵双生子),这种移植称为同质移植。人与人之间的移植称为同种(异体)移植;不同种类动物间的移植(如将黑猩猩的心或狒狒的肝移植给人)称为异种移植。

环孢素

环孢素(cyclosporin A，CsA)是从真菌代谢产物中分离的中性环多肽，为目前最有效的免疫抑制药。

【作用及临床应用】 药选择性作用于 T 淋巴细胞活化初期，使 T 细胞分化增殖受抑制，抑制 T 辅助细胞生成细胞因子白细胞介素 –2(IL–2)和淋巴细胞干扰素(INF–γ)的合成，对抑制性 T 细胞无影响。对 B 淋巴细胞、粒细胞及巨噬细胞影响小，故不削弱机体的一般防御能力。临床主要用于抑制器官和骨髓、皮肤、角膜等组织移植后的排斥反应，可单独应用或与小剂量糖皮质激素合用；也用于难治性自身免疫性疾病，如类风湿关节炎、肾病综合征、系统性红斑狼疮、银屑病等。

【不良反应】

1. **肝肾损害** 肝损害可见血清氨基转移酶升高、黄疸等；肾损害表现为肾小球滤过率下降、血肌酐水平升高，严重时可致肝肾衰竭。用药期间应每 2 周检查 1 次肝肾功能。肌酐较原基础水平增高 30% 以上者应该减量，减量 1 个月后仍不降则停药。

2. **高血压** 部分病人出现高血压，需用降压药控制。

3. **继发感染** 由于免疫抑制作用，用药期间可出现病毒感染，尤其是巨细胞病毒、疱疹病毒等感染。

4. **其他** 可见恶心、呕吐、厌食等胃肠道反应，久用可出现多毛、牙龈增生等。

【药物相互作用】 与氨基糖苷类、两性霉素 B 等合用，可加重其肾毒性；与酮康唑、红霉素、西咪替丁、口服避孕药等合用，可提高其血药浓度；与苯妥英钠、卡马西平、利福平等合用，可降低其血药浓度；合用保钾利尿药则可增加高钾血症的发生率。

他克莫司

他克莫司(tacrolimus，FK506)是从放线菌的代谢产物中提取的大环内酯类免疫抑制剂。可口服或静脉注射给药，口服吸收很快，达峰时间 1~2 h，99% 的药物在肝代谢后排出体外。作用机制同环孢素，但强于环孢素 10~100 倍。临床用于抑制器官移植的排斥反应和治疗其他自身免疫性疾病，对肝移植的疗效尤为显著。与环孢素相比，他克莫司免疫抑制作用更强，不良反应与环孢素相似，肾毒性及神经毒性不良反应的发生率更高，而多毛症的发生率较低。

抗淋巴细胞球蛋白

抗淋巴细胞球蛋白(antilymphocyte globulin，ALG)是直接抗淋巴细胞的抗体，可与淋巴细胞结合，在补体的协助下对淋巴细胞产生细胞溶解作用。可用于器官移植的排斥反应，多在其他免疫抑制药无效时应用。常见过敏反应，表现为发热、寒战、血小板减少等，静脉注射可出现低血压和过敏性休克等。注射前需做皮肤过敏试验，发生变态反应或过敏体质者禁用。

第二节 免疫增强药

免疫增强药（immunopotentiating drugs）是指单独或与抗原同时使用时增强机体免疫应答反应的药物。临床主要用于免疫缺陷病、慢性感染及恶性肿瘤的辅助治疗。

卡 介 苗

卡介苗（bacillus Calmette-Guérin，BCG）又名结核菌苗，是减毒的牛结核分枝杆菌活菌苗，为非特异性免疫增强剂。卡介苗能增强与其合用的各种抗原的免疫原性，加强诱导免疫应答，提高细胞和体液免疫功能，刺激多种免疫细胞如巨噬细胞、T 细胞、B 细胞和 NK 细胞活性，从而增强机体的非特异性免疫水平。其治疗肿瘤的疗效与肿瘤的抗原性强弱、宿主的免疫状态以及给药途径有关，瘤内注射或向引流的淋巴结内注射效果较好。除用于预防结核病外，主要辅助治疗肿瘤，如膀胱癌、白血病、黑色素瘤和肺癌，可延长病人的生存期。

卡介苗

不良反应较多，注射局部可见红斑、硬结或溃疡，也可出现寒战、高热、全身不适等反应。反复瘤内注射可发生过敏性休克，甚至死亡。剂量过大可降低免疫功能，而促进肿瘤生长。免疫功能明显低下的病人可引起播散性分枝杆菌病，需用异烟肼治疗。

左 旋 咪 唑

左旋咪唑（levamisole，LMS）是广谱驱肠虫药，也是口服有效的免疫调节药，能使受抑制的巨噬细胞和 T 细胞功能恢复正常。主要用于免疫功能低下者恢复免疫功能，增强机体的抗病能力。与抗癌药合用治疗肿瘤可巩固疗效，减少复发或转移，延长缓解期。可改善多种自身免疫性疾病，如类风湿关节炎、系统性红斑狼疮等疾病的症状。此外，还具有广谱的抗肠虫作用。不良反应较少，久用可致胃肠道反应、头痛、出汗、全身不适等；少数病人有白细胞及血小板减少，停药后可恢复。

白细胞介素 -2

白细胞介素 -2（interleukin-2，IL-2，T 细胞生长因子）主要功能是促进和维持 T 细胞的增殖与分化；诱导及增强 NK 细胞、淋巴因子活化的杀伤细胞（LAK）、巨噬细胞的活性；增强 B 细胞的增殖及抗体生成，具有抗病毒、抗肿瘤和增强机体免疫功能等作用。临床主要用于治疗恶性黑色素瘤、肾细胞癌、霍奇金淋巴瘤等，可控制肿瘤发展，减少肿瘤体积及延长生存时间。不良反应较常见，可见发热、寒战、厌食、肌痛及关节痛等"流感"样症状、胃肠道反应及神经系统症状，合用非甾体类抗炎药或减小剂量可缓解。

左旋咪唑、白细胞介素 -2

第四十一章 免疫功能调节药

干 扰 素

干扰素(interferon,IFN)是一类小分子糖蛋白,它具有高度的种属特异性,故动物的 IFN 对人无效。本药除抗病毒作用外,还具有抗肿瘤和免疫调节作用。小剂量对细胞免疫和体液免疫都有增强作用,大剂量则产生抑制作用。临床上对成骨肉瘤病人的疗效较好,对肾细胞癌、黑色素瘤、乳腺癌有效,而对肺癌、胃肠道癌及某些淋巴瘤无效。常见的不良反应有发热和白细胞减少等,少数病人快速静脉注射时可出现血压下降。

转 移 因 子

转移因子(transfer factor,TF)是从健康人白细胞中提取的一种多核苷酸和低分子量多肽。它可将供体细胞免疫信息转移给受者的淋巴细胞,使之转化、增殖、分化为致敏淋巴细胞,从而获得供体样的细胞免疫功能,但不转移体液免疫。临床主要用于先天性和获得性免疫缺陷病的治疗,还适用于难以控制的病毒感染、真菌感染及肿瘤的辅助治疗。

胸 腺 素

胸腺素(thymosin,胸腺肽)可诱导 T 细胞分化成熟,还可调节 T 细胞的多种功能,从而调节胸腺依赖性免疫应答反应。用于治疗胸腺依赖性免疫缺陷性疾病(包括艾滋病)、肿瘤、某些自身免疫性疾病和病毒感染。除少数过敏反应外,一般无严重不良反应。

第三节 用药护理

一、免疫抑制药的用药护理

1. 长期应用免疫抑制药可降低机体免疫力,易诱发感染性疾病,要做好预防感染的措施。长期应用也可增加肿瘤的发病率,宜采用多种药物小剂量合用,以增强疗效,减少不良反应。免疫抑制药有致畸作用,孕妇禁用。

2. 为防止器官移植后排斥反应,病人将终身服用 1~3 种免疫抑制药。护理人员要指导病人正确用药,不得擅自增减剂量或停服药物。

3. 使用免疫抑制药时,不应使用减毒疫苗。过敏、有恶性肿瘤史、未控制的高血压、活动性感染、心肺严重病变、肾功能不全、免疫缺陷、血常规检查指标低下者及妊娠期和哺乳期妇女禁用。

4. 环孢素在治疗自身免疫性疾病时,每日最大量达到 5 mg/kg 已 3 个月时,如疗效仍不明显,应停药。环孢素的肝肾毒性呈剂量依赖性,为避免肝肾毒性,应及时调

整药物剂量,监测血药浓度,必要时用利尿药或脱水药预防。避免与有肝肾毒性的药物合用。

5. 因食物可减少他克莫司的吸收,故需空腹服用或至少在餐前 1 h 或餐后 2~3 h 服用。环孢素和他克莫司同时应用时,出现协同的肾毒性,故不主张与环孢素合用。他克莫司可导致血钾水平升高,应避免摄入大量钾或服用保钾利尿药如螺内酯等。

二、免疫增强药的用药护理

1. 免疫增强药需连续使用 2~3 个月才见效,用药期间应定期测定血常规。

2. 部分免疫增强药,如胸腺素、抗淋巴细胞球蛋白等易产生过敏反应,用药前必须询问过敏史,做皮肤过敏试验,并备好抢救设备及抢救药品。

3. 卡介苗皮内注射时避免注射到皮下,否则会引起严重深部脓肿,皮下划痕菌苗严禁做注射用。活菌苗用时禁日光暴晒,注射器要专用,制剂应在 2~10 ℃暗处保存。活动性结核病者禁用,结核菌素反应强阳性的病人慎用。

常用制剂和用法

环孢素　口服液:5 g/50 mL。注射剂:50 mg/mL、250 mg/mL。器官移植前 12 h 起一日服 8~10 mg/kg,维持至术后 1~2 周,根据血药浓度减至一日 2~6 mg/kg 的维持量。可用 0.9% 氯化钠或 5% 葡萄糖注射液 1:(20~100) 稀释,一日 2~5 mL/kg,稀释后于 2~6 h 缓慢静脉滴注,或持续 24 h 连续静脉滴注,病情稳定后改口服。

他克莫司　胶囊剂:0.5 mg、1 g。注射剂:5 mg/mL。通常开始采用一日 0.05~0.1 mg/kg(肾移植),或 0.01~0.05 mg/kg(肝移植)持续静脉滴注。能进行口服时,改为口服胶囊,开始剂量为一日 0.15~0.3 mg/kg,分 2 次服;再逐渐减至维持量,一日 0.1 mg/kg,分 2 次服。

抗淋巴细胞球蛋白　兔抗淋巴细胞球蛋白一次 0.5~1 mg/kg,马抗淋巴细胞球蛋白一次 4~20 mg/kg,肌内注射,一日 1 次或隔日 1 次,14 日为一个疗程。

冻干卡介苗　注射剂:75 mg/2 mL。临用前注射用水稀释成 0.5~0.75 mg(苗体)/1 mL,一次 0.1 mL,皮内注射;稀释成 22.5~75 mg(苗体)/1 mL,一次 0.05 mL,划痕。

左旋咪唑　片剂:25 mg、50 mg。抗肿瘤辅助用药:一次 150 mg,一周 1 次,连用 3~6 个月。自身免疫性疾病:一日 150 mg,一周 2~3 次。

白细胞介素 –2　注射剂:10 万 U、20 万 U、40 万 U、100 万 U。一次 50 万 ~200 万 U,一日 1 次,静脉注射,一周 5 次,连续用药 2~4 周。体腔给药,一周 2 次,一次 50 万 ~200 万 U。

干扰素　注射剂:100 万 U、300 万 U。一次 100 万 ~300 万 U,一日 1 次,肌内注射,5~10 日为一个疗程,疗程间隔 2~3 日或每周肌内注射 1~2 次。

转移因子　注射剂:2 mL。一次 2 mL,一周 2 次,皮下注射,1 个月后改为一周 1 次。

胸腺素　注射剂:2 mg、5 mg、10 mg。乙型肝炎:一次 5~10 mg,一日 1 次,肌内注射。急性重型肝炎:20~30 mg,一日 1 次,静脉滴注,2~3 个月为一个疗程。各种重型感染:5~10 mg,一日 1 次,肌内注射。病毒感染:5~10 mg,一日 1 次,肌内注射,2~3 个月为一个疗程。辅助放疗、化疗:20~40 mg,一日 1 次,肌内注射,3~6 个月为一个疗程。

小结

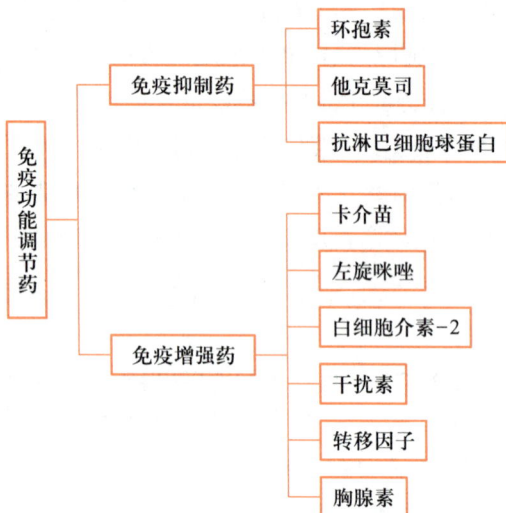

练一练

思考与练习

1. 临床常用免疫抑制药有哪些? 长期应用需要注意什么?
2. 干扰素除具有免疫增强作用外,还能用于哪些疾病?

（柳　弯）

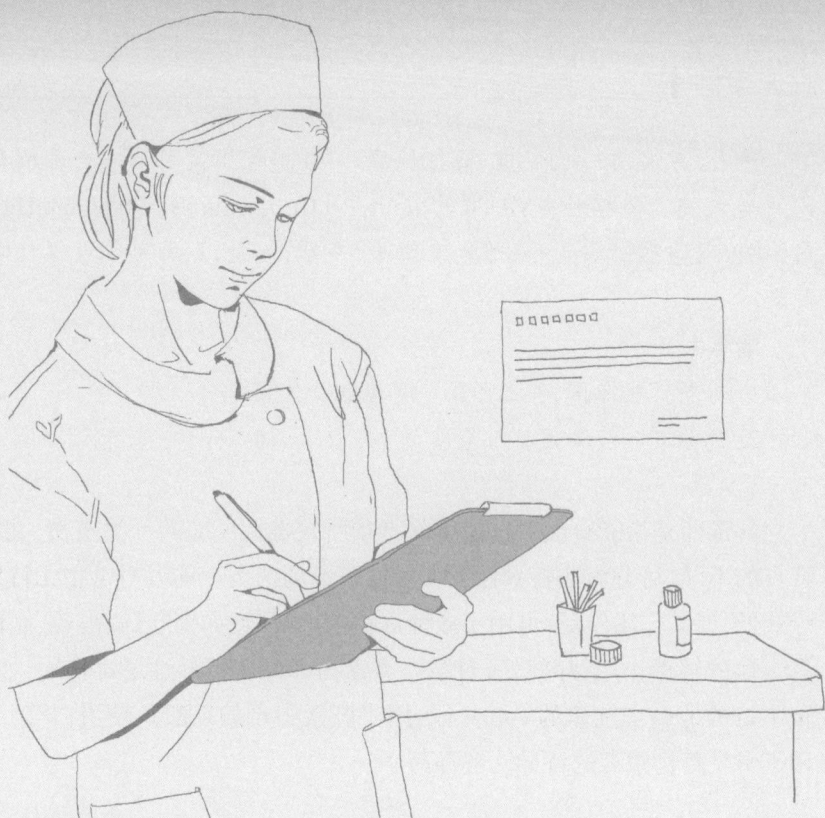

第四十二章　解毒药

学习目标

1. 知识目标:掌握有机磷酸酯类中毒表现和常用解毒药的作用、临床应用及不良反应;熟悉金属与类金属中毒、氰化物中毒、灭鼠药中毒常用解毒药的作用及临床应用;了解常用解毒药的作用机制。

2. 能力目标:学会观察有机磷酸酯类中毒解毒药的疗效与不良反应并正确进行用药护理;能利用所学知识开展用药咨询服务,并能正确指导病人合理用药。

3. 素质目标:树立安全合理使用有机磷酸酯类中毒解毒药的意识。

病人，男性，45 岁，农民，既往健康。3 h 前在田间喷洒农药昏倒在地，家属将病人急送入院。体格检查：R 24 次 /min，P 110 次 /min，BP 90/60 mmHg，昏迷，角膜反射消失，双瞳孔针尖大小，呼气有蒜味，多汗，流涎，双肺可闻及湿性啰音，肌肉间断颤动。

请思考：

1. 分析产生原因，并说明下一步应如何处理。
2. 急诊护士应如何参与抢救？

解毒药是指能直接对抗或解除毒物所致毒性反应的一类药物。根据作用机制和特点的不同，可分为非特异性和特异性解毒药两类。前者对毒物无特异性拮抗作用，疗效低，但其作用广泛，可用于多种毒物中毒解救，如催吐药、泻药、氧化剂等；后者具有专属的解毒作用，疗效好，对某一类毒物中毒有特异性解毒作用，如用于强心苷严重中毒的地高辛抗体的 Fab 片段，用于肝素中毒的硫酸鱼精蛋白等。本章主要介绍用于常见药物中毒的特异性解毒药。

知识链接

急性中毒的非特异性解救

机体中毒后应做紧急处理：迅速脱离毒源，防止毒物继续吸收；根据毒物对机体损害的轻重程度进行对症处理和支持疗法。一般急性中毒的处理应注意采取以下措施。

1. 现场抢救　迅速将病人救出现场，进行必要的抢救，如呼吸、心搏停止者立即施行心肺复苏术；除去义齿，保持呼吸道通畅；注意保暖；保持环境安静等。

2. 清除毒物　采取各种有效方法彻底清除残余的毒物，如催吐、洗胃、灌洗肠道、导泻、利尿等。

3. 防止毒物吸收　可根据毒物的理化性质，分别选用中和剂、沉淀剂、保护剂，如牛奶、蛋清、花生油或液状石蜡（用于误服有机溶剂）等，以便防止毒物的再吸收。

4. 血液净化疗法　根据毒物种类选用不同的净化技术，有指征者及早施行。

5. 高压氧治疗　具有高压、高氧的双重作用，用于治疗急性一氧化碳、硫化氢及氰化物中毒，对急性中毒性脑病也有较好的疗效。

第一节　有机磷酸酯类中毒及解救药

有机磷酸酯类按其用途可分为三类：① 医用类：如丙氟磷、乙硫磷，主要用于治疗青光眼；② 杀虫剂类：如对硫磷（1605）、内吸磷（1059）、甲拌磷（3911）、马拉硫磷

(4049)、乐果、敌敌畏和敌百虫等；③ 战争毒剂类：如沙林、梭曼等。特别是后两类对昆虫、哺乳类和人都有强烈的毒性作用。

一、有机磷酸酯类中毒机制及中毒表现

1. **中毒机制**　有机磷酸酯类进入人体后，与体内的胆碱酯酶（ChE）结合，形成磷酰化胆碱酯酶，失去水解乙酰胆碱的作用，导致乙酰胆碱在体内蓄积过多而引起一系列中毒症状（图42-1）。

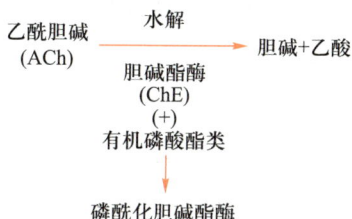

图 42-1　有机磷酸酯类中毒机制

2. **中毒表现**

（1）毒蕈碱样症状（外周 M 样症状）：瞳孔缩小、视物模糊、流涎、口吐白沫、出汗、呼吸困难、恶心、呕吐、腹痛、腹泻、大小便失禁，心动过缓、血压下降等。

（2）烟碱样症状（外周 N 样症状）：肌肉震颤、抽搐、肌麻痹、心动过速、血压升高等。

（3）中枢神经系统症状：躁动、谵妄，严重时由兴奋转为抑制，出现昏迷、呼吸抑制、循环衰竭等。

3. **中毒程度分类**　轻度中毒主要表现为中枢神经系统及毒蕈碱样症状，全血胆碱酯酶活力在 50%~70%。中度中毒表现为中枢神经系统及毒蕈碱样症状加重，并出现烟碱样症状，全血胆碱酯酶活力在 30%~50%。重度中毒出现昏迷、呼吸、循环衰竭，甚至死亡，全血胆碱酯酶活力<30%。

二、常用解毒药

（一）M 受体阻断药

阿 托 品

阿托品（atropine）为治疗急性有机磷酸酯类中毒的特异性、高效能解毒药，能迅速解除 M 样症状，并能部分对抗中枢症状。阿托品应用的原则为早期、适量、反复、个体化给药，直至 M 样症状明显好转或达到"阿托品化"后再改为维持量，否则会引起阿托品中毒。阿托品化的指征为：瞳孔较前扩大、颜面潮红、皮肤变干、肺部湿性啰音显著减少或消失、四肢转暖，由昏迷转为清醒或有轻度躁动不安等。阿托品中毒的表现为：烦躁不安、谵妄、瞳孔散大等。但阿托品不能阻断 N 受体，对肌束颤动无效，也不能使胆碱酯酶复活，故对中度和重度中毒者，必须与胆碱酯酶复活药合用。有机磷酸酯类中毒病人对阿托品的耐受量比一般病人要大，其用量可不受药典规定的极量限制。

（二）胆碱酯酶复活药

氯 解 磷 定

氯解磷定（pralidoxime chloride，PAM-cl）溶解度大，溶液稳定，使用方便，可静脉给药，也可肌内注射。

【作用和临床应用】　氯解磷定进入机体后，既可与磷酰化胆碱酯酶中的磷酰基结合使胆碱酯酶游离复活，恢复水解乙酰胆碱的活性，又可直接与游离的有机磷酸酯类结合，形成无毒的磷酰化氯解磷定由肾排出，阻止毒物继续抑制胆碱酯酶（图42-2）。用于各种急性有机磷酸酯类中毒，能迅速解除 N 样症状，消除肌束颤动，但对 M 样症状效果差，故应与阿托品同时应用。对中毒已久而胆碱酯酶活性已经丧失者疗效不佳，应尽早给药，首剂足量，重复应用，疗程可延长至各种中毒症状消失、病情稳定 48 h 后停药。

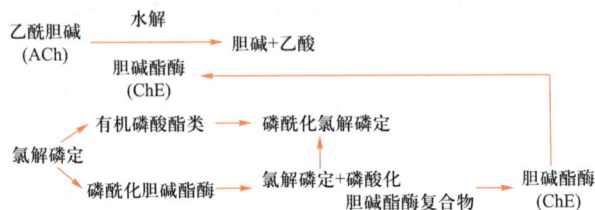

图 42-2　氯解磷定解救有机磷酸酯类中毒机制

【不良反应及注意事项】　肌内注射时局部有轻微疼痛；静脉注射过快可出现头痛、乏力、眩晕、视物模糊、恶心及心动过速等；用量过大可抑制胆碱酯酶，导致神经 - 肌肉传导阻滞，甚至导致呼吸抑制。碱性条件下易水解生成剧毒的氰化物，故勿与碱性药物配伍。

碘 解 磷 定

碘解磷定（pralidoxime iodide，PAM）作用和临床应用与氯解磷定相似，但作用弱，不良反应多，因含碘，刺激性大，只作缓慢静脉注射，禁用于碘过敏者。本品禁与碱性药物配伍，原理同氯解磷定。

第二节　金属与类金属中毒及解毒药

一、金属与类金属中毒机制

金属与类金属如铜、铅、锑、汞、铬、银、砷、铋、磷等离子，能与机体细胞的某些活性基团相结合,导致某些生物活性物质功能障碍,引起人体中毒。

常用的解毒药大多是络合物,与金属离子络合成为可溶、无毒或低毒的化合物经尿排出,与金属络合后不易解离者,其解毒效果更好。

二、常用解毒药

二 巯 丙 醇

二巯丙醇(dimercaprol)属于竞争性解毒药,其分子结构中含有 2 个活性巯基,能与金属或类金属结合形成难以解离的无毒络合物经肾排出。主要用于砷、汞、铬、铋、铜等中毒,对砷中毒疗效较好。由于形成的络合物可有一部分逐渐解离出二巯丙醇并很快被氧化,游离的金属仍能引起再次中毒,故应足量反复使用。

不良反应大多与静脉给药速度过快有关,可使血压升高,心搏加快,还可致恶心、呕吐、腹痛、木僵、昏迷等,停药后可自行消失,少数病人用药期间肝功能异常。

二 巯 丁 二 钠

二巯丁二钠(sodium dimercaptosuccinate,二巯琥钠,二巯琥珀酸钠)为我国研制的解毒药。其作用与二巯丙醇相似,对锑剂的解毒效力比二巯丙醇强 10 倍,且毒性小。可用于锑、汞、铅、砷、铜的中毒,也用于预防镉、钴、镍中毒,并对肝豆状核变性病有明显的排铜和改善症状的作用。

其水溶液性质不稳定,应用时配制。可引起口臭、头痛、恶心、乏力、四肢酸痛等,注射速度越快,以上不良反应越重。偶见肾毒性。肝肾功能不全者慎用。

二 巯 丙 磺 钠

二巯丙磺钠(sodium dimercapto-sulfonate),又名解砷灵。作用机制与二巯丁二钠相似。为治疗汞、砷中毒的首选药,对铬、铋、铅、铜及锑中毒有一定的疗效,也可作为灭鼠药毒鼠强中毒及农药杀虫双、杀虫单中毒的特效解毒药。常用量肌内注射无明显不良反应;静脉注射过快,可引起恶心、头晕、口唇发麻、面色苍白及心悸等,少数人可发生过敏反应,甚至出现过敏性休克。

青 霉 胺

青霉胺(penicillamine)为青霉素的水解产物。其所含巯基的氨基酸,可与多种金属离子如铅、汞、铜等结合成水溶性络合物而排出,尤以排铜较好,适用于铜、汞、铅中毒的解救,亦用于类风湿关节炎、硬皮病、原发性胆汁性肝硬化及肝豆状核变性病等,还可用于慢性活动性肝炎等。

毒性小,可口服,使用方便。不良反应有头痛、咽痛、恶心、乏力、腹痛、腹泻、皮疹、药热等。本药与青霉素有交叉过敏反应。用药前须做皮肤过敏试验。孕妇、对青霉素过敏者、肾病综合征、粒细胞缺乏症等病人禁用。

知识链接

肝豆状核变性病

肝豆状核变性病又称威尔逊病,是一种常染色体隐性遗传的铜代谢障碍性疾病。因铜在体内蓄积损害肝及大脑等器官而致病,临床主要表现为进行性加剧的肢体肌震颤、肌张力增高、智能障碍等。

依地酸钙钠

依地酸钙钠(calcium disodium edetate,依地钙)又名解铅乐,口服不易吸收,可静脉滴注或肌内注射,间歇应用效果较好。能与铅、镉、钴、镍、铜等多种金属离子形成稳定的可溶性络合物,经肾排泄。主要用于治疗急、慢性铅中毒,对镉、钴、铜、锰、镍及放射性元素中毒亦有一定的防治效果,但对汞中毒无效。

部分病人有短暂的头晕、恶心、关节酸痛、腹痛、乏力等不良反应,静脉给药宜缓,以防血中游离钙浓度急剧降低,引发惊厥或心跳突然停止。大剂量能损害肾,用药期间定期检查肾功能。有肾脏疾病者禁用。

去 铁 胺

去铁胺(deferoxamine)是特效的铁络合剂,与组织中的铁络合成无毒物后从尿中排出。主要用于铁中毒,但口服吸收差,必须肌内或静脉注射。该药注射过快可引起面部潮红、低血压等不良反应,注射局部可出现疼痛。

第三节　氰化物中毒及解毒药

一、氰化物中毒及解毒机制

氰化物是作用迅速的剧毒物质。常见的氰化物有氢氰酸、氰化钾和氰化钠,桃仁、苦杏仁、枇杷核仁、梅核仁、樱桃核仁、木薯、高粱秆中含有氰苷,水解后可产生氢氰酸,人畜误食可致中毒。此外,硝普钠过量也可引起氰化物中毒。其中毒机制是氰化物进入体内释放出氰离子(CN^-),CN^-与机体内细胞色素氧化酶结合,形成氰化细胞色素氧化酶,使该酶失去传递电子的能力,导致呼吸链中断,引起细胞内窒息,出现中毒症状,严重者迅速死亡。

氰化物中毒的解救必须联合应用高铁血红蛋白形成剂和供硫剂。首先,给予高铁血红蛋白形成剂,迅速将体内部分血红蛋白氧化形成高铁血红蛋白,后者可与游离的 CN^- 结合或夺取已与细胞色素氧化酶结合的 CN^-,形成氰化高铁血红蛋白,使细胞色素氧化酶复活。然后,给予供硫剂硫代硫酸钠,与体内游离的或已结合的 CN^- 相结合,形成稳定性强、无毒的硫氰酸盐,经尿排出,达到彻底解毒的目的。

二、常用解毒药

(一) 高铁血红蛋白形成剂

亚 硝 酸 钠

亚硝酸钠(sodium nitrite)在体内能使亚铁血红蛋白氧化为高铁血红蛋白,后者与 CN^- 结合力强,故可有效地解救氰化物中毒。不良反应有恶心、呕吐、头晕、头痛、发绀、低血压、休克、抽搐等。大剂量可引起高铁血红蛋白血症,如发绀、眩晕、头痛、呼吸困难。静脉注射速度过快或过量可引起血压骤降、晕厥、循环衰竭,甚至死亡。亚硝酸钠使用时应监测高铁血红蛋白浓度,一般不超过 30%;同时密切观察血压变化。孕妇禁用。

亚 甲 蓝

亚甲蓝(methylthioninium chloride,美蓝)为氧化还原剂,对血红蛋白有双重作用,随其在体内浓度不同而异。低浓度时,具有还原作用,可用于伯氨喹、亚硝酸盐、苯胺及硝酸甘油引起的高铁血红蛋白血症。高浓度时,能直接将血红蛋白氧化成高铁血红蛋白,可用于氰化物中毒,但其作用不如亚硝酸钠强。亚甲蓝使用前应先测高铁血红蛋白浓度,其给药总量应小于 7 mg/kg,否则高铁血红蛋白形成增加,加重中毒症状。

静脉注射剂量过大时,可引起恶心、腹痛、出汗、眩晕、头痛等不良反应。禁用皮下和肌内注射,以免造成注射局部坏死性脓肿及中枢神经系统永久性损害。

(二) 供硫剂

硫代硫酸钠

硫代硫酸钠(sodium thiosulfate)结构中具有活泼的硫原子,在转硫酶的作用下,能与体内游离的或已与高铁血红蛋白结合的 CN^- 相结合,形成稳定性强、毒性低的硫氰酸盐,随尿排出;另有抗过敏等作用。主要用于氰化物中毒,也可用于砷、汞、铋、碘中毒;还可治疗皮肤瘙痒、慢性皮疹。

与亚硝酸钠合用可显著提高疗效,但应注意不宜混合注射,以免血压过度下降。偶见头晕、乏力、恶心、呕吐等不良反应。

第四节 灭鼠药中毒及解毒药

灭鼠药的种类很多,发生中毒后,首先要确认中毒鼠药的种类,然后选用相应的解毒药物并给予对症治疗。

一、抗凝血类灭鼠药中毒及解毒药

抗凝血类灭鼠药常用的有羟基香豆素类(华法林、大隆、溴敌隆),茚满二酮类(敌鼠钠、杀鼠酮、氯鼠酮),这两类主要通过抑制凝血酶原和凝血因子的合成,同时破坏毛细血管壁并使其通透性增强,导致中毒鼠血管破裂,大量出血而死亡。人类中毒机制同鼠类,主要表现为消化道、皮下出血以及便血、尿血,严重者发生休克而死亡。常用解毒药为维生素 K_1。

维 生 素 K_1

维生素 K_1(vitamine K_1)与抗凝血类灭鼠药化学结构相似,为抗凝血类灭鼠药的特效解毒药。主要通过促进凝血酶原和凝血因子的合成,拮抗灭鼠药的抗凝血作用。可肌内注射,严重病例可静脉给药,总量 80~120 mg/d,至凝血酶原时间恢复正常或出血现象消失后停药。同时,辅以糖皮质激素,必要时输新鲜血液或凝血酶原复合物。

二、磷毒鼠药中毒解毒药

磷毒鼠药包括磷化锌和毒鼠磷。

(一)磷化锌中毒及解救

磷化锌作用于神经系统,轻度中毒时有头痛、头晕、乏力、恶心、呕吐、腹痛、腹泻、胸闷、咳嗽、心动过缓等症状。中度中毒时,除上述症状外,可有意识障碍、抽搐、呼吸困难、轻度心肌损害,心电图 ST 段降低、T 波低平、传导阻滞。重度中毒时,尚有昏迷、惊厥、肺水肿、呼吸衰竭,明显的心肌损害及肝损害等症状。

磷化锌口服中毒者应立即催吐、洗胃。洗胃用 0.5% 硫酸铜溶液,每次 200~500 mL,使磷转变为无毒磷化铜沉淀,直至洗出液无磷臭味为止;再用 0.3% 过氧化氢溶液或 0.05% 高锰酸钾溶液持续洗胃,直至洗出液澄清为止;然后口服硫酸钠 15~30 g 导泻。禁用油类泻药。禁食鸡蛋、牛奶、动植物油类,因磷能溶于脂肪中被再次吸收。出现呼吸困难、休克、急性肾衰竭及肺水肿时,应及时对症治疗。

(二)毒鼠磷中毒及解救

毒鼠磷的毒性作用主要是抗胆碱酯酶活性,使突触处乙酰胆碱过量积聚,胆碱能神经节后纤维支配的效应器出现一系列改变,出现平滑肌兴奋、腺体分泌增加、瞳孔缩小、骨骼肌兴奋等。

毒鼠磷是有机磷酸酯类化合物,其中毒症状主要由于抗胆碱酯酶所致,故解救基本上与有机磷酸酯类农药中毒相同,主要应用阿托品及胆碱酯酶复活药(如氯解磷定)等解救。

三、其他灭鼠药中毒解毒药

(一)有机氟灭鼠药中毒及解毒药

有机氟灭鼠药包括氟乙酸钠、氟乙酰胺、甘氟等。主要表现为中枢神经系统及心脏受累。由于毒性强,无特效解毒剂,很容易引起人、畜中毒死亡,国家已明令禁用。中毒解救药主要用乙酰胺(acetamide,解氟灵),其中,对氟乙酰胺、甘氟中毒的救治效果较好,能延长氟乙酰胺中毒的潜伏期,解除氟乙酰胺中毒症状而挽救病人的生命。

(二)毒鼠强中毒及解毒药

毒鼠强(tetramine)也是国家禁止使用的灭鼠药。人口服的致死量约为 12 mg。本药对中枢神经系统,尤其是脑干有兴奋作用。其中毒解救措施包括:① 首先应清除胃内毒物:可采取催吐、洗胃、灌肠、导泻等方法。② 对症处理:抗惊厥药苯巴比妥的疗效较地西泮好;呕吐、腹痛时,可用山莨菪碱;心率<40 次 /min 者考虑用体外临时起搏器,发生阿 – 斯综合征时进行人工起搏等。③ 中毒较重者采用药用炭血液灌流。④ 应用特异性解毒药二巯丙磺钠。

常用制剂和用法

阿托品 注射剂:0.5 mg/1 mL、1 mg/1 mL、5 mg/1 mL。① 轻度中毒:每 1~2 h 用 1~2 mg,阿托品化后每 4~6 h 用 0.5 mg,皮下注射;② 中度中毒:每 15~30 min 用 2~4 mg,阿托品化后每 4~6 h 用 0.5~1 mg,肌内或静脉注射;③ 重度中毒:每 10~30 min 用 5~10 mg,阿托品化后每 2~4 h 用 0.5~1 mg,静脉注射。

氯解磷定 注射剂:0.25 g/2 mL、0.5 g/2 mL。① 轻度中毒:首次 0.5~0.75 g,肌内注射,必要时 2 h 后重复注射 1 次。② 中度中毒:首次 0.75~1.5 g,肌内或静脉注射,必要时 2 h 后重复肌内注射 0.5 g。③ 重度中毒:首次 1.5~2.5 g,用生理盐水

10~20 mL 稀释后缓慢静脉注射,若 30~60 min 后病情未见好转,可再注射 0.75~1 g,以后改为静脉滴注,每小时 0.5 g。

碘解磷定　注射剂:0.4 g。① 轻度中毒:0.4~0.8 g/ 次,以生理盐水稀释后静脉滴注或缓慢静脉注射。② 中度中毒:首次 0.8~1.6 g,以后每小时重复 0.4~0.8 g,共 2~3 次。③ 重度中毒:首次 1.6~2.4 g,30 min 后如无效可再给 0.8~1.6 g,以后 0.4 g/h 静脉滴注或缓慢静脉注射。

二巯丙醇　注射剂:0.1 g/1 mL、0.2 g/2 mL。肌内注射:2~3 mg/kg,最初 2 日每 4 h 注射 1 次,第 3 日:6 h 注射 1 次,一个疗程为 10 日。

二巯丁二钠　注射剂 0.5 g/ 支、1 g/ 支。肌内注射:0.5 g,2 次 / 日;急性中毒:首剂 2 g 用 5% 葡萄糖溶液 20 mL 溶解后,静脉缓慢注射,以后每小时 1 g,共 4~5 次;慢性中毒:一日 1 g,共 5~7 日。

青霉胺　片剂:0.1 g。一日 1~1.5 g,分 3~4 次服。治疗肝豆状核变性病须长期服药。儿童用量一日为 20~25 mg/kg。

依地酸钙钠　片剂:0.5 g。口服:每次 1~2 g,一日 2~4 次。针剂:1 g/5 mL。深部肌内注射:0.5 g 加入 1% 普鲁卡因 2 mL 中,一日 1 次。静脉滴注:本药 1 g 加入 5% 葡萄糖溶液 250~500 mL 中,静脉滴注 4~8 h,一日 1 次,连续用药 3 日,停用 4 日为一个疗程,一般 3~5 个疗程。小儿按 15~25 mg/(kg·d),一日 1 次,肌内注射为宜。

亚硝酸钠　注射剂:0.3 g/10 mL。静脉注射:6~12 mg/kg,注射速度宜慢(2 mL/min),当收缩压降到 75 mmHg 时,应停药。

亚甲蓝　注射剂:20 mg/2 mL、50 mg/5 mL、100 mg/10 mL。① 高铁血红蛋白血症:一次 1~2 mg/kg,稀释后于 10~15 min 缓慢静脉注射。② 氰化物中毒:一次 5~10 mg/kg,缓慢静脉注射,随后立即静脉注射硫代硫酸钠。③ 亚硝酸盐中毒:1~2 mg/kg。

硫代硫酸钠　注射剂:0.5 g/20 mL、1 g/20 mL。氰化物中毒:一次 10~30 g,稀释后缓慢静脉注射。口服中毒者同时用 5% 溶液 100 mL 洗胃。小儿 250~500 mg/kg。

维生素 K_1　注射剂:10 mg/mL。抗凝血类灭鼠药中毒,10~20 mg 肌内注射或静脉注射,一日 2~3 次,直至凝血酶原时间完全恢复正常。

小结

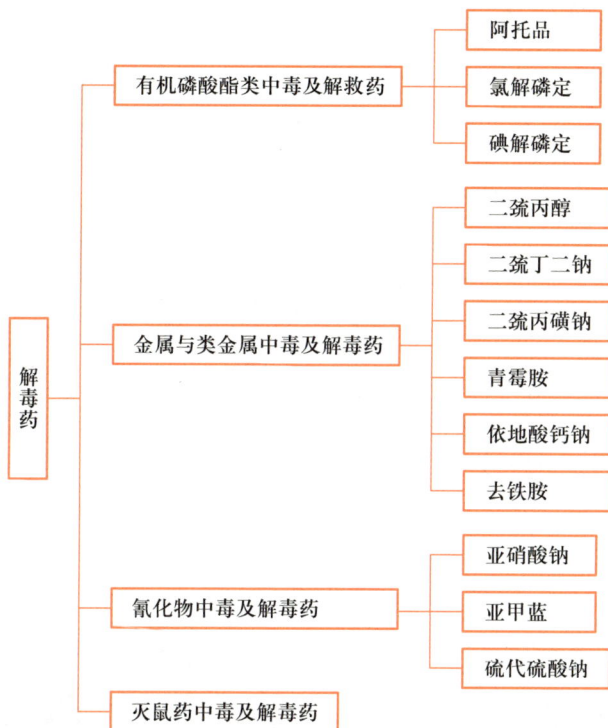

解毒药
- 有机磷酸酯类中毒及解救药
  - 阿托品
  - 氯解磷定
  - 碘解磷定
- 金属与类金属中毒及解毒药
  - 二巯丙醇
  - 二巯丁二钠
  - 二巯丙磺钠
  - 青霉胺
  - 依地酸钙钠
  - 去铁胺
- 氰化物中毒及解毒药
  - 亚硝酸钠
  - 亚甲蓝
  - 硫代硫酸钠
- 灭鼠药中毒及解毒药

思考与练习

1. 有机磷酸酯类中毒的解救药物有哪些？什么是阿托品化？
2. 灭鼠药及其中毒解救药有哪些？

（柳　弯）

练一练

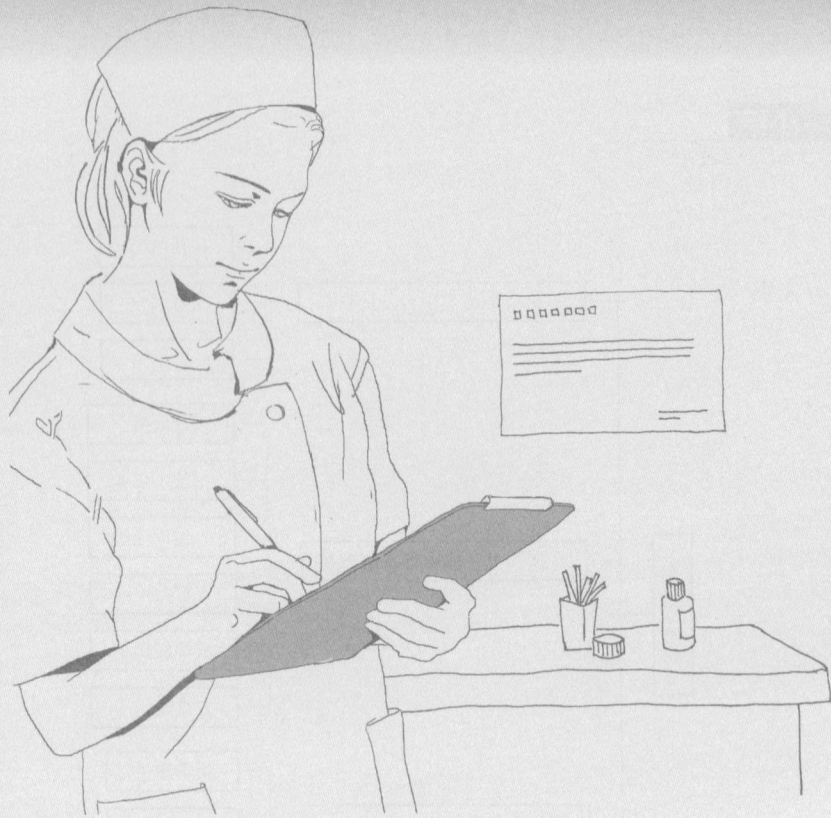

第四十三章 调节水、电解质及酸碱平衡药

学习目标

1. 知识目标：掌握水、电解质及酸碱平衡调节药的作用、临床应用；熟悉各类药物的不良反应；了解水、电解质及酸碱平衡调节药的作用机制。

2. 能力目标：学会观察水、电解质及酸碱平衡调节药的疗效与不良反应并正确进行用药护理；能利用所学知识开展用药咨询服务，并能正确指导病人合理用药。

3. 素质目标：树立安全合理使用水、电解质及酸碱平衡调节药的意识。

病人,男性,25岁。某日感极度乏力,不能抬臂和站立行走,由家人用担架抬至医院就诊,经体格检查发现病人精神萎靡、嗜睡,各种腱反射均减弱,急诊抽血化验血钾浓度为2.5 mmol/L。诊断为低钾血症。

请思考:

1. 应选用何药进行治疗?如何用药?
2. 用药时有哪些注意事项?

水、电解质代谢与酸碱平衡是维持人体正常生理代谢所必需的,严重的疾病如休克、创伤、中毒等常影响上述平衡,适当补充治疗可予以预防和纠正。临床常用的水、电解质代谢和酸碱平衡调节药主要包括葡萄糖、氯化钠、氯化钾、乳酸盐和碳酸盐及其复方制剂等。

知识链接

何为水、电解质代谢紊乱?

水和电解质广泛地分布在细胞内外,参与体内许多重要的生理功能和代谢活动,对正常生命活动的维持起着非常重要的作用。水、电解质代谢紊乱在临床上很常见,如某些器官、系统出现疾病或药物使用不当时都可引起或伴有水、电解质代谢紊乱,此时若不及时纠正水、电解质代谢紊乱,则可使全身各器官系统,特别是心血管系统、神经系统的生理功能和机体的物质代谢发生障碍,严重时可导致死亡。

葡萄糖

第一节　糖类

葡　萄　糖

【作用】　葡萄糖(glucose,G)是人体重要营养物质和主要的能量来源之一。5%葡萄糖注射液主要用于补充水分和糖分;25%以上的高渗葡萄糖注射液静脉注射后可提高血浆渗透压,引起组织脱水,并有利尿作用;口服葡萄糖可用于测定糖耐量。多种药物以5%~10%的葡萄糖注射液为溶媒,供注射给药。

【临床应用】　主要用于各种原因引起的进食不足或体液丢失过多,如呕吐、腹泻、大失血等;低血糖症;与胰岛素合用治疗高钾血症;葡萄糖高渗溶液与甘露醇合用于脑水肿、肺水肿及降低眼压。

【不良反应】　口服浓度过高或服用过快,可出现恶心、呕吐等胃肠道反应。长期单纯补给葡萄糖时,易出现低钾血症、低钠血症及低磷血症。高渗葡萄糖注射液静脉注射时易致静脉炎,注射液外渗可致局部肿痛,甚至组织坏死。

第二节 电解质平衡调节药

氯化钠

氯 化 钠

氯化钠(sodium chloride,NaCl)为无色或白色结晶粉末,无臭、味咸。水溶液呈中性。主要在胃肠道吸收,经肾排泄,少部分由汗液排出。

【作用】 Na^+ 和 Cl^- 主要存在于细胞外液,是维持细胞外液渗透压和血容量的主要因素;正常浓度的 Na^+ 是维持组织细胞兴奋性和神经肌肉应激性的必要条件;Na^+ 以碳酸氢钠的形式组成体液缓冲系统,对调节体液的酸碱平衡具有重要的作用。

【临床应用】

1. 低钠综合征 大面积烧伤、大量出汗、严重呕吐、腹泻、利尿过度等引起的血容量不足,应补充0.9%氯化钠注射液,严重缺钠者可静脉滴注3%~5%氯化钠注射液。

2. 脱水或休克 严重脱水或出血可因血容量骤减导致休克,输入适量的氯化钠注射液,增加血容量,迅速纠正休克状态。

3. 慢性肾上腺皮质功能不全 盐皮质激素分泌不足,尿钠排泄增加,每日补充10 g氯化钠可起治疗作用。

4. 其他 0.9%氯化钠注射液可用于冲洗眼、耳、鼻、腹腔等手术伤口;生理盐水可作为多种药物的溶媒,亦可用于低氯性代谢性碱中毒。

【不良反应及注意事项】 过量输入可致高钠血症,可引起皮肤发红、水肿、血压升高、心动过速、胸闷、呼吸困难,甚至急性左心衰竭。对已有酸中毒病人,大量输入可引起高氯性酸中毒。输入高渗氯化钠溶液时速度宜缓慢,以减轻对静脉的刺激,同时还应注意不要漏出血管外,以免引起疼痛,甚至局部组织坏死。高血压及心、脑、肾、肝功能不全者应慎用,肺水肿病人禁用。本品禁与能量合剂、乳糖酸红霉素、乳酸钠等配伍。

氯 化 钾

氯化钾

氯化钾(potassium chloride,KCl)易溶于水,从胃肠道吸收,经肾排泄。

【作用】 K^+ 是细胞内的主要阳离子,是维持细胞内液渗透压的主要成分;与细胞外 H^+ 交换,参与调节酸碱平衡;参与包括神经传导、肌肉收缩和糖代谢等酶促反应与生理过程。钾离子缺乏时可出现低钾血症,表现为肠麻痹、心律失常、乏力、腱反射减退或消失等,严重者可因呼吸麻痹或心功能不全而死亡。

【临床应用】

1. 主要用于各种原因引起的低钾血症 如严重吐泻、不能进食、长期使用排钾利尿药或肾上腺皮质激素等。

2. 用于强心苷中毒引起的心律失常　如阵发性心动过速、频发室性期前收缩等。

【不良反应及注意事项】　口服有较强的刺激性,应稀释为 10% 氯化钾口服液饭后服用。静脉滴注过快可诱发或加重房室传导阻滞,甚至出现心搏停止而死亡。静脉滴注浓度过高,速度较快时,还可刺激注射部位引起疼痛,漏于皮下可致局部组织坏死。房室传导阻滞、肾功能不全、尿少或尿闭及血钾过高者禁用。

氯 化 钙

氯化钙(calcium chloride,$CaCl_2$)是临床常用的钙剂。主要用于血钙降低引起的手足搐搦症,防治钙缺乏症,荨麻疹、血管神经性水肿、瘙痒性皮肤病等,也可用于解救镁盐中毒。口服钙剂对胃肠道有刺激性,静脉给药时可有全身发热感,静脉注射过快或浓度过高可产生心律失常,甚至心室颤动或心搏骤停于收缩期。

氯化钙

401

第三节　酸碱平衡调节药

碳 酸 氢 钠

碳酸氢钠(sodium bicarbonate,$NaHCO_3$)为弱碱性物质。口服可中和胃酸,用于治疗胃酸过多症和代谢性酸中毒。可以碱化尿液,加速巴比妥类等弱酸性药物的排泄,防止磺胺类药物在肾小管析出结晶损害肾,增强氨基糖苷类抗生素治疗泌尿道感染的疗效。对组织有刺激性,注射时切勿漏出血管。过量应用可致代谢性碱中毒。充血性心力衰竭、急慢性肾功能不全、低钾血症和严重胃溃疡病人慎用。

碳酸氢钠

乳酸钠、氯
化铵

乳 酸 钠

乳酸钠(sodium lactate)在体内有氧条件下,经肝氧化、代谢可转化为碳酸氢钠,发挥纠正酸中毒的作用。主要用于代谢性酸中毒,也可用于治疗高钾血症或某些药物,如普鲁卡因胺、奎尼丁等过量所致心律失常伴酸血症。本药经肝代谢才发挥疗效,作用缓慢。肝功能不全和休克病人禁用。

氯 化 铵

氯化铵(ammonium chloride)为酸性盐,进入机体,铵离子迅速经肝代谢形成尿素并很快经肾排泄,而氯离子和氢离子结合形成盐酸,从而酸化体液,纠正代谢性碱中毒。经肾排泄时酸化尿液,加速碱性药物(如氨茶碱)中毒时自肾排泄。大量口服可引起恶心、呕吐、胃痛等,过量可致高氯性酸中毒。消化性溃疡、肝肾功能不全、肝硬化伴代谢性碱中毒或心力衰竭病人禁用。本品禁与磺胺嘧啶、呋喃妥因等配伍。

第四十三章　调节水、电解质及酸碱平衡药

复方电解质溶液

复方氯化钠（compound sodium chloride，林格注射液），含氯化钠、氯化钾、氯化钙，能够调节体液的酸碱平衡，同时补充 Na^+、K^+、Ca^{2+} 及水分。可代替生理盐水治疗低渗性、等渗性和高渗性脱水，也可治疗高渗性非酮症糖尿病昏迷和低氯性代谢性碱中毒。

乳酸钠林格注射液（sodium lactate ringers injection），为乳酸钠、氯化钠、氯化钾与氯化钙的灭菌水溶液。主要治疗伴代谢性酸中毒的脱水，尤适宜高钾血症伴酸中毒的病人。

复方磷酸二氢钾注射液（compound potassium dihydrogen phosphate injection），主要成分为磷酸氢二钾和磷酸二氢钾，用于完全胃肠外营养疗法中磷的补充，还可用于某些疾病所致的低磷血症。

另外，还有由氯化钠、氯化钾、乳酸钠和葡萄糖按不同比例配制的复方电解质葡萄糖注射液，适应各种疾病及病人在治疗中的不同阶段对电解质的需要。

常用制剂和用法

葡萄糖　注射剂：12.5 g/250 mL、25 g/500 mL、50 g/1 000 mL、25 g/250 mL、50 g/500 mL、100 g/1 000 mL、5 g/20 mL、10 g/20 mL、12 g/100 mL。粉剂：250 g、500 g。静脉滴注含本药 5%~10% 的水溶液 200~1 000 mL，同时静脉滴注适量生理盐水，以补充体液的损失及钠的不足。静脉滴注 50% 溶液 40~100 mL，用于血糖过低症或胰岛素过量，以保护肝。静脉滴注 25%~50% 溶液，用于降低眼压及因颅内压升高而引起的各种病症。

氯化钠　注射剂：为含 0.9% 氯化钠的灭菌水溶液，2 mL、10 mL、250 mL、500 mL、1 000 mL。静脉滴注，剂量根据病情决定，一般一次 500~100 mL。浓氯化钠注射液：1 g/10 mL。临用前稀释。

氯化钾　片剂：0.25 g、0.5 g。控释片：0.6 g。微囊片：0.75 g。注射剂：1 g/10 mL。补充钾盐大多采用口服，一次 1 g，一日 3 次。血钾过低，病情危急或吐泻严重口服不易吸收时，可用静脉滴注，一次 1~1.5 g，用 5%~10% 葡萄糖溶液 500 mL 稀释或根据病情酌定用量。

氯化钙　注射剂：0.5 g/10 mL。一次 0.5 g，一日 1 次，用 25% 葡萄糖注射液稀释后缓慢静脉注射。

碳酸氢钠　片剂：0.3 g、0.5 g。注射剂：0.5 g/10 mL、12.5 g/250 mL。

乳酸钠　注射剂：2.24 g/20 mL、5.60 g/50 mL。以 5%~10% 葡萄糖溶液 5 倍量稀释后静脉滴注。

氯化铵　片剂：0.3 g。祛痰一次 0.3~0.6 g，一日 3 次。重度代谢性碱中毒口服氯化铵片剂一次 1~2 g，一日 3 次。

小结

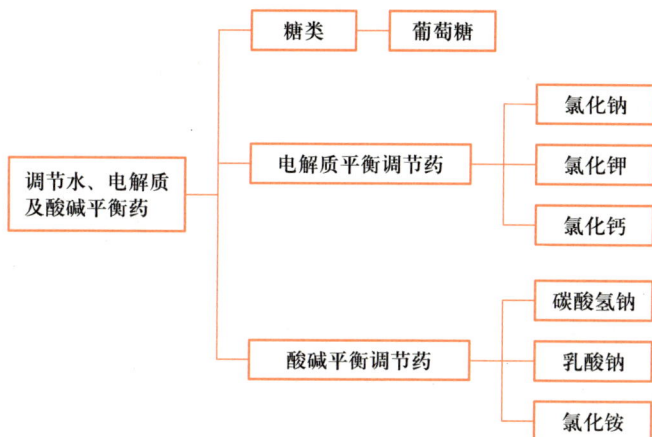

思考与练习

1. 低钾血症有哪些表现？应用哪些药物治疗？
2. 酸中毒时需用何药治疗？

（柳　弯）

练一练

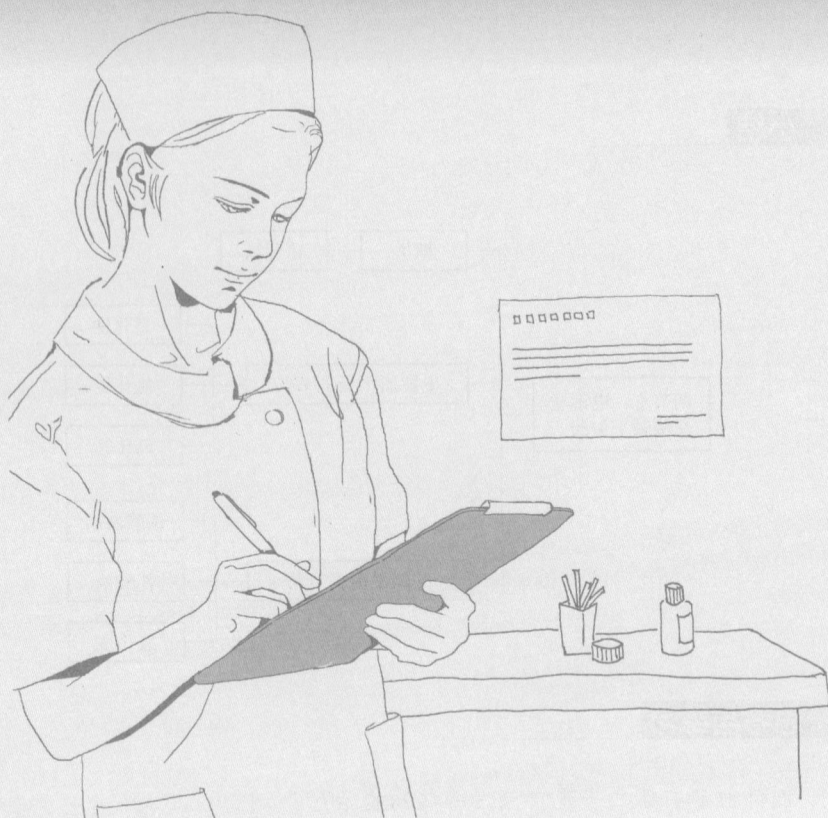

第四十四章　消毒防腐药

学习目标

1. 知识目标:熟悉常用消毒防腐药的临床应用及用药护理;了解各类药物的作用特点。

2. 能力目标:学会正确使用消毒防腐药并进行用药护理,能利用所学知识开展用药咨询服务,并能正确指导病人合理用药。

3. 素质目标:树立安全使用消毒防腐药的意识。

病人,男性,50 岁,公务员。主诉:大便带血半年。病人便秘多年,于半年前发现便后出血少许,血色鲜红,呈点滴状,感觉肛门部有肉赘脱出。经当地医院检查为混合痔。医生建议暂时用高锰酸钾熏洗治疗。

请思考:

1. 高锰酸钾熏洗坐浴的浓度是多少?
2. 应用高锰酸钾时应注意什么问题?

消毒药是指能杀灭环境中病原微生物的药物。防腐药是指能抑制病原微生物生长繁殖的药物。二者之间没有严格的界限,低浓度消毒药有防腐作用,高浓度防腐药有消毒作用,故统称为消毒防腐药。因本类药物对人体往往也有强烈的毒性,故不作全身用药,主要用于体表(皮肤、黏膜、伤口等)、器械、排泄物和周围环境的消毒。

一、酚类

酚类对细菌和真菌有效,对芽孢和病毒无作用。酚类药物的作用与临床应用及用药护理见表 44-1。

表 44-1　酚类药物的作用与临床应用及用药护理

药物	作用与临床应用	用药护理
苯酚(phenol)	3%~5% 溶液用于手术器械和房屋的消毒;0.5%~1% 水溶液或 2% 软膏用于皮肤止痒;1%~2% 酚甘油溶液用于中耳炎,有消毒止痛作用	高浓度对皮肤、黏膜有腐蚀作用,避免应用于损伤的皮肤和伤口,有异臭,有引湿性。本品禁与生物碱盐、铁盐、铝凝胶、火棉胶等配伍
甲酚(cresol)	抗菌作用较苯酚强 3 倍,腐蚀性及毒性均较小。2% 溶液用于皮肤、橡胶手套消毒;3%~5% 水溶液用于消毒器械;5%~15% 溶液用于环境及排泄物消毒	因有甲酚臭味,不能用作食具和厨房的消毒。浓度大于 2% 对皮肤、黏膜有刺激作用

二、醇类

本类药物能杀灭常见致病菌,对芽孢、病毒无效。乙醇的作用与临床应用及用药护理见表 44-2。

表 44-2　乙醇的作用与临床作用及用药护理

药物	作用与临床应用	用药护理
乙醇（alcohol）	具有脱水、凝固蛋白质等作用。75%（体积分数）杀菌力最强，主要用于皮肤、体温计及器械消毒；20%~30% 稀释液用于皮肤涂擦，使高热病人体温降低；50% 用于防止压疮；无水乙醇注于神经干，可缓解三叉神经痛、坐骨神经痛	乙醇对组织有强的刺激性，不能用于伤口内及黏膜的消毒；勿用于大面积涂擦，因可引起血管扩张，导致热量散失，可导致老年人体温低下

三、醛类

本类药物能使蛋白质沉淀、变性，能杀灭细菌、真菌、芽孢及病毒。甲醛溶液的作用与临床应用及用药护理见表 44-3。

表 44-3　甲醛溶液的作用与临床应用及用药护理

药物	作用与临床应用	用药护理
甲醛溶液（formaldehyde solution，福尔马林）	10% 福尔马林溶液（即 4% 甲醛溶液）用于固定标本及保存疫苗等；2% 福尔马林溶液用于器械消毒；用于房屋消毒时，每立方米取甲醛 1~2 mL 加等量水，加热蒸发。口腔科用甲醛配成干髓剂，充填髓洞，使牙髓失活（目前已很少使用）	挥发性较强，其气体对黏膜和呼吸道有强烈刺激性，可引起流泪、咳嗽等。低温久置可发生沉淀混浊

四、酸类

本类药物能使蛋白质沉淀、变性或改变周围环境的酸碱度而影响细菌的生长繁殖。酸类药物的作用与临床应用及用药护理见表 44-4。

表 44-4　酸类药物的作用与临床应用及用药护理

药物	作用与临床应用	用药护理
醋酸（acetic acid）	0.5%~2% 溶液用于洗涤烧伤感染的创面。0.1%~0.5% 溶液冲洗阴道治疗滴虫阴道炎，以 2 mL/m³ 的食醋加热蒸发消毒房屋	刺激性小，能与水、醇或甘油任意混合
水杨酸（salicylic acid）	对细菌、真菌有杀灭作用，有刺激性，10%~25% 溶液可溶解角质层，治疗脚鸡眼和疣；3%~6% 醇溶液或 5% 软膏用于治疗表皮癣病	易溶于醇，微溶于水
苯甲酸（benzoic acid）	毒性小，常与水杨酸制成复方溶液，用于治疗体癣、手足癣；每 100 g 食物加本品 0.1 g，用于食物防腐	酸性环境中作用增强，禁与铁盐、重金属盐配伍

五、卤素类

本类药物对细菌、芽孢、病毒、真菌均有强大的杀菌作用。卤素类的作用与临床应用及用药护理见表44-5。

表44-5 卤素类的作用与临床应用及用药护理

药物	作用与临床应用	用药护理
碘伏 (iodophor)	具杀菌力强、作用持久、无刺激性、无致敏性及毒性低,为广谱杀菌剂,能杀死细菌、病毒、芽孢、真菌、原虫等,酸性环境中更稳定,作用更强。常用于:① 0.5%溶液手术部位的皮肤消毒;② 5%~10%溶液治疗烫伤;③ 治疗滴虫阴道炎;④ 治疗化脓性皮肤炎症及皮肤真菌感染;⑤ 0.05%溶液餐具和食具的消毒	应避光密闭保存。对碘过敏者慎用。烧伤面积大于20%者不宜用
含氯石灰 (chlorinated lime)	含有效氯25%~35%灰白色粉末,在水中易溶解生成次氯酸,具有快而强的杀菌作用,酸性环境中有利于释放氯。0.5%溶液用于非金属用具和无色衣物的消毒。1:5的干粉用于粪便消毒,每1 000 mL水中加入含氯石灰16~32 mg,用于饮水消毒,漂白粉硼酸溶液用于化脓性创面、脓疡冲洗及湿敷	① 受潮易分解失效,应密闭、干燥保存。② 有漂白作用,对皮肤有刺激作用,对金属有腐蚀作用

六、氧化剂

本类药物遇有机物释放新生态氧,使菌体内活性基团氧化而杀菌。氧化剂的作用与临床应用及用药护理见表44-6。

表44-6 氧化剂的作用与临床应用及用药护理

药物	作用与临床应用	用药护理
过氧乙酸 (peracetic acid)	对细菌、芽孢、真菌、病毒均有较强的杀灭作用。0.1%~0.2%溶液用于洗手消毒,浸泡1 min;0.3%~0.5%溶液用于器械消毒,浸泡15 min;0.04%溶液喷雾或熏蒸用于食具、空气、地面、墙壁、家具及垃圾的消毒;1%溶液用于衣服、被单消毒,浸泡2 h	① 对金属有腐蚀性,勿用于金属器械消毒。② 其稀释液易分解,宜随配随用。③ 本品的作用与温度有关,气温低于10℃,应延长消毒时间。④ 遇火易燃,保存于阴凉处,应注意有效期
高锰酸钾 (potassium permanganate)	有较强的杀菌作用。本品低浓度有收敛作用,高浓度有刺激和腐蚀作用。0.1%~0.5%溶液用于膀胱及创面洗涤;0.01%~0.02%溶液用于某些药物、毒物中毒时洗胃;0.012 5%溶液用于阴道冲洗或坐浴;0.01%溶液用于足癣浸泡;0.02%溶液用于口腔科冲洗感染的拔牙窝、脓腔等。0.1%溶液用于蔬菜、水果消毒(浸泡5 min)	① 浓溶液有刺激性,会损伤皮肤。② 配制时用凉开水,因热开水能使高锰酸钾失效;应现配现用,久放变为褐紫色时,说明失去消毒作用。③ 密闭保存、防潮,不宜与甘油、乙醇、糖、碘等放在一起,以防爆炸

药物	作用与临床应用	用药护理
过氧化氢溶液（hydrogen peroxide solution）	杀菌力弱，作用时间短，遇有机物放出氧分子产生气泡，可机械消除脓块、血痂及坏死组织，除臭。3%溶液用于清除创伤、松动痂皮，尤其是厌氧菌感染的伤口；1%溶液用于化脓性中耳炎和口腔炎、扁桃体炎和坏死性牙龈炎等局部冲洗	① 遇光、热易分解变质。② 高浓度对皮肤、黏膜有刺激性灼伤，形成疼痛性"白痂"。③ 连续漱口可出现舌头肥厚，停药可恢复

七、表面活性剂

表面活性剂可降低表面张力，使油脂乳化，从而清除油污，起清洁作用。阳离子活性剂易于吸附在细菌表面，改变细菌胞浆膜通透性，使菌体成分外渗而杀菌。表面活性剂的作用与临床应用及用药护理见表 44-7。

表 44-7　表面活性剂的作用与临床应用及用药护理

药物	作用与临床应用	用药护理
苯扎溴铵（benzalkonium）	杀菌和去污作用快而强、毒性低、渗透力强、无刺激性。0.05%~0.1%溶液用于外科手术前洗手（浸泡 5 min）；0.01%~0.05%溶液用于黏膜和创面消毒；0.1%溶液用于食具及器械消毒（浸泡 30 min）	① 不宜用于膀胱镜、眼科器械消毒以及痰、粪便、呕吐物、污水等消毒。② 忌与肥皂、洗衣粉等合用。③ 金属器械需加 0.5% 亚硝酸钠以防锈
氯己定（chlorhexidine）	抗菌谱广、作用快而强、毒性小、无刺激性。0.02%溶液用于术前洗手消毒（浸泡 3 分钟）；0.05%溶液冲洗伤口及牙龈炎、牙周炎；0.1%溶液用于器械消毒（加 0.5% 亚硝酸钠以防锈）；0.5%醇溶液用于手术前皮肤消毒；1%氯己定软膏用于烧伤、创伤表面消毒	① 不可与碘酊、高锰酸钾、红汞配伍以免沉淀。② 不可与肥皂、合成洗涤剂同用。③ 高温时易分解。④ 作为含漱剂长期使用可使齿、舌黄染，偶致口腔黏膜剥脱，此时宜停药

八、染料类

本类药物分子中的阳离子或阴离子可与细菌蛋白质羧基或氨基结合，从而抑制细菌的生长繁殖。甲紫的作用与临床应用及用药护理见表 44-8。

表 44-8　甲紫的作用与临床应用及用药护理

药物	作用与临床应用	用药护理
甲紫（methylrosanilinium chloride，龙胆紫）	对革兰氏阳性菌、念珠菌、皮肤真菌有杀灭作用；对铜绿假单胞菌有效。本品有收敛作用，无刺激性及毒性，1%~2%溶液用于皮肤、黏膜、创伤感染、烫伤及真菌感染，也可用于小面积烧伤	不宜在黏膜或开放的创面上使用。脓血、坏死组织等可降低其效力

九、重金属化合物

重金属化合物可与细菌蛋白质结合成金属蛋白质沉淀,同时重金属离子能与某些酶的巯基结合影响细菌的代谢而杀菌。硝酸银的作用与临床应用及用药护理见表44-9。

表44-9 硝酸银的作用与临床应用及用药护理

药物	作用与临床应用	用药护理
硝酸银 （silver nitrate）	杀菌力强,腐蚀性强。常用棒剂腐蚀黏膜溃疡、出血点、肉芽组织过度增生及疣;10%溶液可用于重症坏死性牙龈炎和牙本质脱敏;0.25%~0.5%溶液点眼用于结膜炎、沙眼、睑缘炎	稀释和配制均需用蒸馏水,并避光保存。用后即用生理盐水冲洗以免损伤周围组织

十、其他类

其他类见表44-10。

表44-10 环氧乙烷的作用与临床应用及用药护理

药物	作用与临床应用	用药护理
环氧乙烷 （ethylene oxide）	是一种广谱、高效的气体杀菌消毒剂。对消毒物品的穿透力强,可达到物品深部,可以杀灭大多数病原微生物,包括细菌繁殖体、芽孢、病毒和真菌。环氧乙烷经水解转化成乙二醇也具有一定的杀菌作用。常用于器械、仪器、被服、装备、敷料、塑料及橡胶制品、书籍、包装材料的消毒及工业产品:烟草、皮革等的灭菌,物品置于消毒袋或灭菌室,用量300~700 g/m³,在38~54℃消毒6~24 h	① 易爆易燃,在空气中浓度超过3%可引起燃烧爆炸,贮存及应用均须严密防火,消毒后放通风处1 h后方可使用。② 本品对眼、呼吸道有刺激性。③ 吸收可引起中枢抑制、呼吸困难、肺水肿等。④ 皮肤过度接触产生灼烧感。⑤ 在常温中容易挥发,应密闭于阴凉处保存

知识链接

手术区常用消毒药物

1. 碘酊 杀菌力强,但刺激性大,故在不同部位使用浓度不同:消毒颌面颈部为2%,口腔内为1%,头皮部为3%。使用后应予脱碘,碘过敏者禁用。

2. 洗必泰液 又名氯己定为广谱消毒剂,刺激性小,故使用广泛。皮肤消毒浓度为0.5%,以0.5%洗必泰酒精(70%乙醇)消毒效果更佳。口腔内及创口消毒浓度为0.1%。

3. 碘伏　含有效碘 0.5% 的碘伏水溶液用于皮肤和手的消毒,同样也可用于口腔黏膜的术前消毒,其作用优于碘酊。碘伏具有消毒彻底、刺激性小、着色浅的优点。

4. 75% 乙醇　最常应用,其消毒力较弱,故常与碘酊先后使用,起脱碘作用。

小结

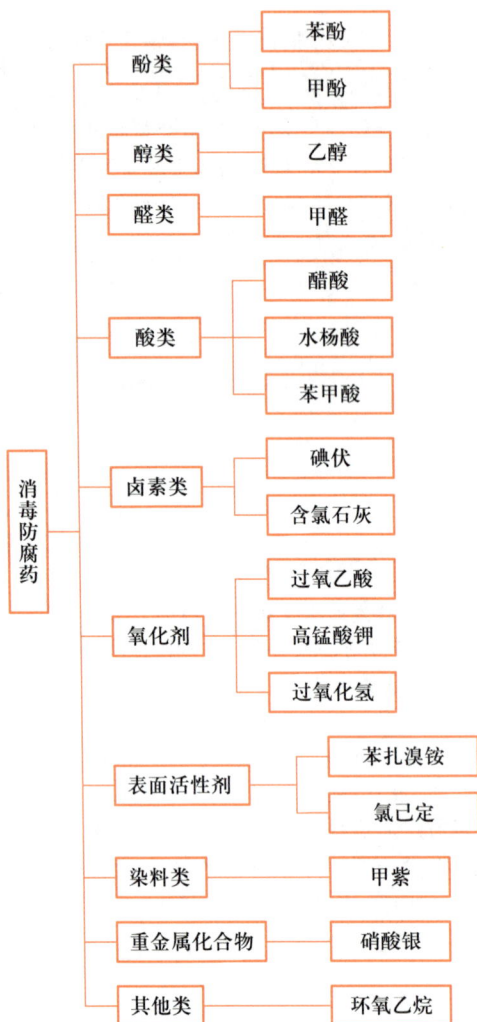

思考与练习

1. 消毒防腐:① 皮肤消毒;② 黏膜消毒;③ 创面消毒;④ 环境消毒;⑤ 饮水消毒;⑥ 金属器械与非金属器械消毒;⑦ 排泄物消毒。如何选择消毒防腐药物?

2. 试比较过氧乙酸、环氧乙烷、过氧化氢的临床应用及优缺点。

（刘新平）

护理药理学

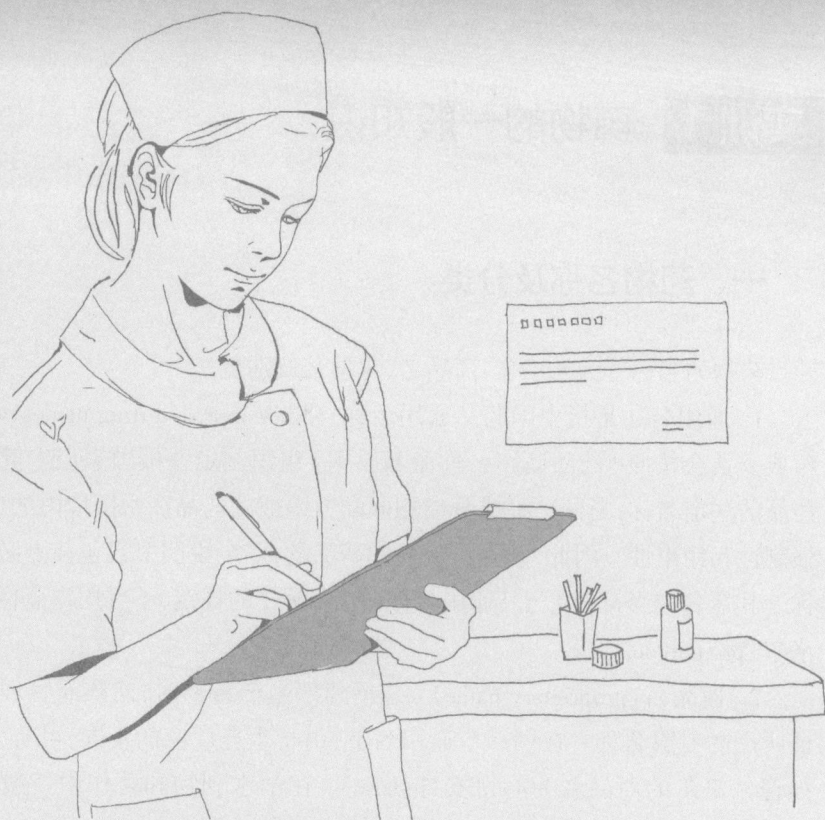

实训教程

一、药物名称及分类

药物的名称分为通用名、商品名、化学名及别名。

1. 通用名 是指中国药品通用名称（China approved drug names，CADN），由国家药典委员会按照《药品通用名称命名原则》组织制定并报国家卫生健康委员会备案药品的法定名称，是同一种成分或相同配方组成的药品在中国境内的通用名称，具有强制性和约束性。因此，凡上市流通的药品的标签、说明书或包装上必须要用通用名称。其命名应当符合《药品通用名称命名原则》的规定，不可用作商标注册。如普萘洛尔（propranolol）。

2. 商品名（proprietary name） 是指药厂生产新药时，向政府管理部门申请许可证所用的专属名称。在同一个通用名下，由于生产厂家的不同，可有多个商品名称。如普萘洛尔的商品名为心得安（inderal）。在学术刊物和著作中一般不直接使用商品名。

3. 化学名（chemical name） 依药物的化学组成按公认的命名法命名。如普萘洛尔的化学名为 1- 异丙氨基 -3-（1- 萘氧基）-2- 丙醇基。因为过于烦琐，很少被医护人员所采用。

4. 别名（alias name） 有些药品还有习惯上的称谓，称为别名。别名不受使用的约束和法律的保护。如对乙酰氨基酚又称扑热息痛、阿司匹林又称乙酰水杨酸、苯妥英钠又称大仑丁。

药物按其来源、产地、管理、使用等分类见实训表 1–1。

实训表 1–1 药物的分类

分类		概念
按药物的来源分	天然药	是指存在于自然界中对机体有防治疾病效果的动物、植物、矿物等
	合成药	是指有目的地用化学或生物合成等方法制成的药物
	生物药	是指利用生物体、生物组织或其成分，应用生物学、生物化学、微生物学、免疫学、物理化学和药学的原理和方法进行加工、制造而成的药物，主要包括生物制品与生化药品及其相关的生物医药产品
按药物的管理分	普通药	是指由医药卫生单位生产、管理和经营的药物
	特殊药品	是指由国家药品行政部门和有关部门指定的单位生产、管理和经营的药物。包括麻醉药品、精神药品、毒性药品、放射性药品

分类		概念
按药物的产地分	国产药	是指经国家药品行政主管部门批准的境内注册药厂生产的药物
	进口药	是指在中华人民共和国境外生产的药物经国家药品行政主管部门批准可以在境内使用的药物
按药物的使用分	处方药	处方药（prescription drug，Rx）是指必须凭执业医师或执业助理医师处方才可调配、购买和使用的药品
	非处方药	非处方药（nonprescription drug）是指不需要凭执业医师或执业助理医师处方即可自行购买和使用的药品，在国外又称之为"可在柜台上买到的药物"（over the counter，OTC）
按医疗保险分	国家基本药物	是指由国家医疗保障部门制定的能够保证病人基本治疗需要的药品
	非国家基本药物	是指某些新上市的药物、保健滋补品、特需药品等，不属于医疗保险支付的范围

413

二、常用制剂与外观质量检查

（一）制剂与剂型

制剂是按照国家颁布的药品规格、标准，将药物制成适合临床需要，并符合一定质量标准的制品。剂型是指将药物加工制成适合病人需要的给药形式。常用剂型主要有以下几种。

1. **液体制剂** 是指药物分散在液体介质中形成的内服或外用的液态制剂，包括溶液剂、注射剂、乳剂、混悬剂、合剂、糖浆剂、洗剂、酊剂、滴眼剂等。

2. **固体制剂** 常用的固体剂型有散剂、颗粒剂、片剂、胶囊剂、滴丸剂、膜剂、海绵剂等。固体制剂的共同特点是，与液体制剂相比，物理、化学稳定性好，生产制造成本较低，服用与携带方便，药物在体内首先溶解后才能透过生物膜、被吸收入血液循环中。

3. **软体剂型** 常用的软体剂型有软膏剂、栓剂、硬膏剂等。软体剂型是由药物与基质混匀后，涂于纸、布或其他薄片上的硬质膏药，遇体温则软化而粘敷在皮肤上，如伤湿止痛膏。

4. **气雾剂** 是指药物与适宜的抛射剂（液化气体或压缩空气）装于耐压密封容器中的液体制剂，当阀门打开后，借助气化的抛射剂的压力，将药液呈雾状定量或非定量地喷射出来。

5. **新型制剂** 常用的软体剂型有微囊剂、长效剂与控释剂、靶向制剂等。

（二）药物制剂质量的外观检查

制剂的外观检查是指对制剂用肉眼的外观检查，不包括必要时对药品质量按药典规定的专门检查。护理人员向药房领取或使用制剂前必须进行外观质量的一般检查,凡变质、包装破损、标签不清楚、超过保质期等不合质量要求的药品,应拒绝领取及使用。

1. 对固体剂型的检查　制剂的形态应完好无损,无潮解松软、变硬、变色等情况;糖衣片的片面不得有色斑或粘连。栓剂的栓体变软后难以应用。

2. 对液体剂型的检查　应注意液体不得有霉变、变色、出现絮状物及异味等。其中,溶液剂及注射剂必须澄明、无沉淀、无异物。注射剂的安瓿或药瓶必须是标签明确、外观清洁、无裂痕、无破损、封口严密无松动者方可应用。

3. 对软体剂型的检查　外观应质地均匀、无变色、无霉变、无酸败异味等,否则不应使用。

三、药品的标识

(一) 药品的批准文号、批号和有效期

1. 批准文号　供医疗使用的药品必须要有国家药品监督管理部门批准生产的文号,这是药品生产、上市、使用的依据。现统一格式为"国药准(试)字 +1 位字母 +8 位数字":① "准"字代表国家批准正式生产的药品,"试"字代表国家批准试生产的药品。② 一位字母:化学药品使用字母"H",中药使用字母"Z",保健药品使用字母"B",生物制品使用字母"S",进口分装药品使用字母"J",药用辅料使用字母"F",体外化学诊断试剂使用字母"T"。③ 8 位数字:第 1、2 位代表批准文号的来源,第 3、第 4 位表示批准某药生产之公元年号的后两位数字,第 5、第 6、第 7、第 8 位数字为顺序号。

2. 批号　表示药品生产日期的一种编号,也是表示这批药品是同一次投料,同一生产工艺所生产的产品。通常以生产日期表示,国内多采用 6 位数表示,前 2 位表示年份,中间表示月份,最后两位表示日期,如 091207 表示 2009 年 12 月 7 日生产。如 091207–3,后面"–3",一般表示厂内当日第 3 批产品。

3. 有效期　是指药品在规定的贮藏条件下质量能够符合规定要求的期限。其表示方法有三种:① 直接标明有效期:以有效月份最后 1 日为到期日。如某药品有效期为 2012 年 7 月,表明药品在 2012 年 7 月 31 日前使用均有效。② 直接标明失效期:国外进口药品有采用 EXP,Date 或 Use before 标明失效期,以表示有效期限。如某药标明"EXP,Date:May 2011",则表示该药失效期为 2011 年 5 月,即有效使用时间为 2011 年 4 月 30 日。③ 标明有效年限:标明有效期几年,配合生产批号,判断有效期是何日。如某药品标明批号 091207,有效期 3 年,则表示该药品可用到 2012 年 12 月 6 日。新修订的《中华人民共和国药品管理法》明确规定,药品说明书未标明有效期、更改有效期或超过有效期的按劣药论处。

(二) 药品说明书

药品说明书是载明药品重要信息的法定文件,是选用药品的法定指南。内容应包括药品的品名、规格、生产企业、药品批准文号、产品批号、有效期、主要成分、适应证或功能主治、用法、用量、禁忌、不良反应和注意事项、药品的贮存条件、生产厂家、通信地址等。中药制剂说明书还应包括主要药味(成分)性状、药理作用、贮藏等。药品说明书能提供用药信息,是医护人员、病人了解药品的重要途径。说明书的规范程度与医疗质量密切相关。

(三) 药品的特殊标志(实训图 1-1)

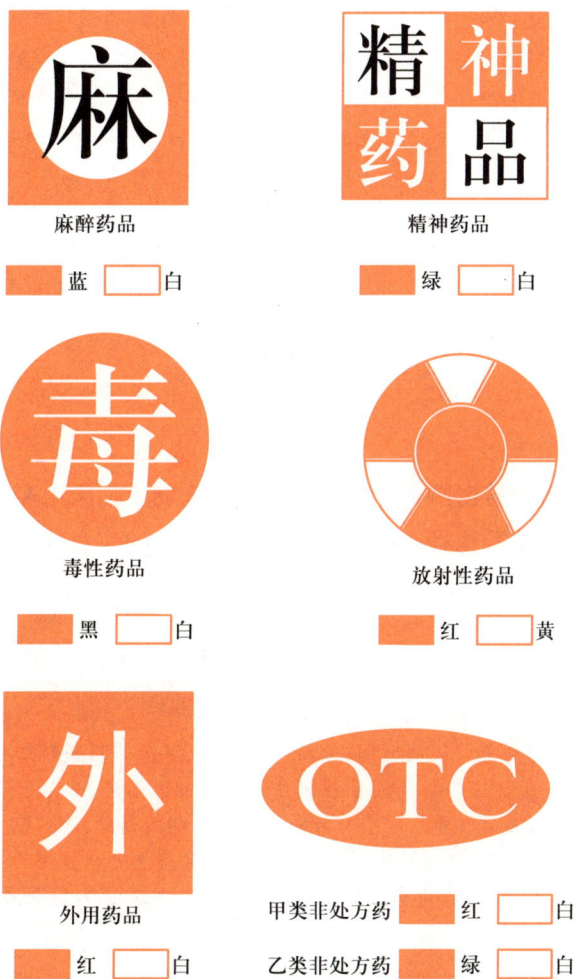

麻醉药品

　　蓝　　　白

精神药品

　　绿　　　白

毒性药品

　　黑　　　白

放射性药品

　　红　　　黄

外用药品

　　红　　　白

甲类非处方药　　红　　　白

乙类非处方药　　绿　　　白

药品的特殊标志

实训图 1-1 各类特殊药品的特殊标志

四、药品的贮存与管理

不论是成品药还是配制药,其存放时间是有限度的。成品药应按药品标签或说

明书上规定的时限存放和使用,对配制药应按质量标准检定时限存放和使用。所有超期的药品均按劣药处理,变质的、被污染的药品均按假药论处,不得使用。对麻醉药品、精神药品护理人员有责任教育病人及其家属了解正确使用此类药物的知识及滥用的危害。护理人员应对不同类别药品按规定予以妥善贮存和保管,其注意事项见实训表1-2。

实训表1-2　不同类别药品贮存和管理注意事项

药品	贮存和管理注意事项
应密封保存的药品	对易挥发、易升华、易潮解、易氧化的药品要用磨口玻璃瓶或软木塞玻璃瓶加石蜡溶封,如氨溶液、碘化物、氯化钙、维生素C等
应低温保存的药品	对易受热而变质、易挥发、易燃、易爆的药品应放置于2~10℃的低温处保存,如蛋白制剂、过氧化氢溶液、麻醉乙醚、亚硝酸酯类药物等
应避光保存的药品	对遇光易变质或分解的药品应放置于棕色瓶内或避光容器内,并置于阴暗处存放。使用时也应遮光或避光,如肾上腺素、硝普钠、硝苯地平等
特殊药品	麻醉药品凭有资格的医生使用红色或蓝色处方限量使用,专人负责、专柜加锁、专用账册、专用处方、专册登记。精神药品凭医生处方限量使用,一类精神药品一张处方不能超过3日常用量;二类精神药品一张处方不能超过7日常用量。毒性药品的管理和使用同精神药品。放射性药品由单位统一保管,公安局备案,在指定有防护设备的地点由专人使用

五、给药途径与护理注意事项

给药途径不同可直接影响药物效应的快慢和强弱。临床用药应根据病情需要和制剂特点选择适当的给药途径。护理人员可将用药中的注意事项详细告诉病人或家属,以取得配合。常用给药途径与护理注意事项见实训表1-3。

实训表1-3　常用给药途径与护理注意事项

给药途径	护理注意事项
口服给药	注意用药剂量及间隔时间;除特殊要求外,一般不应破碎服用,服用后应饮水至少200 mL。应告诉病人舌下含片不宜吞咽或嚼碎,更不宜饮水。混悬液、冲剂应摇匀药液后吞服。一些有异味或难以下咽的药物,为使病人不产生恶心、呕吐或拒服,应加适当矫味剂助服。有些药物可腐蚀牙齿或使之变色,应让病人通过吸管吸入咽下,避免与牙齿接触。原则上应看着病人服下或协助喂服后方可离开病人
注射给药	除按护理学基本技术要求,尚需注意混悬液肌内注射时应摇匀后快速推入,并切忌注入血管内。静脉注射药物必须是澄清水溶液,静脉滴注药物过程中至少应30 min观察病人一次,注意观察病人反应,发现情况及时采取措施处理。对在空气中易分解的药物应注意观察药液颜色及澄明度的变化。水溶液不稳定的药物须临用时配制,并在规定时间内用完。对皮肤有刺激的药物避免皮下注射。对遇光失效的药物要避光滴注

六、实训

【实训目的】 能够正确地辨认药物的剂型、规格、批号、有效期等内容。能根据药品说明书正确地选药、配药和用药。

【实训场所】 模拟药房。

【实训材料】 红霉素片剂、注射剂和软膏,阿托品片剂、注射剂(0.5 mg/1 mL、1 mg/2 mL、5 mg/1 mL),青霉素 80 万 U 注射剂 6 支,达克宁霜,胃酶合剂,伤湿止痛膏,沙丁胺醇气雾剂,硝苯地平缓释片,胰岛素笔等。

【实训方法】

(一)辨认剂型

1. 液体剂型
2. 固体制剂
3. 软体剂型
4. 气雾剂
5. 新剂型

(二)正确阅读药品说明书

1. 药品的名称　通用名、商品名、化学名。
2. 性状　实物与表述的不符时为变质药品。
3. 注意事项

(1) 慎用:谨慎使用,注意观察。

(2) 忌用:避免使用,最好不用。

(3) 禁用:禁止使用。

4. 药物相互作用　配伍禁忌、拮抗作用、协同作用。
5. 规格　药物的单剂量标准。
6. 批准文号　格式:国药准字 +1 位拼音字母 +8 位数字。
7. 生产厂家　指该药的生产企业,承担责任的单位信息,信息不全的药品需慎用。
8. 批号　通常以生产日期表示,国内多采用 6 位数表示。
9. 有效期　表示方法有三种:直接标明有效期、直接标明失效期、标明有效年限。

【实训过程】

1. 选取不同规格和剂型的药物。
2. 辨认剂型并进行药物制剂质量的外观检查。

3. 正确地辨认药品说明书中的信息。

4. 按说明书模拟指导病人用药,并说明有关注意事项。

【考核标准】

考 核 标 准

姓名:＿＿＿＿＿＿　　班级:＿＿＿＿＿＿　　学号:＿＿＿＿＿＿　　总分＿＿＿＿＿

项目	操作步骤	评分等级				总评	备注
		A	B	C	D		
辨认处方	正确辨别,核对处方	20	16	12	8		
取 药,辨认剂型	随机取药,说出剂型	20	16	12	8		
外观检查	观察制剂的质量,做出正确判断	10	8	6	4		
阅读药品说明书	药物名称、规格、性状、注意事项、药物相互作用、批准文号、生产厂家、生产日期和批号	20	16	12	8		
用药指导	介绍药物作用及可能发生的不良反应;向病人或家属交代用药注意事项;耐心听取病人的疑问,再次核对无误后解释清楚	30	24	18	12		
总分							

考核教师:＿＿＿＿＿＿　　考核日期:　　年　　月　　日

(徐 红)

实训2　处方及医嘱的一般知识及实训

一、处方

处方是指由注册的执业医师和执业助理医师(以下简称医师)根据病人的病情需要开写给药房要求配方和发药的书面文件,并作为病人用药凭证的医疗文书。处方直接关系到病人健康,所以必须严肃认真地开写处方和调配处方,以保证病人用药安全有效。处方并具有法律上的意义,一旦出现用药差错事故时,处方可作为法律凭证。《处方管理办法》已于 2006 年 11 月 27 日经卫生部部务会议讨论通过,自 2007 年 5 月 1 日起施行。

(一) 处方的内容

1. 前记　包括医疗机构名称、费别、病人姓名、性别、年龄、门诊或住院病历号,科别或病区和床位号、临床诊断、开具日期等。可添列特殊要求的项目。

麻醉药品和第一类精神药品处方还应当包括病人居民身份证号码,代办人姓名、居民身份证号码。

2. **正文** 以 Rp 或 R 标示,分列药品名称、剂型、规格、数量、用法用量。

3. **后记** 医生签名或者加盖专用签章,药品金额以及审核、调配、核对、发药药师签名或者加盖专用签章。

(二)处方颜色

1. 普通处方的印刷用纸为白色。

2. 急诊处方印刷用纸为淡黄色,右上角标注"急诊"。

3. 儿科处方印刷用纸为淡绿色,右上角标注"儿科"。

4. 麻醉药品和第一类精神药品处方印刷用纸为淡红色,右上角标注"麻、精一"。

5. 第二类精神药品处方印刷用纸为白色,右上角标注"精二"。

(三)处方的开写规则及注意事项

1. 处方必须在专用的处方笺上用钢笔或圆珠笔书写,要求字迹清楚、剂量准确、内容完整,一般不能涂改,如有涂改,医生必须在涂改处签字,以示负责。

2. 每张处方限于一名病人的用药。

3. 处方中每一药占一行,制剂规格和数量写在药名后面,用药方法写在药名下面。开写药物较多时,应按药物所起作用的主次顺序书写。

4. 西药和中成药可以分别开具处方,也可以开具一张处方,中药饮片应当单独开具处方。

5. 处方中药物的剂量常采用药典规定的常用量,一般不应超过极量,如因病情需要超过极量时,医生应在剂量旁签字或加"!",以示负责。

6. 处方中的药物剂量与数量一律用阿拉伯数字表示,并采用法定计量单位。重量以克(g)、毫克(mg)、微克(μg)、纳克(ng)为单位;容量以升(L)、毫升(mL)为单位;国际单位(IU)、单位(U);中药饮片以克(g)为单位。

7. 处方中的药物总量,一般以 3 日为宜,7 日为限。慢性病或特殊情况可适当增加。麻醉药品和毒性药品不得超过 1 日量。一类精神药品每处方不超过 3 日常用量,二类精神药品每处方不超过 7 日常用量。有些医院规定开写麻醉药品一定要用红色处方,以示区别,引起注意。

8. 急需用药时,应使用急症处方笺,若用普通处方,应在其左上角写上"急"或"cito"字样,以便药剂人员优先发药。

二、医嘱

医嘱是医生拟订,由护理人员执行的治疗计划。其内容包括医嘱日期、时间、护理常规、护理级别、饮食种类、体位、药物的名称、剂量和用法、各种检查及治疗、医生和护士签名。医嘱又分为长期医嘱、临时医嘱、备用医嘱和停止医嘱四种。此处仅介绍医嘱中药物开写基本格式。

1. 开写格式 包括药名、剂型、每次剂量、给药次数、给药途径、时间、部位等。

2. 示例

例1：青霉素钠盐注射剂　80万U　每日2次　肌内注射

例2：利福平片剂　一次0.45~0.6g　每日1次　清晨空腹顿服

三、处方、医嘱常用外文缩写词与中文对照表

见实训表2-1。

实训表2-1　处方、医嘱常用外文缩写词与中文对照表

外文缩写词	中文	外文缩写词	中文
q.d.	每日1次	aa	各
b.i.d.	每日2次	ad	加至
t.i.d.	每日3次	a.m.	上午
q.i.d.	每日4次	p.m.	下午
q.h.	每小时	a.c.	饭前
q.n.	每晚	p.c.	饭后
q.m. 或 o.m.	每晨	h.s.	睡前
q.6 h.	每6h1次	p.r.n.	必要时
q.2 d	每2日1次	s.o.s.	需要时
p.o. 或 o.s.	口服	stat !	立即
i.h.	皮下注射	cito !	急速地
pr.dos	顿服，一次量	Rp 或 R	请取
i.m.	肌内注射	co.	复方的
i.v.	静脉注射	sig. 或 s.	用法
i.v.gtt	静脉滴注	lent !	缓慢的
i.p.	腹腔注射	U	单位
i.d.	皮内注射	I.U.	国际单位

四、处方实训

【实训目的】 能够正确地辨认和执行处方。

【实训场所】 配药实训室、模拟病房。

【实训材料】 处方、地高辛、维拉帕米、普萘洛尔、硝酸异山梨酯、硫酸亚铁、维生素 B_{12}。

【实训方法】

1. 将每班学生分为 4 组,每组取一张处方。

（1）处方 1

R:

地高辛　0.25 mg×12

用法：一次 0.25 mg,口服,每日 2 次

维拉帕米　40 mg×24

用法：一次 80 mg,口服,每日 2 次

（2）处方 2

R:

普萘洛尔　10 mg×20

用法：一次 10 mg,口服,每日 3 次

硝酸异山梨酯　5 mg×20

用法：一次 10 mg,口服,每日 3 次

（3）处方 3

R:

硫酸亚铁　0.3 g×20

用法：0.3,饭后口服,每日 3 次,

维生素 B_{12}　0.25 mg×5

用法：0.25 mg,肌内注射,隔日 1 次

2. 练习辨认处方。

3. 严格按处方配药。

4. 按处方要求执行。

【考核标准】

考 核 标 准

姓名：＿＿＿＿＿＿　班级：＿＿＿＿＿＿　学号：＿＿＿＿＿＿　总分＿＿＿＿＿＿

项目	操作步骤	评分等级				总评	备注
		A	B	C	D		
辨认处方	正确辨别,核对处方	10	8	6	4		
备药	按要求准备药物,检查药物质量	10	8	6	4		
配药	严格按要求配药;执行"三查七对"	20	16	12	8		

项目	操作步骤	评分等级				总评	备注
		A	B	C	D		
评估病人	既往病史、用药史、过敏史、有无药物禁忌证;辅助检查结果;心理社会情况;合作程度、经济状况、药物依赖性;疾病和用药知识等健康知识	20	16	12	8		
执行处方	按要求执行处方	20	16	12			
用药指导	介绍药物作用及可能发生的不良反应;向病人或家属交代用药注意事项;耐心听取病人的疑问,再次核对无误后解释清楚	20	16	12	8		
总分							

考核教师:_____ 考核日期: 年 月 日

（徐　红）

实训3　药物的配伍禁忌

【实训目的】 学会查阅配伍禁忌表;观察常用药物之间配伍后产生的现象;能说出配伍禁忌的临床意义。

【实训场所】 配药实训室。

【实训材料】 水、液状石蜡、5% 氯化钙溶液、5% 碳酸氢钠溶液、稀盐酸 5 mL、碳酸氢钠片剂、青霉素 G、维生素 C 注射液、乳糖酸红霉素、生理盐水、5% 葡萄糖注射液、注射用水、玻璃试管、配伍禁忌表、各种型号注射器、试管。

【实训方法】

1. 查阅配伍禁忌表。

2. 进行药物的配伍禁忌试验。

(1) 物理性配伍禁忌:液状石蜡 1 mL 与水 1 mL 的混合,观察现象。

(2) 化学性配伍禁忌

1)5% 氯化钙溶液 3 mL 加 5% 碳酸氢钠溶液 3 mL,振荡混匀,观察现象。

2)5% 碳酸氢钠溶液 3 mL 加入青霉素 G,稀释混匀,观察现象。

3)用 2 mL 维生素 C 注射液稀释乳糖酸红霉素,观察现象。

4)稀盐酸 5 mL 加 2 g 碳酸氢钠,观察现象。

(3) 不同溶媒对药物溶解度的影响:将 3 瓶乳糖酸红霉素编号为 1、2、3,然后将生理盐水、5% 葡萄糖溶液、注射用水各 5 mL,分别加入 1、2、3 号瓶内,充分混合后,

配伍禁忌

观察溶解情况有何区别。

【实训结果】

药物的配伍禁忌试验,见实训表 3-1。不同溶媒对乳糖酸红霉素溶解度的影响,见实训表 3-2。

实训表 3-1　药物的配伍禁忌试验

配伍禁忌试验	项目	记录观察现象
物理性	液状石蜡 1 mL 与水 1 mL 的混合	
化学性	1. 5% 氯化钙溶液 3 mL 加 5% 碳酸氢钠溶液 3 mL,振荡混均匀 2. 5% 碳酸氢钠溶液 3 mL 加入青霉素 G,稀释混均匀 3. 用 2 mL 维生素 C 注射液稀释乳糖酸红霉素 4. 稀盐酸 5 mL 加 2 g 碳酸氢钠	

实训表 3-2　不同溶媒对乳糖酸红霉素溶解度的影响

红霉素瓶号	溶媒	记录溶解情况
1	生理盐水	
2	5% 葡萄糖稀释	
3	注射用水	

(徐　红)

实训 4　溶液稀释调配练习

【实训目的】　掌握浓溶液稀释的计算方法和配制方法,并结合临床进行实际操作。

【实训材料】　100 mL、500 mL 量杯各 1 个、玻璃棒 1 根、95% 乙醇、5% 苯扎溴铵(新洁尔灭)10 mL、蒸馏水。

【实训方法】

1. 配制 75% 乙醇溶液 100 mL　根据公式:$C_1 V_1 = C_2 V_2$,求得配制 75% 乙醇溶液 100 mL 所需 95% 乙醇的毫升数。取 100 mL 量杯一个,倒入所需要的 95% 乙醇,然后加入适量的蒸馏水至 100 mL,搅拌后即得。

2. 稀释 5% 苯扎溴铵为 0.1% 的溶液　根据稀释公式,先求出 5% 苯扎溴铵 10 mL 要配成 0.1% 的溶液需加蒸馏水的毫升数。然后,取 5% 苯扎溴铵 10 mL 倒入 500 mL 的量杯中,加入所需的蒸馏水即得。

(徐　红)

【实训目的】 结合实验内容学会常用实验动物的捉拿和给药方法。

【实训材料】 家兔、小白鼠。

【实训方法】

1. 小白鼠的捉拿和给药方法

（1）捉拿法：用右手捉住小白鼠尾巴将尾提起，放置于鼠笼上或其他易攀抓处，轻轻向后牵拉鼠尾，趁其不备，用左手拇指和示指捏住其两耳间皮肤，使腹部向上，屈曲左手中指使鼠尾靠在上面，然后以环指及小指压住鼠尾，使小鼠完全固定（实训图 5-1）。

小鼠捉拿操作

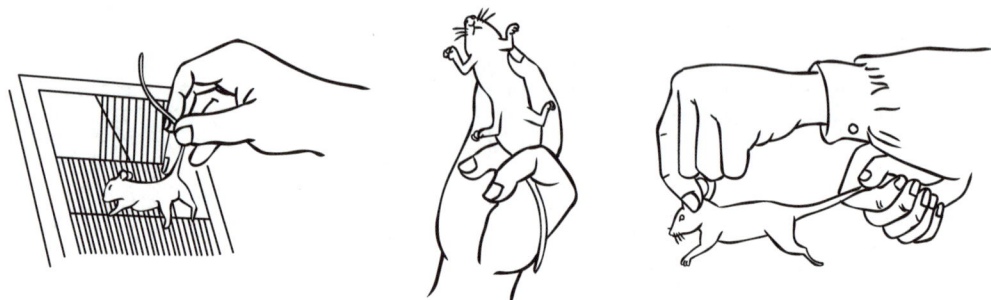

实训图 5-1 小白鼠的捉拿方法

（2）给药方法

1）灌胃：将小白鼠固定后，使口部向上，将颈部拉直，右手持灌胃器自口角插入口腔，沿上腭轻轻进入食管，如动物安静、呼吸无异常、口唇无发绀现象，即可注入药液（见实训图 5-2）。灌胃量一般为 0.1~0.25 mL/10 g。

小鼠灌胃操作

2）腹腔注射：将小白鼠固定后，右手持注射器自下腹部一侧向头部方向以 45° 刺入腹腔。针头刺入不宜太深或太接近上腹部，以免刺伤内脏。注射量一般为 0.1~0.2 mL/10 g。

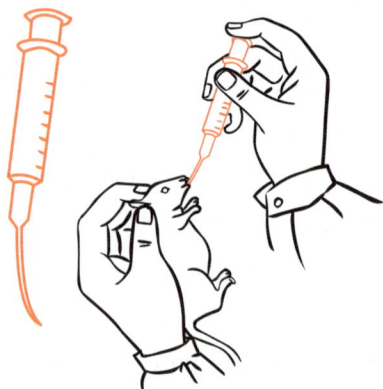

实训图 5-2 小白鼠灌胃器及灌胃法

3）皮下注射：将小白鼠固定后，右手持注射器，将针头刺入背部皮下注入药液。注射量一般不超过 0.25 mL。

4）肌内注射：一人固定小鼠后，另一人持注射器，将针头刺入后肢外侧肌肉内注入药液。注射量一般不超过 0.1 mL。

5）静脉注射法：先将小白鼠固定于固定器内，将尾巴露在外面，以右手示指轻轻弹尾尖部，必要时用 45~50 ℃的温水浸泡或用 75% 乙醇擦尾部，使全部血管扩张充血,表皮角质软化,以拇指与示指捏住尾部两侧,使尾静脉充盈明显,以环指和小指夹持尾尖部,中指从下托起尾巴固定之。一般选择尾两侧静脉,用4号针头,令针头与尾部呈30°角刺入静脉,推注药液无阻力,且可见沿静脉血管出现一条白线,说明针头在血管内,可注药(实训图5-3)。一次注射量为0.05~0.1 mL/10 g。

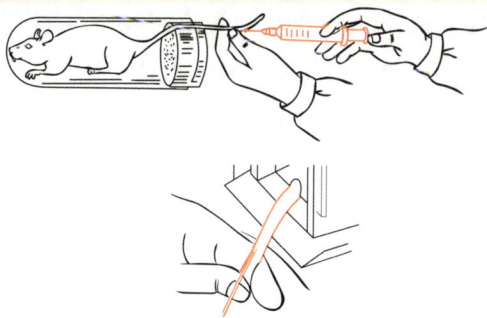

2. 家兔的捉拿和给药方法

(1) 捉拿法:用左手抓住颈背部皮肤将兔提起,以右手托住其臀部,使兔呈坐位姿势。

实训图5-3　小白鼠尾静脉注射法

(2) 给药方法

1)灌胃:由两人合作,一人固定兔身(或用固定器将兔固定),另一人用兔开口器将兔口张开(实训图5-4),并将兔舌压在开口器下边横放于兔口中。取适当的导尿管涂以液状石蜡,从开口器中央孔插入,沿上腭后壁缓缓送入食管,约15 cm即可进入胃内。注意导尿管切勿插入气管,可将导尿管的外端放入水中,如未见气泡出现,亦未见兔挣扎或呼吸困难,则证明导尿管已在胃中。此时,可连接已吸好药液的注射器,将药液缓缓推入,再推入少量空气,使管内药液全部进入胃中,然后将导尿管轻轻抽出。灌胃量一般不超过20 mL/kg。

2)耳缘静脉注射:将兔置于固定器内或另一人将兔固定于胸壁之间,拔去兔耳外缘的毛,并用75%乙醇棉球涂擦该部位皮肤,使血管扩张(兔耳外缘血管为静脉),再以手指压住耳根部的静脉,阻止血液回流并使其充血。注射者以左手拇指和中指固定兔耳,示指放在耳缘下作垫,右手持注射器从静脉末端刺入血管,当针头进入血管约0.5 cm,即以拇指和中指将针头与兔耳固定住,同时解除静脉根部的压力。右手推动针栓开始注射,如无阻力感,并见血管立即变白,表明针头在血管内;如有阻力感并见局部组织发白表示针头未刺入血管内,应将针头退回重刺(实训图5-5)。注射完毕,压住针眼拔出针头,继续压迫片刻以免出血。注射量一般为0.2~2 mL/kg。

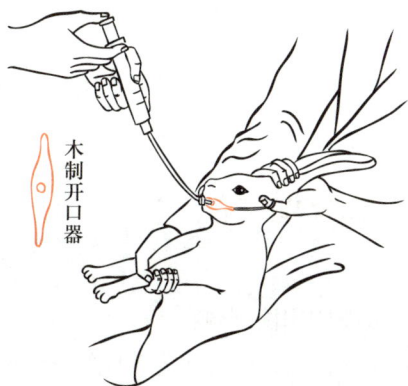

实训图5-4　家兔开口器及灌胃法

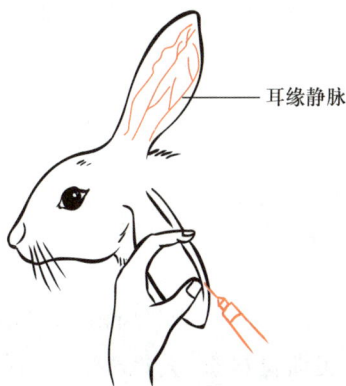

实训图5-5　家兔耳静脉注射法

3）肌内注射：固定兔身，右手持注射器，令其与肌肉成 60° 角一次刺入肌肉中，先回抽针栓，无回血时再将药液注入，注射后按摩注射部位，帮助药液吸收。

4）皮下注射法：由两人合作进行。一人将家兔固定在实验台上，一人左手将家兔背部或后肢皮肤提起，右手持注射器，将针头刺入皮下注入药液。药液注射量为 0.5 mL/kg。

5）腹腔注射法：由两人合作进行。一人将家兔仰卧固定在实验台上，另一人左手提起家兔腹部皮肤，右手持注射器，与腹壁成 45° 角，自下腹部一侧向头端刺入腹腔。为防止损伤内脏，进针时角度不宜太小，部位不能太高，刺入不能太深。药液注射量为 5.0 mL/kg。

（徐　红）

实训 6　给药剂量对药物作用的影响

【实训目的】　观察药物剂量对药物作用的影响。

【实训材料】　大烧杯 2 个、托盘天平 1 台、1 mL 注射器 2 支、0.2% 安钠咖注射液、2% 安钠咖注射液、小白鼠 2 只。

【实训方法】　取小白鼠 2 只，称其体重，编号后分别放入大烧杯中，观察两鼠的正常活动，再分别腹腔注射：甲鼠给 0.2% 安钠咖注射液 0.2 mL/10 g；乙鼠给 2% 安钠咖注射液 0.2 mL/10 g，观察有无兴奋、竖尾、惊厥，甚至死亡等现象，记录发生的时间，并观察两鼠的反应有何不同。

【实训结果】　观察结果，并记录填写实训表 6-1。

实训表 6-1　给药剂量对药物作用的影响

鼠号	体重	药物及剂量	记录用药后反应及发生时间
甲			
乙			

注：本实验也可用 2% 水合氯醛溶液 0.05 mL/10 g、0.15 mL/10 g 分别腹腔注射。

（徐　红）

实训 7　给药途径对药物作用的影响

【实训目的】　观察药物的不同给药途径对药物作用的影响。

【实训材料】　大烧杯 2 个、托盘天平 1 台、1 mL 注射器 2 支、小白鼠灌胃器 1 个、10% 硫酸镁注射液、小白鼠 2 只。

【实训方法】 取小白鼠 2 只,称其体重并编号,分别放于大烧杯内,观察正常活动后,以 10% 硫酸镁注射液 0.2 mL/10 g,分别给药:甲鼠灌胃;乙鼠肌内注射。观察两鼠的反应有何不同。

【实训结果】 观察结果,并记录填写实训表 7–1。

实训表 7–1　给药途径对药物作用的影响

鼠号	体重	给药前情况	药物及剂量	给药途径	记录用药后反应
甲				灌胃	
乙				肌内注射	

(徐　红)

实训 8　静脉给药速度对药物作用的影响

【实训目的】 观察相同剂量的氯化钙注射液静脉注射速度不同所产生的不同结果。

【实训材料】 兔固定器 2 个、10 mL 注射器 2 支、酒精棉球、磅秤 1 台、5% 氯化钙注射液、家兔 2 只。

【实训方法】 取家兔 1 只,称重,观察正常呼吸、心搏和活动情况后,由耳缘静脉快速注射(5~10 s 内注完)5% 氯化钙注射液 5 mL/kg。观察家兔呼吸、心搏有何变化(注意是否停搏)。另取家兔 1 只,称重,用上述相同剂量的氯化钙,缓慢从耳缘静脉注射(于 4~5 min 内注完)。观察呼吸、心搏与前 1 只家兔有何不同。

【实训结果】 观察结果,并记录填写实训表 8–1。

实训表 8–1　静脉给药速度对药物作用的影响

兔号	体重	给药前情况	药物及剂量	给药速度	记录用药后反应
甲					
乙					

(徐　红)

实训 9　传出神经系统药物对兔瞳孔的影响

【实训目的】 观察毛果芸香碱、毒扁豆碱、阿托品和去氧肾上腺素对兔瞳孔的影响。分析药物的作用机制并联系临床应用。

【实训材料】 兔固定箱、手电筒、测瞳尺、1% 硝酸毛果芸香碱溶液、0.5% 水杨酸毒扁豆碱溶液、1% 硫酸阿托品溶液、1% 盐酸去氧肾上腺素溶液、家兔 2 只。

【实训方法】 取家兔2只,于适度的光照下,用测瞳尺测量两眼瞳孔的大小(mm),并用手电筒光检测对光反射。然后,按实训表9-1向家兔的结膜囊内滴药2滴,滴药10 min后,在同前的光照下,再测两兔左、右眼的瞳孔大小和对光反射。

实训表9-1　家兔滴眼药物

兔号	左眼	右眼
甲	1% 硫酸阿托品	1% 硝酸毛果芸香碱
乙	1% 盐酸去氧肾上腺素	0.5% 水杨酸毒扁豆碱

如滴毛果芸香碱及毒扁豆碱的眼瞳孔已经缩小,在这两眼的结膜囊内再滴入1%硫酸阿托品溶液2滴,10 min后检查瞳孔大小和对光反射又有何变化。

【实训结果】 观察结果并填写实训表9-2。

实训表9-2　传出神经系统药物对兔瞳孔的影响

兔号	眼睛	药物	瞳孔大小/mm		对光反射	
			给药前	给药后	给药前	给药后
甲	左	阿托品				
	右	毛果芸香碱				
		再滴阿托品				
乙	左	去氧肾上腺素				
	右	毒扁豆碱				
		再滴阿托品				

【注意事项】

1. 测量瞳孔时不能刺激角膜,光照强度及角度应前后一致,否则将影响结果。
2. 观察对光反射时只能用闪射灯光。
3. 滴眼时,将下眼睑拉成杯状,并压迫鼻泪管,以防药液流入鼻泪管及鼻腔,滴眼后待1 min再将手松开。

（魏　巍）

实训10　传出神经系统药物对兔血压的影响

【实验目的】

1. 观察传出神经系统药物对兔动脉血压的影响。
2. 分析实验结果,联系传出神经系统药物的作用及临床应用。

【实验材料】

1. 动物　家兔1只。
2. 药品　3%戊巴比妥钠、500 U/mL肝素、生理盐水、0.01%盐酸肾上腺素、

0.01%重酒石酸去甲肾上腺素、0.01%盐酸异丙肾上腺素、1%甲磺酸酚妥拉明、1%硝酸毛果芸香碱、1%硫酸阿托品、1%盐酸普萘洛尔。

3. **器材** BL-420生物机能实验系统、压力换能器、动物手术台、手术器械1套、动脉插管、气管插管、动脉夹、注射器、输液器、纱布、丝线。

【实验方法】

1. **麻醉及固定动物** 取家兔1只,称重,以3%戊巴比妥钠耳缘静脉注射30 mg/kg,麻醉后将家兔后仰卧位固定于手术台。

2. **手术**

(1)气管插管:剪去颈部的毛,沿颈正中线做5~7 cm的切口,用止血钳逐层分离,分离出气管并做一T形切口,向心方向插入气管插管,结扎固定。

(2)动脉插管:在气管外侧分离出颈总动脉将远心端结扎,近心端用动脉夹夹住,在结扎处和动脉夹之间剪一V形切口,向心方向插入与压力换能器连接好并充满肝素溶液的动脉插管,结扎固定。

3. **调适实验系统** 将压力换能器连接于BL-420生物机能实验系统,调节好参数,缓慢放开动脉夹,描记正常血压。

4. **给药** 建立耳缘静脉给药通道,依次给予下列药物。注意每次给药后注入3 mL生理盐水,以冲洗管内残留药物,待血压平稳后再给予下一药物。

第一组:观察拟肾上腺素药对血压的作用。

(1)0.01%盐酸肾上腺素0.1 mL/kg。

(2)0.01%重酒石酸去甲肾上腺素0.1 mL/kg。

(3)0.01%盐酸异丙肾上腺素0.1 mL/kg。

第二组:观察拟胆碱药和M受体阻断药对血压的作用及相互作用。

(1)1%硝酸毛果芸香碱0.1 mL/kg。

(2)1%硫酸阿托品0.1 mL/kg。

(3)1%硝酸毛果芸香碱0.1 mL/kg。

第三组:观察α受体阻断药对血压的作用及与拟肾上腺素药的相互作用。

(1)1%甲磺酸酚妥拉明1 mL/kg。

(2)0.01%盐酸肾上腺素0.1 mL/kg。

(3)0.01%重酒石酸去甲肾上腺素0.1 mL/kg。

第四组:观察β受体阻断药对血压的作用及与拟肾上腺素药的相互作用。

(1)1%盐酸普萘洛尔1 mL/kg。

(2)0.01%盐酸肾上腺素0.1 mL/kg。

(3)0.01%重酒石酸去甲肾上腺素0.1 mL/kg。

(4)0.01%盐酸异丙肾上腺素0.1 mL/kg。

【实验结果】 打印血压变化曲线,并分析其变化原因。

(李天民)

实训 11　地西泮的抗惊厥作用

【实训目的】　观察地西泮的抗惊厥作用,结合其临床应用。

【实训材料】　磅秤 1 台、5 mL 注射器 3 支、0.5% 地西泮溶液、25% 尼可刹米溶液、0.9% 氯化钠注射液、家兔 2 只。

【实训方法】　取家兔 2 只,称重、编号。两兔分别由耳缘静脉注射 25% 尼可刹米溶液 0.5 mL/kg,待家兔出现惊厥(躁动、角弓反张等)后,甲兔立即由耳缘静脉注射 0.5% 地西泮溶液 5 mg/kg(25 mL/kg),乙兔耳缘静脉注射等量 0.9% 氯化钠注射液,观察两兔惊厥有何不同。

【实训结果】　观察结果,并记录填写实训表 11-1。

实训表 11-1　地西泮的抗惊厥作用

兔号	体重 /kg	25% 尼可刹米 /mL	药物及剂量 /mL	结果
甲			0.5% 地西泮溶液	
乙			0.9% 氯化钠注射液	

【注意事项】　动物惊厥出现较快,宜事先备好地西泮。必要时注入地西泮可适当加量。

(徐　红)

实训 12　尼可刹米对呼吸抑制的解救

【实训目的】　观察尼可刹米对吗啡所致呼吸抑制的解救作用,并结合其临床应用。

【实训材料】　磅秤 1 台、铁支架 1 个、双凹夹 1 个、兔固定器 1 个、螺旋夹 1 个、鼻插管 1 条、记纹器 1 台、BL-420 生物机能实验系统、呼吸换能器、液状石蜡、酒精棉球、棉签、胶布、注射器(5 mL 及 10 mL)、1% 盐酸吗啡溶液、5% 尼可刹米溶液、1% 丁卡因溶液、家兔 1 只。

【实训方法】

1. 取家兔 1 只,称重,观察正常活动情况,然后放入兔固定器内。

2. 用 1% 丁卡因溶液涂搽家兔鼻黏膜,5~15 min 后,将涂有液状石蜡的鼻插管轻缓插入家兔一侧鼻腔内,用胶布固定,其尾端连接于记纹器的通气管上,并与呼吸换能器相连。

3. 将呼吸换能器再连接上 BL-420 生物机能实验系统,调节好各项参数,描记正常呼吸曲线,并记录呼吸频率(次 /min)。

4. 由耳缘静脉快速注射 1% 盐酸吗啡注射液 1.5~2 mL/kg，观察呼吸频率及幅度的变化。

5. 待呼吸频率明显减慢，幅度显著降低（或呼吸暂停）时，立即由耳缘静脉缓慢注射 5% 尼可刹米溶液 1~2 mL，观察并记录呼吸频率及幅度的变化。

6. 待呼吸抑制被解救后，再以稍快的速度静脉注射尼可刹米 0.5 mL 左右，观察惊厥的发生。

【实训结果】 观察结果，并记录于实训表 12-1。

实训表 12-1　尼可刹米对呼吸抑制的解救

动物	体重/kg	观察内容	给药前	给吗啡后	给尼可刹米后	尼可刹米过量表现
		呼吸曲线				
		呼吸幅度				

【注意事项】

1. 注射吗啡的速度要快，使其产生明显的呼吸抑制。

2. 尼可刹米应事先准备好，当呼吸明显抑制时应立即注射，但速度宜缓慢。

3. 耳缘静脉注射时，在实验结束前针头不要拔出，以备继续注射药物。

4. 如果不用描记装置，亦可直接肉眼观察。

5. 本实验也可用生理药理记录仪或智能化生理药理监测仪记录呼吸曲线。

（徐　红）

实训13　抗心绞痛药应用护理实训

【实训目的】 能对心绞痛病人进行正确用药护理及熟练地执行医嘱；学会关爱病人，提高口头表达能力及沟通交流能力。

【实训地点】 配药实训室、模拟病房和模拟药房。

【实训材料】 心绞痛病例、抗心绞痛药和计算机等。

【实训方法】

1. 给药前护理　硝酸甘油不仅可引起低血压，而且可产生眩晕、头痛等反应。因此，在给药前应向病人说明硝酸甘油的作用及不良反应，使病人心中有数，增强其心理承受力，若出现前述情况，应及时报告医生。

2. 给药护理　心绞痛发作时，协助病人立即卧床休息，停止活动。给予硝酸甘油 1~2 片舌下含服，观察心绞痛能否缓解。一般 2~5 min 即发挥作用，作用大约维持 30 min。心绞痛剧烈、持续不缓解时，按医嘱静脉滴注硝酸甘油。

3. 给药后护理　因药物扩张血管，可出现面颈潮红、头痛等血管扩张反应，在连续用药过程中可自行消失。若出现眩晕及体位性低血压状态，平卧即可缓解。告知病人避免剧烈运动和突然改变体位。

因病人对硝酸甘油的耐受性个体差异很大，首次用药者用药前应测 1 次血压，此后每隔 5~15 min 测 1 次，待血压稳定后 30 min 再测 1 次。

4. 其他注意事项　长期连续服用可产生耐受性。应减少给药次数，保持 6 h 内无药。硝酸盐类易消耗体内过多的巯基，故嘱病人多食肉、蛋类食物，以减少耐药性。

根据病情掌握给药时间，对夜间经常发作心绞痛的病人，应调整用药时间，将白天用药改为晚上用药，以保持夜间较高的血药浓度，防止心绞痛的发生。心绞痛发作频繁的病人，在大便前含服，可预防发作。

【实训过程】

1. 任务一　抗心绞痛药的识别及归类。

（1）由学生分组讨论从药箱中挑选出抗心绞痛药物，并根据作用进行归类。

（2）由学生通过网络检索临床抗心绞痛药。

2. 任务二　硝酸甘油舌下含服用药护理。

（1）情境案例：

病人，女，79 岁，高血压，冠心病，心绞痛，心功能不全。

入院情况：病人因"反复活动后胸闷、气短、心前区疼痛 8 年，加重 1 个月"入院。体格检查：BP150/90 mmHg，HR 70 次 /min。辅助检查：心电图正常，心肌酶、血常规等检查均正常。诊断为：冠心病、心绞痛、心功能 II 级；高血压。突发事件：病人凌晨在病房内上厕所时，突感胸闷、气短，心前区疼痛。

值班医生开写以下医嘱：

硝酸甘油片剂　0.5 mg×1 片

用法：0.5 mg　舌下含服　立即执行！

（2）学生分组讨论硝酸甘油用药前、中、后的注意事项，总结具体医嘱执行方案。

（3）学生 4 人一组，分别扮演病人、家属及两位护士，模拟情景练习医嘱执行过程。

（4）学生示范硝酸甘油片舌下含服用药护理，全体同学评分点评，教师小结。

3. 任务三　出院用药宣教。

（1）假设病人病情好转出院，现需要执行出院带药硝酸甘油的医嘱。

R：

硝酸甘油片　0.5 mg×20

用法：0.5 mg，舌下含服，必要时！

（2）学生观看出院宣教的动画，根据视频内容讨论并总结具体宣教方案。

（3）学生 4 人一组，分别扮演病人、家属及两位护士，模拟情景练习宣教的过程。

（4）学生代表示范心绞痛病人出院宣教的过程，全体同学评分点评，教师小结。

考 核 标 准

姓名：_____　　班级：_____　　学号：_____　　总分_____

项目	操作步骤	评分等级				总评	备注
		A	B	C	D		
辨认处方或医嘱	正确地辨别处方或医嘱	10	8	6	4		
备药、核对	按要求准备药物,检查药物质量,配药;执行"三查七对"	10	8	6	4		
评估病人	既往病史、用药史、过敏史、有无药物禁忌证;辅助检查结果;心理社会情况;合作程度、经济状况、药物依赖性;疾病和用药知识等健康知识	10	8	6	4		
给药	按要求正确给药	20	16	12	8		
给药指导	介绍药物作用及可能发生的不良反应;向病人交代用药注意事项;耐心听取病人的疑问,再次核对无误后解释清楚	10	8	6	4		
药物疗效观察	正确地判断药物的疗效	10	8	6	4		
药物不良反应评估	正确地判断药物的不良反应	10	8	6	4		
药物不良反应的护理	对于不同不良反应能采取相应的措施	20	16	12	8		
总分							

考核教师：_____　　考核日期：　　年　　月　　日

（徐　红）

实训 14　利尿药应用护理实训

【实训目的】 能够正确应用利尿药,学会观察利尿药的疗效及不良反应,能够熟练地进行用药护理,并能正确指导病人合理用药。

【实训场所】 配药实训室、模拟病房和模拟药房。

【实训材料】 利尿药。

【实训方法】

1. 学生 2 人一组,一位扮演病人,一位扮演护士。病人服用氢氯噻嗪 1 片。

2. 测量、记录病人尿量变化情况,对药物治疗效果进行评价。

3. 观察药物的不良反应并实施相应的处理措施。

4. 学生代表示范利尿药用药宣教,同学评分点评,教师小结。

【考核内容】

病人，男性，35岁。因反复出现劳动后呼吸困难，劳力下降，全身水肿。医生诊断为：慢性充血性心力衰竭，开写医嘱如下。请同学分组扮演，完成相应的用药护理。

R：

呋塞米片　10 mg×10

用法：20 mg，口服，每日2次，间隔3日

【考核标准】

考 核 标 准

姓名：_____　班级：_____　学号：_____　总分_____

项目	操作步骤	评分等级				总评	备注
		A	B	C	D		
辨认医嘱	正确地辨别医嘱	10	8	6	4		
备药、核对	按要求准备药物，检查药物质量，配药；执行"三查七对"	10	8	6	4		
评估病人	既往病史、用药史、过敏史、有无药物禁忌证；辅助检查结果；心理社会情况；合作程度、经济状况、药物依赖性；疾病和用药知识等健康知识	10	8	6	4		
给药	按要求正确给药	20	16	12	8		
给药指导	介绍药物作用及可能发生的不良反应；向病人交代用药注意事项；耐心听取并解答病人的疑问	10	8	6	4		
药物疗效观察	正确地判断药物的疗效	10	8	6	4		
药物不良反应评估	正确地判断药物的不良反应	10	8	6	4		
药物不良反应的护理	对于不同不良反应能采取相应的措施	20	16	12	8		
总分							

考核教师：_____　考核日期：　　年　　月　　日

（徐　红）

实训15　有机磷酸酯类中毒及其解救

【实训目的】　观察敌百虫中毒症状，比较阿托品与碘解磷定的解救效果。

【实训材料】　磅秤1台、5 mL注射器1支、10 mL注射器2支、量瞳尺1把、酒精棉球、5%敌百虫溶液、2.5%碘解磷定注射液、0.1%硫酸阿托品注射液、家兔3只。

【实训方法】 取健康家兔 3 只,分别称重并标记,观察并记录各兔活动情况、唾液分泌、肌紧张度、有无排便(包括粪便形态)、测量瞳孔大小、呼吸频率等指标。然后,分别由耳缘静脉给各兔均注射 5% 敌百虫溶液 2 mL/kg,观察上述指标变化情况(若给药 20 min 后无任何中毒症状,可再追加 0.5 mL/kg)。待家兔瞳孔明显缩小、呼吸浅而快、唾液大量分泌(流出口外或不断吞咽)、骨骼肌震颤和大小便失禁等中毒症状明显时,甲兔由耳缘静脉注射 0.1% 硫酸阿托品注射液 1 mL/kg;乙兔由耳缘静脉注射 2.5% 碘解磷定注射液 2 mL/kg;丙兔由耳缘静脉注射 0.1% 硫酸阿托品注射液 1 mL/kg 和 2.5% 碘解磷定注射液 2 mL/kg。随即观察并记录上述指标的变化情况。比较药物对各兔的解救效果,分析各药解毒特点和两药合用于解毒的重要性。

【实训结果】 观察结果,并记录填写实训表 15-1。

实训表 15-1　有机磷酸酯类中毒及解救

兔号	用药前后	瞳孔直径 /mm	呼吸频率 / (次·min^{-1})	唾液分泌	有无排大小便	活动情况	有无肌震颤
甲	给药前						
	给 5% 敌百虫后						
	给 0.1% 硫酸阿托品后						
乙	给药前						
	给 5% 敌百虫后						
	给 2.5% 解磷定后						
丙	给药前						
	给 5% 敌百虫后						
	给 0.1% 硫酸阿托品后						
	给 2.5% 解磷定后						

【注意事项】

给阿托品的甲兔在实验即将结束时,再给 2.5% 碘解磷定注射液 2 mL/kg,以防死亡。

(刘新平)

实训 16　药物应用和不良反应防治知识咨询

【实训目的】 能给病人提供常用药物应用和不良反应的防治知识咨询;能够顺利进行药物应用和不良反应的实践调查。

【实训场所一】 校内实训室。

【实训材料】

案例 1：病人，女性，30 岁。诊断为陈旧性右跟腱断裂伴感染，行跟腱清创、翻转重建、邻近皮瓣转移术。处方：① 头孢哌酮钠 3 g 加氯化钠注射液 100 mL，一日 2 次，静脉滴注，共 20 日；② 左氧氟沙星注射液 0.2 g/100 mL，一日 2 次，静脉滴注，共 20 天。请分析：药物应用是否得当？

案例 2：病人，男性，14 岁。诊断为脓疱疮。处方：① 头孢唑肟钠 2.25 g 加氯化钠注射液 100 mL，一日 1 次，静脉滴注，共 3 日；② 克林霉素 1 g 加 5% 葡萄糖注射液 250 mL，一日 1 次，静脉滴注，共 3 日。请分析：药物应用是否得当？

案例 3：病人，女性，32 岁。因尿频、尿急和尿痛，伴上腹饱胀不适到医院就诊。经检查，首诊医生诊断为急性泌尿系感染和慢性胃炎。给予头孢唑林钠及阿托品片口服。因病人伴有慢性胃炎症状，同时给予胃炎胶囊口服。服药 3 日后，病人出现排尿不畅、小便带血等症状。经医院复诊，二诊医生考虑为头孢唑林钠和胃炎胶囊联用所致的肾功能损害（轻度），即停用上述两药，改用阿莫西林胶囊和双层胃友片，并嘱病人多喝白开水。调整药物 1 日后病人症状消失，2 日后恢复正常。请分析：出现不良反应的原因，并列举联合用药不良反应增强的案例。

案例 4：病人，女性，57 岁。耳感染（慢性中耳炎），高黏血症。医生处方如下：① 罗红霉素 150 mg，一日 2 次，连用 7 日；② 阿司匹林 100 mg，一日 1 次，连用 7 日。请分析：该用药方案是否合理？

【实训方法】

1. 学生 4 人一组，以组为单位，讨论分析案例。

2. 每组推选 2 名同学扮演护士，每人负责一个病例，负责进行用药宣教工作，负责回答其他各组同学提出的用药咨询问题。

3. 最后由教师讲评、总结。

【实训结果】 案例讨论结果填实训表 16-1。

实训表 16-1 案例分析结果

案例	药物应用	不良反应发生原因	处理措施
案例 1			
案例 2			
案例 3			
案例 4			

【实训场所二】 社区、街道、老年公寓。

由学校组织，以小组为单位（每组不超过 10 人）到社区、街道、老年公寓等进行实践，每位同学提交一份《药物应用和不良反应防治知识咨询》实践报告。以小组为单位汇报每人所做的咨询案例。

（徐　红）

实训 17　学习执行处方和医嘱

【实训目的】　学会正确地执行处方和医嘱。

【实训场所】　配药实训室、医院配药室、病房。

【实训材料】　处方、医嘱、隔离衣、药品等。

【实训方法】

（一）校内配药室实训

1. 将全班同学分为 4 组,每组给予处方、医嘱各 1 份。

2. 阅读处方和医嘱。

3. 由指导教师带领进入配药室,学生进行配药,严格执行"三查七对一注意"。

4. 指导教师指导、点评。

（二）医院配药室或病房实训

1. 将全班同学分为 4 组,每组由一名临床护理实践指导老师带领,分别进入医院病房,由指导教师选择病例。

2. 查看病历及护理记录,了解病人病情及用药情况,并阅读医嘱。

3. 由指导教师带领进入配药室,教师向学生示教配药过程。

4. 学生向病人进行用药说明,指导教师予以补充纠正。

5. 学生观看指导教师对病人用药。

6. 观察病人用药后的反应,并提出护理措施。

7. 指导教师开展用药护理,并对学生进行讲述要点。

（徐　红）

实训 18　药物疗效的观察和不良反应的观察及处理

【实训目的】　能准确地判断药物疗效,能及时发现药物不良反应并采取正确的处理措施。

【实训场所】　医院病房。

【实训材料】　隔离衣等。

【实训方法】　全班同学分 4 组,每组由一名临床护理实践指导老师带领,分别进入医院病房,由指导教师选择病例,观察药物的治疗效果和药物不良反应及处理措施。

1 组:观察抗心力衰竭药的疗效和不良反应及处理。

2组：观察抗消化性溃疡药的疗效和不良反应及处理。

3组：观察治疗支气管哮喘药的疗效和不良反应及处理。

4组：观察头孢哌酮的疗效和不良反应及处理。

【实训过程】

1. 查看病历及护理记录，了解病情和用药情况。

2. 每组由一名临床护理实践指导老师带领进入病房，询问病人病情变化情况，观察病人症状及体征。

3. 对所观察病人的药物治疗效果和不良反应进行评价。

4. 学生向病人进行用药说明，指导教师予以补充纠正。

5. 学生观看指导教师对病人用药后的不良反应进行处理。

【考核内容】

案例1：病人，男性，58岁。糖尿病15年，咳嗽月余。两周前患感冒，此后一直感觉乏力，下午体温偏高，有时发现痰中带血。胸部X线片显示肺结核病灶。医生处方如下：① 利福平450 mg，一日1次，连用14日；② 异烟肼300 mg，一日1次，连用14日；③ 格列齐特80 mg，一日3次，连用14日。用药后状况：经两周抗结核治疗后，原有症状如咳嗽、低热开始好转，但食欲逐渐减退，出现饭后恶心、肝区疼痛、肝大等症状和体征，血清氨基转移酶升高，血糖从7.2 mmol/L升至8.5 mmol/L。请分析：用药后状况产生的原因，应如何进行用药护理？

案例2：西立伐他汀（拜斯亭）于1997年上市，全世界80多个国家有超过600万病人使用该药，美国有31例因拜斯亭引起横纹肌溶解导致死亡的报告。全球共有52例因服用拜斯亭产生横纹肌溶解所致的死亡报告。2001年8月8日，拜耳公司宣布：即日起从全球医药市场主动撤出降胆固醇药物拜斯亭。请分析：为什么这一严重不良反应没有在上市前的临床研究中发现？从这一不良反应事件中，我们可以得到什么启示？

案例3：病人，女，22岁。因心悸、气短、水肿和尿少，医生诊断为风湿性心脏瓣膜病伴慢性充血性心功能不全。住院后口服氢氯噻嗪50 mg，一日2次；地高辛0.25 mg，每8 h 1次，当总量达到2.25 mg时，心悸气短好转，脉搏减慢至70次/min，尿量增多，水肿开始消退，食欲增加。此后，地高辛0.25 mg，一日1次；氢氯噻嗪25 mg，一日2次。在改维持量后第4日开始食欲减退、恶心、头痛、失眠；第6日脉搏开始不规则，心律失常；心电图示室性期前收缩，呈二联律。诊断为地高辛中毒。请分析：① 地高辛中毒的表现、诱发原因及作用机制是什么？② 如何预防与治疗地高辛中毒？为什么？

案例4：病人，女性，34岁。因反复发生皮肤瘀点、鼻衄和血小板减少，诊断为原发性血小板减少性紫癜。住院后接受泼尼松治疗，一次10 mg，一日3次。服药半月后皮肤出血点明显减少，鼻衄停止，血小板数上升至90×10^9/L。用药至第19日突然寒战、高热、咳嗽、呼吸急迫。胸部X线片示：两肺布满大小均匀一致的粟粒状阴影，痰涂片：抗酸杆菌阳性，血沉70 mm/h。诊断为糖皮质激素诱发的急性血行播散型肺结核。请回答：① 糖皮质激素的疗效如何？为何能诱发癫痫发作、高血压、胃溃疡出血及血行播散型肺结核等不良反应？（分别加以说明）② 应用糖皮质激素应注意哪些问题？

【考核标准】

考 核 标 准

姓名：_____ 班级：_____ 学号：_____ 总分_____

项目	操作步骤	评分等级				总评	备注
		A	B	C	D		
了解情况	查看病历及护理记录，了解病情和用药情况	10	8	6	4		
询问情况	临床护理实践指导老师带领进入病房，询问病人病情变化情况，观察病人的症状及体征	10	8	6	4		
评价	对所观察病人的药物治疗效果和不良反应进行评价	20	16	12	8		
给药指导	介绍药物的疗效及不良反应，交代用药注意事项；耐心听取并回答病人的疑问	20	16	12	8		
药物疗效观察	正确地判断药物的疗效	10	8	6	4		
药物不良反应评估	正确地判断药物的不良反应	10	8	6	4		
药物不良反应的护理	学生观看指导教师对病人用药后的不良反应进行处理	20	16	12	8		
总分							

考核教师：_____ 考核日期： 年 月 日

（徐　红）

参 考 文 献

［1］ 陈新谦,金有豫,汤光.新编药物学［M］.18 版.北京:人民卫生出版社,2019.

［2］ 国家药典委员会.中华人民共和国药典［M］.2020 版.北京:中国医药科技出版社,2020.

［3］ 全国护士执业资格考试用书编写专家委员会.2020 全国护士执业资格考试指导［M］.北京:人民卫生出版社,2019.

［4］ 徐红,张悦,包辉英.用药护理［M］.2 版.北京:高等教育出版社,2019.

［5］ 李锦平.护理药理［M］.2 版.北京:高等教育出版社,2015.

［6］ 姜国贤.护理药理学［M］.3 版.北京:人民卫生出版社,2018.

［7］ 徐红.护理药理学［M］.2 版.北京:人民卫生出版社,2011.

［8］ 王开贞,李卫平.药理学［M］.8 版.北京:人民卫生出版社,2019.

［9］ 杨宝峰.药理学［M］.9 版.北京:人民卫生出版社,2018.

郑重声明

高等教育出版社依法对本书享有专有出版权。任何未经许可的复制、销售行为均违反《中华人民共和国著作权法》，其行为人将承担相应的民事责任和行政责任;构成犯罪的,将被依法追究刑事责任。为了维护市场秩序,保护读者的合法权益,避免读者误用盗版书造成不良后果,我社将配合行政执法部门和司法机关对违法犯罪的单位和个人进行严厉打击。社会各界人士如发现上述侵权行为,希望及时举报,我社将奖励举报有功人员。

反盗版举报电话　(010) 58581999　58582371
反盗版举报邮箱　dd@hep.com.cn
通信地址　北京市西城区德外大街 4 号　高等教育出版社法律事务部
邮政编码　100120

读者意见反馈

为收集对教材的意见建议,进一步完善教材编写并做好服务工作,读者可将对本教材的意见建议通过如下渠道反馈至我社。

咨询电话　400-810-0598
反馈邮箱　gjdzfwb@pub.hep.cn
通信地址　北京市朝阳区惠新东街 4 号富盛大厦 1 座
　　　　　高等教育出版社总编辑办公室
邮政编码　100029